太行本草图谱
之五岳寨

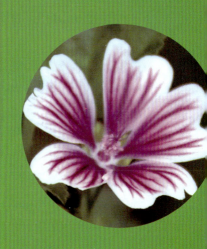

主编 柴天川 王彦刚 陈品英

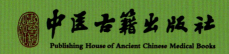

图书在版编目（CIP）数据

太行本草图谱之五岳寨/柴天川，王彦刚，陈品英主编.—北京：中医古籍出版社，2021.1
ISBN 978-7-5152-2152-6

Ⅰ.①太… Ⅱ.①柴… ②王… ③陈… Ⅲ.①太行山—本草—图谱
Ⅳ.① R281.422-64

中国版本图书馆 CIP 数据核字（2020）第 136223 号

太行本草图谱之五岳寨

主编　柴天川　王彦刚　陈品英

责任编辑	张　磊
封面设计	韩博玥
出版发行	中医古籍出版社
社　　址	北京东直门内南小街 16 号（100700）
电　　话	010-64089446（总编室）010-64002949（发行部）
网　　址	www.zhongyiguji.com.cn
印　　刷	北京中献拓方科技发展有限公司
开　　本	880mm×1230mm　1/16
印　　张	38.75
字　　数	590 千字
版　　次	2021 年 1 月第 1 版　2021 年 1 月第 1 次印刷
书　　号	ISBN 978-7-5152-2152-6
定　　价	298.00 元

《太行本草图谱之五岳寨》编委会

名誉主编 姜建明（河北中医学院）

主　　编 柴天川（河北省中医院）
　　　　　　王彦刚（河北省中医院）
　　　　　　陈品英（河北省中医院）

副 主 编 李　颖（沈阳市儿童医院）
　　　　　　张黎媛（河北省人民医院）
　　　　　　陈少萍（广西壮族自治区妇幼保健院）
　　　　　　任建萍（山西卫生健康职业学院）
　　　　　　吕金权（泊头市中医院）
　　　　　　孙李光（曹妃甸区湿地和鸟类省级自然保护区管理服务中心）

编　　委（按姓氏笔画排序）
　　　　　　王　洁（深圳市人民医院）
　　　　　　王红英（河北省第六人民医院）
　　　　　　朱月健（安徽济人药业有限公司）
　　　　　　刘丽芬（河北省优抚医院）
　　　　　　杜艳茹（河北省中医院）
　　　　　　李俊雪（河北省中医院）
　　　　　　沈亚芬（浙江省中医院）
　　　　　　张　焕（河北省中医院）
　　　　　　张继敏（河北以岭医院）
　　　　　　陈晓辰（沈阳市儿童医院）
　　　　　　郑　倩（石家庄市中医院）
　　　　　　修丽丽（沈阳市儿童医院）
　　　　　　柴可歆（西南交通大学）
　　　　　　徐　辉（石家庄市新华区滨湖小区）
　　　　　　薛　倩（中国人民解放军白求恩国际和平医院）

编写说明

五岳寨地区地处太行山中段东麓，位于河北省灵寿县，南邻革命圣地西柏坡，北邻佛教圣地五台山，西接驼梁风景区，东为漫山自然保护区的主体部分，为国家 AAAA 级旅游风景区。

五岳寨地区总面积约 120 km²，海拔 1000～2150 m，主峰 1946.5 m；年最高气温 30 ℃，最低气温 -26 ℃；年降水量 700～850 mm；属温带大陆性季风气候。

五岳寨地区的岩石主要为片麻岩、变粒岩、角闪片岩等，具有相对高差较大的陡峭山峰群，山地内沟深坡陡，山势雄奇俊险，峡谷幽深，地貌奇特。

五岳寨地区自然生态保存良好，植被覆盖率 98%，野生动植物种类丰富，被誉为"太行山保存最为完好的森林生态系统"，其中不乏贮量大、有重要经济价值和开发前景的野生药用资源。

截至目前，尚未见对五岳寨地区药用资源的系统研究与报道，更未见本草专著出版。

2017—2019 年，我们多次对五岳寨地区进行了全面细致的野外调查，通过拍照、采集、压制标本等方法，搜集到大量一手资料；并通过品种鉴定、查阅资料和文献，对五岳寨地区的药用本草资源进行了系统研究，现整理出版。

本书收载的药用资源品种包括藻类、菌类、地衣类、苔藓类、蕨类、裸子和被子植物，共 118 科，562 种。

本书收载范围包括野生和部分家种品种。对于当地常年种植、种植面积大、种植范围广、种植户多的家种品种进行收录；对于零星种植、种植面积小、种植范围小、种植户少、不能预见今后仍会家种、绿化和盆栽观赏的品种，本书未予收录。

本书图文并茂，文字表述洗练，图片清晰共收录图片 2700 余幅，具有一定的学术意义和参考价值，可作为中医药专业技术人员、中医药院校教学和科研的参考书籍，也可供植物爱好者和旅游观光客使用。

本书对药用资源的描述包括：[基原] [别名] [形态特征] [生境分布] [药用部位（药材名称）] [采收加工] [临床应用] 和 [编者之见]。[基原] 介绍药用植物的科、属、种和拉丁名称。[别名] 列举了目前常用的别名，对于目前少用或不规范名称，不再一一列举；为加强对比和节省篇幅，对相似的别名进行了合并，如头状穗莎草的别名有"头（聚）穗莎草"，表示别名有头穗莎草、聚穗莎草。[形态特征] 描述品种的外观特征。[生境分布] 描述生态环境，有利于读者对资源品种药性的理解；生境差异是药性差异的原因之一。[药用部位（药材名称）] 指出入药部位（药材名称）；由于地区差异、采收加工方式和用药习惯等不同，同一入药部位的药材名称可能有多个。[采收加工] 描述采收加工的时间和方法。[临床应用] 收录了中药材的性味归经和功能主治。[编者之见] 阐述了有关注意事项和编者的点滴感悟。

本书重点展示本草品种的入药部位和鉴别要点的图片，并力求包涵根、茎、叶、花、果实、种子全部位图片。为使读者易于观察，本书大量采用了微距照相技术。本书图片精美，具有较好的观赏性。所有图片均为实地考察拍摄，为保证书中图片的完善和清晰度，极少部分图片由植物爱好者提供并得到许可。本书得到了河北北方学院樊英鑫、朱登祥老师，阳泉县一中谢迎春老师，河北中医学院郑玉光、张一昕、李春花、严玉平、王茜、郝蕾、韩雪等诸位老师的大力支持与帮助，在此表示感谢！

本书［临床应用］的内容摘录于古今文献或典籍。考虑用药安全，患者应咨询专业医师，切勿自采自用。为节省篇幅，将《中华人民共和国药典》简称为"《中国药典》"。

由于我们野外调查中可能存在遗漏和水平有限，书中难免有错误或疏漏之处，敬请批评指正。

本书为河北省中医药管理局的 2020 年度中医药类科研计划课题——五岳寨地区中药资源调查（课题编号 2020009）之成果。

编 者
2020 年 4 月 27 日

目 录

双星藻科
光洁水绵……………………………………… 1

多孔菌科
白囊耙齿菌…………………………………… 2
彩绒革盖菌…………………………………… 3
毛革盖菌……………………………………… 4
东方栓菌……………………………………… 5
木蹄层孔菌…………………………………… 6
平盖灵芝……………………………………… 7

裂褶菌科
裂褶菌………………………………………… 8

木耳科
木耳…………………………………………… 9
毛木耳………………………………………… 10

地星科
尖顶地星……………………………………… 11
硬皮地星……………………………………… 12

灰包科
梨形马勃……………………………………… 13

石蕊科
多层石蕊……………………………………… 14

地钱科
地钱…………………………………………… 15

石地钱科
石地钱………………………………………… 16

蛇苔科
蛇苔…………………………………………… 17
小蛇苔………………………………………… 18

鳞毛蕨科
鞭叶耳蕨……………………………………… 19
布朗耳蕨……………………………………… 20
贯众…………………………………………… 21
华北鳞毛蕨…………………………………… 22

铁角蕨科
北京铁角蕨…………………………………… 23
过山蕨………………………………………… 24

铁线蕨科
白背铁线蕨…………………………………… 25

水龙骨科
华北石韦……………………………………… 26
有柄石韦……………………………………… 27

木贼科
草问荆………………………………………… 28
节节草………………………………………… 29
问荆…………………………………………… 30

裸子蕨科
耳叶金毛裸蕨………………………………… 31

卷柏科
垫状卷柏……………………………………… 32
蔓出卷柏……………………………………… 33
圆枝卷柏……………………………………… 34

| 中华卷柏 | 35 |

球子蕨科
| 荚果蕨 | 36 |

蹄盖蕨科
| 日本蹄盖蕨 | 37 |
| 中华蹄盖蕨 | 38 |

中国蕨科
| 银粉背蕨 | 39 |

麻黄科
| 草麻黄 | 40 |

柏科
| 侧柏 | 41 |
| 圆柏 | 42 |

松科
华北落叶松	43
落叶松	44
油松	45

浮萍科
| 浮萍 | 47 |

桑科
大麻	48
构树	49
葎草	51
桑	52
鸡桑	54
蒙桑	55

马兜铃科
| 北马兜铃 | 56 |

蓼科
萹蓄	57
叉分蓼	58
杠板归	59

红蓼	60
箭叶蓼	61
尼泊尔蓼	62
酸模叶蓼	63
水蓼	64
支柱蓼	65
巴天酸模	66
齿果酸模	67
皱叶酸模	68
华北大黄	70
苦荞麦	71
荞麦	72

苋科
反枝苋	73
鸡冠花	74
青葙	75
牛膝	76

石竹科
长蕊石头花	77
鹅肠菜	78
坚硬女娄菜	79
女娄菜	80
鹤草	81
山蚂蚱草	82
蔓茎蝇子草	83
瞿麦	84
石竹	85

牻牛儿苗科
老鹳草	86
毛蕊老鹳草	87
鼠掌老鹳草	88
牻牛儿苗	89

毛茛科
白头翁	90
北乌头	91
伏毛北乌头	92
高乌头	93

华北乌头	94
牛扁	95
瓣蕊唐松草	96
贝加尔唐松草	97
东亚唐松草	98
唐松草	99
翠雀	100
粗齿铁线莲	101
大叶铁线莲	102
短尾铁线莲	103
棉团铁线莲	104
大火草	105
小花草玉梅	106
金莲花	107
耧斗菜	108
紫花耧斗菜	109
茴茴蒜	110
毛茛	111
类叶升麻	112
兴安升麻	113

小檗科

红毛七	114
大叶小檗	115
细叶小檗	116

防己科

蝙蝠葛	117

木兰科

五味子	118

葡萄科

蔹叶蛇葡萄	119
山葡萄	120
乌头叶蛇葡萄	121
乌蔹莓	122

罂粟科

白屈菜	123
黄堇	124
蛇果黄堇	125
小药八旦子	126
地丁草	127
紫堇	128
珠果黄堇	129
细果角茴香	130
野罂粟	131

十字花科

白花碎米荠	132
弯曲碎米荠	133
紫花碎米荠	134
播娘蒿	135
垂果南芥	136
豆瓣菜	137
独行菜	138
风花菜	139
葶苈	140
沼生葶苈	141
萝卜	142
荠	144
葶苈	145
糖芥	146
芜菁	147
芸苔	148
菥蓂	149

景天科

垂盆草	150
繁缕景天	151
费菜	152
轮叶景天	153
狭叶红景天	154
瓦松	155

虎耳草科

多枝梅花草	156
落新妇	157
中华金腰	158

蔷薇科

- 朝天委陵菜 … 159
- 大萼委陵菜 … 160
- 金露梅 … 161
- 蕨麻 … 162
- 莓叶委陵菜 … 163
- 委陵菜 … 164
- 地榆 … 165
- 杜梨 … 166
- 秋子梨 … 167
- 甘肃山楂 … 168
- 山里红 … 169
- 花楸树 … 170
- 灰栒子 … 171
- 龙芽草 … 172
- 路边青 … 173
- 牛叠肚 … 174
- 美蔷薇 … 175
- 山刺玫 … 176
- 欧李 … 177
- 三裂绣线菊 … 178
- 山荆子 … 179
- 山桃 … 180
- 桃 … 182
- 山杏 … 183
- 杏 … 185
- 西伯利亚杏 … 186
- 蛇莓 … 187

豆科

- 白花草木樨 … 188
- 草木樨 … 189
- 黄香草木樨 … 190
- 刺槐 … 191
- 槐 … 192
- 苦参 … 194
- 多花胡枝子 … 195
- 胡枝子 … 196
- 尖叶铁扫帚 … 197
- 美丽胡枝子 … 198
- 绒毛胡枝子 … 199
- 兴安胡枝子 … 200
- 阴山胡枝子 … 201
- 杭子梢 … 202
- 河北木蓝 … 203
- 花苜蓿 … 204
- 紫苜蓿 … 205
- 决明 … 206
- 蓝花棘豆 … 207
- 硬毛棘豆 … 208
- 两型豆 … 209
- 米口袋 … 210
- 少花米口袋 … 211
- 膜荚黄芪 … 212
- 斜茎黄耆 … 213
- 山野豌豆 … 214
- 歪头菜 … 215
- 野葛 … 216
- 野大豆 … 217

芸香科

- 花椒 … 218
- 黄檗 … 220

苦木科

- 臭椿 … 221

楝科

- 楝 … 222
- 香椿 … 223

远志科

- 西伯利亚远志 … 224
- 远志 … 225

大戟科

- 斑地锦 … 226
- 地锦 … 227
- 地构叶 … 228
- 雀儿舌头 … 229
- 乳浆大戟 … 230

铁苋菜 ················ 231

漆树科

毛黄栌 ················ 232
漆 ···················· 233

卫矛科

南蛇藤 ················ 235
卫矛 ·················· 236

鼠李科

薄叶鼠李 ·············· 237
雀梅藤 ················ 238
酸枣 ·················· 239
枣 ···················· 241

锦葵科

锦葵 ·················· 243
野葵 ·················· 244
咖啡黄葵 ·············· 246
木槿 ·················· 247
野西瓜苗 ·············· 249
苘麻 ·················· 250
蜀葵 ·················· 251

瑞香科

狼毒 ·················· 252

五加科

刺五加 ················ 253
辽东楤木 ·············· 254

堇菜科

斑叶堇菜 ·············· 255
鸡腿堇菜 ·············· 256
裂叶堇菜 ·············· 257
双花堇菜 ·············· 258
紫花地丁 ·············· 259

伞形科

白芷 ·················· 260
北柴胡 ················ 261
大齿山芹 ·············· 262
山芹 ·················· 263
短毛独活 ·············· 264
峨参 ·················· 265
防风 ·················· 266
石防风 ················ 267
胡萝卜 ················ 268
茴香 ·················· 269
辽藁本 ················ 270
迷果芹 ················ 271
蛇床 ·················· 272
水芹 ·················· 273
芫荽 ·················· 274

天南星科

半夏 ·················· 275
虎掌 ·················· 276
东北天南星 ············ 277
天南星 ················ 278

山茱萸科

红瑞木 ················ 279
毛梾 ·················· 280
山茱萸 ················ 281

杜鹃花科

迎红杜鹃 ·············· 282
照山白 ················ 283

报春花科

点地梅 ················ 284
狼尾花 ················ 285
狭叶珍珠菜 ············ 286
胭脂花 ················ 287

木犀科

暴马丁香 ·············· 288
紫丁香 ················ 289
连翘 ·················· 290
女贞 ·················· 291

龙胆科

花锚 …… 292
红直獐牙菜 …… 293
秦艽 …… 294

萝藦科

白首乌 …… 295
地梢瓜 …… 296
鹅绒藤 …… 297
华北白前 …… 298
雀瓢 …… 299
蔓生白薇 …… 300
杠柳 …… 301
徐长卿 …… 302
竹灵消 …… 303

旋花科

北鱼黄草 …… 304
打碗花 …… 305
田旋花 …… 306
金灯藤 …… 307
菟丝子 …… 308
裂叶牵牛 …… 309
圆叶牵牛 …… 310

紫草科

斑种草 …… 311
紫筒草 …… 312
附地菜 …… 313

马鞭草科

单花莸 …… 314
三花莸 …… 315

唇形科

白苞筋骨草 …… 316
筋骨草 …… 317
百里香 …… 318
半枝莲 …… 319
并头黄芩 …… 320
黄芩 …… 321
薄荷 …… 322
皱叶留兰香 …… 323
糙苏 …… 324
大叶糙苏 …… 325
丹参 …… 326
荔枝草 …… 327
地笋 …… 328
藿香 …… 329
活血丹 …… 330
狭萼白透骨消 …… 331
蓝萼香茶菜 …… 332
毛建草 …… 333
香青兰 …… 334
木香薷 …… 335
密花香薷 …… 336
香薷 …… 337
水棘针 …… 338
细叶益母草 …… 339
益母草 …… 341
夏至草 …… 342
紫苏 …… 343

茄科

龙葵 …… 344
茄 …… 345
阳芋 …… 346
番茄 …… 347
辣椒 …… 348
酸浆 …… 349
小酸浆 …… 350
枸杞 …… 351
曼陀罗 …… 352
毛曼陀罗 …… 353

玄参科

阿拉伯婆婆纳 …… 354
北水苦荬 …… 355
水蔓菁 …… 356
地黄 …… 357
返顾马先蒿 …… 358

红纹马先蒿 …………………………………… 359
疗齿草 ………………………………………… 360
松蒿 …………………………………………… 361
弹刀子菜 ……………………………………… 362
通泉草 ………………………………………… 363
阴行草 ………………………………………… 364

车前科

车前 …………………………………………… 365
大车前 ………………………………………… 366
平车前 ………………………………………… 367

茜草科

蓬子菜 ………………………………………… 368
茜草 …………………………………………… 369
四叶葎 ………………………………………… 370
猪殃殃 ………………………………………… 371

忍冬科

接骨木 ………………………………………… 372
金花忍冬 ……………………………………… 373
金银忍冬 ……………………………………… 374
六道木 ………………………………………… 375

败酱科

糙叶败酱 ……………………………………… 376
岩败酱 ………………………………………… 377
异叶败酱 ……………………………………… 378

葫芦科

冬瓜 …………………………………………… 379
栝楼 …………………………………………… 380
苦瓜 …………………………………………… 381
棱角丝瓜 ……………………………………… 382
丝瓜 …………………………………………… 384
南瓜 …………………………………………… 385
西葫芦 ………………………………………… 387
西瓜 …………………………………………… 388

桔梗科

党参 …………………………………………… 389
桔梗 …………………………………………… 390
多歧沙参 ……………………………………… 391
轮叶沙参 ……………………………………… 392
荠苨 …………………………………………… 393
石沙参 ………………………………………… 394
细叶沙参 ……………………………………… 395
狭长花沙参 …………………………………… 396

菊科

阿尔泰狗娃花 ………………………………… 397
狗娃花 ………………………………………… 398
艾 ……………………………………………… 399
野艾蒿 ………………………………………… 400
滨蒿 …………………………………………… 401
大籽蒿 ………………………………………… 403
黄花蒿 ………………………………………… 404
蒌蒿 …………………………………………… 405
牛尾蒿 ………………………………………… 406
青蒿 …………………………………………… 407
茵陈蒿 ………………………………………… 408
百日菊 ………………………………………… 409
抱茎苦荬菜 …………………………………… 410
苦菜 …………………………………………… 411
秋苦荬菜 ……………………………………… 412
抱茎小苦荬 …………………………………… 413
苍耳 …………………………………………… 415
苍术 …………………………………………… 416
刺儿菜 ………………………………………… 418
粗毛牛膝菊 …………………………………… 419
烟管蓟 ………………………………………… 420
大丁草 ………………………………………… 421
大丽花 ………………………………………… 422
飞廉 …………………………………………… 423
风毛菊 ………………………………………… 424
甘菊 …………………………………………… 425
野菊 …………………………………………… 426
高山蓍 ………………………………………… 427
高山紫菀 ……………………………………… 428
三脉紫菀 ……………………………………… 429
钻叶紫菀 ……………………………………… 430

名称	页码
大狼杷草	431
鬼针草	432
金盏银盘	433
小花鬼针草	434
和尚菜	435
华北鸦葱	436
桃叶鸦葱	437
华蟹甲	438
花叶滇苦菜	439
苦苣菜	440
菊芋	441
孔雀草	442
万寿菊	443
鳢肠	444
林荫千里光	445
麻花头	446
毛连菜	447
泥胡菜	448
牛蒡	449
山牛蒡	450
欧亚旋覆花	451
旋覆花	452
蒲公英	453
祁州漏芦	454
全叶马兰	455
山尖子	456
山柳菊	457
山莴苣	458
鼠麹草	459
腺梗豨莶	460
小蓬草	461
香丝草	462
烟管头草	463

香蒲科

名称	页码
水烛香蒲	464

灯心草科

名称	页码
灯心草	465
小灯心草	466

泽泻科

名称	页码
东方泽泻	467

禾本科

名称	页码
白茅	468
稗	469
臭草	470
荻	471
芒	472
狗尾草	473
金色狗尾草	474
粟	475
虎尾草	477
黄背草	478
狼尾草	479
芦苇	480
马唐	481
毛鞘茅香	482
普通小麦	483
菵草	484
藕草	485

莎草科

名称	页码
扁杆蔗草	486
具芒碎米莎草	487
头状穗莎草	488
旋鳞莎草	489
宽叶薹草	490

酢浆草科

名称	页码
酢浆草	491

百合科

名称	页码
北重楼	492
葱	493
茖葱	495
韭	496
蒜	497
山韭	498
黄精	499

轮叶黄精	500
热河黄精	501
玉竹	502
卷丹	503
细叶百合	504
藜芦	505
铃兰	506
鹿药	507
曲枝天门冬	508
舞鹤草	509

薯蓣科

穿龙薯蓣	510
薯蓣	511

鸢尾科

射干	512

胡麻科

芝麻	513

列当科

黄花列当	514
列当	515

胡桃科

核桃楸	516
胡桃	517
野核桃	519

藤黄科

黄海棠	520

蒺藜科

蒺藜	521

马鞭草科

荆条	522

柿树科

君迁子	523
柿	524

荨麻科

艾麻	526
细野麻	527
小赤麻	528
狭叶荨麻	529
蝎子草	530
透茎冷水花	531
山冷水花	532

藜科

菠菜	533
刺藜	534
藜	535
小藜	536
地肤	537
猪毛菜	538

壳斗科

栗	539
辽东栎	541
蒙古栎	542

柳叶菜科

露珠草	543
深山露珠草	544
柳兰	545

无患子科

栾树	546

马齿苋科

马齿苋	547

川续断科

华北蓝盆花	548
日本续断	549

胡颓子科

沙棘	551

千屈菜科

千屈菜	552

商陆科

垂序商陆 ······ 553
商陆 ······ 554

透骨草科

透骨草 ······ 555

苦苣苔科

珊瑚苣苔 ······ 556
旋蒴苣苔 ······ 557

鸭跖草科

鸭跖草 ······ 558
竹叶子 ······ 559

椴树科

小花扁担杆 ······ 560

桦木科

白桦 ······ 561
毛榛 ······ 562
榛 ······ 563

凤仙花科

凤仙花 ······ 564
水金凤 ······ 566

榆科

大果榆 ······ 567
榆树 ······ 568
黑弹树 ······ 570

杨柳科

垂柳 ······ 571
旱柳 ······ 573
加杨 ······ 574
毛白杨 ······ 575
小叶杨 ······ 576

槭树科

青榨槭 ······ 577
色木槭 ······ 578
元宝槭 ······ 579

猕猴桃科

软枣猕猴桃 ······ 580

眼子菜科

穿叶眼子菜 ······ 581
菹草 ······ 582

小二仙草科

穗状狐尾藻 ······ 583

金鱼藻科

金鱼藻 ······ 584

亚麻科

野亚麻 ······ 585

秋海棠科

中华秋海棠 ······ 586

紫茉莉科

紫茉莉 ······ 587

石榴科

石榴 ······ 588

兰科

大花杓兰 ······ 590
手参 ······ 591
绶草 ······ 592

主要参考资料 ······ 593
笔画索引 ······ 594

双星藻科

光洁水绵

【基　　原】双星藻科水绵属藻类光洁水绵 *Spirogyra nitida* (Dillw.) Link

【别　　名】光亮水绵。

【形态特征】多年生沉水或浮水藻类。藻体淡黄绿色至深绿色，呈柔软的细长丝状。营养细胞宽 70～84 μm，长 93～300 μm，横壁平直；色素体 3～5 条，呈 1～5 圈螺旋；接合管由雌雄两配子囊形成，呈梯形接合；接合孢子囊圆柱形；接合孢子椭圆形，两端尖，长 105～189 μm，宽 55～90 μm，黄色。

【生境分布】生于水稻田、水池、水塘中。分布于我国西南及河北、宁夏、江苏、湖北、湖南、广东等地。

【药用部位（药材名称）】藻体（水绵）。

【采收加工】春夏之间采收，洗净、晒干。

【临床应用】甘，平，无毒；归肝、脾经。清热解毒，利湿；用于丹毒，痈肿，漆疮，烫伤，泄泻。

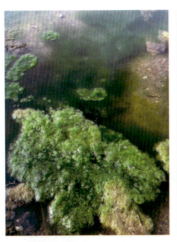
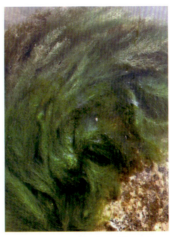
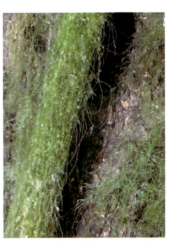
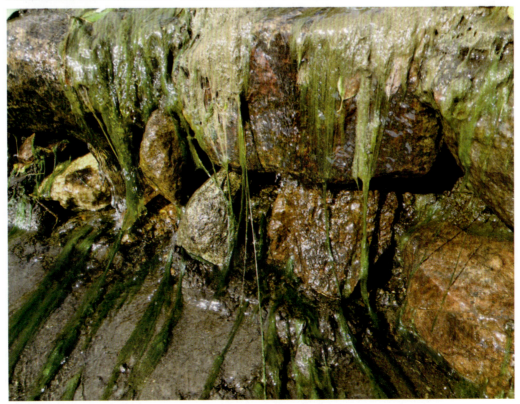

多孔菌科

白囊耙齿菌

【基　　原】多孔菌科耙齿菌属真菌白囊耙齿菌 *Irpex lacteus*
【别　　名】白耙齿菌、白囊孔、耙齿菌。
【形态特征】1年生真菌。**子实体**：菌盖近圆形、椭圆形、长椭圆形或形状不规则，平伏至反卷，偶尔侧生，长约 8～15 mm、宽约 9～20 mm、厚约 1.5～3 mm，或更大；表面白色，有细长毛；菌管长 1～2 mm，孔面白色或黄白色，管口约 2 个/mm，常裂为齿状。菌丝系统二体型，生殖菌丝具简单隔膜，直径 3～4 μm；囊状体显著，被结晶。**孢子**：担孢子圆柱形，透明平滑。
【生境分布】生于阔叶或针叶树的活木或枯木上。分布于全国各地；亦有人工培育。
【药用部位（药材名称）】子实体（白耙齿菌）。
【采收加工】夏秋季采收，除去杂质，晒干。
【临床应用】历代本草未见药用记载。现代研究初步显示：白囊耙齿菌的子实体具有免疫调节作用，可增强单核巨噬细胞系统功能，增强细胞免疫，促进细胞因子产生，增强体液免疫，并具抗炎活性；用于治疗尿少，浮肿，腰痛，高血压等症；对肾病有一定辅助作用。但其性味归经、适应证和临床疗效有待进一步论证。

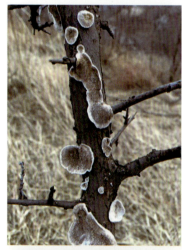
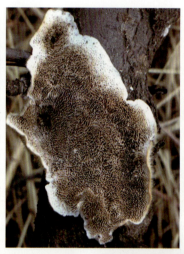
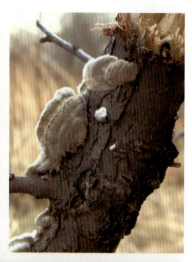
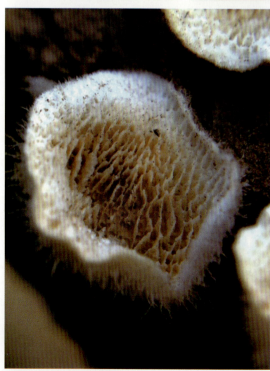
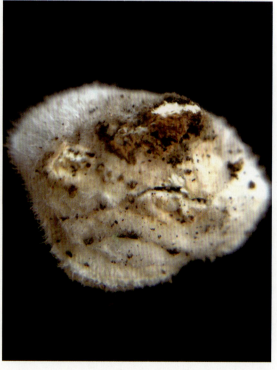

彩绒革盖菌

【基　　原】多孔菌科革盖菌属真菌彩绒革盖菌 Coriolus versicolor (L.ex Fr.) Quel.

【别　　名】云芝、杂色云芝、黄云芝、灰芝、瓦菌、彩云革盖菌、多色牛肝菌、千层蘑、彩纹云芝。

【形态特征】1年生真菌。**子实体**：革质至半纤维质，侧生，无柄，常覆瓦状叠生，子实体常围成莲座状；菌盖半圆至贝壳形，菌盖上面幼时白色，渐变为深色，密生细绒毛，随生态条件不同而呈灰、白、褐、蓝、紫、黑等多种颜色，并构成云纹状的同心环纹；菌盖边缘薄，全缘或呈波浪状；菌肉白色；管口白色至灰色，近圆形。**孢子**：孢子圆筒状，稍弯曲，平滑，无色。

【生境分布】生于多种阔叶树木的枯木、朽木或活木上，偶见生于针叶树的腐木上。分布于全国各地；亦有人工培育。

【药用部位(药材名称)】子实体(云芝)。

【采收加工】全年均可采收，除去杂质，晒干。

【临床应用】甘、淡，微寒；归肝、脾、肺经。健脾利湿，止咳平喘，清热解毒，抗肿瘤；用于慢性活动性肝炎，肝硬化，慢性支气管炎，小儿痉挛性支气管炎，咽喉肿痛，多种肿瘤，类风湿性关节炎，白血病。

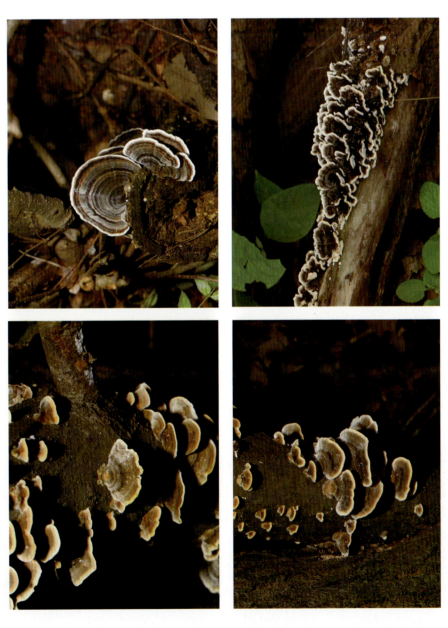

毛革盖菌

【基　　原】多孔菌科革盖菌属真菌毛革盖菌 Coriolus hirsutus (Wulf.ex Fr.) Quel.

【别　　名】毛云芝、毛栓菌。

【形态特征】1年生真菌。**子实体**：侧生或半平伏，单生或覆瓦状叠生，无柄；菌盖半圆形、扇形至圆形，盖面灰白色、淡黄色、鼠灰色至灰褐色，密生绒毛和粗毛，有同心环纹和环棱；盖缘薄而锐，色深，全缘或呈波状；管口面灰白色、淡黄色至灰褐色，管口圆形、近圆形至多角形，3～4个/mm；菌管白色，单层，长2～4 mm；菌肉白色或淡黄色，木栓质。**孢子**：孢子长椭圆形至圆筒形，有喙突，稍弯曲，无色，平滑。

【生境分布】生于多种阔叶树木的枯木、朽木或活木上，偶见生于针叶树的腐木上。分布于全国各地。

【药用部位（药材名称）】子实体（蝶毛菌）。

【采收加工】全年可采，除去杂质，晒干。

【临床应用】祛风除湿，清肺止咳，祛腐生肌；用于风湿疼痛，肺热咳嗽，疮疡脓肿。

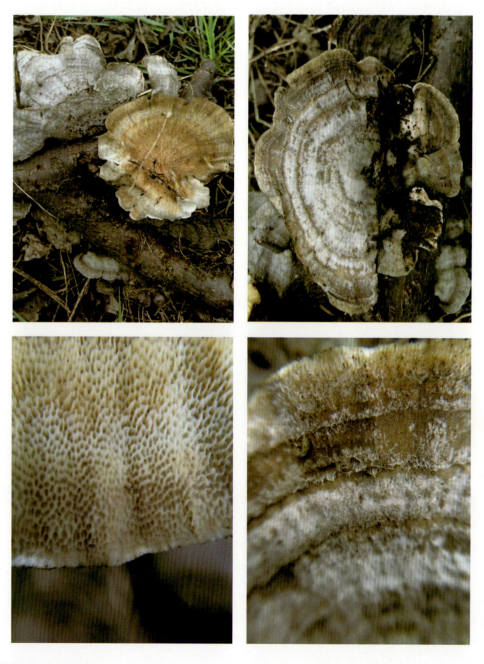

东方栓菌

【基　　原】多孔菌科栓菌属真菌东方栓菌 Trametes orientalis (Yasuda) Imaz.

【别　　名】灰带栓菌、东方云芝。

【形态特征】1年生真菌。**子实体**：子实体木栓质，侧生，无柄，半平伏至平伏，常呈覆瓦状叠生，有时左右相连；菌盖半圆形、近贝壳形或近圆形；盖面米黄色、红褐色或灰褐色，有细绒毛，后脱落至光滑，常有浅灰色至深灰褐色的同心环纹或环棱，并有放射状皱纹，近基部有灰褐色小疣突，有时基部狭小而略呈柄状；盖缘常反卷；管口面近白色至淡锈色，管口近圆形，2～4个/mm，管壁稍厚，不开裂；菌管白色，单层；菌肉白色，干后白色，质韧。**孢子**：孢子长椭圆形，稍弯曲，光滑，无色，有橡突。

【生境分布】生于阔叶树的腐木上。分布于我国西南及黑龙江、吉林、河北、江西、湖南、湖北、广东、广西等地。

【药用部位(药材名称)】子实体(白鹤菌)。

【采收加工】全年可采，除去杂质，晒干。

【临床应用】微辛，平。祛风除湿，清肺止咳；用于风湿痹痛，肺结核，支气管炎，咳嗽痰喘。

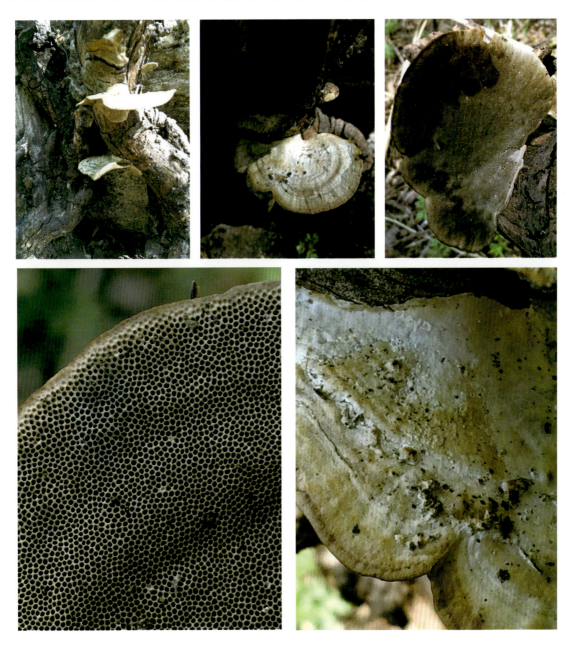

木蹄层孔菌

【基　　原】多孔菌科层孔菌属真菌木蹄层孔菌 Pyropolyporus fomentarius (L.ex Fr) Teng
【别　　名】桦菌芝。
【形态特征】多年生真菌。**子实体：**木质，厚实，无柄，侧生，半球形至马蹄形；菌盖光滑，无毛，有坚硬的皮壳，灰色、灰褐色至黑色，断面黑褐色，有光泽，有明显的同心环棱；盖缘钝，黄褐色；菌肉暗黄色至锈色、红褐色，分层，软木栓质；菌管多层，层次明显，管壁较厚，灰褐色，管口圆形，较小，管口面灰色至肉桂色，凹陷。**孢子：**长椭圆形至棱形，表面平滑，无色。
【生境分布】生于白桦、山杨等腐木上。分布于我国东北、华北、西南及陕西、新疆、河南、广西等地。
【药用部位（药材名称）】子实体（木蹄）。
【采收加工】6—7月采收，除去杂质，晒干。
【临床应用】微苦，平。消积，化瘀，抗癌；用于食积，食管癌，胃癌，子宫癌。

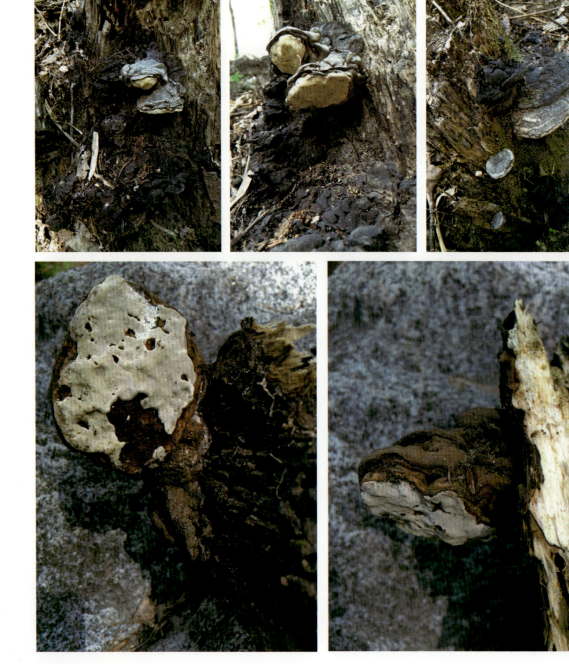

平盖灵芝

【基　　原】多孔菌科灵芝属真菌平盖灵芝 Ganoderma applanatum (Pers.) Pat.

【别　　名】树舌灵芝、梨菌、枫树芝、老母菌、扁蕈、白斑腐菌、木灵芝、树耳朵、老牛肝，等。

【形态特征】多年生真菌。**子实体**：侧生，无柄，木质或近木栓质；菌盖扁平，半圆形、扇形、扁山丘形至低马蹄形；盖面皮壳灰白色至灰褐色，常覆有一层褐色孢子粉，有明显的同心环棱和环纹，常有大小不一的疣状突起；盖缘薄，锐或钝，全缘或波状；管口面初期白色，渐变为黄白色至灰褐色；管口圆形；菌管多层，在各层菌管间夹有一层薄的菌丝层，老的菌管中充塞有白色粉末状的菌丝。**孢子**：孢子卵圆形，一端有截头。

【生境分布】生于多种阔叶树的树干上。分布于全国各地，亦有人工培育。

【药用部位（药材名称）】子实体（树舌、皂角菌）。

【采收加工】夏秋季采收，除去杂质，切片，晒干。民间常用生于皂角树（皂荚）上者。

【临床应用】微苦，平；归脾、胃经。消炎抗癌；用于咽喉炎，食管癌，鼻咽癌。

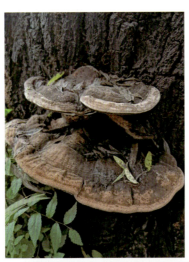
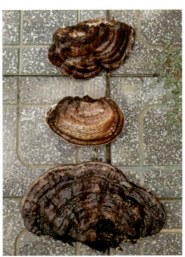
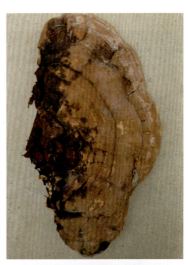
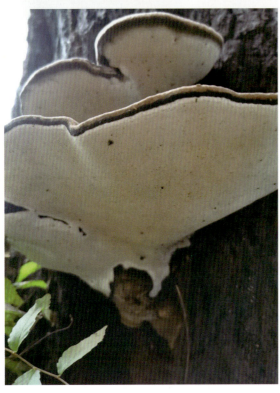
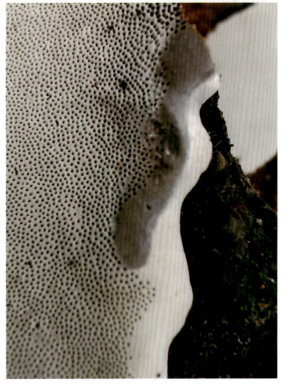

裂褶菌科

裂褶菌

【基　　原】裂褶菌科裂褶菌属真菌裂褶菌 Schizophyllum commune Franch.
【别　　名】白参、树花、白花、鸡毛菌。
【形态特征】1年生真菌。**子实体：** 子实体簇生、群生或单生；菌盖侧生或平伏，直径0.6～4.2 cm，白色至灰白色，上有绒毛或粗毛，扇形或肾形，具多数裂瓣；菌肉薄，白色；菌褶窄，自基部呈轮辐状，白色或灰白色，有时淡紫色，沿边缘纵裂而内卷；菌柄短或无。**孢子：** 孢子无色透明，棍状。
【生境分布】生于多种阔叶树及针叶树的枯木上。分布于我国东北、华东、西南、华北、华南及江西、河南、湖南、甘肃等地；亦有人工培育。
【药用部位（药材名称）】子实体（裂褶菌）。
【采收加工】夏秋季采收，除去杂质，晒干。
【临床应用】甘，平；归肾经。补肾益精；用于肾气不足、阳痿、早泄、月经量少。

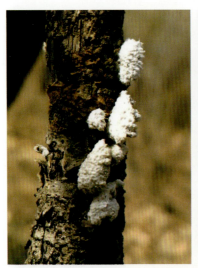
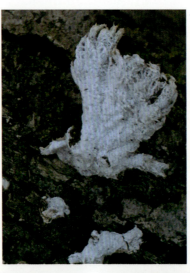
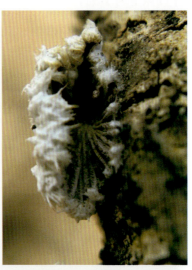
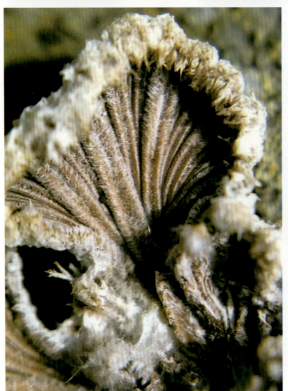
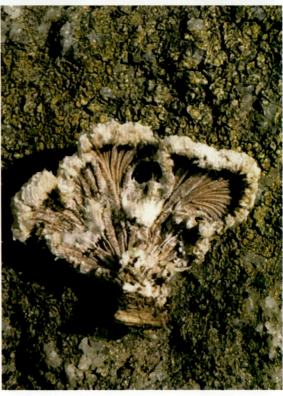

木耳科

木耳

【基　　原】木耳科木耳属真菌木耳 Auricularia auricula (L.ex Hook.) Underwood

【别　　名】光木耳、黑木耳。

【形态特征】1年生真菌。**子实体**：子实体呈耳状、浅圆盘状、叶状、杯状或不规则状；单生或丛生，常覆瓦状叠生；新鲜木耳呈胶质状，半透明，有弹性，干后强烈收缩，变为黑色、硬而脆的角质至近革质；腹面平滑下凹，边缘波状且略上卷；背面凸起，并有细绒毛，呈紫褐色至暗青灰色；侧生，耳片直径5～10 cm，耳片厚度0.8～1.2 mm，具短柄或近无柄。**孢子**：孢子肾形，无色；分生孢子近球形至卵形，无色，常生于子实层表面。

【生境分布】生于多种阔叶树的腐木上。分布于全国各地；有人工培育。

【药用部位（药材名称）】子实体（木耳）。

【采收加工】夏秋季采收，晒干。

【临床应用】甘，平；归肺、胃、肝、脾、肾、大肠经。补气养血，润肺止咳，止血，降压，抗癌；用于气虚血亏，肺虚久咳，咳血，衄血，血痢，痔疮出血，妇女崩漏，高血压，眼底出血，子宫颈癌，阴道癌，跌打伤痛。

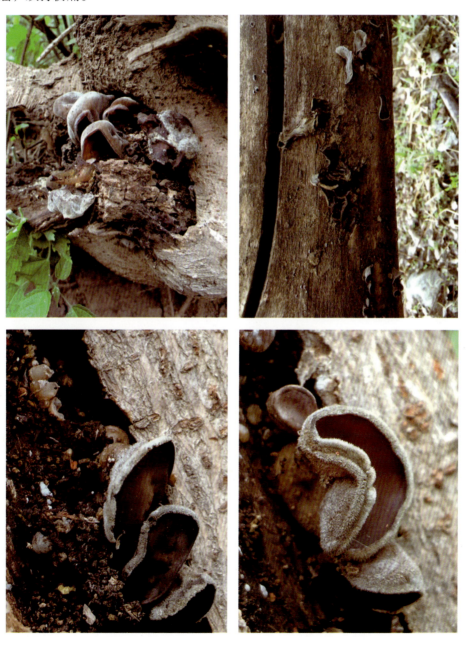

毛木耳

【基　　原】木耳科木耳属真菌毛木耳 *Auricularia polytricha* (Mont.) Sacc.

【别　　名】无。

【形态特征】形态与真菌"木耳"相似。两者的主要区别：木耳的子实体小，耳片直径 5～10 cm，耳片薄，厚度 0.8～1.2 mm；耳片背面有短毛，新鲜耳片质地柔韧；孢子近球形至卵形。毛木耳的子实体较大，直径 10～15 cm，耳片稍厚，厚度约 2 mm；耳片背面有较长的绒毛，新鲜耳片质地显硬脆；孢子肾形。

【生境分布】同真菌"木耳"项下。

【药用部位(药材名称)】子实体（木耳、毛木耳）。

【采收加工】同真菌"木耳"项下。

【临床应用】甘，平。补气血，润肺，止血；用于气虚血亏，四肢搐搦，肺虚咳嗽，咯血，吐血，衄血，崩漏，高血压，便秘。

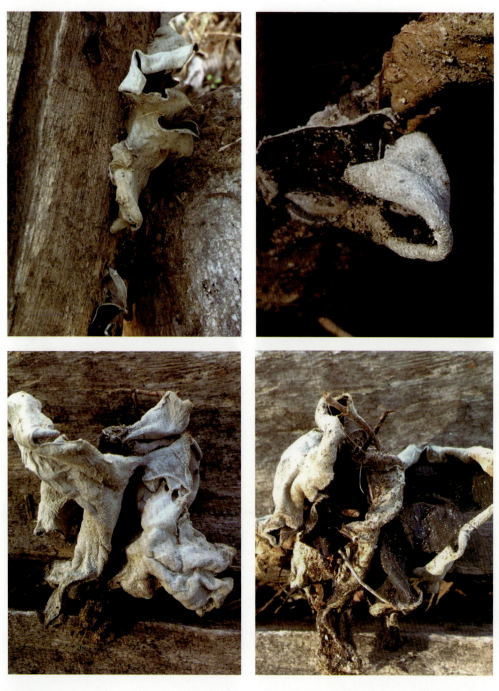

地星科

尖顶地星

【基　　原】地星科地星属真菌尖顶地星 *Geastrum triplex* (Jungh.) Fisch.

【别　　名】地星、土星菌、马勃。

【形态特征】1年生真菌。**子实体：**子实体初时呈球形。后期外包被的顶部具一尖喙，外包被直径3～8 cm。成熟时外包被上半部分呈芒状开裂5～8瓣，裂片反卷，裂片外表光滑，背面灰色，腹面肉桂色，有龟裂。内包被无柄，球形，灰色，薄膜状，直径1.7～3 cm，喙部显著，成熟时顶端开裂。**孢子：**孢子球形，褐色，有疣突，直径3～5 μm；孢丝线状，淡褐色，直径5～6 μm。

【生境分布】生于草地、林下或灌丛的落叶层和腐殖质上。分布于我国东北、华北、西北、西南等地。

【药用部位（药材名称）】子实体（尖顶地星、地星）。

【采收加工】夏秋季采收，去净杂质，晒干。

【临床应用】辛，平。清肺，利咽，解毒，消肿，止血；用于咳嗽，咽喉肿痛，痈肿疮毒，冻疮流水，吐血，衄血，外伤出血。

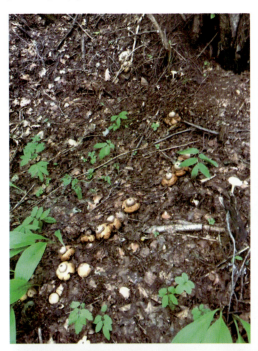
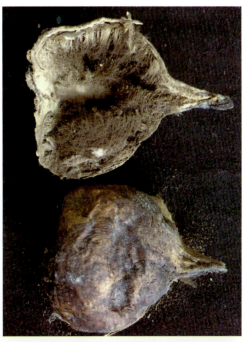
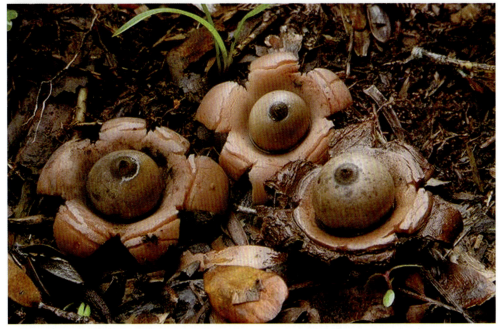

硬皮地星

【基　　原】地星科地星属真菌硬皮地星 Geastrum hygrometricum Pers.

【别　　名】米屎菰、地蜘蛛、量湿地星、土星菌、大孤、石蟹、山蟹。

【形态特征】1年生真菌。**子实体：**子实体初时呈球形。外包被3层，外层薄而松软，中层纤维质，内层软骨质；成熟时从顶端呈星芒状开裂成6至多瓣，裂片新鲜时仰翻，干时内卷，裂片外表面灰色至灰褐色，内侧淡褐色，多具不规则龟裂。内包被薄膜质，扁球形，灰褐色，成熟后顶部口裂。**孢子：**孢体深褐色，孢子球形，褐色，壁具小疣；孢丝无色，厚壁无隔，具分枝。

【生境分布】生于松林砂土地上、林下落叶层和腐殖质上及空旷地带等处。分布于我国东北、华北、西北、华东、华中、西南等地。

【药用部位（药材名称）】子实体和孢子（地星、山蟹）。

【采收加工】夏秋季采收，去净杂质，晒干。

【临床应用】辛，平。清肺，利咽，解毒，消肿，止血；用于咳嗽，咽喉肿痛，痈肿疮毒，冻疮流水，吐血，衄血，外伤出血。

【编者之见】按《中华本草》，中药材"地星"来源于地星科真菌硬皮地星和尖顶地星的子实体或孢子。

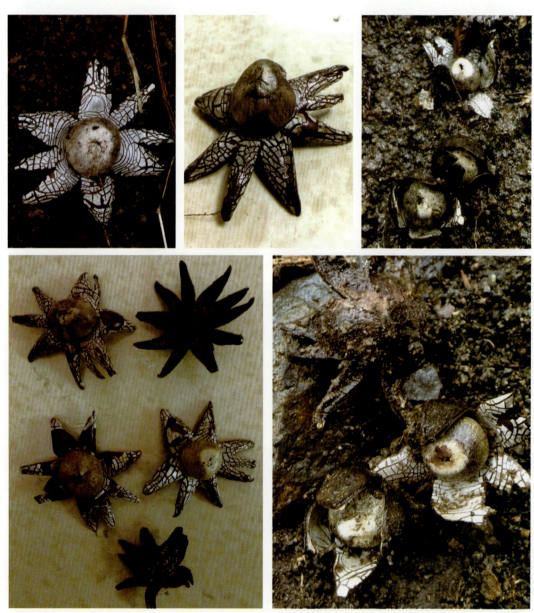

灰包科

梨形马勃

【基　　原】灰包科马勃属真菌梨形马勃 Lycoperdon pyriforme Schaeff.:Pers.

【别　　名】梨形灰包。

【形态特征】1年生真菌。**子实体：** 子实体小，高2～3.5cm，梨形至近球形，不孕基部发达，由白色菌丝束固定于基物上。初期包被色淡，后呈茶褐色至浅烟色，外包被形成微细颗粒状小疣，内部橄榄色，后变为褐色。**孢子：** 孢子橄榄色，平滑，球形。

【生境分布】生于山地腐殖质丰富之处。分布于我国华北、东北、西北、西南、华南及安徽等地。

【药用部位（药材名称）】子实体和孢子（马勃）。

【采收加工】夏秋季采收，去净杂质，干燥。

【临床应用】辛，平；归肺经。清肺利咽，解毒，止血；用于咽喉肿痛，咳嗽失音，吐血衄血，诸疮不敛。

【编者之见】按2020年版《中国药典》，中药材"马勃"来源于脱皮马勃 Lasiosphaera fenzlii Reich.、大马勃 Calvatia gigantea（Batsch ex Pers.）Lloyd. 或紫色马勃 Calvatia lilacina（Mont. etBerk.）Lloyd 的干燥子实体；梨形马勃也可入药使用，但并非中药材"马勃"正品。

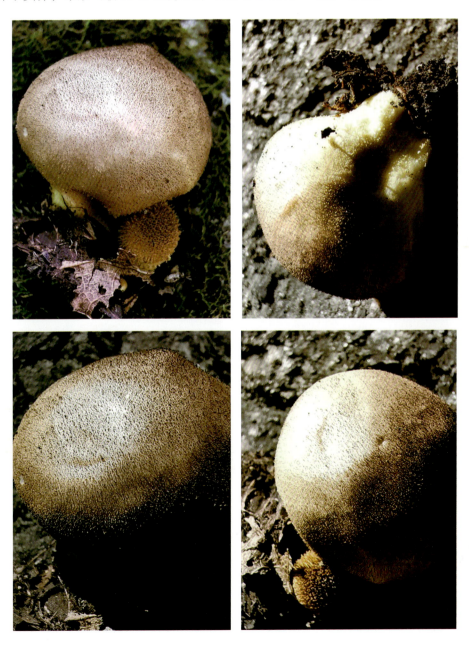

石蕊科

多层石蕊

【基　　原】石蕊科石蕊属植物多层石蕊 Cladonia verticillata Hoffm.

【别　　名】千层石蕊、喇叭地衣、喇叭石蕊、小喇叭、地喇叭。

【形态特征】1年生孢子植物。**叶状体：**叶状体呈多回叉状分枝，平铺，鳞片状，上面灰色至灰绿色，背面灰色至灰白色。枝柄（孢子器柄）多数，多单一，直立，高1～1.5 cm，粗1～2 mm，灰色至灰绿色，先端杯状，层层叠生，呈多层塔状，内面呈粉粒状。**孢子：**孢子褐色，着生于杯状孢子器的杯缘上。

【生境分布】生于高山地带，多见于草甸灌丛中或岩石表面的苔藓植物丛中。分布于我国东北、西北、西南华东及内蒙古、河北等地。

【药用部位（药材名称）】地衣体（小喇叭）。

【采收加工】夏季采收，去杂质，洗净，晒干。

【临床应用】咸，微涩，平。清凉止血；用于咳血，外伤出血，烫伤。

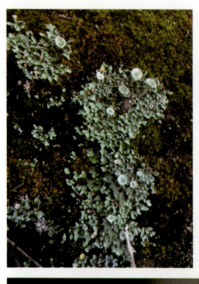
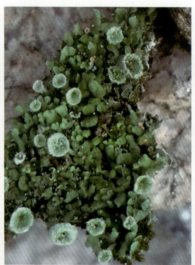
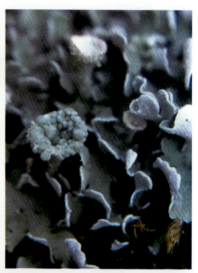
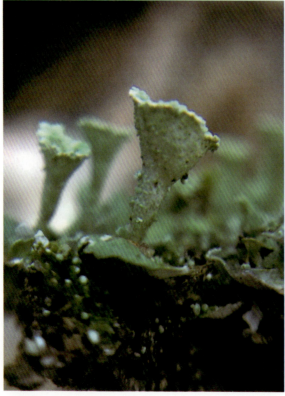
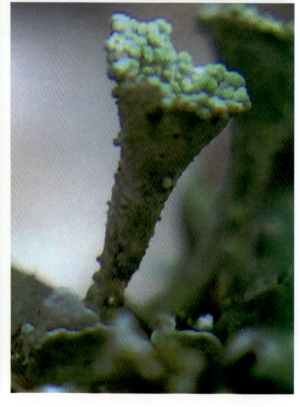

地钱科

地钱

【基　　原】地钱科地钱属植物地钱 Marchantia polymorpha L.
【别　　名】地浮萍、一团云、巴骨龙、脓痂草、米海苔、地梭罗、龙眼草。
【形态特征】1年生孢子植物。**叶状体**：叶状体绿色，阔带状，扁平，多回2歧分枝，边缘波状；叶状体上面具六边形气室，室中央有气孔，孔口烟囱状；叶状体下面具紫红色鳞片及假根。雌雄异株；雌托伞状，边缘指状深裂，下面生多数雌器，器内有卵1枚，托柄长；雄托圆盘状，边缘波状浅裂，上面着生雄器，雄器内有精子，托柄短。**孢子体**：孢子体基部着生于雌托，一端长成蒴，内生孢子。
【生境分布】生于阴湿的山坡、墙下、岩石或沼泽地等处。分布于全国各地。
【药用部位（药材名称）】全株（地梭罗）。
【采收加工】全年可采，洗净，鲜用或晒干。
【临床应用】凉，淡。解毒，祛瘀，生肌；外用治烧烫伤，骨折，毒蛇咬伤，疮痈肿毒，臁疮。

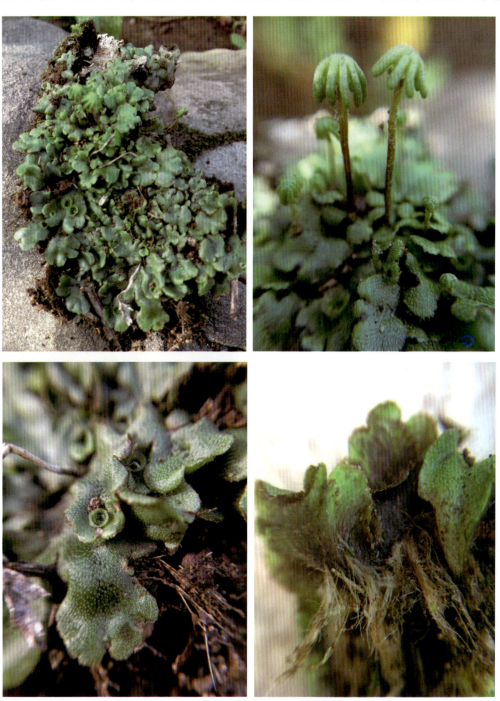

石地钱科

石地钱

- 【基　　原】石地钱科石地钱属植物石地钱 Reboulia hemisphaerica (L.) Raddi
- 【别　　名】石蛤蟆。
- 【形态特征】1年生孢子植物。**叶状体**：叶状体扁平，2歧叉状分枝，带片状，先端心形。叶状体上面深绿色，边缘呈紫红色；气孔单一型，凸出。叶状体下面呈紫红色，沿中轴生多数假根，两侧各有1列大型呈覆瓦状排列的半月形鳞片。雌雄同株；雄托圆盘状，无柄，生于叶状体上面中部；雌托生于叶状体先端，柄长，托顶半球形，绿色，4瓣裂，每瓣腹面有总苞片2枚；孢蒴球形，黑色。**孢子**：孢子黄褐色，表面具网纹。
- 【生境分布】生于石壁和土坡上。分布于我国东北、华北、西北、华东、中南及西南等地。
- 【药用部位（药材名称）】叶状体（石地钱）。
- 【采收加工】夏秋季采收，洗净，鲜用或晒干。
- 【临床应用】淡，涩，凉。清热解毒，消肿止血；用于疮疖肿毒，烧烫伤，跌打肿痛，外伤出血。

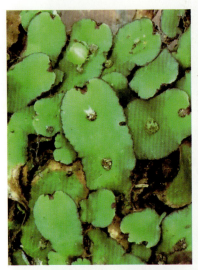
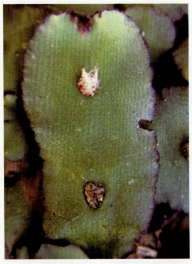
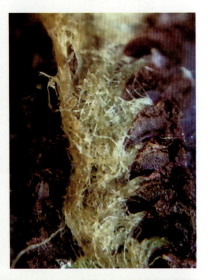
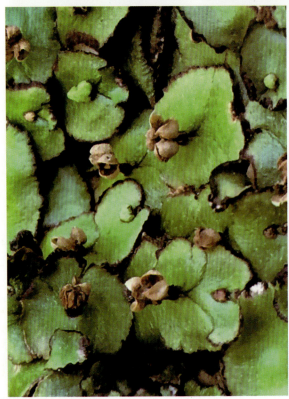
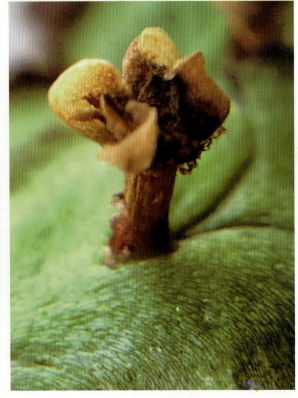

蛇苔科

蛇苔

【基　　原】蛇苔科蛇苔属植物蛇苔 *Conocephalum conicum* (L.) Dum.

【别　　名】蛇地钱、地皮斑、石皮斑、云斑、一团云、蛇皮苔。

【形态特征】1年生孢子植物。**叶状体：**叶状体宽带状，革质，深绿色，略具光泽，多回2歧分枝；叶状体上面有六角形或菱形气室，室中央有一气孔，下面生假根，两侧各有1列深紫色鳞片。雌雄异株；雄托呈椭圆形盘状，紫色，无柄，贴生于叶状体上面；雌托呈圆锥形，褐黄色，有无色透明的长柄，着生于叶状体上面先端，托下面着生5～8个总苞，每苞内具有1个梨形、有短柄的孢蒴。

【生境分布】生于林下、石壁、山坡及溪边等处。分布于全国各地。

【药用部位（药材名称）】全株（蛇地钱）。

【采收加工】全年可采，洗净，鲜用或晒干。

【临床应用】微甘、辛，寒。解热毒，消肿，止痛，生肌；用于痈肿，疔疮，蛇咬伤。

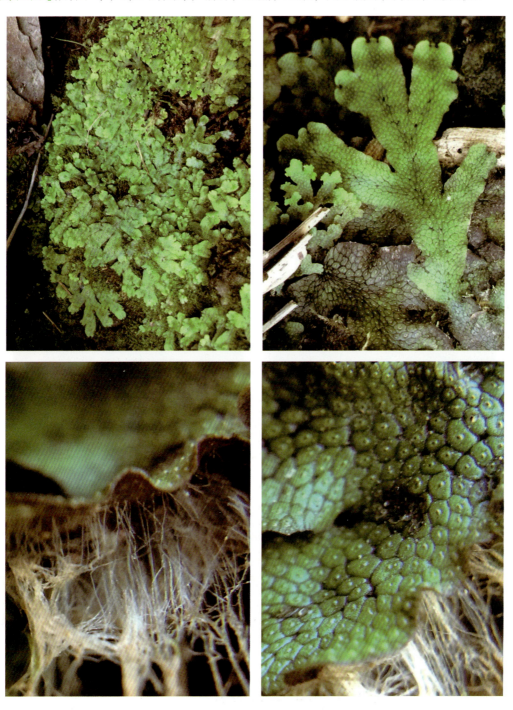

小蛇苔

【基　　原】蛇苔科蛇苔属植物小蛇苔 Conocephalum supradecompositum (Lindb.) Steph.

【别　　名】小叶蛇地钱。

【形态特征】形态与植物"蛇苔"相似。两者的主要区别：蛇苔的叶状体稍大，呈宽带状，显革质，深绿色；气室六角形或菱形的界限明显。蛇苔的叶状体显小，呈窄带状，显草质，浅绿色；有气室六角形或菱形的界限不甚明显。

【生境分布】生于林下或溪边阴湿土上或石表薄土上。分布于吉林、辽宁、河北、陕西、浙江、福建、湖北、湖南、广东、四川、西藏等地。

【药用部位（药材名称）】全株（蛇地钱）。

【采收加工】全年可采，洗净，鲜用或晒干。

【临床应用】微甘、辛，寒；归心、脾经。消肿止痛，清热解毒；用于痈肿，肿毒，烧烫伤，毒蛇咬伤，骨折。

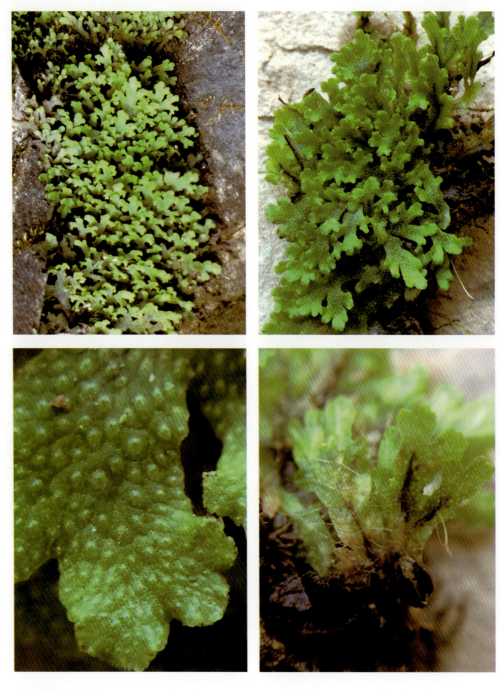

鳞毛蕨科

鞭叶耳蕨

【基　　原】鳞毛蕨科耳蕨属植物鞭叶耳蕨 Polystichum craspedosorum (Maxim.) Diels

【别　　名】华北耳蕨。

【形态特征】多年生草本。**茎**：根茎短而直立，密被棕褐色披针形鳞片。**叶**：叶丛生，叶柄与叶轴被棕褐色披针形鳞片及毛；叶轮廓披针形，一回羽状复叶，先端渐尖，常着地生根再生新株；羽片约20对以上，几无柄，镰刀形，基部楔形，上方的一侧呈耳状，先端钝或微尖，边缘具刺尖且内弯的齿牙。**孢子囊**：孢子囊群生于羽片侧脉顶端，在主脉上侧近叶缘处排成一行；囊群盖大，圆盾形，宿存。

【生境分布】生于林下、阴湿岩石上。分布于我国东北、华北、西北、西南及山东、浙江、湖北、湖南等地。

【药用部位（药材名称）】全草（鞭叶耳蕨）。

【采收加工】全年可采，除去泥沙，鲜用或晒干。

【临床应用】苦，寒；归心、肝、大肠经。清热解毒；用于乳痈，疔肿，肠炎。

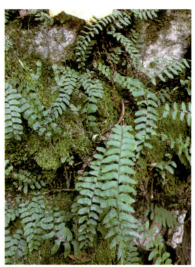
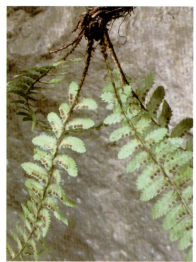
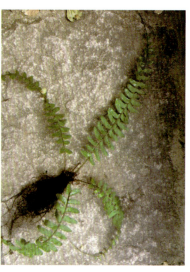
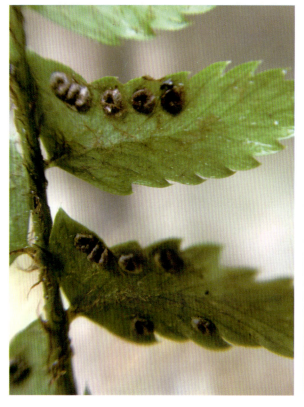
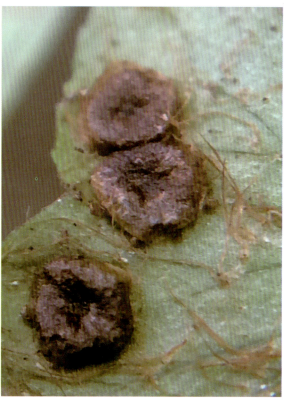

布朗耳蕨

【基　　原】鳞毛蕨科耳蕨属植物布朗耳蕨 *Polystichum braunii*(Spenn.) Fee
【别　　名】贯众、耳蕨贯众。
【形态特征】形态与植物"鞭叶耳蕨"相似。两者的主要区别：鞭叶耳蕨的叶轮廓为披针形；1回羽状复叶；叶先端渐尖，常着地生根而成新的植物体。布朗耳蕨的叶轮廓为长椭圆形，基部羽片逐渐缩短；2回羽状深裂；叶轴先端不具再生芽。
【生境分布】生于林下、阴湿地及岩石缝中。分布于我国东北、华北、西北及四川等地。
【药用部位（药材名称）】根茎或全草（布朗耳蕨）。
【采收加工】8—9月采挖，切段，晒干。
【临床应用】根茎：微苦，凉；归肺、脾经。清热解毒，止血，杀虫；用于流感，乙脑，疟腮，鼻衄，崩漏，蛲虫病，头疮白秃。全草：涩，寒；归肺、脾经。清热解毒，用于病毒发疹。

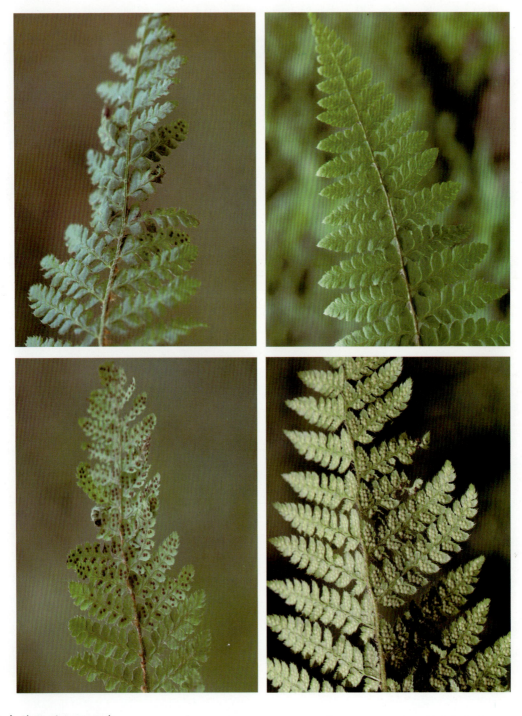

贯众

【基　　原】鳞毛蕨科贯众属植物贯众 *Cyrtomium fortunei* J.Sm.

【别　　名】小贯众。

【形态特征】多年生草本。**茎**：根状茎短，直立或斜升，密被褐色披针形鳞片。**叶**：叶丛生，1回羽状复叶；叶柄长 15～25 cm，禾秆色，基部密被褐色、披针形鳞片；叶轮廓宽披针形或长圆披针形，纸质，沿叶轴和羽柄有少数纤维状鳞片；羽片 10～20 对，互生，镰刀状披针形，具短柄，基部上侧稍呈耳状突起，边缘具缺刻状细齿，叶脉网状。**孢子囊**：孢子囊群散生于叶背，着生于小脉顶端；囊群盖大，圆盾状，全缘，常宿存。

【生境分布】生于山坡、岩缝、沟边等处。分布于我国华东、中南、西南及河北、山西、陕西、甘肃等地。

【药用部位（药材名称）】根状茎和叶柄残基（小贯众）。

【采收加工】全年可采，以秋季较好，除去须根和部分叶柄，晒干。

【临床应用】苦，涩，寒；归肝、肺、大肠经。清热解毒，凉血祛瘀，驱虫；用于感冒，热病斑疹，白喉，乳痈，瘰疬，痢疾，黄疸，吐血，便血，崩漏，痔血，带下，跌打损伤，肠道寄生虫。

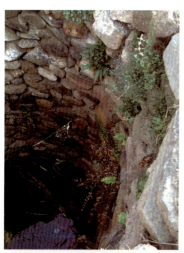
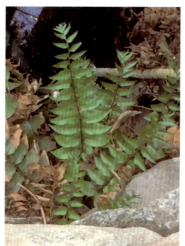
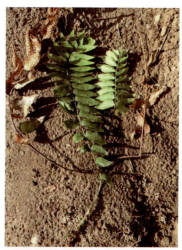
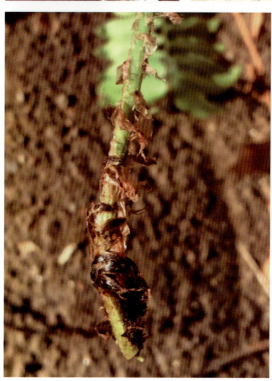
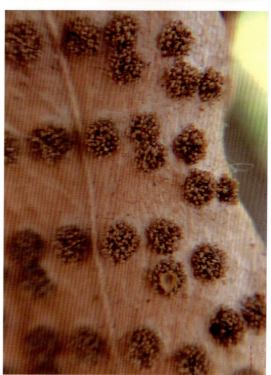

华北鳞毛蕨

【基　　原】鳞毛蕨科鳞毛蕨属植物华北鳞毛蕨 Dryopteris laeta (Kom.) C.Chr.

【别　　名】美丽鳞毛蕨。

【形态特征】多年生草本。**茎**：根茎横卧，具阔披针形的棕色鳞片。**叶**：叶簇生，卵状矩圆形，草质，幼时下端有鳞毛，老时光滑，三回羽裂；羽片卵状长圆形或三角状广卵形，基部变狭，小羽片基部不对称，基部下侧一片缩短，边缘深羽裂，裂片顶端有2～3个尖锯齿；叶柄禾秆色。**孢子囊**：孢子囊群近圆形，沿侧脉着生，排成两行；孢子囊群盖圆肾形，边缘具齿，一侧弯缺。

【生境分布】生于山谷林下阴湿处。分布于我国吉林、辽宁、河北、河南、山西、陕西、甘肃、四川等地。

【药用部位（药材名称）】根茎（花叶狗牙七、金毛狗脊）。

【采收加工】夏秋之间采挖，除去须根，洗净，晒干。

【临床应用】苦，涩，平。除风湿，强腰膝，降血压，清热解毒；用于脊柱疼痛，头晕，高血压。

【编者之见】按2020年版《中国药典》，中药材"狗脊"为蚌壳蕨科植物金毛狗脊 Cibcnium barometz (L.) J.Sm. 的干燥根茎；华北鳞毛蕨的根茎并非"狗脊"正品。

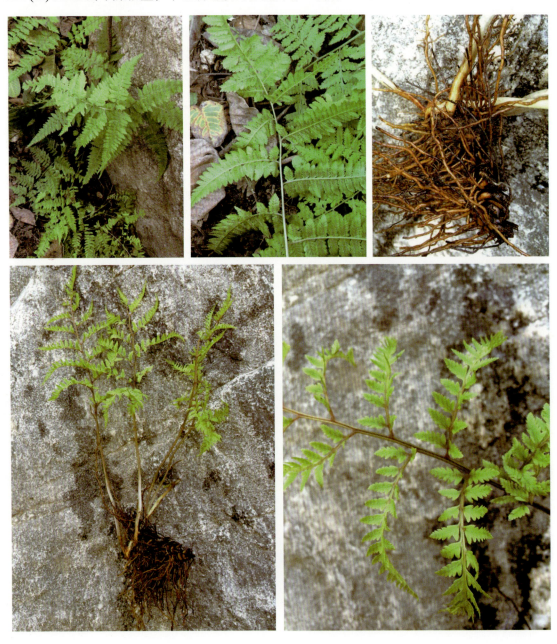

铁角蕨科

北京铁角蕨

【基　　原】铁角蕨科铁角蕨属植物北京铁角蕨 *Asplenium pekinense* Hance

【别　　名】地柏叶、小凤尾草、地柏枝、小叶鸡尾草、大肥草、臁疮药、风水草、山蕨岩等。

【形态特征】多年生草本。**茎：**根状茎短而直立，顶部密生披针形鳞片。**叶：**叶簇生，叶柄淡绿色，疏生纤维状小鳞片；叶轮廓长圆状披针形，草质，2～3回羽裂，羽轴和叶轴两侧都有狭翅，基部羽片略短，中部羽片长，末回裂片顶端有2～3个尖齿。**孢子囊：**孢子囊群近椭圆形，斜向上，每小羽片常有1～2枚，位于小羽片中部，排列不甚整齐，成熟后为深棕色，往往满铺小羽片下面；囊群盖同形，灰白色，膜质，全缘，开向羽轴或主脉，宿存。

【生境分布】生于溪边岩石上。分布于长江以南及我国华北、西北等地。

【药用部位（药材名称）】带根全草（小凤尾草、铁杆地柏枝）。

【采收加工】四月采挖带根全草，洗净，晒干。

【临床应用】甘、微辛，平。化痰止咳，清热解毒，止血；用于感冒咳嗽、肺结核、痢疾、腹泻、热痹、肿毒、疮痈、跌打损伤、外伤出血。

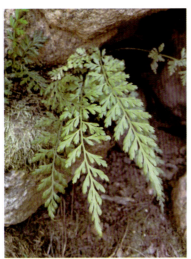 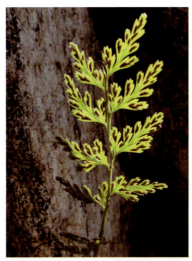 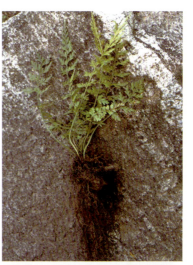

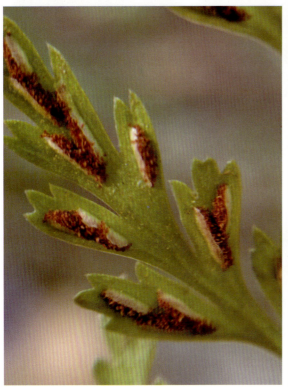 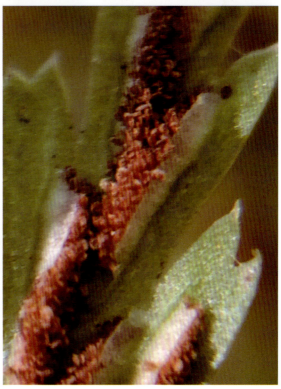

过山蕨

【基　　原】铁角蕨科过山蕨属植物过山蕨 Camptosorus sibiricus Rupr.
【别　　名】过桥草、马蹬草。
【形态特征】多年生草本。**茎**：根茎短，直立，顶部密生狭披针形黑褐色鳞片。**叶**：叶簇生，2型，草质；营养叶较短，叶片披针形或矩圆形，钝头或渐尖，基部宽楔形；能育叶有长柄，叶披针形，先端渐尖并延伸，可着地生根而产生新株。**孢子囊**：孢子囊群生于网脉的一侧或两侧；囊群盖短条形或矩圆形，膜质，全缘。
【生境分布】生于岩石脚下、林下阴湿处。分布于我国东北、华北及陕西、山东、江苏等地。
【药用部位（药材名称）】全草（过山蕨、马蹬草）。
【采收加工】夏秋季采收，洗净，晒干。
【临床应用】淡，平；归心经。活血化瘀，止血，解毒；用于血栓闭塞性脉管炎，偏瘫，子宫出血，外伤出血，神经性皮炎，下肢溃疡。

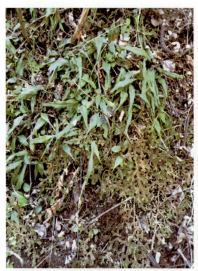
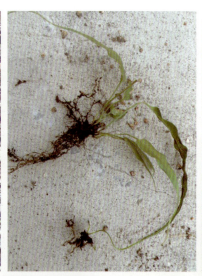
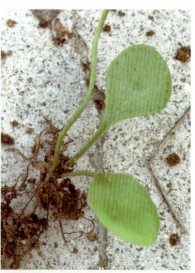
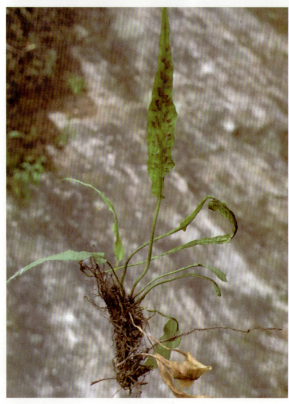
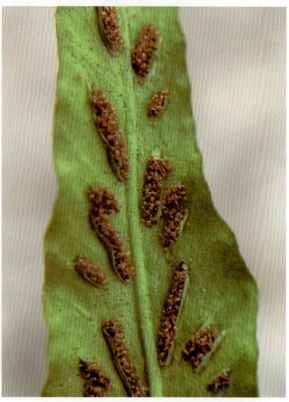

铁线蕨科

白背铁线蕨

【基　　原】铁线蕨科铁线蕨属植物白背铁线蕨 Adiantum davidii Franch.

【别　　名】扇叶铁线蕨、铁线蕨、过坛龙。

【形态特征】多年生草本。**茎：**根茎细长，横走，密被卵状披针形鳞片，下面生须状短根。**叶：**叶远生；叶柄圆，细长，有光泽，紫褐色，质坚硬，除基部外无毛；叶轮廓三角状卵圆形，3回羽状复叶；羽片3～5对，基部羽片最大，三角状披针形；末回小羽片矩圆形，有柄，扇形，圆头边缘为具芒的锯齿状，叶厚革质，上面无毛，下面多少被粉，叶脉扇状分离。**孢子囊：**孢子囊群肾形，着生于末回羽片上缘的凹陷处；囊群盖棕色，圆肾形。

【生境分布】生于山地、溪边、阴湿石缝。分布于云南、四川、陕西、甘肃、山西、河北等地。

【药用部位（药材名称）】全草（猪鬃草、猪鬃刚）。

【采收加工】夏秋季采收，洗净，鲜用或晒干。

【临床应用】苦，凉；归肝、肾经。清热，祛风，利尿，消肿；用于咳嗽吐血，风湿痹痛，淋浊，带下，痢疾，乳肿，风痒湿疹。

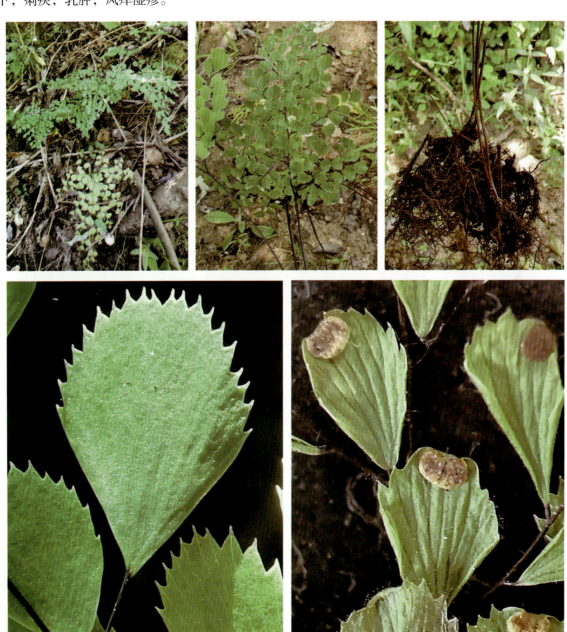

水龙骨科

华北石韦

【基　　原】水龙骨科石韦属植物华北石韦 Pyrrosia davidii (Baker) Ching

【别　　名】石韦、北京石韦。

【形态特征】多年生草本。**茎**：根状茎细长，横走，密被棕褐色鳞片，鳞片披针形，先端渐尖，边缘有细齿。**叶**：叶近生或疏生，一型；叶梭状披针形，基部下延，全缘，幼时上面疏生星状毛，老则无毛，具凹点，背面密被黄棕色星状毛，主脉突出，侧脉不明显；叶柄长，淡绿色，基部被鳞片。**孢子囊群**：孢子囊圆形，生于小脉顶端，着生于叶背面的较上部分，沿主脉两侧排成多行，无囊群盖。

【生境分布】生于岩石上，分布于我国华北及山东、湖北、陕西等地。

【药用部位（药材名称）】叶（石韦）、根茎（石韦根）、叶上的毛茸（石韦毛）。

【采收加工】石韦：春夏秋季采收，除去根茎，洗净，晒干。石韦根：春夏秋季采挖，留取根茎，除去泥土，晒干。石韦毛：采收叶片，刷取叶上的毛茸，晒干。

【临床应用】石韦：苦、甘，寒；归肺、肾、膀胱经。利水通淋，清肺泄热；用于淋痛，尿血，尿路结石，肾炎，崩漏，痢疾，肺热咳嗽，慢性气管炎，金疮，痈疽，通淋，消胀，除劳热，止血。石韦根：用于淋病，胸膈气胀，虚劳蒸热，吐血，创伤出血。石韦毛：外敷用于烫火伤。

【编者之见】按 2020 年版《中国药典》，中药材"石韦"为水龙骨科植物庐山石韦、石韦、有柄石韦的干燥叶；华北石韦的叶并非"石韦"正品。

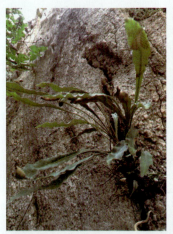
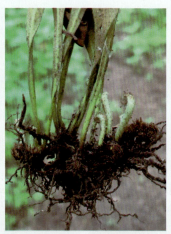
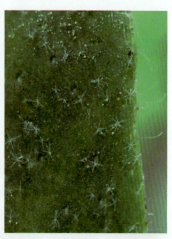
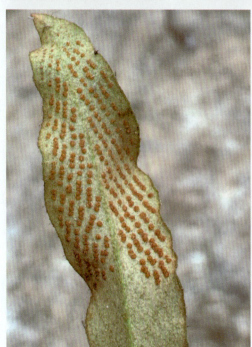
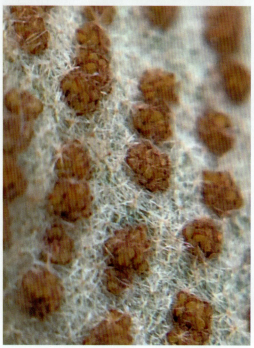

有柄石韦

【基　　原】水龙骨科石韦属植物有柄石韦 Pyrrosia petiolosa (Christ) Ching

【别　　名】石韦、小石韦、长柄石韦、石茶、独叶草、牛皮草、金瓢羹、金茶匙。

【形态特征】多年生草本。**茎：**根状茎细长，横走，密被棕色鳞片，鳞片卵状披针形，边缘具锯齿。**叶：**叶疏生，二型，厚革质，上面有排列整齐的小凹点，下面密被灰棕色至砖红色的星状毛，叶片干后常沿边缘向内卷成筒状；营养叶具短柄；孢子叶的柄长于叶，叶卵形、椭圆形或倒卵形，先端钝或锐尖，基部下延成楔形，主脉下面稍隆起，上面稍凹陷，侧脉和小脉均不明显。**孢子囊：**孢子囊群深棕色，成熟时布满叶背。

【生境分布】生于干旱裸露的岩石上。分布于我国东北、华北、西北、西南及长江中下游等地。

【药用部位（药材名称）】全草（有柄石韦）、叶（石韦）、根茎（石韦根）、叶上的毛茸（石韦毛）。

【采收加工】有柄石韦：夏秋季采收，去净泥土，阴干或晒干。石韦：全年可采，除去根茎和根，阴干或晒干。石韦根：春夏秋采挖，留取根茎，除去泥土，晒干。石韦毛：采收叶片，刷取叶上的毛茸，晒干。

【临床应用】有柄石韦：苦、甘，寒。消炎利尿，清湿热；用于急慢性肾炎，肾盂肾炎，膀胱炎，尿道炎，泌尿系结石，支气管哮喘，肺热咳嗽。石韦：甘、苦，微寒；归肺、膀胱经。利尿通淋，清肺止咳，凉血止血；用于热淋，血淋，石淋，小便不通，淋沥涩痛，肺热喘咳，吐血，衄血，尿血，崩漏。石韦根：用于淋病，胸膈气胀，虚劳蒸热，吐血，创伤出血。石韦毛：外敷用于汤火伤。

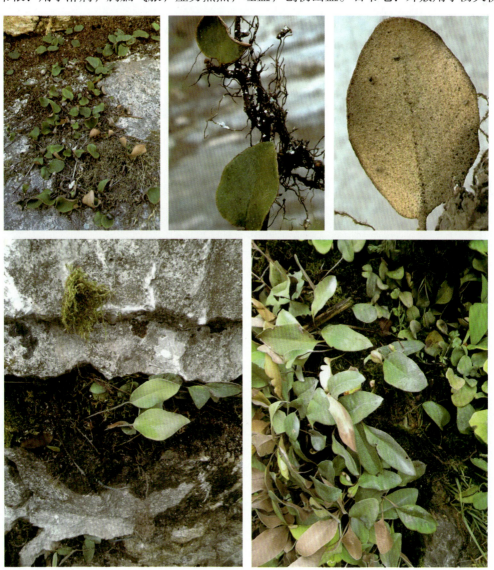

木贼科

草问荆

【基　　原】木贼科木贼属植物草问荆 *Equisetum pratense* Ehrh.

【别　　名】马胡须。

【形态特征】多年生草本。**茎**：根状茎黑色，横走或匍匐。地上茎1年生，二型，茎常单一。主茎有棱脊8～14条，脊上具细密的硅质小刺状突起；分枝轮生，每节10个以上，分枝近等长，三棱形，细长，常水平伸展或与主茎成直角开展；主茎下部的分枝较少或无分枝；有时主茎顶端不延长，也不分枝。孢子茎淡褐色，质地稍嫩，不分枝，有明显的棱脊，茎顶生有长椭圆形的孢子囊穗1个，钝头，有柄，孢子囊穗成熟后，茎的先端枯萎，产生出绿色轮生分枝，即为营养茎。**叶**：叶轮生，退化，连接成筒状叶鞘；叶鞘齿为长三角形，长尖，较叶鞘筒短，齿分离，棕褐色，边缘膜质，中央具一棕色狭纵条；分枝叶的鞘齿呈三角形。

【生境分布】生于山沟、林缘、灌丛、杂草地等处。分布于我国东北、华北、西北及湖北等地。

【药用部位（药材名称）】全草（草问荆）。

【采收加工】6—8月采挖，鲜用或晒干。

【临床应用】苦，平。活血，利尿，驱虫；用于动脉粥样硬化，小便涩痛不利，肠道寄生虫病。

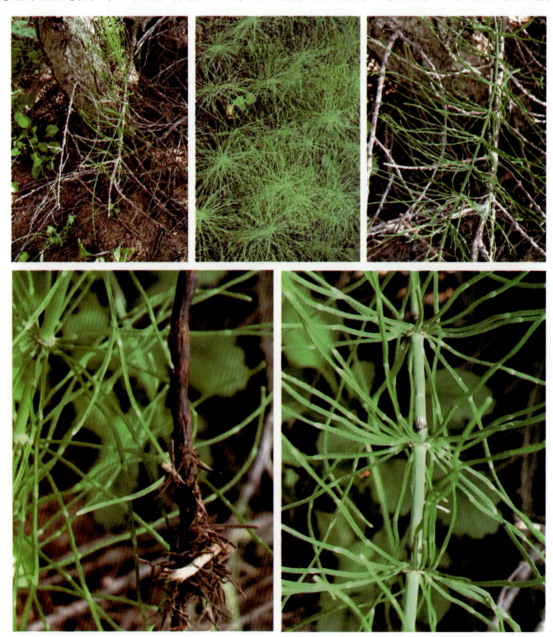

节节草

【基　　原】木贼科木贼属植物节节草 *Equisetum ramosissimum* Desf.

【别　　名】空心草、通气草、锁眉草、眉毛草、土木贼、节节菜、笔筒草、接骨筒、节骨草等。

【形态特征】多年生草本。**根：**须根少数，黄色。**茎：**根状茎横走，黑褐色；地上茎直立，单生或丛生，灰绿色，质地较硬；脊棱6～20条，粗糙，有硅质小疣状突起1列，沟中具气孔线1～4列，基部至中部多分枝，分枝数常为2～5，分枝中空。**叶：**叶轮生，退化连接成筒状叶鞘，具棱；鞘齿呈三角形，齿短，黑褐色，近膜质，鞘齿先端具易脱落的膜质尖尾。**孢子囊：**孢子囊穗顶生，长圆形，有小尖头；孢子同型，具2条丝状弹丝，十字形着生，绕于孢子上。

【生境分布】生于路旁、山坡草丛、溪边等处。分布于全国各地。

【药用部位（药材名称）】地上部分（节节草）、全草（笔筒草）。

【采收加工】节节草：全年可采，割取地上部分，洗净，晒干。笔筒草：4—5月或夏秋季采挖，洗净，鲜用或阴干。

【临床应用】节节草：甘、微苦，平。清热，利尿，明目退翳，祛痰止咳；用于目赤肿痛，角膜云翳，肝炎，咳嗽，支气管炎，泌尿系感染。笔筒草：甘、苦，平，微寒；归心、肝、胃、膀胱经。清肝明目，止血，利尿通淋；用于风热感冒，咳嗽，目赤肿痛，云翳，鼻衄，尿血，肠风下血，淋证，黄疸，带下，骨折。

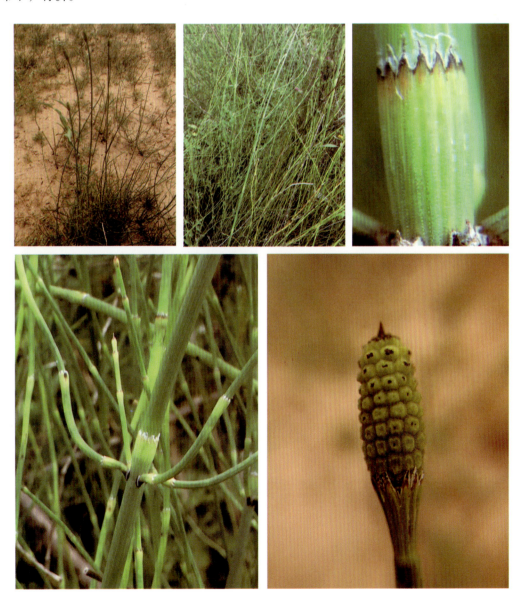

问荆

【基　　原】木贼科木贼属植物问荆 Equisetum arvense L.

【别　　名】猪鬃草、节节草、接骨草、寸姑草、笔头草、骨节草、笔壳草、笔筒草、笔头菜、土木贼。

【形态特征】形态与植物"草问荆"相似。两者的主要区别：草问荆的营养茎分枝常水平伸展，与主茎成直角；茎棱脊上具硅质小刺状突起；孢子茎在孢子成熟后先端枯萎，产生出绿色轮生分枝。问荆的营养茎分枝斜向上伸展，与主茎成锐角；茎棱脊上不具硅质小刺；孢子茎在孢子成熟后即枯萎，不再产生出轮生分枝。

【生境分布】生于潮湿草地、沟渠旁、沙土地、耕地、山坡及草甸等处。分布于我国东北、华北、华中、西南、西北及湖北、湖南等地。

【药用部位(药材名称)】全草（问荆）。

【采收加工】夏秋季采收，鲜用或置通风处阴干。

【临床应用】苦，凉；无毒；归肺、胃、肝经。止血，利尿，明目；用于吐血，咯血，便血，崩漏，鼻衄，外伤出血，目赤翳膜，淋病。

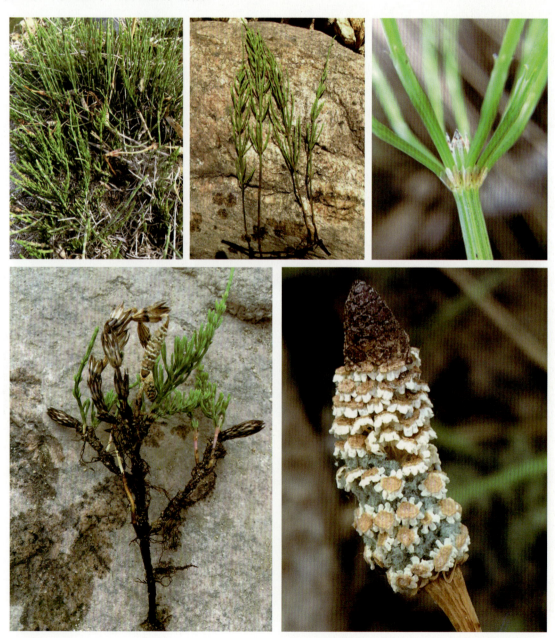

裸子蕨科

耳叶金毛裸蕨

【基　　原】裸子蕨科金毛裸蕨属植物耳叶金毛裸蕨 Gymnopteris bipinnata var. auriculata

【别　　名】耳形金毛裸蕨、石龙草、阴兜药、白带药、白马风。

【形态特征】多年生草本。茎：根状茎横走，密生黄棕色鳞片和白色柔毛。叶：叶丛生，披针形，1回奇数羽状复叶；小羽片3～11对，互生或近对生，卵形或长卵形，基部心脏形，不对称，有时具小耳状突起，先端钝，全缘，表面深绿色，叶厚纸质，上面疏被柔毛，背面密被锈色柔毛，先端羽片最大；叶柄短，铁丝状，坚硬，栗色，密生浅棕色长柔毛。孢子囊：孢子囊群线形，沿侧脉两侧着生，隐藏于柔毛中，无囊群盖。

【生境分布】生于山坡干旱的岩石上。分布于我国东北、华北、西北、西南及山东、河南、湖北等地。

【药用部位（药材名称）】根茎或全草（败毒草）。

【采收加工】全年或夏秋季采收，洗净，鲜用或晒干。

【临床应用】苦，寒。解毒，燥湿止痒；用于风毒疮痒，湿疹，带下。

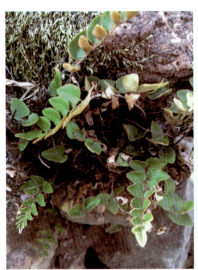
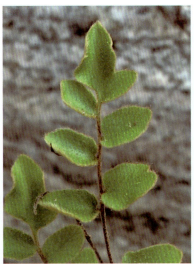
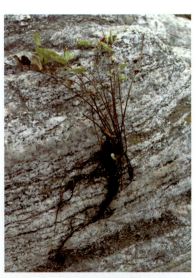
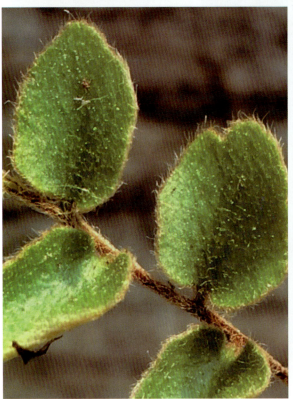
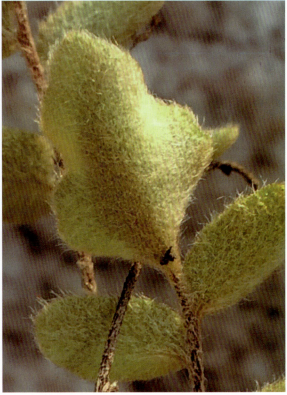

卷柏科

● 垫状卷柏

【基　　原】卷柏科卷柏属植物垫状卷柏 Selaginella pulvinata (Hook.et Grev.) Maxim.

【别　　名】无。

【形态特征】多年生草本。**根**：须根多数，散生。**茎**：主茎短，直立，自近基部羽状分枝，分枝丛生，呈莲座状或放射状，干后拳卷。**叶**：叶小，二型，4列，交互覆瓦状排列；小枝上的侧叶不对称，距圆形，略斜升，先端具芒，边缘呈撕裂状；小枝上的中叶直向排列，呈二平行线；孢子叶穗紧密，四棱柱形，单生于小枝末端；孢子叶一形，不具白边，边缘撕裂状，具睫毛。**孢子囊**：孢子囊肾形，大小孢子囊排列不规则；孢子二型，大孢子黄白色或深褐色，小孢子浅黄色。

【生境分布】生于向阳山坡或岩石缝内。分布于全国各地。

【药用部位（药材名称）】全草（卷柏）。

【采收加工】全年可采，除去须根及泥沙，晒干。

【临床应用】辛，平；归肝、心经。活血通经；用于经闭痛经，癥瘕痞块，跌扑损伤。

【编者之见】按2020年版《中国药典》，中药材"卷柏"为卷柏科植物卷柏或垫状卷柏的干燥全草。

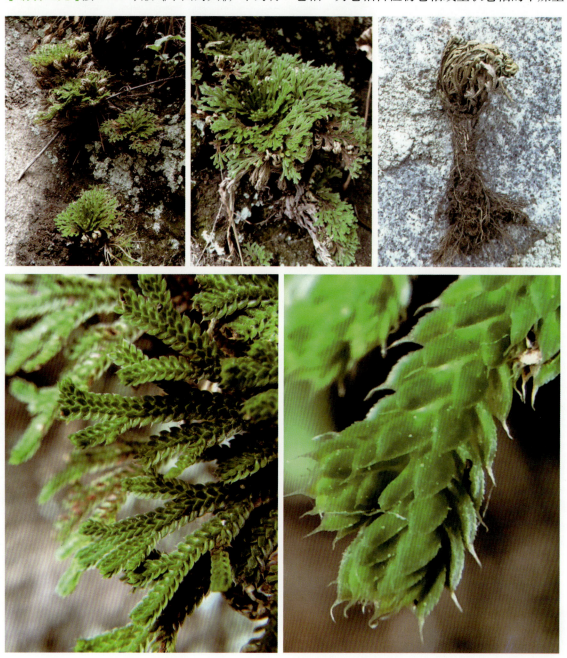

蔓出卷柏

【基　　原】卷柏科卷柏属植物蔓出卷柏 Selaginella davidii Franch.

【别　　名】小过山龙、蔓生卷柏、爬地卷柏、爬生卷柏、大卫卷柏、卷柏。

【形态特征】多年生草本。**茎**：植物体柔软，伏地蔓生，随处着地生根；主茎禾秆色，略呈四棱形，多回分枝，分枝背腹扁平。**叶**：营养叶二型，草质，互生，背腹各2列；中叶与分枝近平行，长卵形，锐尖头或渐尖头；侧叶向两侧平展，与分枝成直角，卵状披针形，钝尖头，基部为不对称的心形，边缘膜质，白色，多少有睫毛状齿。孢子囊穗生于小枝顶端，四棱形；孢子叶卵状三角形，长渐尖头，边缘有微齿。**孢子囊**：孢子囊圆形，孢子二型，棕红色。

【生境分布】生于林下、潮湿山坡、岩石缝等处。分布于我国西南、华南及山东、陕西、河南、河北、山西、江苏、江西等地。

【药用部位（药材名称）】全草（小过江龙、爬地卷柏）。

【采收加工】秋季采收，洗净，晒干。

【临床应用】苦、微辛，温；归肺、肾经。清热利湿，舒筋活络；用于肝炎，腹泻，风湿性关节炎，烫伤，外伤出血，筋骨疼痛。

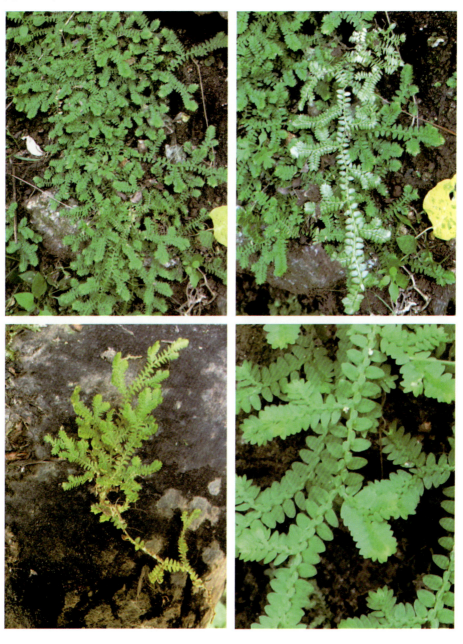

圆枝卷柏

【基　　原】卷柏科卷柏属植物圆枝卷柏 Selaginella sanguinolenta (L.) Spring
【别　　名】红枝卷柏、舒筋草、金鸡尾、地柏树。
【形态特征】多年生草本。**茎**：茎匍匐或基部近直立，纤细，常为红褐色。**叶**：叶近同型，成4行排列，紧贴枝上，交互覆瓦状排列，卵形，质厚呈龙骨状，先端渐尖，边缘全缘或略有小齿；孢子囊穗单生于小枝顶端，有4棱；孢子叶宽卵形，先端渐尖，边缘有极小的尖齿。**孢子囊**：孢子囊圆形。
【生境分布】生于干旱岩石上。分布于我国东北、华北、西北、西南等地。
【药用部位（药材名称）】全草（地柏树）。
【采收加工】全年可采，鲜用或晒干。
【临床应用】苦，凉。清热利湿，活血舒筋，止血；用于湿热痢疾，跌打损伤，内外伤出血，烫伤。

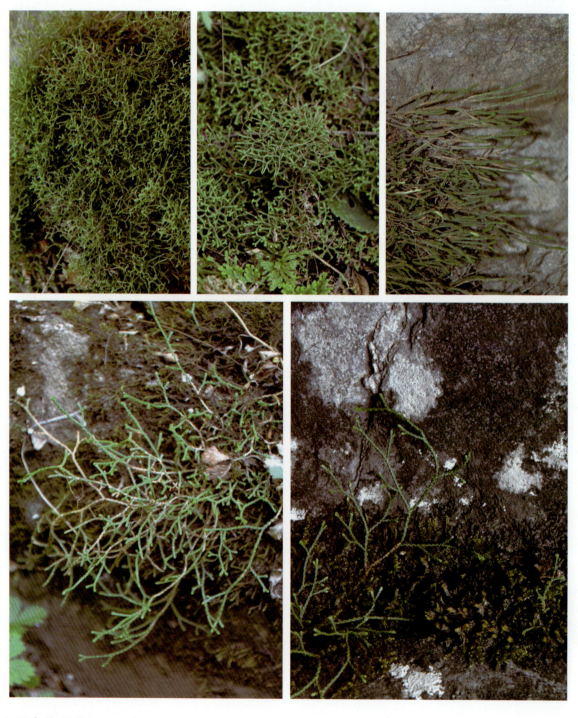

中华卷柏

【基　　原】卷柏科卷柏属植物中华卷柏 Selaginella sinensis (Desv.) Spring

【别　　名】地柏、地柏枝、山松、护山皮、黄牛皮。

【形态特征】形态与植物"蔓生卷柏"相似。两者的主要区别：蔓生卷柏的全株嫩绿，主茎略呈四棱形；侧叶向两侧水平开展，与分枝成直角。中华卷柏的全株深绿，主茎呈圆柱形；侧叶紧贴枝上，与分枝几乎平行。

【生境分布】生于林缘、山地岩石上，分布于我国华北、东北、华东及河南、陕西等地。

【药用部位（药材名称）】全草（中华卷柏）。

【采收加工】7—10月采收，鲜用或晒干。

【临床应用】微苦、淡、凉；归肝、胆、大肠经。清热利湿，止血；用于黄疸型肝炎，胆囊炎，肾炎，痢疾，下肢湿疹，烫火伤，外伤出血等。

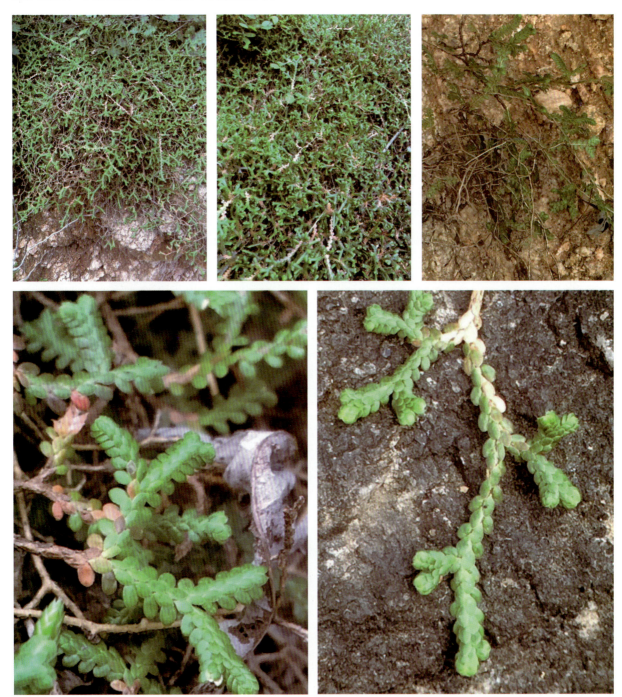

球子蕨科

● 荚果蕨

【基　　原】球子蕨科荚果蕨属植物荚果蕨 *Matteuccia struthiopteris* (L.) Todaro

【别　　名】野鸡膀子、小叶贯众。

【形态特征】多年生草本。**茎**：根状茎直立，连同叶柄基部密生披针形鳞片。**叶**：叶簇生，二型，有柄；不育叶圆倒披针形，2回羽状深裂，裂片边缘浅波状或顶端具圆齿，侧脉单一，下部羽片向下逐渐缩短成耳状。能育叶较短小，挺立，具粗硬的长柄，1回羽状分裂，纸质，羽片向下反卷成有节的荚果状，包被囊群。**孢子囊**：孢子囊群圆形，生于侧脉分支的中部，成熟时汇合成条形；囊群盖白色膜质，成熟后破裂消失。

【生境分布】生于高山林下。分布于我国东北、华北以及四川、西藏、陕西等地。

【药用部位（药材名称）】根茎（贯众、荚果蕨贯众）。

【采收加工】春秋季采挖，除去叶柄和须根，鲜用或晒干。

【临床应用】苦，微寒；有小毒。清热解毒，杀虫，止血；用于热病发斑，腮腺炎，湿热疮毒，蛔虫腹痛，蛲虫病，赤痢便血，尿血，吐血，衄血，崩漏。

【编者之见】按《中药大辞典》，中药材"贯众"的基原包括：鳞毛蕨科粗茎鳞毛蕨、蹄盖蕨科峨眉蕨、球子蕨科荚果蕨、紫萁科紫萁、乌毛蕨科乌毛蕨、苏铁蕨或狗脊蕨等的根茎。按2020年版《中国药典》，中药材"绵马贯众"基原为鳞毛蕨科粗茎鳞毛蕨，中药材"紫萁贯众"基原为紫萁科紫萁。

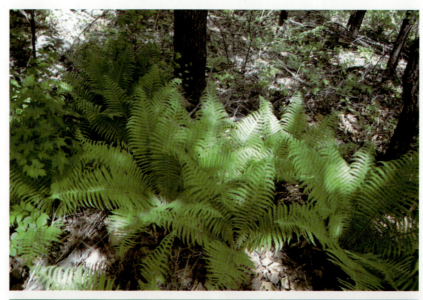

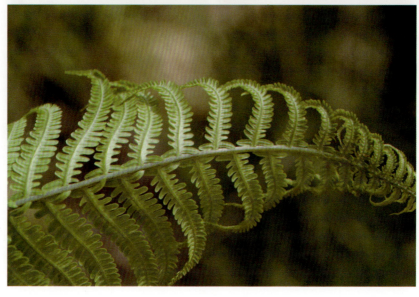

蹄盖蕨科

日本蹄盖蕨

【基　　原】蹄盖蕨科蹄盖蕨属植物日本蹄盖蕨 Athyrium niponicum (Mett.) Hance

【别　　名】华北蹄盖蕨、华东蹄盖蕨、云南蹄盖蕨、天目山蹄盖蕨。

【形态特征】多年生草本。**茎：**根茎短粗，斜升，被棕色披针形鳞片。**叶：**叶疏生；叶柄禾秆色，嫩时带紫红色，疏生小鳞片；叶草质，长圆状卵形，顶部渐尖，2～3回羽状裂，裂片斜展；小羽片无柄或有具狭翅的短柄，小羽片10～15对，互生，斜向上，披针形，下部各对较大，基部不对称，羽状深裂，裂片狭长圆形，钝头，边缘有小锯齿或浅裂；叶脉在裂片上为羽状，在下面隆起，侧脉单一，伸达齿端。**孢子囊：**孢子囊群短线形或钩状，沿侧脉上侧着生，靠近中脉，每裂片有4～5对，成熟时满布叶背；囊群盖同形，浅棕色，膜质，边缘啮蚀状。

【生境分布】生于田边湿地、灌木林下、岩石缝等处。分布于我国华北及辽宁、陕西、山东、四川等地。

【药用部位（药材名称）】根茎（马牙贯众）。

【采收加工】夏秋季采挖，除去须根，洗净，晒干。

【临床应用】苦，凉。清热解毒，止血，驱虫；用于疮毒疖肿，痢疾，鼻衄，蛔虫病。

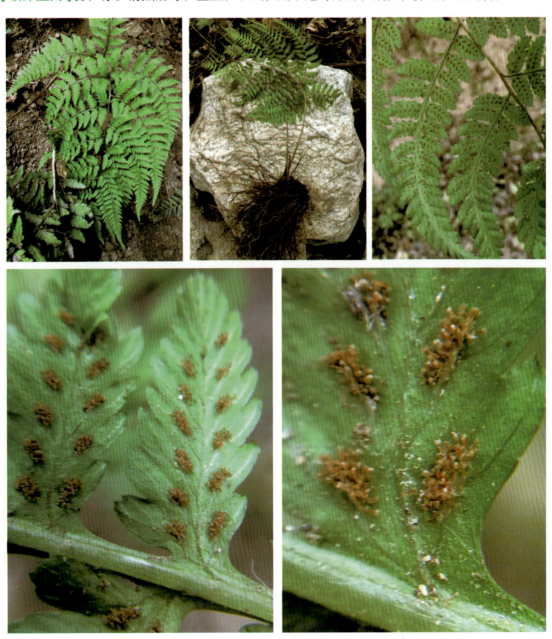

中华蹄盖蕨

【基　　原】蹄盖蕨科蹄盖蕨属植物中华蹄盖蕨 Athyrium sinense Rupr.
【别　　名】狭叶蹄盖蕨、户县蹄盖蕨、老君山蹄盖蕨、陕西蹄盖蕨。
【形态特征】形态与植物"日本蹄盖蕨"相似。两者的主要区别：日本蹄盖蕨的叶片长圆状披针形，基部羽片不缩短或仅1（2）对略缩短；叶柄新鲜时带紫红色。中华蹄盖蕨的叶片长圆状卵形，基部2～3对羽片略缩短，中部的较大；叶柄新鲜时不带紫红色。
【生境分布】生于山谷林下。分布于我国东北、华北及陕西、甘肃、山东等地。
【药用部位（药材名称）】根茎（中华蹄盖蕨）。
【采收加工】夏秋季采挖，除去须根，洗净，晒干。
【临床应用】微苦，凉；归肺、大肠经。清热解毒，驱虫；用于流感，麻疹，乙脑，流脑，钩虫病，蛔虫病。

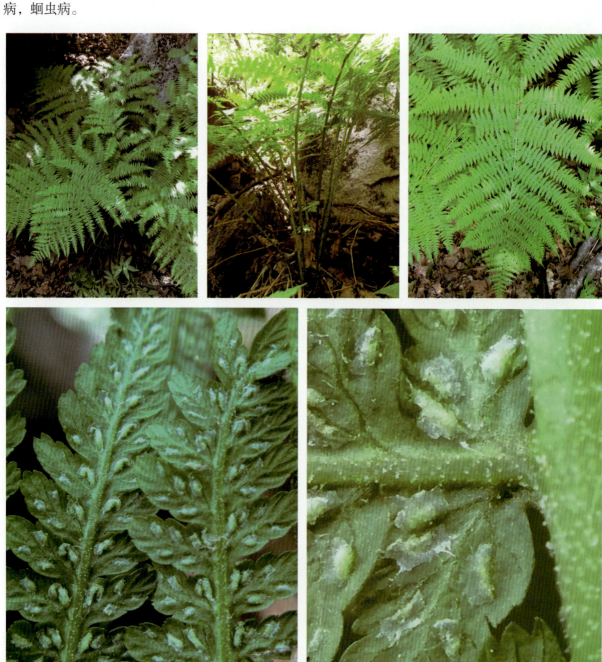

中国蕨科

银粉背蕨

【基　　原】中国蕨科粉背蕨属植物银粉背蕨 Aleuritopteris argentea (Gmel.) Fee.

【别　　名】通经草、分经草、金牛草、紫背金牛、金丝草、铜丝草、铜丝茶。

【形态特征】多年生草本。茎：根状茎直立或斜升，密被黑色或棕黑色披针形鳞片。叶：叶簇生；叶柄细长，棕褐色或紫红色，有光泽，上部光滑，基部疏被棕色披针形鳞片；叶轮廓三角状五角形，长宽近相等，先端渐尖，上面绿色，下面被乳白色或淡黄色蜡质粉末，3回羽裂；羽片3～5对，对生，以狭间隔分开，基部一对最大，近三角形，2回羽裂；小羽片3～5对，线状披针形至短线形，羽轴下侧裂片比上侧的大，基部下侧一片特大，羽裂，其余向上各片渐小。孢子囊：孢子囊群多数，生于叶缘脉端，囊群盖棕色，膜质，全缘；孢子极面观为钝三角形，周壁表面具颗粒状纹饰。

【生境分布】生于岩缝、墙缝等处。分布于全国各地。

【药用部位(药材名称)】全草（银粉背蕨、通经草、分经草、紫背金牛）。

【采收加工】春秋季采挖，除去须根和泥土，鲜用或晒干。

【临床应用】淡、微涩，温。活血调经，补虚止咳；用于月经不调，闭经腹痛，肺结核咳嗽，咯血。

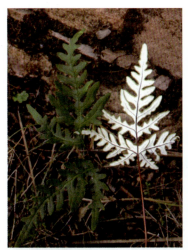 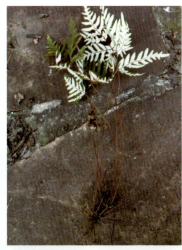 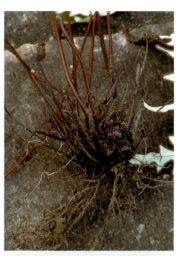

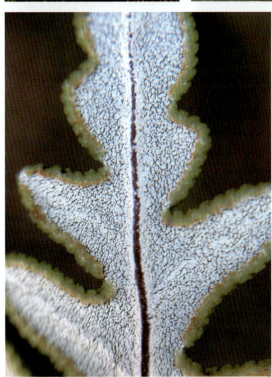 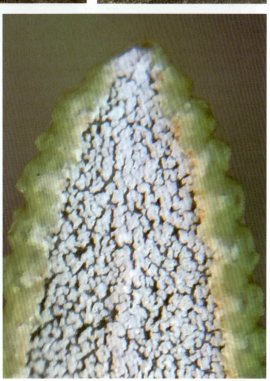

麻黄科

草麻黄

【基　　原】麻黄科麻黄属植物草麻黄 *Ephedra sinica* Stapf

【别　　名】华麻黄、麻黄草。

【形态特征】多年生亚灌木。**茎**：木质茎短，匍匐地上或横卧沙土中；小枝直伸或微曲，绿色，长圆柱形，表面具细纵槽纹；节明显，节间长。**叶**：鳞叶对生，膜质鞘状，下部约1/2合生，上部2裂，裂片锐三角形，先端急尖或渐尖，常向外反曲。**花**：鳞球花絮，常雌雄异株；雄球花对生，多成复穗状，常具总梗；雌球花单生或对生，在幼枝上顶生或在老枝上腋生，有梗，成熟时苞片增大，肉质，红色，成浆果状。**种子**：通常2粒，黑红色或灰褐色，三角状卵圆形或宽卵圆形，表面具细皱纹，种脐半圆形。花果期5—8月。

【生境分布】生于山坡、干燥荒地、河床及草原等处。分布于我国华北及辽宁、吉林、河南、陕西等地。

【药用部位（药材名称）】根和根茎（麻黄根）、草质茎（麻黄）。

【采收加工】麻黄根：秋末采挖，除去残茎、须根和泥沙，干燥。麻黄：秋季采割绿色的草质茎，晒干。

【临床应用】麻黄根：甘，涩，平；归心、肺经。固表止汗；用于自汗，盗汗。麻黄：辛、微苦，温；归肺、膀胱经。发汗散寒，宣肺平喘，利水消肿；用于风寒感冒，胸闷喘咳，风水浮肿。

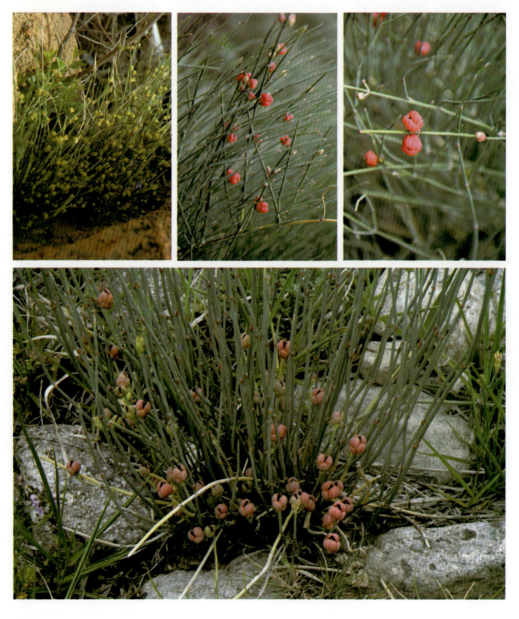

柏科

侧柏

【基　　原】柏科侧柏属乔木侧柏 *Platycladus orientalis* (L.) Franco

【别　　名】黄柏、香柏、扁柏、柏树、柏子树。

【形态特征】常绿乔木。**茎**：树皮浅灰褐色，纵裂成条片；小枝细，向上直展或斜展，扁平。**叶**：叶鳞形，交互对生，先端微钝；中央叶呈倒卵状菱形或斜方形，两侧叶呈船形。**花**：雌雄同株，球花单生于枝顶；雄球花黄色，卵圆形；雌球花蓝绿色，被白粉。**果**：球果近卵圆形，成熟前近肉质，蓝绿色，被白粉，成熟后木质，开裂，红褐色。**种子**：种子卵圆形，灰褐色或紫褐色，顶端尖，种脐大而明显。花果期3—10月。

【生境分布】生于平原、山地等处。分布于全国各地。

【药用部位（药材名称）】枝梢和叶（侧柏叶）、枝条（柏枝节）、根皮（柏根白皮）、树脂（柏脂）、种仁（柏子仁）。

【采收加工】侧柏叶：夏秋季采收，阴干。柏枝节：6—9月采收，剪取枝条，通风处干燥。柏根白皮：10—12月采挖，刮去栓皮，剥取白皮，晒干。柏脂：全年可采。柏子仁：秋冬季采收成熟种子，晒干，除去种皮，收集种仁。

【临床应用】侧柏叶：苦、涩，寒；归肺、肝、脾经。凉血止血，化痰止咳，生发乌发；用于吐血，衄血，咯血，便血，崩漏下血，肺热咳嗽，血热脱发，须发早白。柏枝节：辛，温。祛风除湿，解毒疗疮；用于风寒湿痹，历节风，霍乱转筋，牙齿肿痛，恶疮，疥癣。柏根白皮：苦，平。凉血，解毒，敛疮，生发；用于烫伤，疮疡溃烂，毛发脱落。柏脂：甘，平。清热除湿，解毒杀虫；用于疥癣，癞疮，秃疮，黄水疮，丹毒，赘疣。柏子仁：甘，平；归心、肾、大肠经。养心安神，润肠通便，止汗；用于阴血不足，虚烦失眠，心悸怔忡，肠燥便秘，阴虚盗汗。

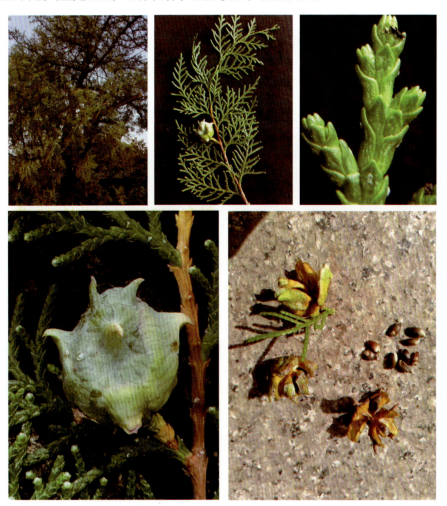

圆柏

【基　　原】柏科圆柏属植物圆柏 Sabina chinensis (L.) Ant.

【别　　名】桧、桧柏、刺柏、红心柏、珍珠柏。

【形态特征】常绿乔木。**茎**：树皮深灰色，常窄条状剥落。**叶**：叶二型，刺叶与鳞叶共存；幼龄树上刺叶多，腹面凹；壮龄树上鳞叶多，生鳞叶的小枝近圆柱形或近四棱形。**花**：雌雄异株，雌球花曲垂，或初期直立随后俯垂。**果**：球果，成熟时褐色、紫蓝色或黑色，有白粉。**种子**：种子褐色，不规则三棱形。花果期 3—10 月。

【生境分布】生于多石山坡或针叶林、阔叶林中。分布于我国西北及河北、山西、山东等地。

【药用部位（药材名称）】球果（圆柏果）、叶（圆柏叶、桧叶）、枝叶及树皮（圆柏）。

【采收加工】圆柏果：秋末采球果，晒干。叶：全年可采，生用或炒用。圆柏：全年可采，鲜用或晒干。

【临床应用】圆柏果：苦、辛，微寒。祛风清热，利小便；用于头痛，迎风流泪，视物不清，小便不利。叶：苦、涩，微寒；止血，镇咳。圆柏：苦、辛，温；有小毒。祛风散寒，活血消肿，解毒利尿；用于风寒感冒，肺结核，尿路感染；外用治荨麻疹，风湿关节痛。

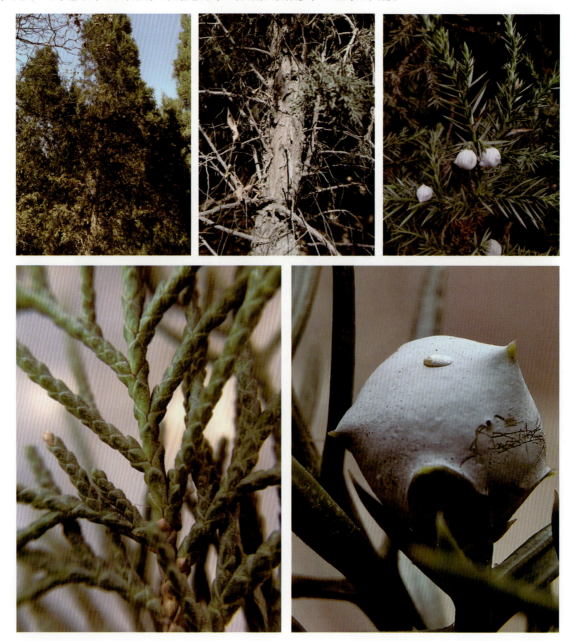

松科

华北落叶松

【基　　原】松科落叶松属植物华北落叶松 *Larix principis-rupprechtii* Mayr.

【别　　名】红杉、落叶松、雾灵落叶松。

【形态特征】落叶乔木。**茎**：树皮暗灰褐色，不规则纵裂，呈小块片脱落；一年生枝淡褐黄色或淡褐色，幼时有毛，常带白粉；冬芽圆球形或卵圆形。**叶**：叶窄线形，上部稍宽，上面平。**果**：球果长圆形或卵圆形，种鳞边缘不反卷，中部种鳞近五角状卵形，苞鳞近带状长圆形；球果成熟时上部的种鳞轻微张开或不张开。**种子**：种子斜倒卵状椭圆形，灰白色，具不规则的褐色斑纹，种翅上部三角状。花果期 4～10 月。

【生境分布】生于山谷、丘陵、山坡等处。分布于我国华北地区。

【药用部位（药材名称）】花粉（松花、松黄、松粉、松花粉）。

【采收加工】春季花刚开时，采摘花穗，晒干，收集花粉，除去杂质。

【临床应用】甘，温；归肝、脾经。燥湿，收敛止血；用于湿疹，黄水疮，皮肤糜烂，脓水淋漓，外伤出血，尿布性皮炎。

【编者之见】按 2020 年版《中国药典》，中药材"松花粉"为松科松属植物马尾松、油松或同属数种植物的干燥花粉；华北落叶松的花粉并非中药材"松花粉"正品。

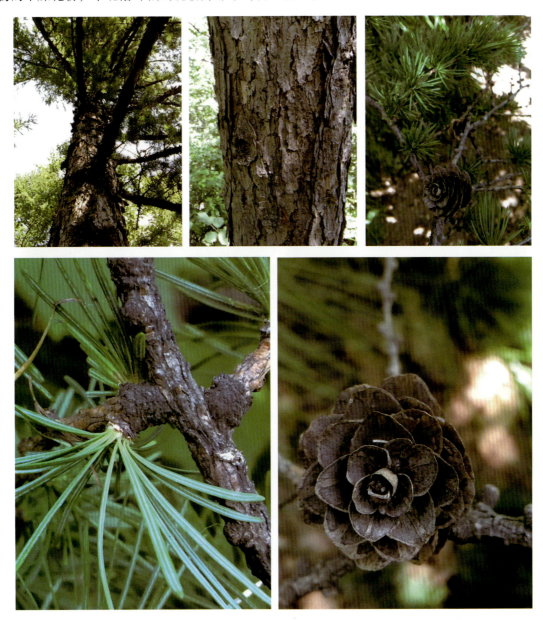

落叶松

【基　　原】松科落叶松属植物落叶松 Larix gmelinii (Rupr.) Kuzen.

【别　　名】兴安落叶松、意气松、一齐松、粉果兴安落叶松、齿果兴安落叶松、达乌里落叶松，等。

【形态特征】形态与植物"华北落叶松"相似。两者的主要区别：落叶松的 1 年生长枝较细，直径约 1 mm，短枝直径 2～3 mm；球果成熟时上部的种鳞张开。华北落叶松的 1 年生长枝较粗，直径约 1.4～2.5 mm，短枝直径 3～4 mm；球果成熟时上部的种鳞轻微张开或不张开。

【生境分布】生于山谷、丘陵、山坡等处。分布于我国东北、华北等地。

【药用部位（药材名称）】花粉（松花、松黄、松粉、松花粉）。

【采收加工】同植物"华北落叶松"项下。

【临床应用】同植物"华北落叶松"项下。

【编者之见】按 2020 年版《中国药典》，落叶松的花粉并非中药材"松花粉"正品。

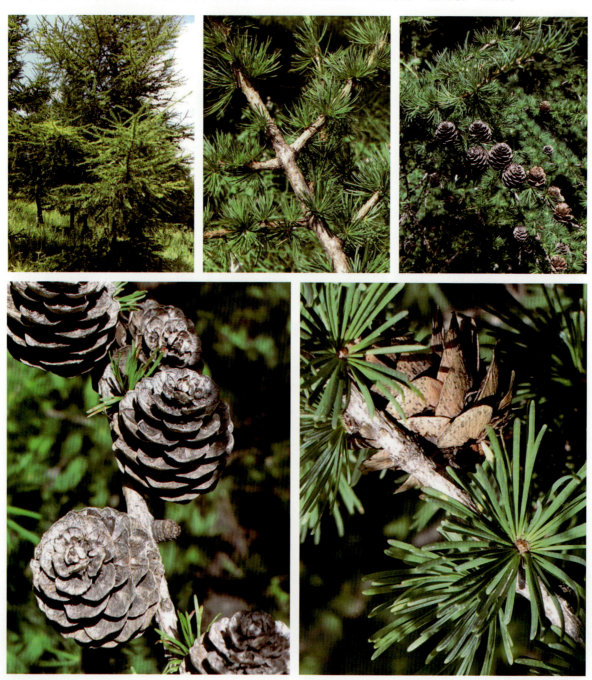

油松

【基　　原】松科松属植物油松 *Pinus tabuliformis* Carr.

【别　　名】短叶松、红皮松。

【形态特征】常绿乔木。**茎**：树皮灰褐色，呈鳞甲状裂，裂隙红褐色；枝轮生，小枝淡橙黄色或灰黄色。**叶**：叶针形，2（3）针1束，边缘有细锯齿，两面有气孔线；叶鞘初时淡褐色，渐变为暗灰色，外表常被薄粉层。**花**：花单性，雌雄同株，均为松球花序；雄球序长卵形，淡黄绿色，簇生于前一年小枝顶端，花开后成葇荑状，雄蕊多数；雌球序阔卵形，紫色，1～2枚着生于当年新枝顶端，多数珠鳞成螺旋状紧密排列，胚珠2枚，珠鳞下面有一小型苞片，与珠鳞分离。**果**：松球果卵形，鳞突较隆起，鳞脐突出，呈钝尖形。**种子**：种子具翅，呈不规则椭圆形，稍扁，紫褐色或褐色。花期4—5月，果期至翌年9月。

【生境分布】生长于山坡。分布于我国东北、华北、西北及山东、河南等地。

【药用部位（药材名称）】树脂（松香）、松节或松树所生瘤状物（松节）、针叶（松针）、花粉（松花粉、松花）、油树脂（松油）、树干内皮（松树皮）、球果（松球）。

【采收加工】松香：采集树脂，加水蒸馏，使松节油馏出，剩下的残渣冷却凝固后，即为松香。松节：多于采伐时或木器厂加工时锯取之，经过选择修整，晒干或阴干。松针：全年可采。花粉：春季花刚开时，采摘花穗，晒干，收集花粉，除去杂质。松油：火烧有油松枝，取沥出的油。松树皮：全年可采，除去粗皮，切段，晒干。松球：春末夏初采集，鲜用或干燥备用。

【临床应用】松香：苦、甘、温；归肝、脾经。祛风，燥湿，排脓，拔毒，生肌，止痛；用于痈疽，疔毒，痔瘘，恶疮，疥癣，白秃，金疮，扭伤，风湿痹痛，疠风瘙痒。松节：苦、温；归肝、肾经。祛风燥湿，舒筋通络，活血止痛；用于风寒湿痹，历节风痛，脚痹痿软，跌打伤痛。松针：苦、涩、温。祛风活血，明目，安神，解毒，止痒；用于流行性感冒，风湿关节痛，跌打肿痛，夜盲症，高血压病，神经衰弱；外用治冻疮。花粉：甘、温；归肝、脾经。燥湿，收敛止血；用于湿疹，黄水疮，皮肤糜烂，脓水淋漓，外伤出血，尿布性皮炎。松油：苦、温。祛风，杀虫；用于疥疮，皮癣。松树皮：苦、涩、温。收敛，生肌；外用治烧烫伤，小儿湿疹。松球：甘、苦、温；归肺、大肠经。祛风除痹，化痰止咳平喘，利尿，通便；用于治风寒湿痹，白癜风，慢性气管炎，淋浊，便秘，痔疮。

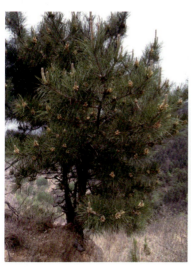
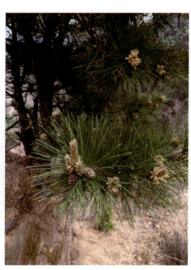
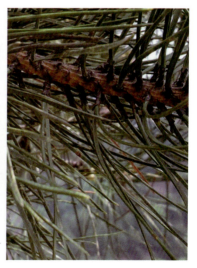

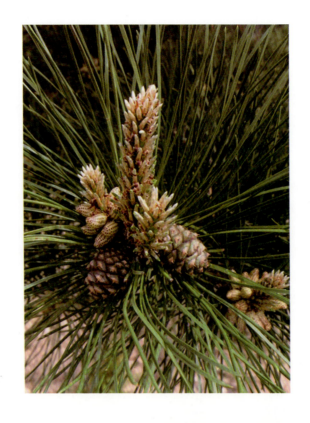
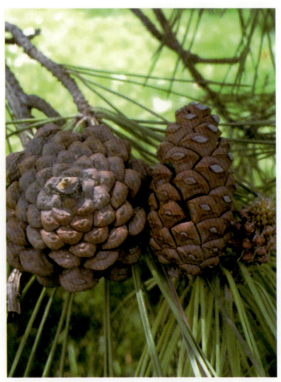

浮萍科

浮萍

【基　　原】浮萍科浮萍属植物浮萍 Lemna minor L.
【别　　名】青萍、田萍、浮萍草、水浮萍、水萍草。
【形态特征】1年生飘浮植物。**根**：根1条，纤细，白色，长3～4cm，根冠钝头，根鞘无翅。**叶**：叶状体对称，上表面绿色，下面浅黄色、绿白色或紫色，叶近圆形、倒卵形或倒卵状椭圆形，全缘，上面稍凸起或沿中线隆起，脉3，不明显，下面垂生丝状根1条；叶状体下面一侧具囊，新叶状体于囊内形成，以极短的细柄与母体相连，随后脱落。**花**：雌花具弯生胚珠1枚。**果**：果实无翅，近陀螺状。**种子**：种子具凸出的胚乳，并具12～15条纵肋。
【生境分布】生于水田、池沼或其他静水水域，分布于全国各地。
【药用部位（药材名称）】全草（浮萍）。
【采收加工】6—9月采收。捞出后去除杂质，洗净，晒干。
【临床应用】辛，寒；归肺、膀胱经。发汗解表，透疹止痒，利水消肿，清热解毒；用于风热表证，麻疹不透，瘾疹瘙痒，水肿，癃闭，疮癣，丹毒，烫伤。
【编者之见】按2020年版《中国药典》，中药材"浮萍"为浮萍科紫萍 Spirodela polyrrhiza（L.）Schleid. 的干燥全草；浮萍全草并非"浮萍"正品。

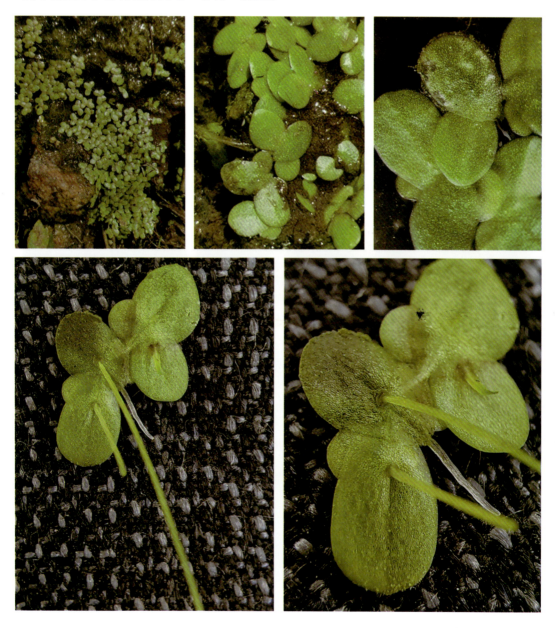

桑科

大麻

【基　　原】桑科大麻属植物大麻 Cannabis sativa L.

【别　　名】山丝苗、线麻、胡麻、野麻、火麻、麻。

【形态特征】1年生草本。**茎**：茎直立，有纵沟，密被短柔毛，基部木质化。**叶**：叶互生或下部对生，掌状全裂，裂片披针形至条状披针形，两端渐尖，边缘具粗锯齿；叶柄被短绵毛。**花**：雌雄异株；雄花序为疏散的圆锥花序，顶生或腋生，花被片 5，雄蕊 5，花丝细长，花药大；雌花簇生于叶腋，绿黄色，雌蕊 1，花柱呈 2 歧。**果**：瘦果卵圆形，质硬，灰褐色，有细网状纹。花果期 5—8 月。

【生境分布】全国各地均有栽培，或逸为半野生。分布于我国东北、华北、华东、中南等地。

【药用部位（药材名称）】果实（火麻仁）、叶（麻叶）、根（麻根）、皮部纤维（麻皮）、雄花（麻花）、雌花序及幼嫩果序（麻蕡）。

【采收加工】火麻仁：秋季果实成熟时采收，除去杂质及果皮，晒干。麻叶：夏秋季枝叶茂盛时采收，鲜用或晒干。麻根：全年可采挖，去净泥土，晒干。麻皮：夏秋季取茎，剥取皮部，除去外皮，晒干。麻花：5—6 月花期时采收，鲜用或晒干。麻蕡：夏季采收，鲜用或晒干。

【临床应用】火麻仁：甘，平；归脾、胃、大肠经。润肠通便；用于血虚津亏，肠燥便秘。麻叶：辛，有毒；归肺、膀胱、大肠经。平喘截疟，解毒杀虫；用于疟疾，气喘，蛔虫病。麻根：苦，平。祛瘀，止血，利尿；用于跌打损伤，难产，胞衣不下，血崩，淋证，带下。麻皮：苦、辛，平；有毒。截疟，驱蛔，定喘；用于疟疾，蛔虫症，气喘。麻花：苦、辛，温；有毒。祛风，活血，生发；用于风病肢体麻木，遍身瘙痒，妇女经闭。麻蕡：辛，平；有毒。祛风镇痛，定惊安神；用于痛风，痹证，癫狂，失眠，咳喘。

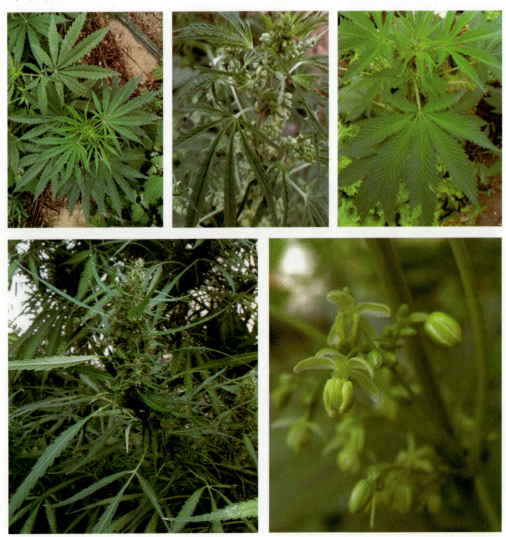

构树

【基　　原】桑科构树属植物构树 *Bfoussonetia papyrifera* (L.) Vent.

【别　　名】楮树、构桃树、构乳树、沙纸树、谷木、谷浆树、假杨梅。

【形态特征】落叶乔木。茎：树皮淡灰色，小枝密生绒毛。叶：叶互生；叶宽卵形至长圆状卵形，不裂或3～5裂，先端长尖，基部圆形或稍心形，偏斜，边缘有锯齿；上面深绿色，具粗糙伏毛，下面灰绿色，密被柔毛；基出脉3条。花：雌雄异株；雄花序为柔荑花序，腋生，下垂，花被4，雄蕊4；雌花序球形头状，花被管状，花柱侧生，丝状。果：聚花果球形，肉质，成熟时红色。花果期4—10月。

【生境分布】生于山坡灌丛、荒地或村寨附近。分布于我国华东、华南、西南及河北、山西、湖北、湖南、陕西、甘肃等地。

【药用部位（药材名称）】果实（楮实子）、嫩根或根皮（楮树根）、树皮（楮树白皮）、枝条（楮茎）、叶（楮叶）、种子（构树子）、树汁液（楮皮间白汁）。

【采收加工】楮实子：秋季果实成熟时采收，洗净，晒干，除去灰白色膜状宿萼和杂质。楮树根：春秋季挖根，剥取根皮，鲜用或晒干。楮树白皮：春秋季剥取树皮，除去外皮，晒干。楮茎：4—5月采收枝条，晒干。楮叶：全年可采，鲜用或晒干。构树子：秋季果实成熟时采收，打下种子，晒干。楮皮间白汁：春秋季割开树皮，流出乳汁，干后取下。

【临床应用】楮实子：甘，寒；归肝、肾经。补肾清肝，明目，利尿；用于肝肾不足，腰膝酸软，虚劳骨蒸，头晕目昏，目生翳膜，水肿胀满。楮树根：甘，微寒。凉血散瘀，清热利湿；用于咳嗽吐血，崩漏，水肿，跌打损伤。楮树白皮：甘，平。利水，止血；用于小便不利，水肿胀满，便血，崩漏，癃疹。楮茎：祛风，明目，利尿；用于风疹，目赤肿痛，小便不利。楮叶：甘，凉。凉血止血，利尿解毒；用于吐血衄血，崩漏，金创出血，水肿，疝气，痢疾，毒疮。构树子：甘，寒。补肾，强筋骨，明目，利尿；用于腰膝酸软，肾虚目昏，阳痿，水肿。楮皮间白汁：甘，平。利尿，杀虫解毒；用于水肿，疮癣，虫蛇咬伤。

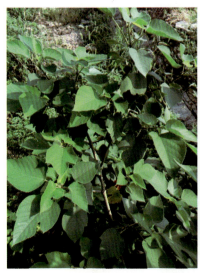
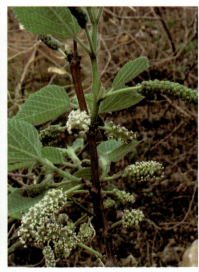
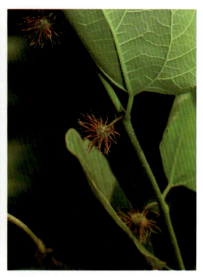

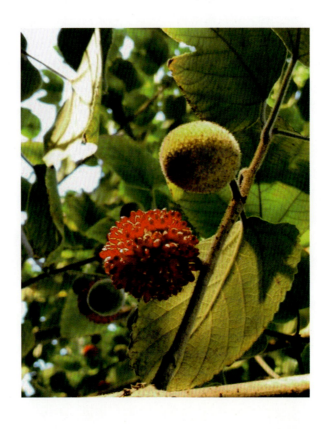
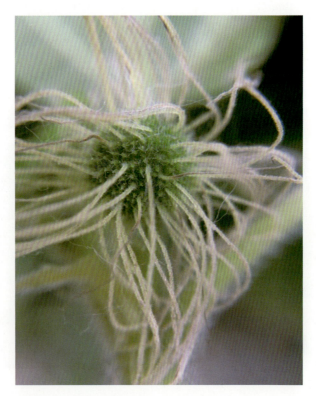

葎草

【基　　原】桑科葎草属植物葎草 *Humulus scandens* (Lour.) Merr.

【别　　名】苦瓜藤、锯锯藤、五爪龙、老虎藤、拉拉藤、穿肠草、过沟龙、刺刺藤、涩涩秧，等。

【形态特征】1年或多年生蔓生草本。茎：茎淡绿色，有纵条棱，具倒刺。叶：叶对生；叶掌状（3）5~7深裂，裂片卵状三角形，边缘具锯齿，叶基部心形，表面粗糙，疏生糙伏毛，背面有柔毛和黄色腺体；叶柄梢有六棱，具倒刺。花：雌雄异株；雄花为圆锥花序，花小，黄绿色；雌花序为短穗状花序，近球形，苞片卵状披针形，具白色绒毛，柱头2，伸出苞片外。果：瘦果淡黄色，扁球形。花果期6—11月。

【生境分布】生于路旁、沟边湿地、荒地、废墟、林缘灌丛、村寨篱笆上。分布于我国大部分地区。

【药用部位（药材名称）】全草（葎草）、根（葎草根）、果穗（葎草果穗）、花序（葎草花）。

【采收加工】葎草：夏秋季选择晴天采收全草或割取地上部分，晒干。葎草根：秋季采挖，晒干。葎草果穗：秋季果实成熟时采摘，晒干。葎草花：夏秋季花序初开时采摘，晒干。

【临床应用】葎草：甘、苦，寒；归肺、肾经。清热解毒，利尿消肿；用于肺结核潮热，肠胃炎，痢疾，感冒发热，小便不利，肾盂肾炎，急性肾炎，膀胱炎，泌尿系结石；外用治疗痈疖肿毒，湿疹，毒蛇咬伤。葎草根：用于石淋，疝气，瘰疬。葎草果穗：用于肺结核潮热，盗汗。葎草花：用于肿疖，湿疹，皮肤炎症。

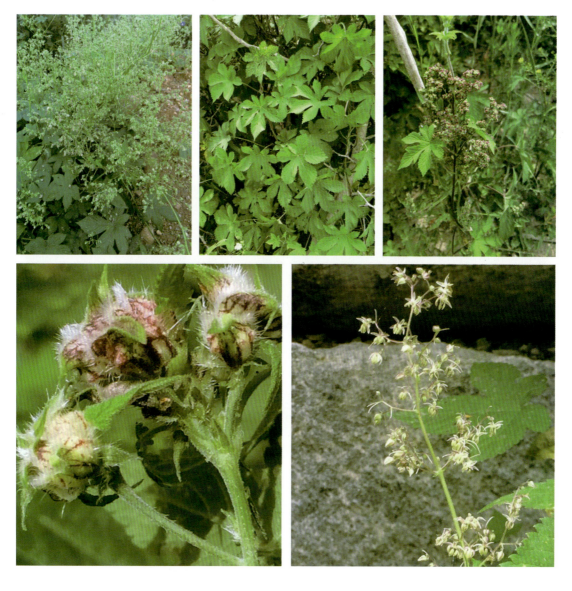

桑

【基　　原】桑科桑属植物桑 Morus alba L.

【别　　名】家桑、荆桑、桑葚树、黄桑。

【形态特征】落叶乔木。**根**：根黄棕色或红黄色。**茎**：树皮灰褐色，有条状浅纵裂。**叶**：叶互生；叶近卵形，先端尖或钝，基部圆形或近心形，边缘有锯齿，有时呈不规则分裂。**花**：花单性，雌雄花均成荑黄花序，腋生，雄花序比雌花序长；总花梗下垂，略被细毛；雄花无梗，花被片4，宽椭圆形，绿色，雄蕊4，中央有不育的雌蕊；雌花无梗，花被片4，倒卵形，结果时变为肉质，无花柱，柱头2裂，宿存。**果**：聚花果初时绿色，成熟后黑紫色、红色或白色。**种子**：种子小。花果期4—7月。

【生境分布】生于丘陵、山坡、村旁、田野等处。分布于全国各地；现多为人工栽培。

【药用部位（药材名称）】叶（桑叶）、根皮（桑白皮）、嫩枝（桑枝）、果穗（桑椹）、桑树皮液汁（桑皮汁）、结节（桑瘿）、枝条烧灼后沥出的汁液（桑沥）、根（桑根）、桑木灰（桑柴灰）、桑叶蒸馏液（桑叶露）、桑叶液汁（桑叶汁）、花序（桑葚花）。

【采收加工】桑叶：初霜后采收，除去杂质，晒干。桑白皮：秋末叶落时至次春发芽前采挖根部，刮去黄棕色粗皮，剥取根皮，晒干。桑枝：春末夏初采收，去叶，晒干或趁鲜切片晒干。桑椹：4—6月果实变红时采收，晒干或略蒸后晒干。桑皮汁：用刀划破桑树枝皮，有白色乳汁流出，用洁净容器收取。桑瘿：冬季桑树修枝时，锯取老桑树上的瘤状结节，趁鲜时劈成不规则小块片，晒干。桑沥：取较粗枝条，将两端架起，中间加火烤，收集两端滴出的液汁。桑根：全年均可采挖，除去泥土和须根，鲜用或晒干。桑柴灰：初夏剪取桑枝，晒干后，烧火取灰。桑叶露：取鲜桑叶和清水置于蒸馏器中，加热蒸馏，收取蒸馏液，分装于玻璃瓶中，封口，灭菌。桑叶汁：摘破叶脉后渗出白色液汁，收集滴出的液汁。桑葚花：花期采收，鲜用或晒干。

【临床应用】桑叶：甘、苦，寒；归肺、肝经。疏散风热，清肺润燥，清肝明目；用于风热感冒，肺热燥咳，头晕头痛，目赤昏花。桑白皮：甘，寒；归肺经。泻肺平喘，利水消肿；用于肺热喘咳，水肿胀满尿少，面目肌肤浮肿。桑枝：微苦，平；归肝经。祛风湿，利关节；用于风湿痹病，肩臂、关节酸痛麻木。桑椹：甘、酸，寒；归心、肝、肾经。滋阴补血，生津润燥；用于肝肾阴虚，眩晕耳鸣，心悸失眠，须发早白，津伤口渴，内热消渴，肠燥便秘。桑皮汁：苦，微寒。清热解毒，止血；用于口舌生疮，外伤出血，蛇虫咬伤。桑瘿：苦，平；归肝、胃经。祛风除湿，止痛，消肿；用于风湿痹痛，胃痛，鹤膝风。桑沥：甘，凉；归肝经。祛风止痉，清热解毒；用于破伤风，皮肤疮疥。桑根：微苦，寒；归肝经。清热定惊，祛风通络；用于惊痫，目赤，牙痛，筋骨疼痛。桑柴灰：辛，寒。利水，止血，蚀恶肉；用于水肿，金疮出血，面上痣疵。桑叶露：辛，微寒；归肝经。清肝明目；用于目赤肿痛。桑叶汁：苦，寒；归肝经。清肝明目，消肿解毒；用于止赤肿痛，痈疖，瘿瘤，蜈蚣咬伤。桑葚花：甘、酸，寒。生津止渴，促进消化；用于便秘。

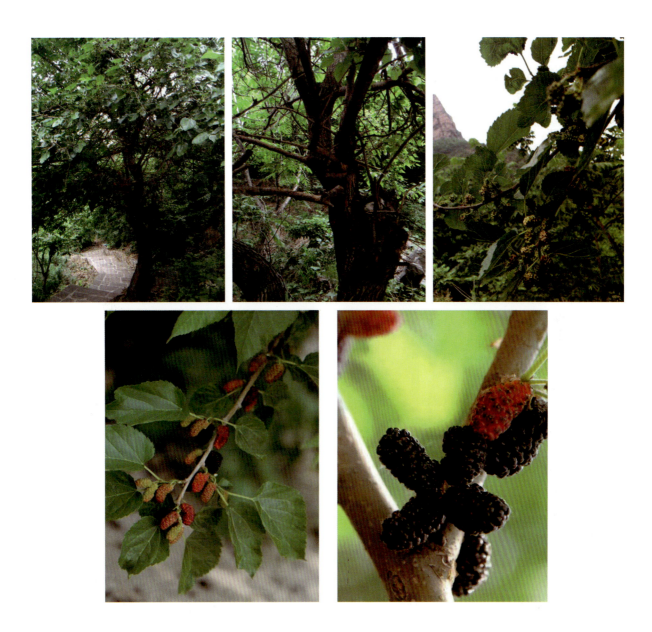

53

鸡桑

【基　　原】桑科桑属植物鸡桑 Morus australis Poir.
【别　　名】小叶桑、集桑、山桑。
【形态特征】形态与植物"桑"相似。两者的主要区别：桑为乔木；桑的叶上面光滑或近光滑，下面脉上有疏毛，脉腋有簇毛；花柱不明显或无花柱；聚花果长 1～2.5 cm。鸡桑为小乔木或灌木；叶上面有毛或粗糙，叶下面有柔毛，脉腋无簇毛；花柱明显，柱头两裂与花柱等长；聚花果长 1～1.5 cm。
【生境分布】生于山地、林缘及荒地等处。分布于我国华东、华南、西南、华中及辽宁、河北、陕西、甘肃等地。
【药用部位（药材名称）】叶（鸡桑叶）、根或根皮（鸡桑根）。
【采收加工】鸡桑叶：夏季采收，鲜用或晒干。鸡桑根：秋冬季采挖，乘鲜刮去栓皮，剥取白皮，晒干。
【临床应用】鸡桑叶：甘、辛，寒；归肺经。清热解表，宣肺止咳；用于风热感冒，肺热咳嗽，头痛，咽痛。鸡桑根：甘、辛，寒。清肺，凉血，利湿；用于肺热咳嗽，鼻衄，水肿，腹泻，黄疸。

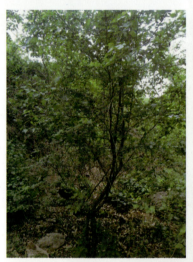
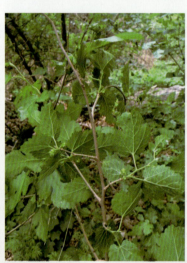
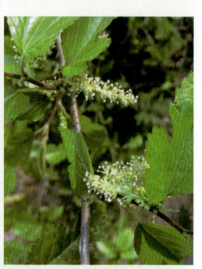
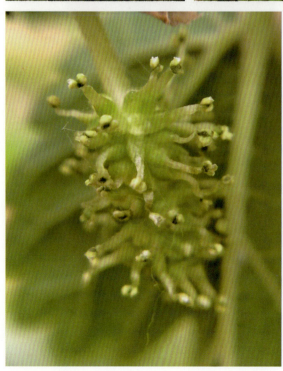
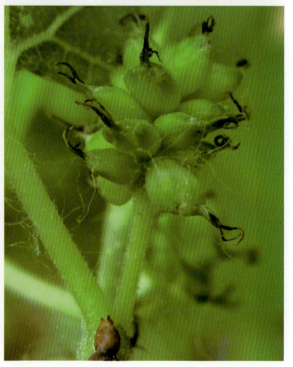

蒙桑

【基　　原】桑科桑属植物蒙桑 Morus mongolica (Bur.) Schneid.

【别　　名】山桑、岩桑、刺叶桑。

【形态特征】形态与植物"桑"和"鸡桑"相似。蒙桑的主要形态特征：叶缘的锯齿先端为刺芒状。

【生境分布】生于山地或林中。分布于我国东北、华北、西南、西北及河南、山东、安徽、江苏、湖北等地。

【药用部位（药材名称）】叶（桑叶）。

【采收加工】同植物"桑"项下。

【临床应用】同植物"桑"项下。

【编者之见】蒙桑的叶，仅在我国少数地区作为"桑叶"入药。按 2020 年版《中国药典》，中药材"桑叶"为桑科植物桑 Morus alba L. 的干燥叶；蒙桑的叶并非"桑叶"正品。

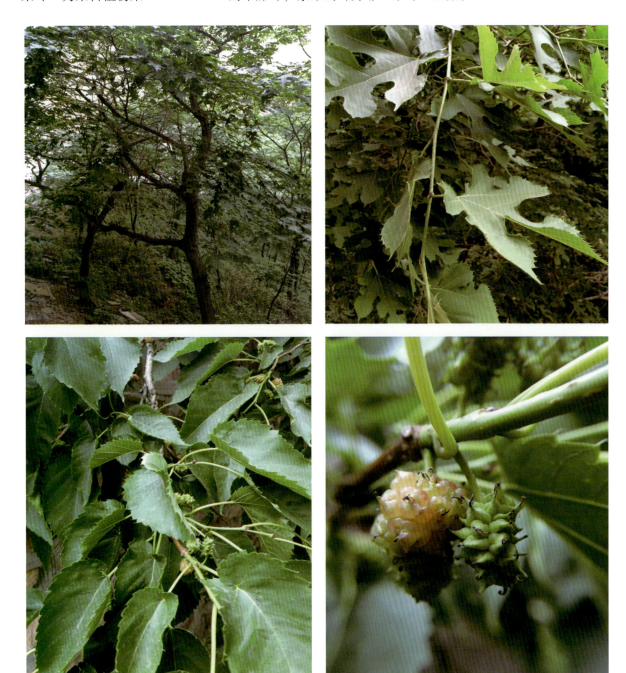

马兜铃科

北马兜铃

【基　　原】马兜铃科马兜铃属植物北马兜铃 Aristolochia contorta Bge.

【别　　名】蛇参果、臭铃当、葫芦罐、臭瓜篓、臭罐罐、吊挂篮子、马斗铃、铁扁担、天仙藤。

【形态特征】多年生草质藤本。茎：茎细长，有纵槽纹。叶：叶卵状心形或三角状心形，顶端短尖或钝，基部心形，全缘；上面绿色，下面浅绿色；基出脉 5～7 条；叶柄细长。花：1 至数朵簇生于叶腋，乌绿色带紫；花被弯管状，基部膨大呈球形，向上收狭呈管状，管口扩大呈漏斗状，管口二唇形展开，上唇先端呈尖尾状，下唇小而平，常具紫色纵脉和网纹；雄蕊 6，柱头膨大，6 裂。果：蒴果宽倒卵形或椭圆状倒卵形，顶端圆形而微凹，6 棱，光滑无毛；成熟时黄绿色，由中基部向上 6 瓣开裂。种子：种子三角状心形，灰褐色，扁平，具小疣点，周边具浅褐色膜质翅。花果期 5—10 月。

【生境分布】生于山坡灌丛、沟谷两旁、林缘等处，分布于我国东北、华北等地。

【药用部位（药材名称）】茎叶（天仙藤）、果实（马兜铃）。

【采收加工】天仙藤：秋季采收，除去杂质，晒干。马兜铃：秋季果实由绿变黄时采摘，干燥。

【临床应用】天仙藤：苦，温；归肝、脾、肾经。行气活血，通络止痛；用于脘腹刺痛，风湿痹痛。马兜铃：苦，微寒；归肺、大肠经。清肺降气，止咳平喘，清肠消痔；用于肺热咳喘，痰中带血，肠热痔血，痔疮肿痛。

【编者之见】因天仙藤、马兜铃两味中药饮片的毒性较大，2020 年版《中国药典》已不再收录。

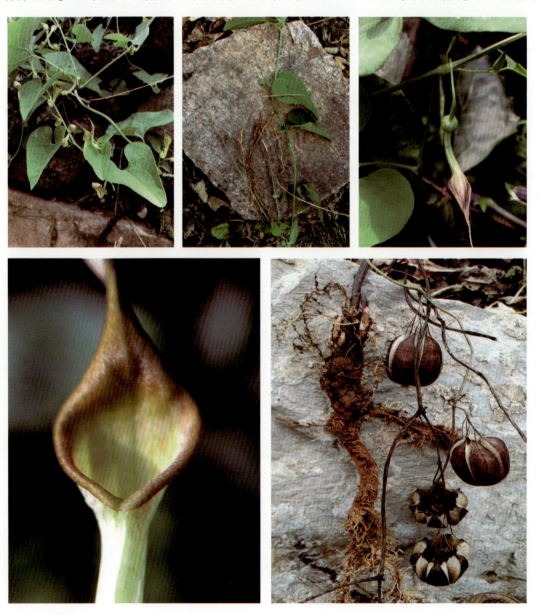

太行本草图谱之五岳寨

蓼科

萹蓄

【基　　原】蓼科蓼属植物萹蓄 *Polygonum aviculare* L.

【别　　名】扁竹蓼、乌蓼、大蓄片、疳积药、斑鸠台、蚂蚁草、猪圈草、桌面草、路边草等。

【形态特征】1年或多年生草本。茎：茎平卧、斜升或直立，绿色，具纵沟纹，圆柱形，基部多分枝。叶：叶互生；叶片椭圆形、狭椭圆形或披针形，顶端钝圆或急尖，基部楔形，边缘全缘，下面侧脉明显；叶柄短或近无柄，基部具关节；托叶鞘膜质，抱茎。花：花小，1～5朵簇生于叶腋，遍布植株；苞片薄膜质；花被5深裂，花被片椭圆形，绿色，边缘白色或淡红色；雄蕊8，花丝短；花柱3，柱头头状。果：瘦果三角形卵状，具3棱，棕黑褐色至黑色，密被细纹及小点。花果期4—9月。

【生境分布】生于山坡、田野、路旁等处。分布于全国各地。

【药用部位（药材名称）】地上部分（萹蓄）。

【采收加工】夏季叶茂盛时采收，除去根及杂质，晒干。

【临床应用】苦，微寒；归膀胱经。利水通淋，杀虫，止痒；用于膀胱热淋，小便短赤，淋沥涩痛，皮肤湿疹，阴痒带下。

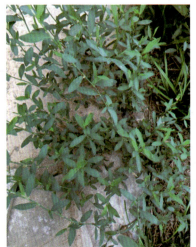
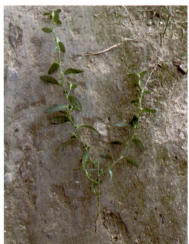
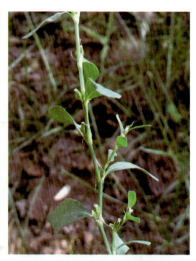
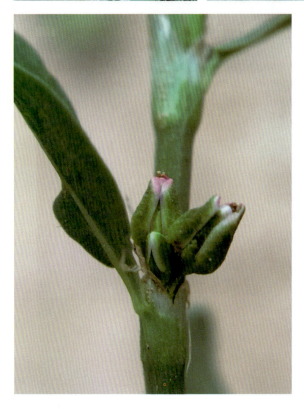
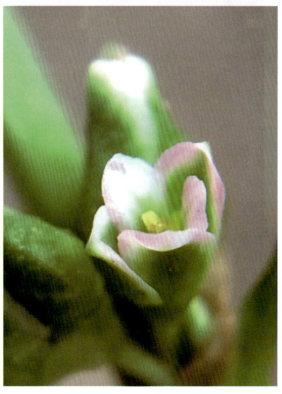

叉分蓼

【基　　原】蓼科蓼属植物叉分蓼 *Polygonum divaricatum* L.

【别　　名】分枝蓼、叉枝蓼、酸姜、酸木浆、酸浆、酸不溜。

【形态特征】多年生草本。茎：茎自基部叉状分枝，形成轮廓为半圆形的丛状。叶：叶互生；叶线状披针形或长圆形，全缘，有微毛；叶柄短或无；托叶鞘膜质，褐色，开裂，无毛。花：圆锥花序顶生，扩展；花小，白色或淡黄色。果：小坚果椭圆形，具3锐棱。种子：种子椭圆形。花果期7—9月。

【生境分布】生于山坡、沙丘、沟谷、丘陵、坡地等处。分布于我国东北、华北、西北等地。

【药用部位（药材名称）】全草（酸不溜）、根（酸不溜根）。

【采收加工】酸不溜：夏秋季采收，阴干。酸不溜根：春秋季采挖，晒干。

【临床应用】酸不溜：酸、苦、凉。清热燥湿，软坚散结；用于湿热腹泻，痢疾，瘿瘤。酸不溜根：酸、甘、温；归脾、肾经。温肾散寒，理气止痛，止泻止痢；用于寒疝，阴囊汗出，胃痛，腹泻，痢疾。

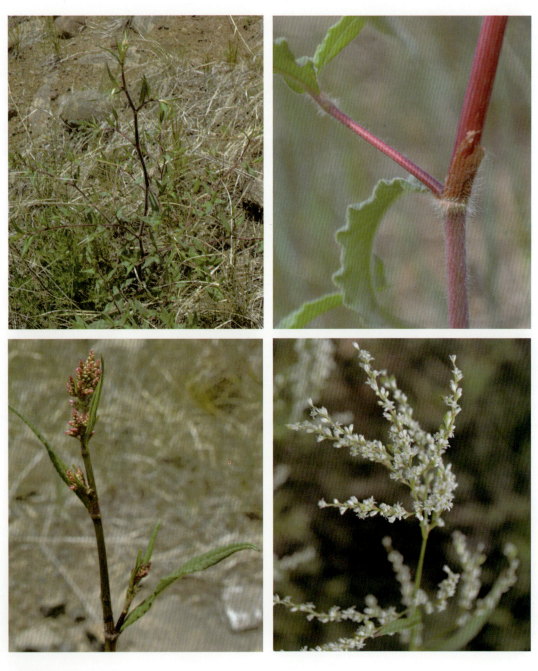

杠板归

【基　　原】蓼科蓼属植物杠板归 *Polygonum perfoliatum* L.

【别　　名】扛板归、刺酸浆、拦蛇风、犁头藤、三角藤、蛇倒退、猫爪刺、老虎刺、穿叶蓼等。

【形态特征】1年生草本。根：根棕褐色，细圆柱形。茎：茎蔓生，多分枝，略呈方柱形，有棱，棱上倒生钩刺，茎绿色、浅紫色至紫红色，节略膨大。叶：叶互生；叶近等边三角形，全缘，灰绿色至红棕色，叶先端尖或钝，基部近心形或截形，下面叶脉有倒生钩刺；叶柄长，盾状着生，有倒生钩刺；托叶鞘呈叶状，近圆形，绿色，抱茎。花：短穗状花序顶生或腋生；花多数，白色或淡红色，花小；苞片圆形；花被5深裂，果期增大，肉质，后变为淡紫色至深蓝色；雄蕊8，花柱3。果：瘦果球形，黑色，有光泽。花果期6—10月。

【生境分布】生于山谷、灌木丛、水沟旁等处。分布于我国东北、华北、华东、华南、西南等地。

【药用部位（药材名称）】地上部分（杠板归）、根（杠板归根）。

【采收加工】杠板归：夏季花开时采收，晒干。杠板归根：6—7月采挖，鲜用或晒干。

【临床应用】杠板归：酸，微寒；归肺、膀胱经。清热解毒，利水消肿，止咳；用于咽喉肿痛，肺热咳嗽，小儿顿咳，水肿尿少，湿热泻痢，湿疹，疔肿，蛇虫咬伤。杠板归根：酸、苦，平。解毒消肿；用于口疮，痔疮，肛瘘。

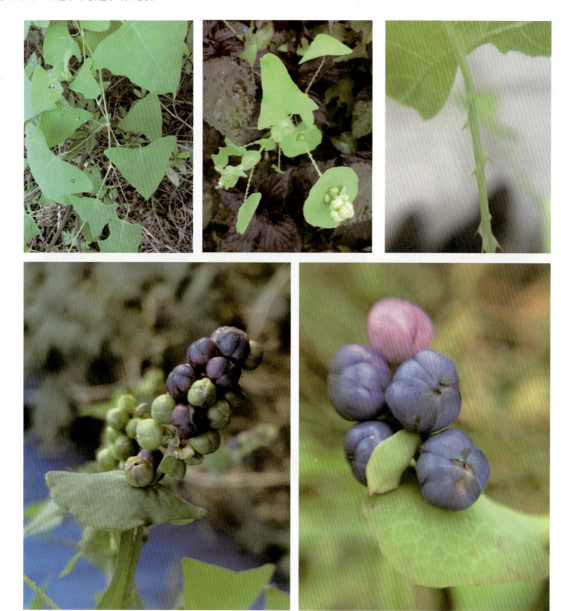

红蓼

【基　　原】蓼科蓼属植物红蓼 *Polygonum orientale* L.

【别　　名】大毛蓼、东方蓼、大接骨、八字蓼、家蓼、水红花草、荭草、大红蓼、狗尾巴花，等。

【形态特征】1 年生草本。**茎**：茎直立，粗壮，中空，有节，上部多分枝，密被粗长柔毛。**叶**：叶互生；叶宽卵形、宽椭圆形或卵状披针形，先端渐尖，基部圆形或近心形，全缘；托叶鞘圆筒状，膜质，被毛，顶端通常具平展的环翅。**花**：总状花序呈穗状，顶生或腋生，下垂，花紧密；苞片鞘状，被长毛，每苞内具 3～5 花；花被 5 裂，白色或粉红色，椭圆形；雄蕊 7～8，稍伸出花外；花柱 2，柱头头状。**果**：瘦果扁平，近圆形，两面中部微凹，黑褐色，有光泽。花果期 4—10 月。

【生境分布】生于沟边、湿地、村边、路旁等处。除西藏外，分布于全国各地；亦有栽培。

【药用部位（药材名称）】果实（水红花子）、茎叶（荭草）、花序（荭草花）、根茎（荭草根）。

【采收加工】水红花子：秋季果实成熟时割取果穗，晒干，打下果实，除去杂质。荭草：晚秋霜后采割茎叶，茎切成小段晒干，叶置通风处阴干。荭草花：夏季开花时采收，鲜用或晒干。荭草根：夏秋季采挖，洗净，鲜用或晒干。

【临床应用】水红花子：咸，微寒；归肝、胃经。散血消癥，消积止痛，利水消肿；用于癥瘕痞块，瘿瘤，食积不消，胃脘胀痛，水肿腹水。荭草：辛，平，有小毒；归肝、脾经。祛风除湿，清热解毒，活血，截疟；用于风湿痹痛，痢疾，腹泻，吐泻转筋，水肿，脚气，痈疮疔疖，蛇虫咬伤，小儿疳积，疝气，跌打损伤，疟疾。荭草花：辛，温。行气活血，消积，止痛；用于头痛，心胃气痛，腹中痞积，痢疾，小儿疳积。荭草根：辛，凉；有毒。清热解毒，除湿通络，生肌敛疮；用于痢疾，肠炎，水肿，脚气，风湿痹痛，跌打损伤，荨麻疹，疮痈肿痛或久溃不敛。

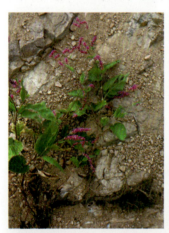
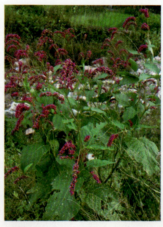
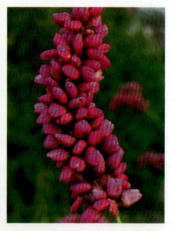
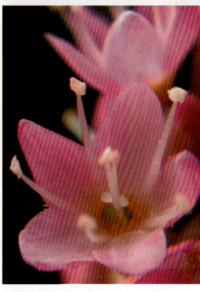
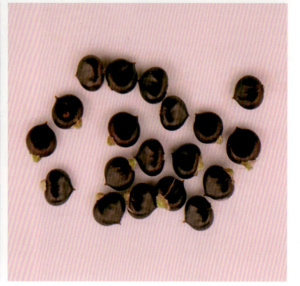

箭叶蓼

【基　　原】蓼科蓼属植物箭叶蓼 Polygonum sieboldii Meisn.

【别　　名】倒刺林、荞麦刺、长野荞麦草、雀翘。

【形态特征】1年生草本。茎：茎细长，蔓生或半直立，四棱形，沿棱具倒生钩刺。叶：叶长卵状披针形，先端锐尖或稍钝，基部箭形，叶下面沿中脉疏生钩刺，叶下面有时带紫色；叶柄短，疏生倒刺；托叶鞘膜质，有纵脉，先端具不整齐的锐齿。花：头状花序顶生或腋生，常成对，花少但密集；苞片长卵形，锐尖；花被5裂，白色或粉红色；雄蕊8，花柱3。果：瘦果三棱形，黑色。花果期6—10月。

【生境分布】生于山脚、路旁、水边。分布于我国东北、华北、西南、华东、华中及陕西、甘肃、广西等地。

【药用部位（药材名称）】全草（箭叶蓼、雀翘）、果实（雀翘）。

【采收加工】全草：夏秋季采收，鲜用或阴干、晒干。果实：夏秋季采收，晒干，打下种子。

【临床应用】全草：酸，涩，平。祛风除湿，清热解毒；用于风湿关节痛，毒蛇咬伤。果实：辛、苦，平。祛风除湿，清热解毒；用于风湿关节疼痛，疮痈疖肿，泄泻，痢疾，毒蛇咬伤。

【编者之见】按《中药大辞典》，中药材"雀翘"为箭叶蓼的果实或全草。

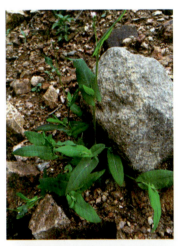
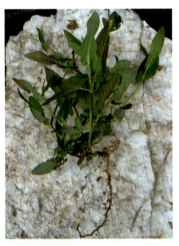
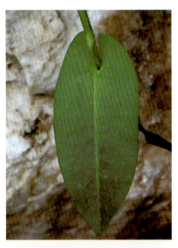
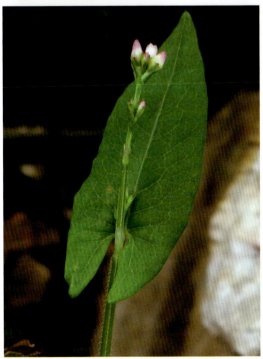
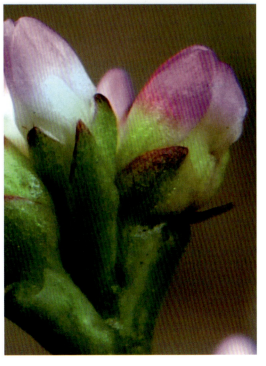

尼泊尔蓼

【基　　原】蓼科蓼属植物尼泊尔蓼 Polygonum nepalense Meissn.

【别　　名】小猫眼、野荞子、野荞菜、野荞麦草、头状蓼、荞麦草、水荞麦、马蓼草、山谷蓼，等。

【形态特征】1 年生草本。**茎**：茎自基部分枝，细弱，直立或平卧，有纵棱槽，节处略膨大。**叶**：叶互生；叶卵形或三角状卵形，先端渐尖，全缘，基部截形或圆形，沿叶柄下延呈翅状或耳垂状，叶下面密生黄色腺点；下部叶有柄，上部叶近无柄或抱茎；托叶鞘筒状，先端偏斜。**花**：头状花序呈球形，顶生或腋生，花序梗上部有腺毛；总苞卵状披针形；花白色或淡红色，密集，花被常 4 裂；雄蕊 5～6；花柱 2，下部合生，柱头头状。**果**：瘦果扁卵圆形，两面凸出，黑褐色，密生小点。花果期 5—11 月。

【生境分布】生于坡地、沟边、路旁等处。分布于我国东北、华北、西北、华东、中南、西南等地。

【药用部位（药材名称）】全草（猫儿眼睛）。

【采收加工】夏秋之间采收，晾干。

【临床应用】苦、酸，寒。清热解毒，除湿通络；用于咽喉和牙龈肿痛，目赤，赤白痢疾，风湿痹痛。

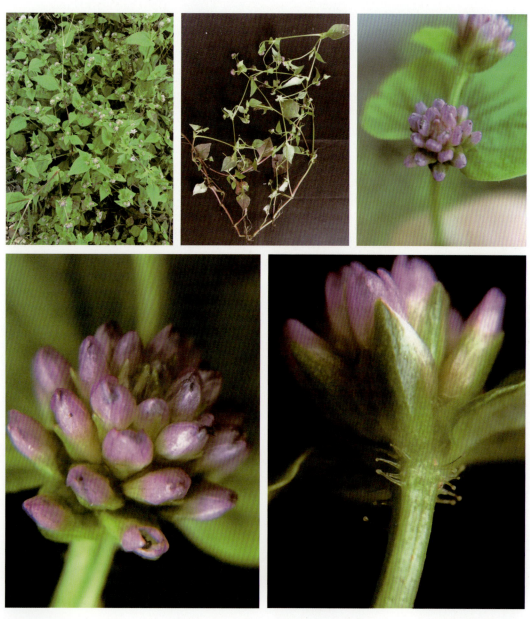

酸模叶蓼

【基　　原】蓼科蓼属植物酸模叶蓼 Polygonum lapathifolium L.

【别　　名】大马蓼、旱苗蓼、斑蓼、柳叶蓼。

【形态特征】1年生草本。茎：茎直立，或粗或细，绿色或红色，上部有分枝，节微膨大。叶：叶互生；叶柄较短，生粗硬刺毛；托叶鞘筒状，先端截形，具多数脉；叶披针形或长圆状披针形，先端渐尖，基部楔形，叶上面有新月形黑色斑点，下面有腺点，主脉及叶缘具粗硬刺毛。花：圆锥花序，花穗顶生或腋生，花序轴有腺点或腺毛；苞片漏斗状，边缘斜生，并有稀疏缘毛，内具数花；花被淡绿色或粉红色，常4裂；雄蕊6，花柱2。果：瘦果卵圆形，扁平，微有棱，黑褐色。花果期6—10月。

【生境分布】生于田边、路旁、荒地、沟边、湿地等处。分布于全国各地。

【药用部位（药材名称）】全草及根（假辣蓼、大马蓼、鱼蓼、蓼子草）、果实（水红花子）。

【采收加工】全草及根：夏秋季采收，鲜用或晒干。水红花子：8—10月间割取果穗，晒干，打下果实。

【临床应用】全草及根：辛、苦；归肺经。清热解毒，祛风解表，除湿止痒，消肿止痛，活血；用于肠炎腹泻，痢疾，疮疡肿痛，瘰疬，湿疹，疳积，风湿痹痛，跌打损伤，月经不调，感冒发热。水红花子：咸，寒。消瘀破积，健脾利湿；用于胁腹癥积，水臌，胃疼，食少腹胀，火眼，疮肿，瘰疬。

【编者之见】按2020年版《中国药典》，中药材"水红花子"为蓼科植物红蓼 Polygonum orientale L. 的干燥成熟果实；酸模叶蓼的果实并非"水红花子"正品。

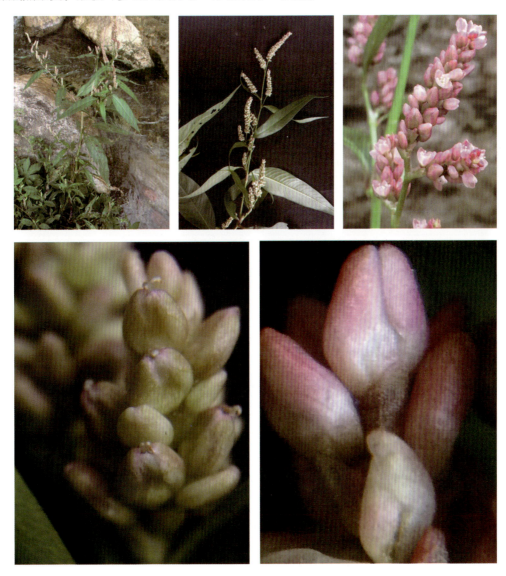

水蓼

【基　　原】蓼科蓼属植物水蓼 Polygonum hydropiper L.

【别　　名】柳蓼、辣蓼、辣柳草、辣子草、药蓼子草、水红花、痛骨消、红辣蓼、假辣蓼等。

【形态特征】1年生草本。**茎**：茎直立或下部匍匐，绿色或带红紫色，节部膨大。**叶**：叶互生；叶披针形或椭圆状披针形，先端渐尖，基部楔形，全缘，两面密生腺点，叶柄短；托叶鞘圆筒状，膜质，褐色，有短缘毛。**花**：穗状花序腋生或顶生，常下垂，花排列稀疏，下部的花常间断；苞片钟状，浅绿色，口部紫红色，苞片内疏生花3～4朵，花梗细而伸出苞外；花被5裂，裂片卵形或长圆形，淡绿色或粉红色，有腺点；雄蕊5～8，雌蕊1，花柱2～3。**果**：瘦果扁卵形，一面平一面凸，暗褐色。花果期7—10月。

【生境分布】生于湿地、河滩、水边、浅水中等处。分布于我国大部分地区。

【药用部位（药材名称）】全草（辣蓼）、根（水蓼根）、果实（蓼实）。

【采收加工】辣蓼：7—8月花期时采收地上部分，晒干。水蓼根：7—9月开花时采挖，洗净，鲜用或晒干。蓼实：秋季果实成熟时采收，除去杂质，阴干。

【临床应用】辣蓼：辛、苦，平；归脾、胃、大肠经。行滞化湿，散瘀止血，祛风止痒，解毒；用于湿滞内阻，脘闷腹痛，泄泻，痢疾，小儿疳积，崩漏，血滞经闭，痛经，跌打损伤，风湿痹痛，便血，外伤出血，皮肤瘙痒，湿疹，风疹，足癣，痈肿，毒蛇咬伤。水蓼根：辛，温。活血调经，健脾利湿，解毒消肿；用于月经不调，小儿疳积，痢疾，肠炎，疟疾，跌打肿痛，虫蛇咬伤。蓼实：辛，温。化湿利水，解毒散结；用于吐泻腹痛，水肿，小便不利，癥积痞胀，痈肿疮疡，瘰疬。

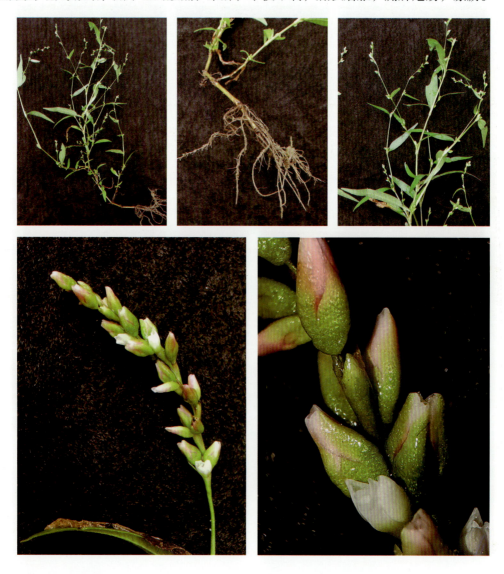

支柱蓼

【基　　原】蓼科蓼属植物支柱蓼 Polygonum suffultum Maxim.

【别　　名】螺丝三七、算盘七、鸡血七、九龙盘、蓼子七、红三七、赶山鞭、红蜈蚣七、鸡心七等。

【形态特征】多年生草本。根：根多数，细长，须状，黑褐色，着生于根状茎的结节处。茎：根状茎粗壮，常呈念珠状，黑褐色；地上茎直立或斜升，常丛生。叶：基生叶卵形或长卵形，先端渐尖或急尖，基部心形，全缘，叶缘微具波状，两面无毛或疏生短柔毛，具长柄；茎中部的叶卵形，较小，具短柄；茎上部叶无柄，抱茎；托叶鞘膜质，筒状，褐色，顶端偏斜。花：总状花序顶生或腋生，短穗状，紧密；苞片膜质，长卵形，每苞内具2～4花，花梗细弱，比苞片短；花被5深裂，白色或淡红色，裂片倒卵形或椭圆形；雄蕊8，比花被长；花柱3，基部合生，柱头头状。果：瘦果宽椭圆形，具3锐棱，黄褐色。花果期6—10月。

【生境分布】生于山坡、路旁、林下、湿地、沟边等处。分布于我国华北、华中、西北及贵州、四川等地。

【药用部位（药材名称）】根茎（支柱蓼、红三七）。

【采收加工】秋季采挖，洗净，切片，晒干。

【临床应用】苦，涩，凉；归肝、脾经。止血止痛，活血调经，除湿清热；用于跌打伤痛，外伤出血，吐血，便血，崩漏，月经不调，赤白带下，湿热下痢，痈疮。

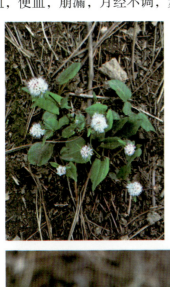
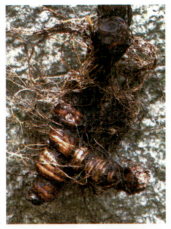
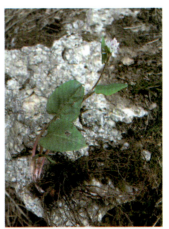
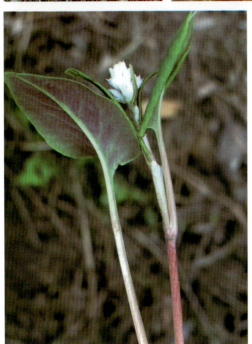
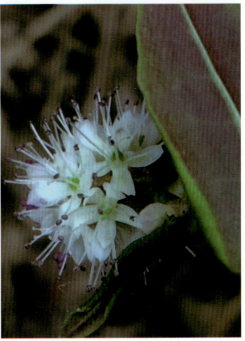

巴天酸模

【基　　原】蓼科酸模属植物巴天酸模 Rumex patientia L.

【别　　名】洋铁酸模、牛舌头棵、牛西西。

【形态特征】多年生草本。**根**：根粗壮，黄色。**茎**：茎直立，粗壮，单一或有分枝。**叶**：基生叶具长柄，长椭圆形，基部圆形或心形，全缘，叶缘波状；茎生叶向上渐小，长圆状披针形，柄渐短至近无柄；托叶鞘膜质，管状。**花**：圆锥状花序顶生或腋生，花多数，轮状簇生，花两性，花梗中部以下具关节；花被片6，淡绿色，2层，内轮3片在果时增大，全缘或有微齿，常仅1片有瘤状突起，或3片都有瘤状突起但大小不一；雄蕊6，花柱3，柱头细裂。**果**：瘦果卵状三棱形，褐色。花果期5—9月。

【生境分布】生于低谷、路旁、草地、沟边等处。分布于我国华北、西北及吉林、山东、河南等地。

【药用部位（药材名称）】叶（牛西西叶）、根（牛西西）。

【采收加工】牛西西叶：夏季枝叶茂盛时采收，鲜用或晒干。牛西西：全年可采挖，洗净切片，鲜用或晒干。

【临床应用】牛西西叶：苦，寒。祛风止痒，敛疮，清热；用于皮肤瘙痒，烫火伤，咽痛。牛西西：苦、酸，寒。清热解毒，止血消肿，通便，杀虫；用于吐血，衄血，便血，崩漏，赤白带下，紫癜，痢疾，肝炎，大便秘结，小便不利，痈疮肿毒，疥癣，跌打损伤，烫火伤。

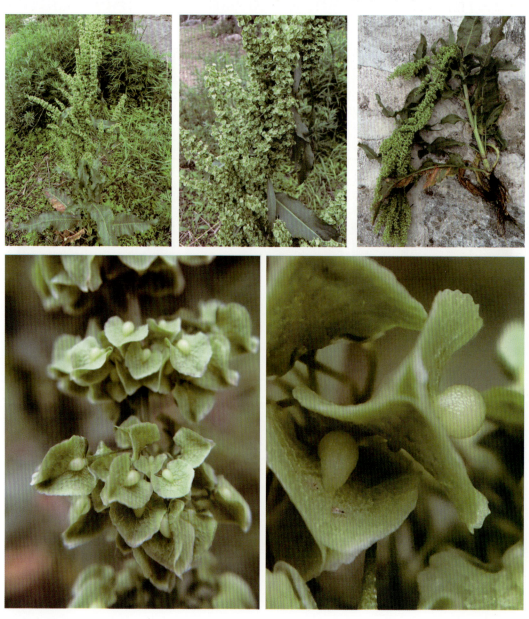

齿果酸模

【基　　原】蓼科酸模属植物齿果酸模 *Rumex dentatus* L.

【别　　名】羊蹄、齿果羊蹄、羊蹄大黄、土大黄、牛舌棵子、野甜菜、土王根、牛舌头棵、牛耳大黄。

【形态特征】1年或多年生草本。茎：茎直立，多分枝。叶：叶互生，具柄；叶长圆形，先端钝或尖，基部圆形或心形，边缘略呈波状。花：圆锥花序顶生，花轮状簇生；花被6，黄绿色，2轮，宿存；外花被长圆形，内花被卵形，先端尖，具明显网纹，各具瘤状突起，边缘有2～4（5）对尖针状齿，齿长短不齐；雄蕊6，花丝细弱；花柱3，柱头细裂，毛刷状。果：瘦果三棱形，棱尖锐，褐色，平滑。花果期4—6月。

【生境分布】生于路旁、水边、荒地等处。分布于我国大部分地区。

【药用部位（药材名称）】根（牛西西）、叶（牛舌草）。

【采收加工】牛西西：春秋季挖根，除去茎叶，洗净，切片晒干。牛舌草：4—5月采叶，鲜用或晒干。

【临床应用】牛西西：苦、酸，寒。凉血止血，清热解毒，杀虫；用于功能性子宫出血，吐血，咯血，鼻衄，牙龈出血，十二指肠出血，便血，紫癜，便秘，水肿；外用治疥癣，疮疖，脂溢性皮炎。牛舌草：捣烂外敷，治乳房红肿。

【编者之见】包括齿果酸模等多种植物的根入药称为"牛西西"，它们功效相近，但临床应用仍有差别。

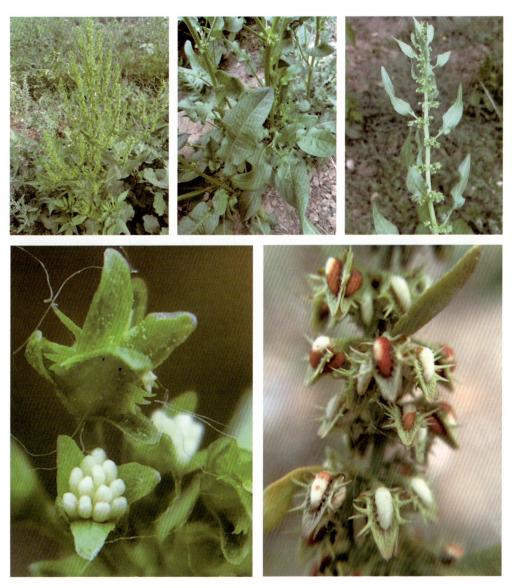

皱叶酸模

【基　　原】蓼科酸模属植物皱叶酸模 Rumex crispus L.

【别　　名】洋铁叶子、四季菜、牛耳大黄、土大黄、火风棠、羊蹄、牛舌片。

【形态特征】多年生草本。根：根肥厚，黄色。茎：茎直立，常不分枝，具浅槽。叶：叶互生；叶披针形或长圆状披针形，先端短渐尖，基部渐狭，边缘有波状皱褶；托叶鞘膜质，管状，常破裂。花：花多数，聚生于叶腋或形成短的总状花序，组成圆锥花序；花被片6，2轮，宿存，内花被片全缘或有微齿，常3片有瘤状突起；雄蕊6；柱头3，画笔状。果：瘦果三棱形，有锐棱，褐色，有光泽。花果期6—8月。

【生境分布】生于沟边、湿地、河岸等处。分布于我国东北、华北、西北及福建、广西、贵州等地。

【药用部位（药材名称）】叶（牛耳大黄叶）、根（土大黄、牛耳大黄、牛西西）、根或全草（羊蹄）。

【采收加工】牛耳大黄叶：4—5月采叶，鲜用或晒干。土大黄：秋季挖根，洗净，切片，鲜用或晒干；牛耳大黄：4—5月挖根，洗净，鲜用或晒干；牛西西：春秋季挖根，除去茎叶，洗净，切片晒干。羊蹄：春秋季挖根，洗净，切片，晒干；全草全年可采或秋季采割，晒干。

【临床应用】牛耳大黄叶：清热解毒，止咳，利大便；用于热结便秘，咳嗽，痈肿疮毒。土大黄：苦、辛，凉。清热解毒，止血，祛瘀，通便，杀虫；用于肺脓疡，肺结核咯血，衄血，流行性乙脑，急慢性肝炎，便秘；外用治跌打损伤，烧烫伤，痈疖肿毒，流行性腮腺炎，疥疮，湿疹，皮炎。牛耳大黄：苦，寒；归心、肝、大肠经。清热解毒，凉血止血，通便杀虫；用于急慢性肝炎，肠炎，痢疾，慢性气管炎，吐血，衄血，便血，崩漏，热结便秘，痈疽肿毒，疥癣，秃疮。牛西西：苦、酸，寒。凉血止血，清热解毒，杀虫；用于功能性子宫出血，吐血，咯血，鼻衄，牙龈出血，十二指肠出血，便血，紫癜，便秘，水肿；外用治疥癣，疮疖，脂溢性皮炎。羊蹄：苦、酸，寒；有小毒。清热解毒，止血，通便，杀虫；用于鼻出血，功能性子宫出血，血小板减少性紫癜，慢性肝炎，肛周炎，大便秘结；外用治外痔，急性乳腺炎，黄水疮，疖肿，皮癣。

【编者之见】皱叶酸模的根入药，存在多种药材名称，概因其产地、采收时间、加工方式、地区使用习惯等的不同，导致其临床应用不尽相同。

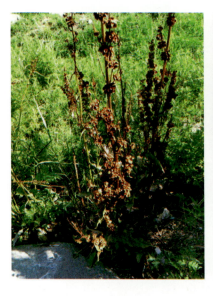
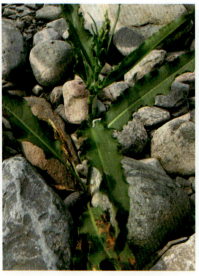
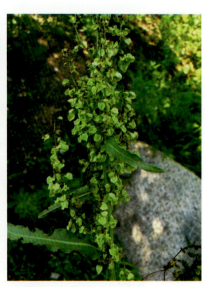

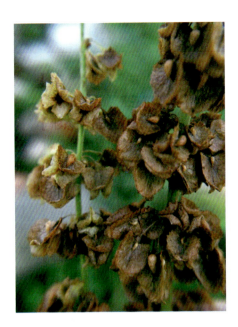

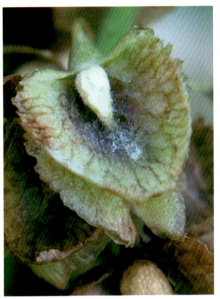

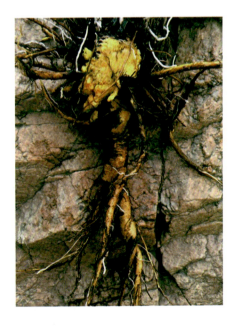

华北大黄

【基　　原】蓼科大黄属植物华北大黄 Rheum franzenbachii Munt.
【别　　名】河北大黄、山大黄。
【形态特征】多年生草本。**根**：根直伸，粗壮，断面土黄色。**茎**：茎直立，粗壮，具纵沟，不分枝或上部分枝，中空。**叶**：基生叶宽卵形，质厚，先端圆钝，基部心形或近心形，边缘波状，基出脉 5(7) 条，叶上面灰绿色或蓝绿色，通常光滑，下面常带暗紫红色，被稀疏短毛；叶柄半圆柱状，短于叶片，常带暗紫红色；茎生叶较小，叶片三角状卵形，向上叶柄渐短至近无柄；托叶鞘膜质，抱茎，棕褐色，外面被短硬毛。**花**：大型圆锥花序，具 2 次以上分枝，轴及分枝被短毛；花黄白色，幼时带红色，3～6 朵簇生；小花梗细，中下部有关节；花被片 6，外轮 3 片稍小，宽椭圆形，内轮 3 片稍大，极宽椭圆形至近圆形；雄蕊 9。**果**：果实宽椭圆形至矩圆状椭圆形，具翅，翅紫红色，下部心形，上端有凹口。**种子**：种子卵状椭圆形。花果期 6—8 月。
【生境分布】生于山坡、石滩、林缘等处。分布于我国华北及河南等地。
【药用部位（药材名称）】根及根茎（土大黄、山大黄、华北大黄）。
【采收加工】秋季采挖，切片，晒干。
【临床应用】苦，寒；归胃、大肠经。泻热通便，行瘀破滞；用于大便热秘，经闭腹痛，湿热黄疸；外用治口疮糜烂，烫火伤。

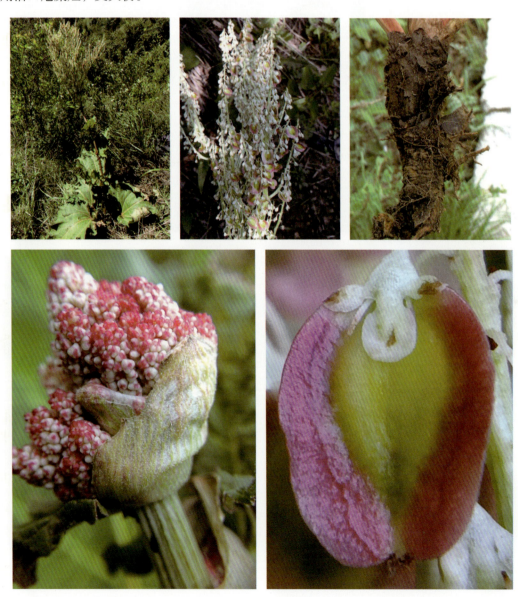

苦荞麦

【基　　原】蓼科荞麦属植物苦荞麦 *Fagopyrum tataricum* (L.) Gaertn.

【别　　名】苦荞。

【形态特征】1年生草本。茎：茎直立，有分枝，绿色或带紫色，具纵棱。叶：叶宽三角形或戟形，顶端急尖，基部心形或戟形；基生叶具长柄，上部叶渐小，叶柄渐短至无柄；托叶鞘膜质，棕褐色，顶端偏斜。花：总状花序组成圆锥状，顶生或腋生，花稀疏；苞片卵形，有尖头；花被片白色或淡红色，5深裂，裂片椭圆形，钝头；雄蕊8，比花被短，花药淡红色；花柱3，柱头头状。果：瘦果卵形，具3棱，棱上部锐，下部钝，有时有小的瘤状突起，黑褐色，有3条纵沟，果实远比宿存花被长。花果期7—10月。

【生境分布】生于田边、路旁、山坡、河谷等处。分布于我国东北、华北、西北、西南等地；亦有栽培。

【药用部位（药材名称）】块根（苦荞麦）。

【采收加工】秋季采挖，洗净，晒干。

【临床应用】苦，平。理气止痛，健脾利湿；用于胃痛，消化不良，腰腿疼痛，跌打损伤。

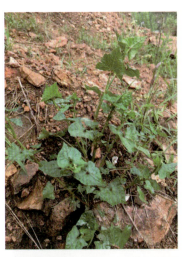
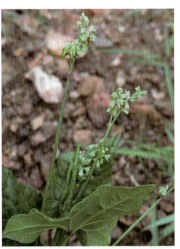
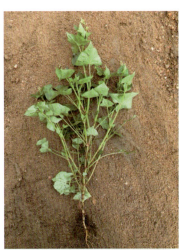
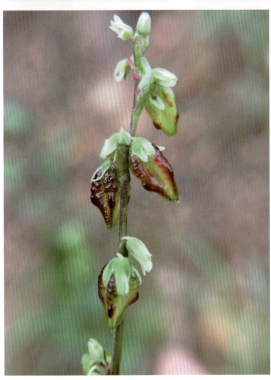
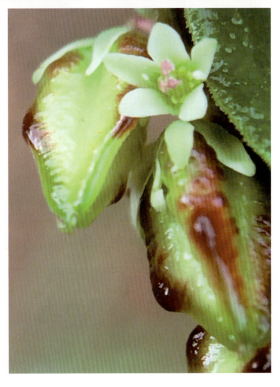

荞麦

【基　　原】蓼科荞麦属植物荞麦 Fagopyrum esculentum Moench

【别　　名】甜荞。

【形态特征】形态与植物"苦荞麦"相似。两者的主要区别：苦荞麦瘦果表面有小的突起或瘤状物，通常不平滑，有3棱但棱的下部显钝，有3条窄纵沟；荞麦瘦果的表面平滑，有3棱，但棱较锐，3条纵沟略显。

【生境分布】全国各地有栽培；有时逸为野生，见于荒地、路边、田野等处。

【药用部位（药材名称）】种子（荞麦）、叶（荞麦叶）、茎叶（荞麦秸）。

【采收加工】荞麦：霜降前后种子成熟后收割，打下种子，除去杂质，晒干。荞麦叶：夏秋季采收，洗净，鲜用或晒干。荞麦秸：夏秋季采收，洗净，鲜用或晒干。

【临床应用】荞麦：甘、微酸，寒；归脾、胃、大肠经。健脾消积，下气宽肠，解毒敛疮；用于肠胃积滞，泄泻，痢疾，结肠癌，带下，自汗盗汗，疱疹，丹毒，痈疽发背，瘰疬，汤火灼伤。荞麦叶：酸，寒。利耳目，下气，止血，降压；用于眼目昏聩，耳鸣重听，嗳气，紫癜，高血压。荞麦秸：酸，寒。下气消积，清热解毒，止血，降压；用于噎食，消化不良，痢疾，白带，痈肿，烫伤，咯血，紫癜，高血压，糖尿病并发视网膜炎。

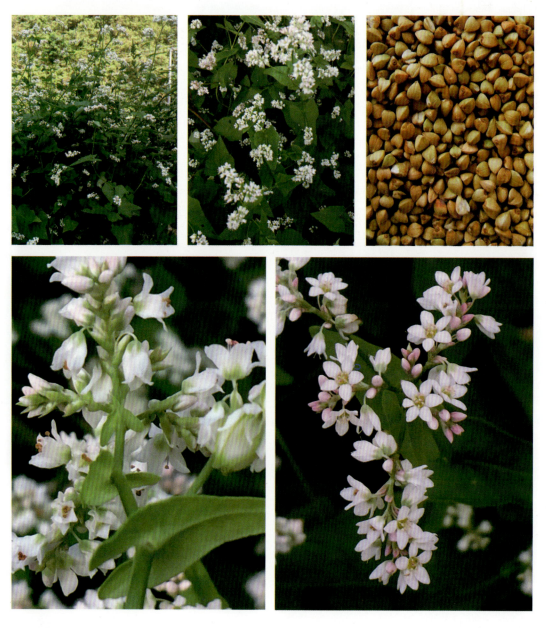

苋科

反枝苋

【基　　原】苋科苋属植物反枝苋 *Amaranthus retroflexus* L.

【别　　名】野苋菜、苋菜、西风谷、红苋菜。

【形态特征】1年生草本。茎：茎粗壮，直立，单一或分枝，淡绿色，有时带紫色条纹，稍具钝棱，密生短柔毛。叶：叶菱状卵形或椭圆状卵形，先端尖或微凹，具小芒尖，叶基部楔形，全缘或略成波状，两面和边缘有柔毛，下面叶脉隆起；叶柄有柔毛。花：花单性，雌雄同株，集成多毛刺的花簇，再集成稠密的圆锥花序，顶生和腋生，直立，顶生花序较侧生者长；苞片披针状锥形，具针芒，远长于花被片，边缘无色透明，背部具绿色隆起的中肋；花被片5，白色，具一淡绿色中脉，顶端具凸尖；柱头3，有时2。果：胞果倒卵状扁球形，淡绿色。种子：种子倒卵圆形，成熟时黑色或黑褐色。花果期7—9月。

【生境分布】生于旷野、田间、道旁或村舍附近。分布于我国东北、华北、西北及山东、河南等地。

【药用部位（药材名称）】全草或根（野苋菜）、种子（野苋子）。

【采收加工】野苋菜：春夏秋季采收，洗净，鲜用或晒干。野苋子：9—10月采果穗，搓下种子，晒干。

【临床应用】野苋菜：甘，微寒；归大肠、小肠经。清热解毒，利尿；用于痢疾，腹泻，疔疮肿毒，毒蛇咬伤，蜂螯伤，小便不利，水肿。野苋子：甘，微寒；归肝、膀胱经。清肝明目，利尿；用于肝热目赤，翳障，小便不利。

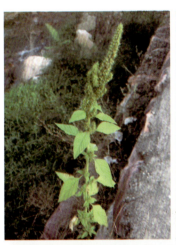
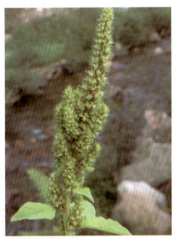
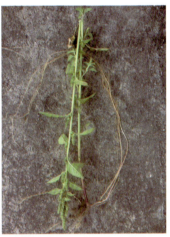
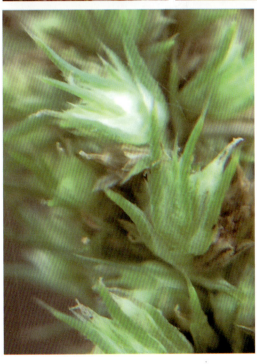
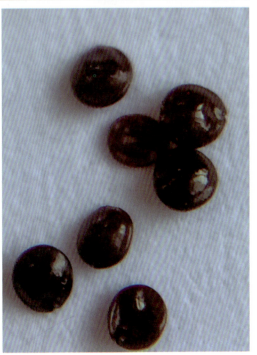

鸡冠花

【基　　原】苋科青葙属植物鸡冠花 Celosia cristata L.
【别　　名】鸡公花、鸡髻花、鸡冠头、红鸡冠。
【形态特征】1年生草本。茎：茎粗壮，分枝少，近上部扁平，绿色或带红色，有棱纹凸起。叶：叶互生，具柄；叶长椭圆形至卵状披针形，先端渐尖或长尖，基部渐窄成柄，全缘。花：穗状花序顶生，成扁平的肉质鸡冠状、卷冠状或羽毛状，中部以下多花；花被片淡红色至紫红色、黄白色或黄色；苞片、小苞片和花被片干膜质，宿存；花被片5，椭圆状卵形，先端尖；雄蕊5，花丝下部合生成杯状。果：胞果卵形，熟时盖裂。种子：种子肾形，黑色，具光泽。花果期5—11月。
【生境分布】全国各地均有栽培。
【药用部位（药材名称）】花序（鸡冠花）、茎叶或全草（鸡冠苗）、种子（鸡冠子）。
【采收加工】鸡冠花：秋季花盛开时采收，晒干。鸡冠苗：夏季采收，鲜用或晒干。鸡冠子：夏秋季种子成熟时割取果序，晒干，打下种子。
【临床应用】鸡冠花：甘、涩，凉；归肝、大肠经。收敛止血，止带，止痢；用于吐血，崩漏，便血，痔血，赤白带下，久痢不止。鸡冠苗：甘，凉。清热凉血，解毒；用于吐血，衄血，崩漏，痔疮，痢疾，荨麻疹。鸡冠子：甘，凉；归肝、大肠经。凉血止血，清肝明目；用于便血，崩漏，赤白痢，目赤肿痛。

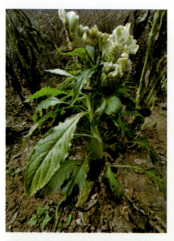
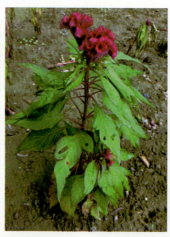
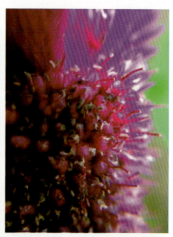
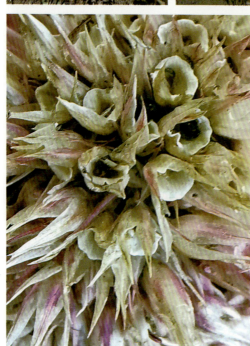
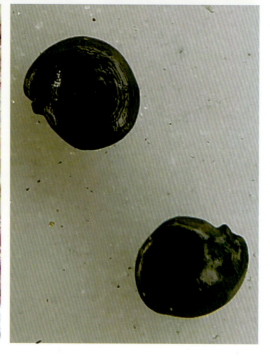

青葙

【基　　原】苋科青葙属植物青葙 Celosia argentea L.

【别　　名】野鸡冠花、狗尾花、狗尾苋、狼尾巴果、鸡冠菜、土鸡冠、牛尾巴花、犬尾鸡冠花等。

【形态特征】1年生草本。**茎**：茎直立，绿色或红紫色，有分枝。**叶**：叶互生；叶披针形或椭圆状披针形，先端渐尖，基部下延成叶柄，全缘。**花**：穗状花序单生于茎顶或分枝末端，圆柱状或圆锥状；花稠密，初为淡红色，后变为银白色；每花具干膜质苞片3；花被5，干膜质，长圆状披针形；雄蕊5，花药粉红色，丁字状着生；花柱线形，红色，柱头2裂。**果**：胞果凸透镜状肾形，盖裂。**种子**：种子扁圆形，质坚硬，黑色，有光泽。花果期6—10月。

【生境分布】生于坡地、路边、平原等处。分布于我国大部分地区，亦有栽培。

【药用部位（药材名称）】茎叶或根（青葙）、种子（青葙子）、花序（青葙花）。

【采收加工】青葙：夏季采收，鲜用或晒干。青葙子：秋季果实成熟时采割植株或摘取果穗，晒干，打下种子，除去杂质。青葙花：花期采收，晒干。

【临床应用】青葙：苦，寒；归肝、膀胱经。燥湿清热，杀虫止痒，凉血止血；用于湿热带下，小便不利，尿浊，泄泻，阴痒，疮疥，风瘙身痒，痔疮，衄血，创伤出血。青葙子：苦，微寒；归肝经。清肝，明目，退翳；用于肝热目赤，眼生翳膜，视物昏花，肝火眩晕。青葙花：凉。凉血止血，清肝除湿，明目；用于吐血，衄血，崩漏，赤痢，血淋，白带，目赤肿痛，目生翳障。

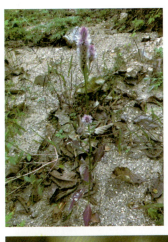
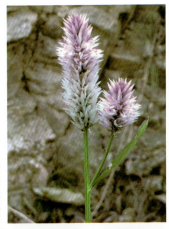
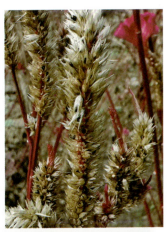
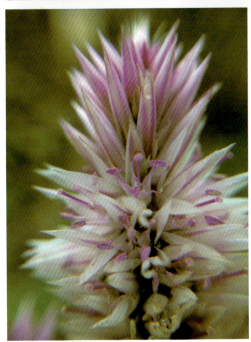
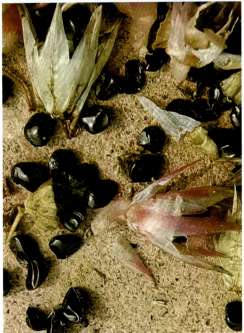

牛膝

【基　原】苋科牛膝属植物牛膝 Achyranthes bidentata Blume.

【别　名】铁牛膝、杜牛膝、土牛膝、淮牛膝、红牛膝、牛磕膝、牛盖膝、牛胳膝盖、山苋菜，等。

【形态特征】多年生草本。根：根细长圆柱形，外皮土黄色。茎：茎直立，四棱形，绿色或带紫色，节上对生分枝，节略膨大。叶：叶对生；叶椭圆形或椭圆状披针形，先端渐尖，基部楔形，全缘，两面被柔毛。花：穗状花序腋生或顶生，花序于花期后反折，有白色柔毛，初时花序短、花紧密，其后伸长；花多数，密生，下折贴近花梗；苞片1，膜质，宽卵形，先端长渐尖，另有2枚针状小苞片，先端略向外弯曲，基部两侧各具1卵状膜质小裂片；花被片5，绿色，直立，披针形，有光泽，具1中脉，边缘膜质；雄蕊5，花丝细，基部合生，花药卵形；花柱线状，柱头头状。果：胞果长圆形，黄褐色，光滑。种子：种子长圆形，黄褐色。花果期7—10月。

【生境分布】生于屋旁、林缘、山坡草丛、山野、路旁。分布于我国东北以外的大部分地区；有栽培。

【药用部位（药材名称）】根（牛膝）、茎叶（牛膝茎叶）。

【采收加工】牛膝：冬季茎叶枯萎时采挖，除去须根和泥沙，捆成小把，晒至干皱后，将顶端切齐，晒干。牛膝茎叶：春夏秋季均可采收，洗净，鲜用。

【临床应用】牛膝：苦、甘、酸，平；归肝、肾经。逐瘀通经，补肝肾，强筋骨，利尿通淋，引血下行；用于经闭，痛经，腰膝酸痛，筋骨无力，淋证，水肿，头痛，眩晕，牙痛，口疮，吐血，衄血。牛膝茎叶：苦、酸，平；归肝、膀胱经。祛寒湿，强筋骨，活血，利尿；用于寒湿痿痹，腰膝疼痛，淋闭，久疟。

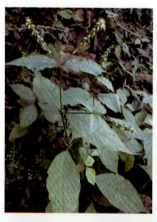
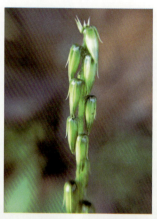
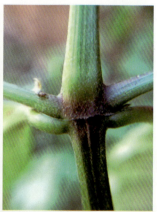
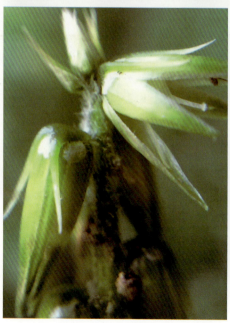
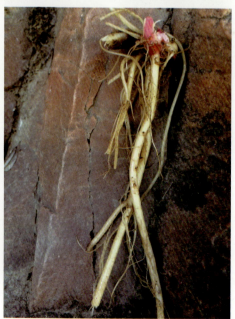

石竹科

长蕊石头花

【基　　原】石竹科石头花属植物长蕊石头花 Gypsophila oldhamiana Miq.

【别　　名】霞草、长蕊丝石竹。

【形态特征】多年生草本。**根**：根粗壮，木质化，淡褐色至灰褐色。**茎**：茎常数个，2～3歧分枝，开展，老茎常带红紫色。**叶**：叶近革质，稍厚，长圆形，顶端短凸尖，基部稍狭，两叶基相连成短鞘状，微抱茎，脉3～5条，中脉明显；上部叶较狭，近线形。**花**：伞房状聚伞花序顶生或腋生，较密集，无毛；花梗直伸，无毛或疏生短柔毛；苞片卵状披针形，长渐尖尾状，膜质，常具缘毛；花萼钟形或漏斗状，萼齿卵状三角形，略急尖，脉绿色，伸达齿端，边缘白色，膜质，具缘毛；花瓣粉红色，倒卵状长圆形，顶端截形或微凹，长于花萼1倍；雄蕊长于花瓣；花柱长线形，伸出。**果**：蒴果卵球形，稍长于宿存萼，顶端4裂。**种子**：种子近肾形，灰褐色，两侧压扁，具条状凸起，脊部具短尖的小疣状凸起。花果期6—10月。

【生境分布】生于山坡草地、灌丛、沙滩、乱石间、海滨沙地等处。分布于辽宁、河北、山西、陕西、山东、江苏、河南等地。

【药用部位（药材名称）】根（山银柴胡）。

【采收加工】春秋采挖，去净泥土，切片，晒干。

【临床应用】甘，微寒；归肺、肝、胆、肾、胃经。凉血，清虚热；用于阴虚肺劳，骨蒸潮热，盗汗，小儿疳热，久疟不止。

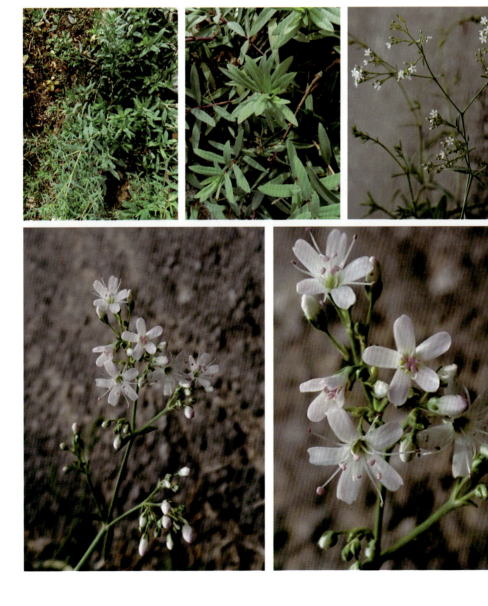

鹅肠菜

【基　　原】石竹科鹅肠菜属植物鹅肠菜 *Malachium aquaticum* (L.) Fries

【别　　名】牛繁缕、鹅肠草、石灰菜、大鹅儿肠、鹅儿肠。

【形态特征】2年或多年生草本。根：须根。茎：茎2叉状分枝；下部无毛，伏卧；上部直立，被腺毛。叶：叶对生，卵形或长圆状卵形，先端急尖，基部稍心形，全缘，有时边缘具毛；下部叶有短柄，具狭翅，两侧疏生睫毛；中上部叶无柄。花：2歧聚伞花序顶生；花梗花后伸长并下弯，密被腺毛或一侧毛较密；苞片小，叶状，边缘具腺毛；萼片5，离生，卵状披针形或长卵形，先端钝，边缘狭膜质，背部被腺毛，脉不明显；花瓣5，白色，短于萼片，先端2深裂几达基部，裂片长圆形；雄蕊10，稍短于花瓣；子房长圆形，花柱短线形，先端弯曲。果：蒴果卵圆形，稍长于宿存萼，先端5瓣裂，每瓣顶端再2裂，具多数种子。种子：种子肾圆形，暗棕色，具刺状突起。花果期5—9月。

【生境分布】生于荒地、路旁、湿地、灌丛、林缘及水沟旁等处。分布于全国各地。

【药用部位（药材名称）】全草（鹅肠菜）。

【采收加工】春冬季采收，晒干。

【临床应用】咸，寒；归肝、肺经。清热通淋，凉血活血，消肿止痛，消积通乳；用于于小儿疳积，牙痛，痢疾，痔疮肿痛，小便不利，尿路感染，急慢性阑尾炎，乳腺炎，乳汁不通等症。

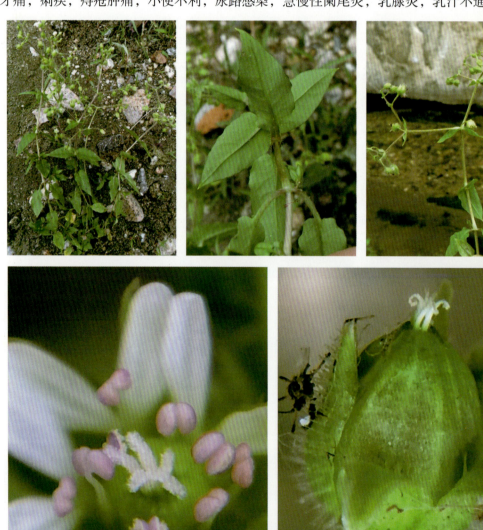

坚硬女娄菜

【基　　原】石竹科蝇子草属植物坚硬女娄菜 *Silene firma* Sieb.et Zucc.

【别　　名】粗壮女娄菜、大叶金石榴、剪金花、女娄菜、光萼女娄菜、无毛女娄菜。

【形态特征】1或2年生草本。茎：茎单生或疏散丛生，粗壮，直立，不分枝或稀分枝，有时下部带暗紫色；全株无毛或仅基部被短毛。叶：叶椭圆状披针形或卵状倒披针形，基部渐狭成短柄，顶端急尖，仅边缘具缘毛。花：聚伞花序顶生或腋生；花梗直立，长短不一；苞片狭披针形；花萼卵状钟形，无毛，果期微膨大，脉绿色，萼齿狭三角形，顶端长渐尖，边缘膜质；花瓣5，白色，微露出花萼，喉部具2鳞片状附属物，全部具爪，瓣片轮廓倒卵形，顶端2裂；雄蕊10，短于花瓣；花柱3，不外露。果：蒴果长卵形，比宿存萼短。种子：种子圆肾形，灰褐色，具多数棘凸。花果期6—8月。

【生境分布】生于草坡、灌丛、林缘或草地。分布于我国北部和长江流域。

【药用部位（药材名称）】全草（硬叶女娄菜）。

【采收加工】7—8月采收，切段，晒干。

【临床应用】甘、淡，凉；归小肠、肝经。清热解毒，利尿，调经；用于咽喉肿痛，耳出脓，小便不利。

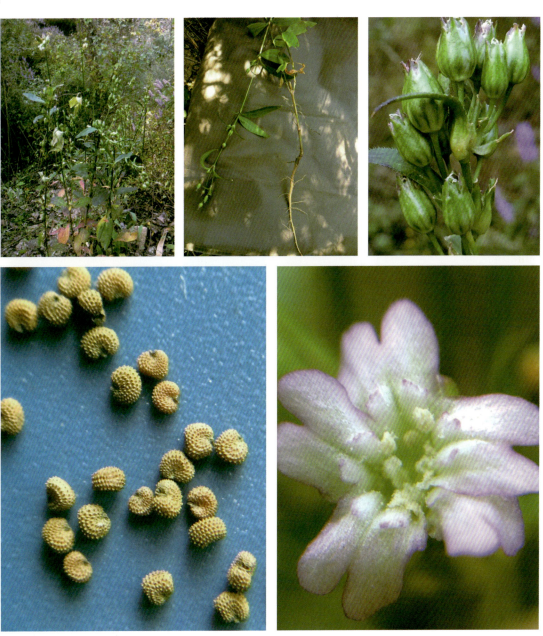

女娄菜

【基　　原】石竹科蝇子草属植物女娄菜 *Melandrium apricum* (Turcz.) Rohrb.
【别　　名】罐罐花、对叶草、对叶菜、大叶金石榴、土地榆、金打蛇。
【形态特征】1 或 2 年生草本。茎：茎直立，基部分枝，具节；全株密被短柔毛。叶：叶对生；上部叶无柄，下部叶具短柄；叶线状披针形至披针形，先端急尖，基部渐狭成柄；两面密生短柔毛，全缘。花：聚伞花序顶生或腋生；苞片披针形，具缘毛，紧贴花梗基部；花梗长短不一；萼筒长卵形，先端 5 齿裂，具 10 脉，中脉紫色，缘部白色，外面具细柔毛；花瓣 5，淡红色或白色，倒披针形，先端 2 裂，基部有爪，喉部有 2 鳞片；雄蕊 10，略短于花瓣，花丝细长；花柱 3。果：蒴果椭圆形，先端常 6 齿裂，外围萼与果近等长。种子：种子细小，黑褐色，有瘤状突起。花果期 5—8 月。
【生境分布】生于山坡草地、旷野、路旁草丛等处。分布于全国各地。
【药用部位（药材名称）】全草（女娄菜）、根（女娄菜根）。
【采收加工】女娄菜：夏秋季采收，除去泥沙，鲜用或晒干。女娄菜根：夏秋季采挖，晒干。
【临床应用】女娄菜：辛、苦，平；归肝、脾经。活血调经，健脾行水；用于月经不调，乳少，小儿疳积，虚浮。女娄菜根：苦、甘，平。利尿，催乳；用于小便短赤，乳少。

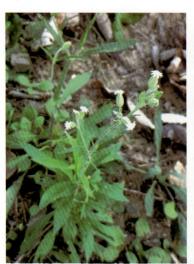
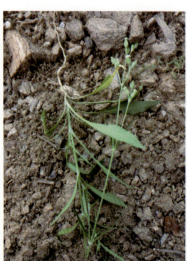
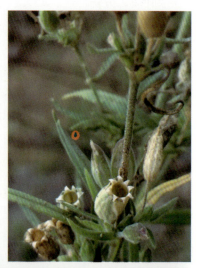
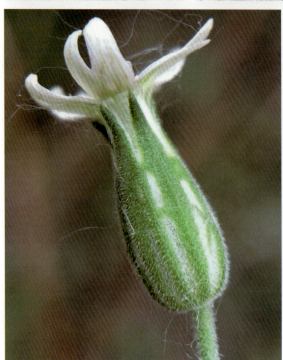
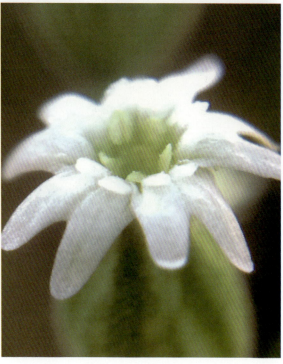

鹤草

【基　　原】石竹科蝇子草属植物鹤草 *Silene fortunei* Vis.

【别　　名】蝇子草、蚊子草、野蚊子草、洒线花、脱力草、苍蝇花、粘蝇草、土桔梗、本瞿麦等。

【形态特征】多年生草本。**根**：根圆柱形，粗长，具侧根。**茎**：根状茎短；地上茎直立，单生或簇生，基部稍带木质，中部以上多分枝，具柔毛或近于无毛，节膨大。**叶**：叶对生；基生叶匙状披针形，茎生叶披针形，先端渐尖，基部渐狭成短柄。**花**：聚伞花序；花梗长，上部有黏液；萼筒膜质，无毛，细长管形，具10脉，常带紫红色，先端5裂；花瓣5，粉红色或白色，基部成爪，瓣片2裂，每裂片再细裂成窄条，喉部有2小鳞片；雄蕊10，花柱3。**果**：蒴果长圆形，上部略膨大而下部狭小，棒状，成熟时先端6齿裂。**种子**：种子有瘤状突起。花果期7—10月。

【生境分布】生于山坡、林下及杂草丛中。分布于我国华北、西北及长江流域以南各地。

【药用部位（药材名称）】带根全草（蝇子草、脱力草）。

【采收加工】夏秋季采收，洗净，鲜用或晒干。

【临床应用】辛、涩、凉；归大肠、膀胱经。清热利湿，活血解毒；用于痢疾，肠炎，热淋，带下，咽喉肿痛，劳伤发热，跌打损伤，毒蛇咬伤。

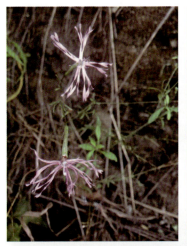
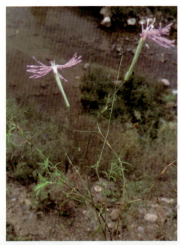
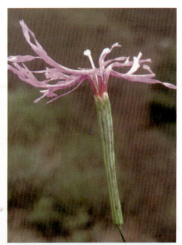
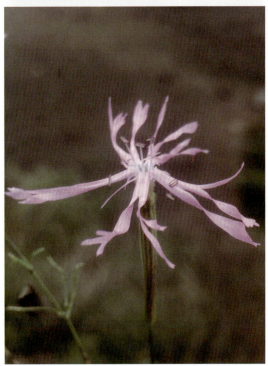
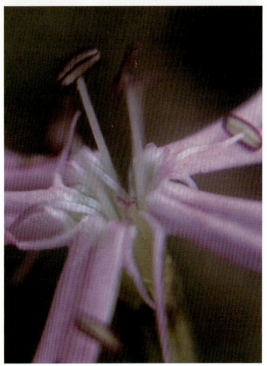

山蚂蚱草

【基　　原】石竹科蝇子草属植物山蚂蚱草 Silene jenisseensis Willd.

【别　　名】旱麦瓶草、叶尼塞蝇子草。

【形态特征】多年生草本。**根**：根粗壮。**茎**：茎丛生，直立，不分枝，无毛，节膨大。**叶**：基生叶簇生，匙形；茎生叶对生，椭圆披针形或披针形，先端钝尖，基部渐窄，全缘。**花**：聚伞花序顶生或腋生，花梗细长；花萼长锥形，上端窄缩，下部膨大，有10条纵脉，先端5齿裂；花瓣5，粉红色，三角倒卵形，长于萼，喉部有2鳞片；雄蕊10；花柱3，微伸出花冠。**果**：蒴果卵形，3～6齿裂或瓣裂，包于宿萼内。**种子**：种子肾形，有瘤状突起。花果期7—9月。

【生境分布】生于草原、草坡、林缘、沙丘等处。分布于我国东北、华北等地。

【药用部位（药材名称）】根（黄柴胡、铁柴胡、银柴胡、山银柴胡）。

【采收加工】秋季采挖，除去茎叶及须根，洗净，晒干。

【临床应用】甘、苦，凉；归肝、胃经。清热凉血；用于虚劳骨蒸，阴虚久疟，小儿疳热羸瘦。

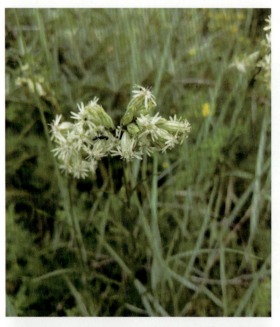
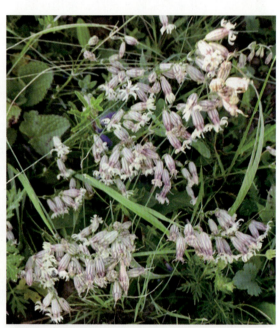
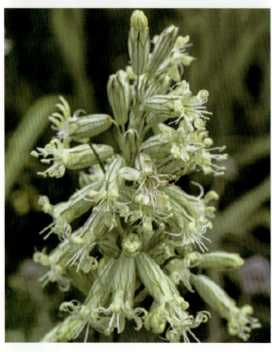
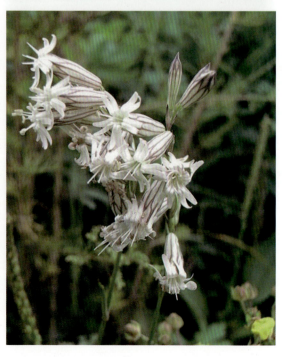

蔓茎蝇子草

【基　　原】石竹科蝇子草属植物蔓茎蝇子草 Silene repens Patr.
【别　　名】蔓麦瓶草、毛萼麦瓶草、匍生蝇子草、匍生鹤草。
【形态特征】多年生草本。**茎**：根状茎细长；地上茎簇生或单生，基部葡匐，上部直立；全株被短柔毛。**叶**：叶线状披针形或长圆状披针形，基部楔形，顶端渐尖，两面被柔毛，中脉明显。**花**：聚伞花序顶生或腋生；花白色，花瓣5，顶端2浅裂或深裂；萼筒棍棒形，具10脉，外面密生柔毛，萼齿宽卵形，先端钝，边缘宽膜质；雄蕊10，花柱3。**果**：蒴果卵状长圆形，6齿裂。**种子**：种子肾形，黑褐色。花果期6—9月。
【生境分布】生于河岸、山坡草地、草甸、草原、山坡林下。分布于黑龙江、辽宁、内蒙古、河北等地。
【药用部位（药材名称）】根（山银柴胡）。
【采收加工】春秋季采收，去净泥土，切片，晒干。
【临床应用】甘，微寒；归肺、肝、胆、肾、胃经。凉血，清虚热；用于阴虚肺劳，骨蒸潮热，盗汗，小儿疳热，久疟不止。
【编者之见】中药材"山银柴胡"，按《中华本草》为石竹科植物长蕊石头花、圆锥石头花、大叶石头花、灯心草蚤缀、旱麦瓶草、长白旱麦瓶草及毛萼麦瓶草的根，按《全国中草药汇编》为霞草、灯心蚤缀或旱麦瓶草的根。

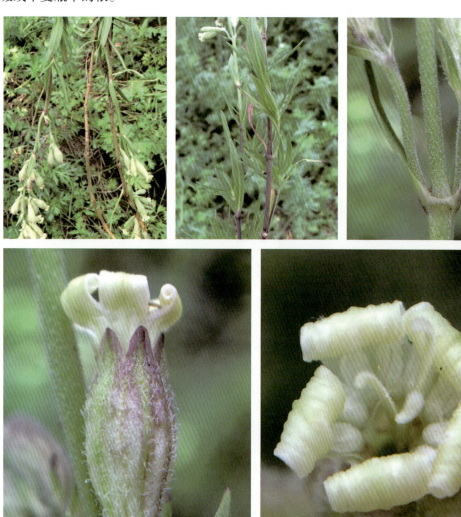

瞿麦

【基　　原】石竹科石竹属植物瞿麦 *Dianthus superbus* L.

【别　　名】竹节草、红花瞿麦、野麦、木碟花、剪刀花、十样景、十样景花、巨麦。

【形态特征】多年生草本。**茎**：茎丛生，直立，上部 2 歧分枝，节明显。**叶**：叶线形或线状披针形，先端渐尖，基部成短鞘状抱茎，全缘，两面均无毛。**花**：花两性；花单生或数朵集成稀疏的圆锥花序；小苞片 4～6，排成 2～3 轮；花萼圆筒形，带淡紫红色，先端 5 裂，裂片披针形，边缘膜质，有细毛；花瓣 5，淡红色、白色或淡紫红色，先端深裂成细线条，基部有长爪；雄蕊 10；花柱 2，细长。**果**：蒴果长圆形，包于宿萼内。**种子**：种子黑色。花果期 8—11 月。

【生境分布】生于山坡、草地、路旁或林下。分布于我国大部分地区，亦有栽培。

【药用部位（药材名称）】地上部分（瞿麦）。

【采收加工】夏秋季采收，除去杂质，干燥

【临床应用】苦，寒；归心、小肠经。利尿通淋，活血通经；用于热淋，血淋，石淋，小便不通，淋沥涩痛，经闭瘀阻。

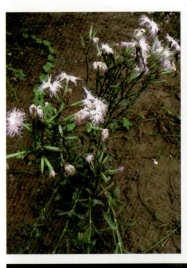
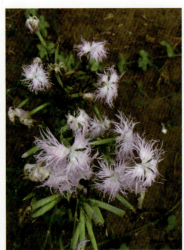
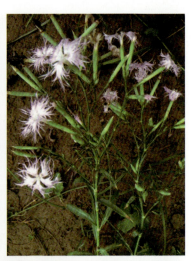
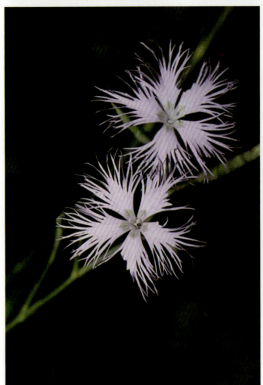
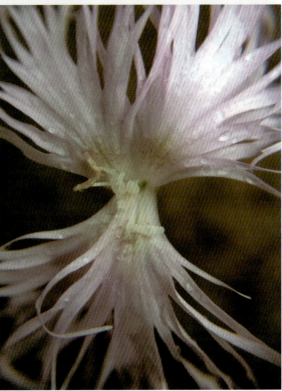

石竹

【基　　原】石竹科石竹属植物石竹 *Dianthus chinensis* L.

【别　　名】洛阳花、石柱花、中国石竹、中国沼竹、石竹子花等。

【形态特征】形态与植物"瞿麦"相似。两者的主要区别：石竹花的苞片卵形，叶状，开张，长为萼筒的1/2，先端尾状渐尖；萼筒长2～2.5 cm，裂片阔披针形；花瓣通常紫红色，先端浅裂成锯齿状，花瓣不丝裂。瞿麦花的苞片宽倒卵形，不开张，长约为萼筒的1/3或更短，先端突尖；萼筒长2.5～3.1 cm，裂片披针形；花瓣通常淡红色，先端细裂成流苏状。

【生境分布】生于草原和山坡草地。分布于全国各地，亦有栽培。

【药用部位（药材名称）】地上部分（瞿麦）。

【采收加工】同植物"瞿麦"项下。

【临床应用】同植物"瞿麦"项下。

【编者之见】按2020年版《中国药典》，中药材"瞿麦"的基原包括石竹科植物瞿麦和石竹。石竹栽培广泛，其变种较多，如兴安石竹、钻叶石竹、高山石竹、辽东石竹、长苞石竹、林生石竹、北石竹、蒙古石竹、丝叶石竹、长萼石竹、三脉石竹等，多作为庭院和环境绿化品种；石竹各变种入药的问题有待探讨。

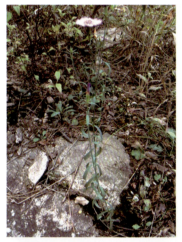
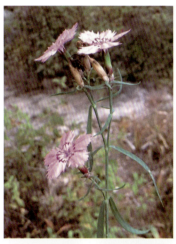
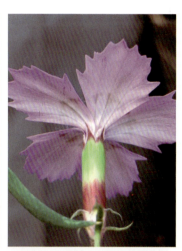
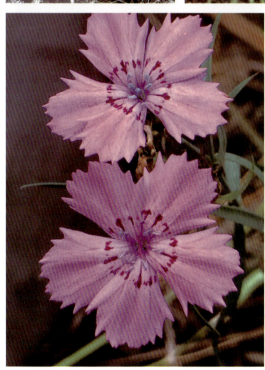
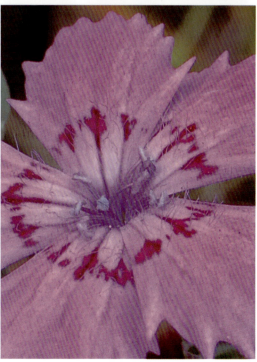

牻牛儿苗科

老鹳草

【基　　原】牻牛儿苗科老鹳草属植物老鹳草 *Geranium wilfordii* Maxim.

【别　　名】短嘴老鹳草、鸭脚草、老官（贯）草、五瓣花、五齿耙、老鸹（鹳、鸦）嘴、老鸹筋等。

【形态特征】多年生草本。根：须根。茎：根状茎直伸，粗壮；地上茎直立，下部稍匍匐，单一，具棱槽，被倒向短柔毛。叶：茎生叶对生；基生叶和茎下部叶常3深裂，中央裂片稍大，卵状菱形，边缘有缺刻或浅裂，顶端尖，两面有毛；茎顶部叶宽三角形，3深裂；托叶卵状三角形。花：花成对生于叶腋，花梗细；萼片5，倒卵形或卵状椭圆形，先端具芒，3脉，背面沿脉和边缘被短柔毛；花瓣5，白色或淡红色，倒卵形，具深红色纵脉；雄蕊10，花丝淡棕色，基部扩展部分被缘毛；花柱5，联合成喙状，极短或不明显。果：蒴果，成熟时自下向上开裂。种子：黑褐色，长圆形，具细网状隆起。花果期6—10月。

【生境分布】生于山坡草丛、路边及林下。分布于我国东北、华北、华东、华中及陕西、甘肃、四川等地。

【药用部位（药材名称）】地上部分（老鹳草、短嘴老鹳草）。

【采收加工】夏秋季果实近成熟时采割地上部分，晒干。

【临床应用】辛、苦，平；归肝、肾、脾经。祛风湿，通经络，止泻痢；用于风湿痹痛，麻木拘挛，筋骨酸痛，泄泻痢疾。

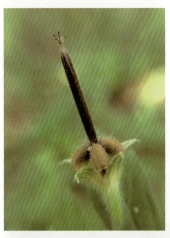
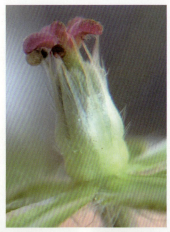
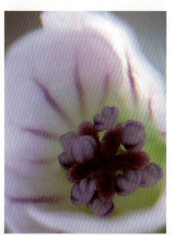
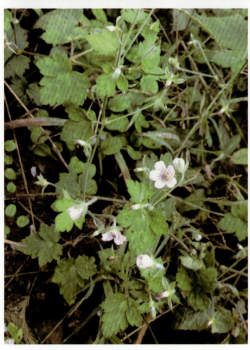
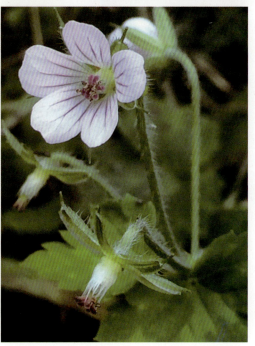

毛蕊老鹳草

【基　　原】牻牛儿苗科老鹳草属植物毛蕊老鹳草 Geranium platyanthum Duthie

【别　　名】无别名。

【形态特征】多年生草本。**茎**：根状茎粗短；地上茎直立，单一，向上分枝或不分枝，有倒生白毛。**叶**：茎生叶互生，肾状五角形，掌状5中裂或略深，裂片菱状卵形，边缘有缺刻或粗齿，上面有长伏毛，下面脉上疏生长柔毛；基生叶有长柄，长2～3倍于叶片，密生长硬毛，茎生叶柄渐短，茎顶部叶无柄。**花**：聚伞花序顶生或腋生，总花梗具2～4花；萼片5，卵状椭圆形，有密腺毛；花瓣5，淡蓝紫色；雄蕊10；花柱有毛，先端5裂。**果**：蒴果，有微毛。**种子**：种子肾圆形，灰褐色，具微凹小点。花果期7—9月。

【生境分布】生于林缘湿地、灌丛、山坡草地等处。分布于我国东北、西北及河北、山西、河南、湖北、四川等地。

【药用部位（药材名称）】全草（毛蕊老鹳草）。

【采收加工】8—9月采收，除去泥沙，晒干。

【临床应用】辛，微温；归肝、脾经。疏风通络，强筋健骨；用于风寒湿痹，关节疼痛，肌肤麻木，肠炎，痢疾。

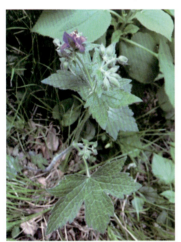
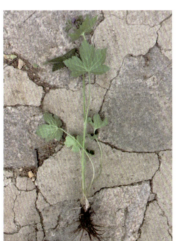
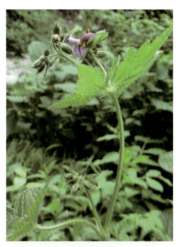
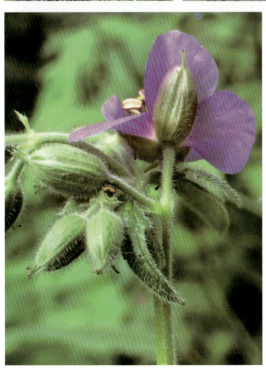
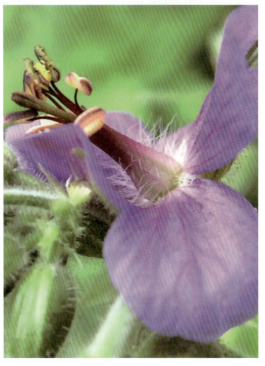

鼠掌老鹳草

【基　　原】牻牛儿苗科老鹳草属植物鼠掌老鹳草 Geranium sibiricum L.
【别　　名】鼠掌草、西伯利亚老鹳草、白毫花、风露草。
【形态特征】多年生草本。根：根直伸，侧根细长。茎：茎细长，伏卧或斜升，多分枝，疏被倒生短毛。叶：叶对生；基生叶和下部茎生叶有长柄，柄具倒生柔毛或伏毛；托叶披针形，长渐尖；基生叶早枯萎，与茎生叶同形，肾状五角形，基部宽心形，掌状5深裂，裂片倒卵形或狭倒卵形，基部楔形，上部羽状分裂或具齿状深缺刻；上部叶3深裂，两面疏被伏毛，下面沿脉毛较密。花：花常单个腋生；花柄丝状，具倒生柔毛或伏毛，近中部具2披针形苞片，有倒生微柔毛，果期向一侧弯曲；萼片长圆状披针形，边缘膜质；花瓣淡红色或白色带紫色脉纹。果：蒴果，具微柔毛。种子：种子具细网状隆起。花果期6—10月。
【生境分布】生于河岸、湿地、山林下、林旁、路边及山地。分布于我国东北、华北、西北及湖北、四川、西藏等地。
【药用部位（药材名称）】地上部分或全草（老鹳草）。
【采收加工】夏秋季果实将成熟时，割取地上部分或将全株拔起，去净泥土和杂质，晒干。
【临床应用】苦、微辛，平；归脾、膀胱经。祛风通络，活血，清热利湿；用于风湿痹痛，肌肤麻木，筋骨酸楚，跌打损伤，泄泻痢疾，疮毒。
【编者之见】按2020年版《中国药典》，中药材"老鹳草"的基原包括牻牛儿苗、老鹳草和野老鹳草。鼠掌老鹳草的地上部分或全草并非"老鹳草"正品。

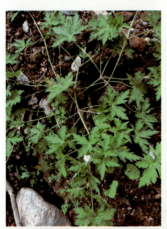
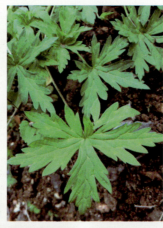
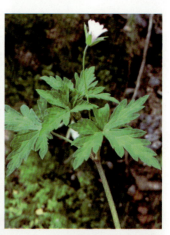
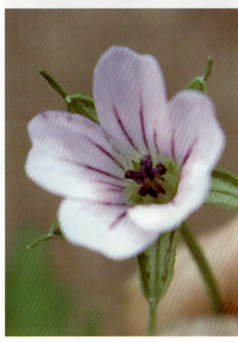
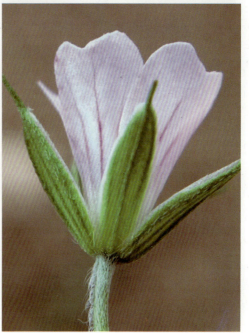

牻牛儿苗

【基　　原】牻牛儿苗科牻牛儿苗属植物牻牛儿苗 *Enniium stephanianum* Willd.

【别　　名】长嘴老鹳草、太阳花。

【形态特征】1或2年生草本。根：根直伸，细圆柱状，棕红色。茎：茎下部平铺地面，上部稍斜升，多分枝，具节，具柔毛。叶：叶对生；叶长卵形或长圆状三角形，2回羽状分裂，羽片3～9对，基部下延，小羽片线形，小叶有1～3粗齿，两面具疏柔毛；托叶线状披针形，渐尖，边缘膜质，两面具柔毛。花：疏伞花序腋生，常2～5花；总花梗被毛或无毛；萼片5，长圆形、倒卵形或卵状椭圆形，先端具芒，背面被短柔毛；花瓣5，蓝紫色，倒卵形，具深红色纵脉，基部具白毛，先端钝圆或微凹；雄蕊花丝较短，花丝上部紫红色，花药亮黄色；子房密被银色长硬毛；花柱5，联合成喙状。果：蒴果，顶端有长喙，具密而极短的伏毛，成熟时5个果瓣与中轴分离，喙部呈螺旋状卷曲。种子：长圆形。花果期4—9月。

【生境分布】生于山坡、河岸沙地、草地、沟边等处。分布于我国东北、华东、西北及内蒙古、河北、河南、山东、湖南、四川等地。

【药用部位（药材名称）】地上部分（老鹳草）。

【采收加工】夏秋季果实将成熟时采收，晒干。

【临床应用】辛、苦，平；归肝、肾、脾经。祛风湿，通经络，止泻痢；用于风湿痹痛，麻木拘挛，筋骨酸痛，泄泻痢疾。

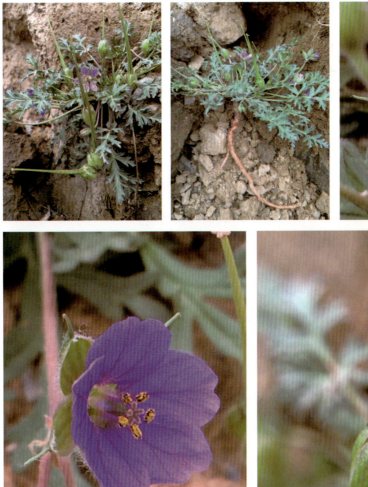
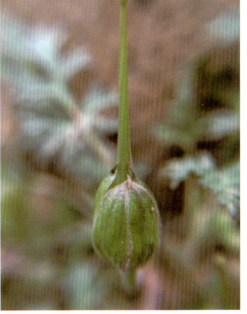

毛茛科

白头翁

【基　　原】毛茛科白头翁属植物白头翁 Pulsatilla chinensis (Bge.) Regel

【别　　名】毛姑朵花、老姑草、老翁花、白头公（草）、老冠（观）花、猫爪子花、头痛棵等。

【形态特征】多年生草本。**根**：主根粗壮，圆锥形。**叶**：叶基生，叶柄密被长柔毛，叶轮廓宽卵形，3深裂，叶背面具长柔毛。**花**：花葶1～2，具柔毛；苞片3，密被长柔毛；花两性，单生，直立；萼片6，排成2轮，紫红色至蓝紫色，长圆状卵形，背面具密柔毛；花瓣无，雄蕊多数。**果**：瘦果，扁纺锤形，被长柔毛，顶部有羽毛状宿存花柱。花果期4—7月。

【生境分布】生于山坡、平地、干旱草地、林边等处。分布于我国华北、东北、西北及江苏、安徽、山东、河南、湖北、四川等地。

【药用部位（药材名称）】根（白头翁）、花（白头翁花）、地上部分（白头翁茎叶）。

【采收加工】白头翁：春秋季采挖，除去泥沙，晒干。白头翁花：4月中旬花开时采摘，晒干。白头翁茎叶：7—10月采收，切段，晒干。

【临床应用】白头翁：苦，寒；归胃、大肠经。清热解毒，凉血止痢；用于热毒血痢，阴痒带下。白头翁花：苦，寒；用于疟疾寒热，白秃头疮。白头翁茎叶：苦，寒。泻火解毒，止痛，利尿消肿；用于风火牙痛，四肢关节疼痛，秃疮，浮肿。

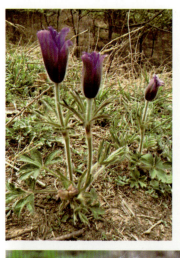
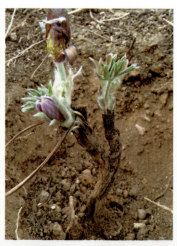
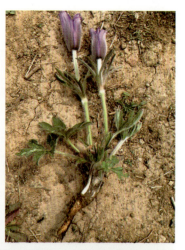
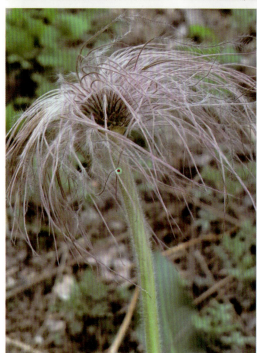
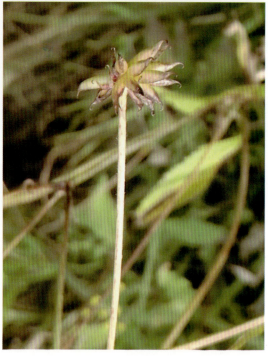

北乌头

【基　　原】毛茛科乌头属植物北乌头 *Aconitum kusnezoffii* Reichb.

【别　　名】草乌、蓝乌拉花、鸡头草、五毒根、鸦头、小叶鸦儿芦、小叶芦、蓝花草、百步草。

【形态特征】多年生草本。根：块根，常2～5块连生，倒圆锥形，外皮黑褐色。茎：茎直立，全株无毛。叶：叶互生；叶轮廓卵圆形，掌状3全裂，裂片菱形，再作深浅不等的羽状缺刻状分裂，最终裂片线状披针形或披针形，先端尖，两面光滑或微被毛；下部叶有长柄，上部叶柄渐短。花：总状花序顶生；花萼5，蓝紫色，上萼片盔形，2侧瓣倒卵圆形，2下瓣长圆形；雄蕊多数。果：蓇葖果。种子：种子长圆形，一侧有膜质翅。花果期6—9月。

【生境分布】生于山地、丘陵、草坡、疏林或草甸。分布于我国东北、华北等地。

【药用部位（药材名称）】块根（草乌）、叶（草乌叶）、细长根（天雄）。

【采收加工】草乌：秋季茎叶枯萎时采挖，除去须根及泥沙，干燥。叶：夏季叶茂盛但花未开时采收，除去杂质，干燥。天雄：6月底至7月初采挖，拣根之形长而细者，洗净泥土，晒干。

【临床应用】草乌：辛、苦，热；有大毒；归心、肝、肾、脾经。祛风除湿，温经止痛；用于风寒湿痹，关节疼痛，心腹冷痛，寒疝作痛，麻醉止痛。草乌叶：辛、涩，平；有小毒。清热，解毒，止痛；用于热病发热，泄泻腹痛，头痛，牙痛。天雄：辛，热；有毒。祛风，散寒，燥湿，益火助阳；用于风寒湿痹，历节风痛，四肢拘挛，心腹冷痛，痃癖癥瘕。

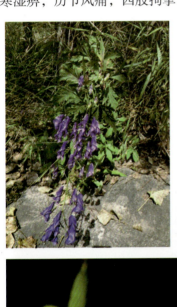
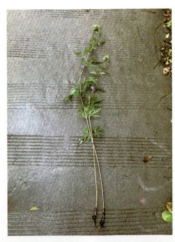
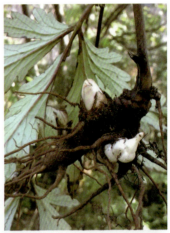
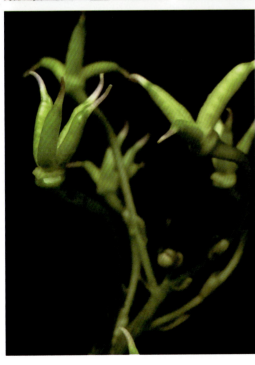
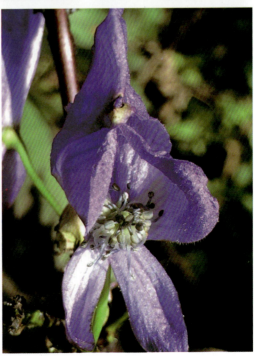

伏毛北乌头

【基　　原】毛茛科乌头属植物伏毛北乌头 Aconitum kusnezoffii Reichb.var. crispulum W.T.Wang

【别　　名】北乌头、草乌、蓝靰鞡花、鸡头草、蓝附子、五毒根、鸦头、穴种、小叶芦等。

【形态特征】形态与植物"北乌头"相似。两者的主要区别：北乌头的总花梗长，花多而密；花梗上部几无毛。伏毛北乌头的总花梗短，花少而稀疏；花梗上部疏被反曲的小柔毛。

【生境分布】同植物"北乌头"项下。

【药用部位（药材名称）】同植物"北乌头"项下。

【采收加工】同植物"北乌头"项下。

【临床应用】同植物"北乌头"项下。

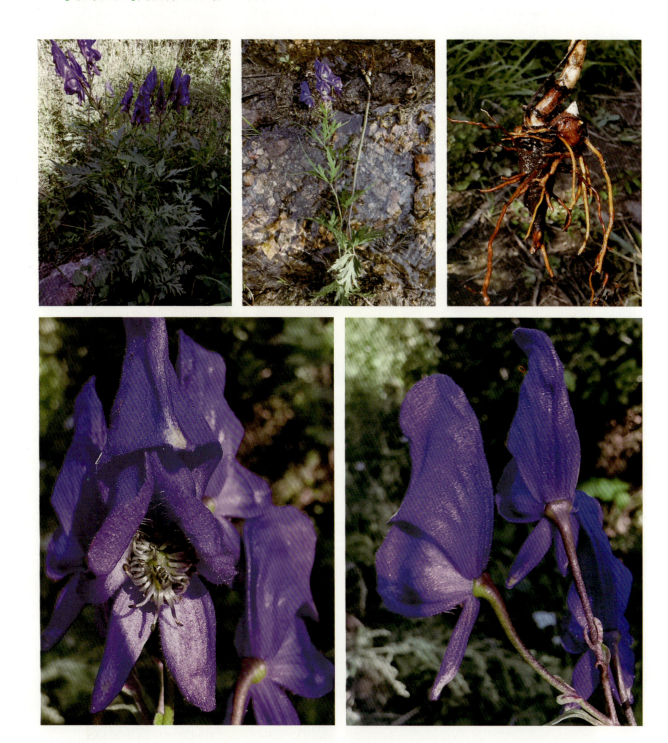

高乌头

【基　　原】毛茛科乌头属植物高乌头 *Aconitum sinomontanum* Nakai

【别　　名】穿心莲乌头、麻布七、破骨七、曲芍、口袋七、统天袋、九连环、龙蹄叶等。

【形态特征】多年生草本。**根**：根直伸，粗壮，圆柱形。**茎**：茎直立，略有棱，中空，茎上部被反曲的短柔毛，不分枝或分枝。**叶**：基生叶1，有长柄，叶柄基部呈鞘状；叶肾圆形，5～7掌状深裂，裂片倒楔形，再2浅裂，边缘有锐头缺刻，下面叶脉被金黄色短毛，边缘较密，上面除边缘外，无毛；茎生叶较小，叶柄短。**花**：总状花序顶生及腋生；花紫色，约10朵，疏生；萼5片，呈冠状，上萼片圆筒形，侧萼片扁圆，内面顶端密生硬毛，下萼片卵圆形；花瓣2，具长爪；雄蕊多数，花丝基部扩大成长椭圆形之翼。**果**：蓇葖果。**种子**：种子倒卵形，具3条棱，褐色，密生横狭翅。花果期6—10月。

【生境分布】生于山坡草地或林中。分布于我国西北及四川、贵州、湖北、山西、河北等地。

【药用部位（药材名称）】根（麻布七）。

【采收加工】夏秋季采挖，鲜用；或去除残茎和须根，或将根撕开，除去内附黑皮，晒干。

【临床应用】苦、辛，温，有毒；归心、肝、肺、脾经。祛风除湿，理气止痛，活血散瘀；用于风湿腰腿痛，关节肿痛，跌打损伤，胃痛，胸腹胀满，急慢性菌痢，急慢性肠炎，瘰疬，疮疖。

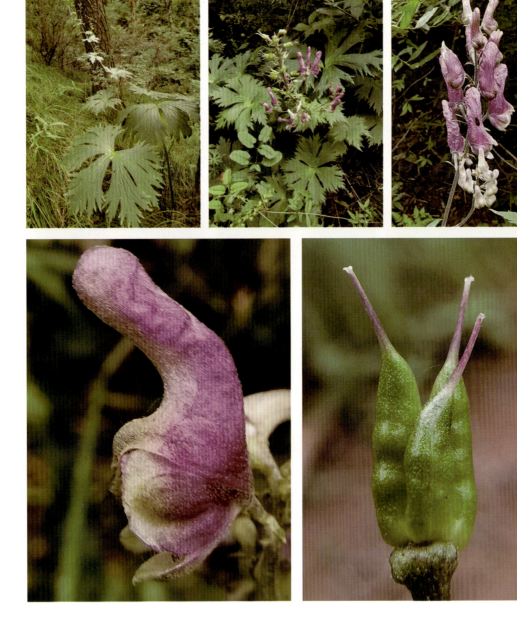

华北乌头

【基　　原】毛茛科乌头属植物华北乌头 Aconitum soongaricum Stapf var. angustius W.T.Wang

【别　　名】无。

【形态特征】多年生草本。**根**：根块状，倒圆锥形。**茎**：茎无毛，等距离生叶，不分枝或分枝。**叶**：茎下部叶有长柄，花期枯萎，中部叶有稍长柄；叶五角形，3全裂，末回裂片线形或披针状线形。**花**：总状花序顶生，有花7～15朵；下部苞片叶状，中部以上苞片线形，小苞片生花梗中部之上，钻形；花梗向上直伸；萼片紫蓝色，上萼片盔形，下萼片狭椭圆形；花瓣大；雄蕊无毛，花丝全缘。**果**：蓇葖长。**种子**：种子倒圆锥形，有三纵棱，沿棱有狭翅，一面有波状横翅。花果期8—10月。

【生境分布】生于山坡草地或林下。分布于我国华北等地。

【药用部位（药材名称）】块根（草乌头、草乌）。

【采收加工】秋季茎叶枯萎时采挖，除去残茎及泥土，晒干或烘干。

【临床应用】辛、苦，热，大毒；归心、肝、脾经。祛风除湿，温经散寒，消肿止痛；用于风寒湿痹，关节疼痛，头风头痛，中风不遂，心腹冷痛，寒疝作痛，跌打损伤，瘀血肿痛，阴疽肿毒，麻醉止痛。

【编者之见】按《中药大辞典》和《中华本草》，中药材"草乌头（草乌）"为毛茛科乌头、北乌头或同属其他多种植物的块根；华北乌头亦可作为"草乌头（草乌）"入药。按2020年版《中国药典》，中药材"草乌"仅为北乌头的干燥块根。

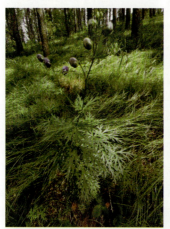
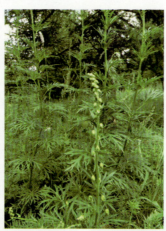
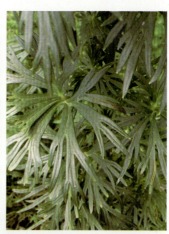
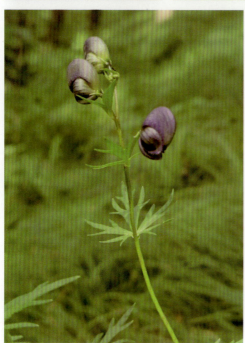
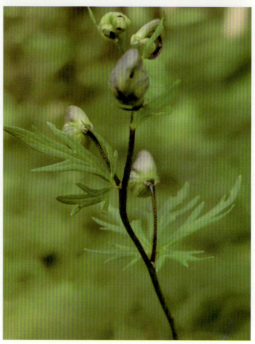

牛扁

【基　　原】毛茛科乌头属植物牛扁 *Aconitum barbatum* Pers.var.*puberulum* Ledeb.

【别　　名】扁桃叶根。

【形态特征】多年生草本。根：直根。茎：茎高大，被反曲的微柔毛。叶：基生叶与茎生叶具长柄；叶圆肾形，两面被短毛，常3全裂，中裂片菱形，再羽状深裂，最终裂片线形或披针形，侧裂片2深裂，再作羽状深裂。花：总状花序顶生或腋生；小苞片生花梗中部，线形；萼片5，黄色，上萼片圆筒形，2侧瓣倒卵圆形，2下瓣长圆形；蜜叶2，具长爪，距与瓣片近等长；雄蕊多数。果：蓇葖果。花果期6—9月。

【生境分布】生于山地疏林下或较阴湿处。分布于我国华北及陕西、新疆等地。

【药用部位(药材名称)】根、茎或叶（牛扁）。

【采收加工】春秋季采收，洗净，晒干。

【临床应用】苦，温，有毒；归肝、肺经。祛风止痛，止咳化痰，平喘；用于风湿关节肿痛，腰腿痛，喘咳，瘰疬，疥癣。

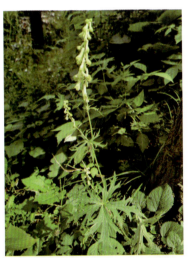
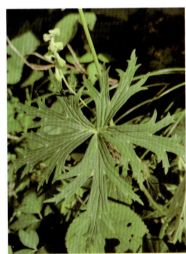
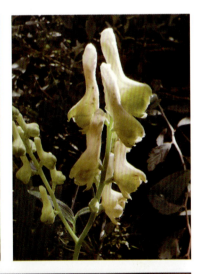
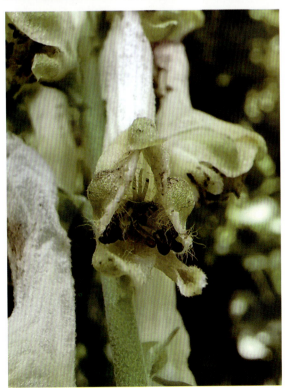
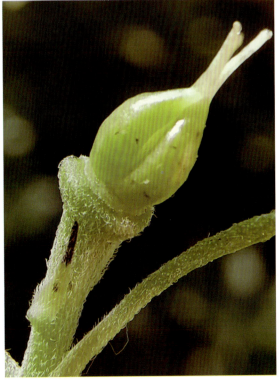

瓣蕊唐松草

【基　　原】毛茛科唐松草属植物瓣蕊唐松草 Thalictrum petaloideum L.

【别　　名】唐松草、马尾黄连、肾叶唐松草。

【形态特征】多年生草本。根：须根多数，细长，暗褐色。茎：根茎白色，细长；地上茎直立，上部分枝。叶：叶互生；叶为3～4回3出复叶或羽状复叶，叶柄基部有鞘。花：聚伞花序伞房状，花两性；萼片4，白色，卵形；雄蕊多数，花丝上部比花药宽，基部狭窄；花药狭长圆形；花柱短，柱头椭圆形。果：瘦果卵状椭圆形，有纵棱，宿存花柱呈嘴状。花果期6—9月。

【生境分布】生于山坡草地。分布于我国华北、西北及四川等地。

【药用部位（药材名称）】根及根茎（瓣蕊唐松草）。

【采收加工】夏秋季采挖，除去茎叶和泥沙，切段，晒干。

【临床应用】苦，寒。清热解毒，燥湿；用于湿热泻痢，黄疸，肺热咳嗽，目赤肿痛，痈肿疮疖。

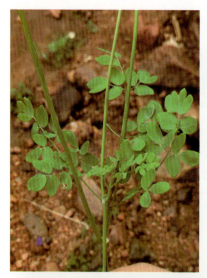
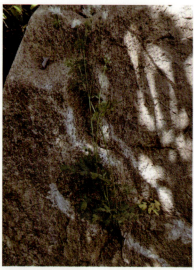
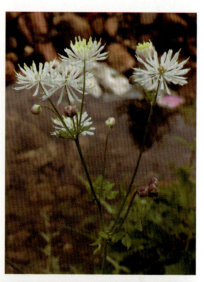
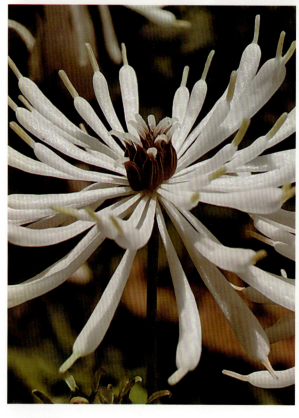
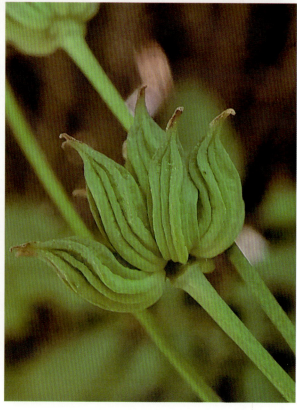

贝加尔唐松草

【基　　原】毛茛科唐松草属植物贝加尔唐松草 *Thalictrum baicalense* Turcz.

【别　　名】无。

【形态特征】多年生草本。**根**：根细长纤维状。**茎**：茎直立，有条纹，上部分枝。**叶**：叶互生；叶柄基都有狭鞘，托叶狭；叶为 3 回 3 出复叶，顶生小叶宽菱形、扁菱形或菱状宽倒卵形，基部宽楔形或近圆形，3 浅裂，裂片有圆齿。**花**：聚伞花序近圆锥状；萼片 4，花瓣状，椭圆形或卵形，绿白色，早落；花瓣无；雄蕊 10～20，花丝细长，上部粗，下部渐成丝状，花药黄色，长圆形；花柱短，柱头椭圆形。**果**：瘦果卵球形或倒卵形，有纵棱。花果期 5—7 月。

【生境分布】生于山坡或山地林下。分布于我国东北、西北及河北、山西、河南、西藏等地。

【药用部位（药材名称）】根及根茎（马尾连）。

【采收加工】9—11 月或次年 1—2 月采挖，除去泥沙，剪去苗茎，晒至八成干，搓去外层棕色栓皮，再晒干。

【临床应用】苦，寒；归心、肝、大肠经。清热燥湿，泻火解毒；用于湿热泻痢，黄疸，疮疡肿毒，目赤肿痛，感冒发热，癌肿。

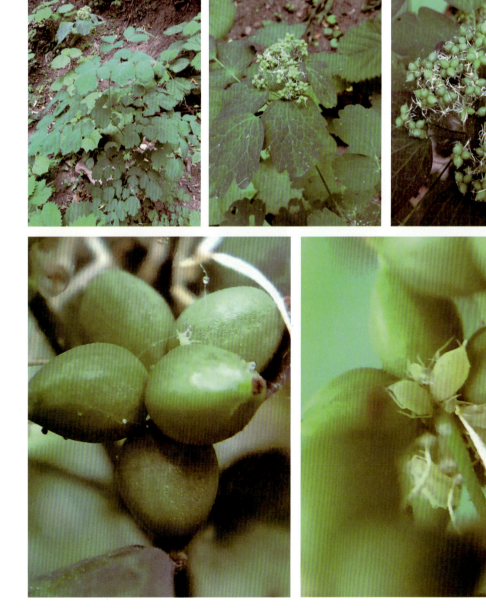

东亚唐松草

【基　　原】毛茛科唐松草属植物东亚唐松草 Thalictrum minus L. var. *hypoleucum* (sieb.et Zucc.) Miq.

【别　　名】无。

【形态特征】多年生草本。根：须根多数，灰褐色。茎：根状茎粗壮；地上茎直立，有纵沟，有分枝。叶：叶互生；叶柄长，基部有狭鞘；茎中部叶为3～4回3出羽状复叶，小叶倒卵形、宽倒卵形或近圆形，先端3浅裂或5裂齿，上面暗绿色，下面苍白绿色。花：圆锥花序；花小黄色，萼片4狭卵形，黄绿色，早落，花瓣无；雄蕊多数，花丝丝状，花药先端有短尖头。果：瘦果纺锤形，略弯曲，表面有肋纹，果喙先端弯曲。花果期6—9月。

【生境分布】生于丘陵、山地林边或山谷沟边。分布于我国东北、华北、华中、华东及陕西、广东、四川、贵州等地。

【药用部位（药材名称）】根及根茎（烟锅草）。

【采收加工】夏秋间采挖，洗净，晒干。

【临床应用】苦，寒；有小毒。清热解毒，燥湿；用于百日咳，痈疮肿毒，牙痛，湿疹。

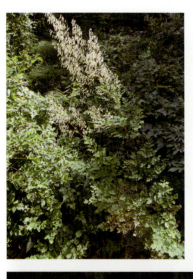
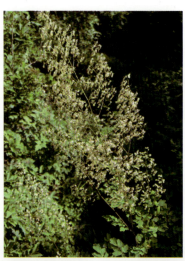
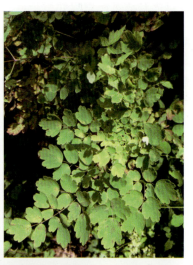
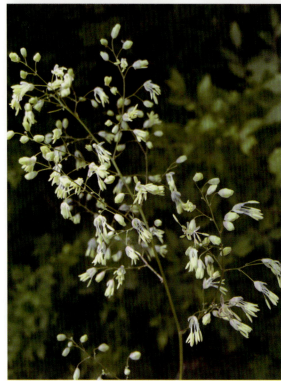
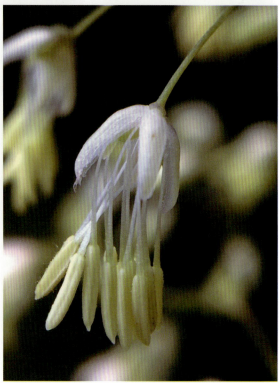

唐松草

- 【基　　原】毛茛科唐松草属植物唐松草 Thalictrum aquilegifolium L. var. sibiricum Regel et Tiling
- 【别　　名】草黄连、马尾连、白蓬草、土黄连。
- 【形态特征】多年生草本。根：须根多数，棕褐色，呈束状。茎：茎粗壮，有条纹，具分枝。叶：基生叶花期枯萎；茎生叶为3～4回3出复叶，顶生小叶倒卵形或扁圆形，顶端圆或微钝，基部圆楔形或不明显心形，3浅裂，裂片全缘或有齿；叶柄鞘状，托叶膜质。花：聚伞花序伞房状，有多数密集的花；萼片4，白色或外面带紫色，宽椭圆形，早落；雄蕊多数，花药长圆形，顶端钝，上部倒披针形，比花药宽或稍窄，下部丝形；花柱短，柱头侧生。果：瘦果倒卵形，有4条纵翅，基部渐狭，顶端有斜生的喙。花果期6—9月。
- 【生境分布】生于草原、山地林边或林中。分布于我国东北、华北及山东、浙江。
- 【药用部位（药材名称）】根及根茎（唐松草）。
- 【采收加工】春秋季采挖，除去地上茎叶和泥土，晒干。
- 【临床应用】苦，寒；归心、肝、大肠经。清热泻火，燥湿解毒；用于热病心烦，湿热泻痢，肺热咳嗽，目赤肿痛，痈肿疮疖。

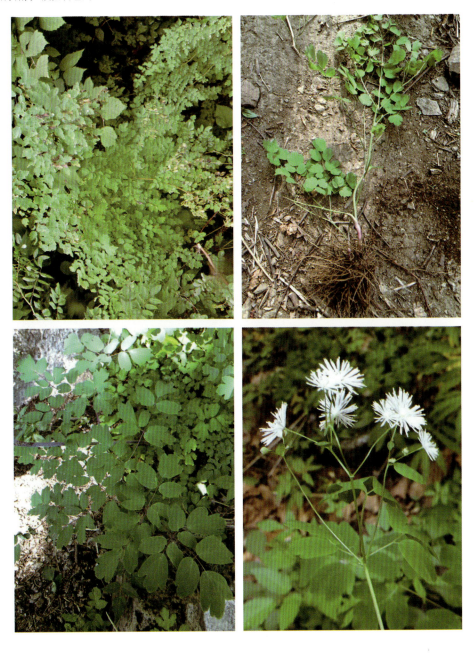

翠雀

【基　　原】毛茛科翠雀属植物翠雀 Delphinium grandiflorum L.

【别　　名】大花翠雀、大花飞燕草。

【形态特征】多年生草本。**茎**：茎直立，具疏散的分枝，具反曲的微柔毛。**叶**：叶轮廓圆肾形，3全裂，裂片窄细，小裂片线形；基生叶和茎下部叶具长柄，中部叶具短柄或近无柄。**花**：总状花序，花序轴和花梗密生反曲的柔毛；小苞片线形；萼片5，花瓣状，深蓝色或蓝紫色，上萼片有距，距钻形，直伸或末端稍下弯，萼片先端常微凹、圆形或具短尖；2侧瓣和2下瓣椭圆形，顶端钝或有短尖；花瓣2，较小，顶端圆，距突伸于萼距内；退化雄蕊2，花瓣状，瓣片蓝色或蓝紫色，宽倒卵形，顶端圆或微凹，基部有黄色髯毛；雄蕊多数，花药深蓝色至蓝黑色。**果**：蓇葖果3个聚生，密被短毛，有宿存花柱。**种子**：种子四面体形，具膜质翅。花果期8—10月。

【生境分布】生于山坡、草地、沙丘等处。分布于我国西北、东北及云南、山西、河北、四川、西藏等地；亦有栽培。

【药用部位（药材名称）】全草（翠雀花、飞燕草）。

【采收加工】夏季采收全草，除去泥土，切段，晒干；秋季采根和种子，晒干。

【临床应用】苦，寒，有毒。泻火止痛，杀虫；用于抗菌，除湿，杀虫，治癣。

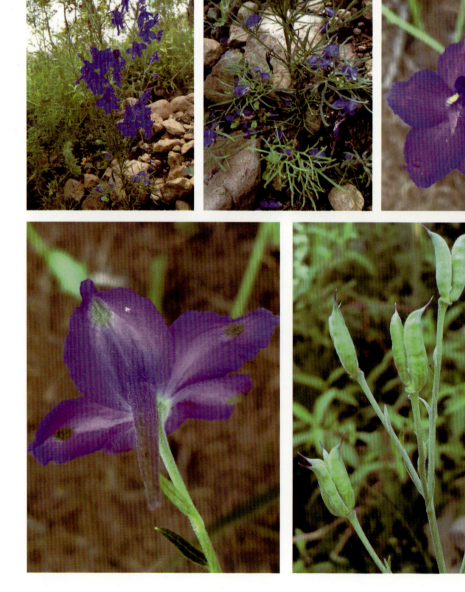

粗齿铁线莲

【基　　原】毛茛科铁线莲属植物粗齿铁线莲 Clematis argentilucida (Levl.et Vant.) W.T.Wang

【别　　名】银色铁线莲、木通、线木通、大木通。

【形态特征】多年生落叶藤本。**茎**：小枝密生白色短柔毛，有纵条纹，老时外皮剥落。**叶**：叶对生，1回羽状复叶，小叶常5枚，小叶片卵形或椭圆状卵形，先端渐尖，基部圆形、宽楔形或微呈心形，边缘有粗大锯齿，两面被短柔毛，有时较疏或近无毛；叶柄短，被白绢毛。**花**：聚伞花序顶生或腋生，常有花3～7朵；总花梗密被白色绢毛，有线形苞片1对；萼片4，白色，近长圆形，先端钝，外面有短柔毛，内面有时近无毛；花瓣无；雄蕊多数，无毛，花丝线形；心皮多数，被柔毛。**果**：瘦果扁卵圆形，有短硬柔毛；宿存花柱细长，密生淡褐色羽毛状。花果期5—10月。

【生境分布】生于山坡、山沟、灌木丛等处。分布于我国西南及河北、山西、陕西、甘肃、安徽、浙江、河南、湖北等地。

【药用部位（药材名称）】茎藤（大木通）、茎叶（毛木通）。

【采收加工】大木通：全年可采，除去枝叶及粗皮，切成小段，晒干。毛木通：全年可采。

【临床应用】大木通：微苦，平。利尿，解毒，祛风湿；用于小便不利，淋病，乳汁不通，疮疖肿毒，风湿关节疼痛，肢体麻木。毛木通：平，涩，无毒。杀虫解毒；用于失音声嘶，杨梅疮毒，虫疮久烂，难产横生。

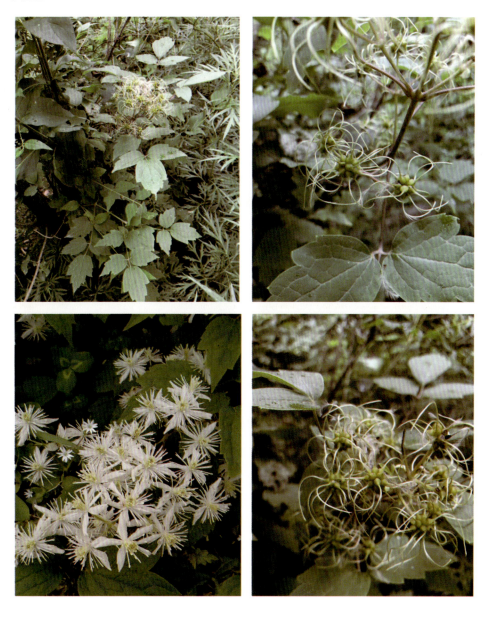

大叶铁线莲

【基　　原】毛茛科铁线莲属植物大叶铁线莲 Clematis heracleifolia DC.

【别　　名】木通花、草牡丹、草本女萎、气死大夫。

【形态特征】多年生亚灌木。**根**：根粗长，淡黄褐色。**茎**：茎直立或横卧，具纵棱，被白色短毛，老茎渐无毛。**叶**：3 出复叶对生；顶生小叶宽卵形，侧生小叶斜卵形且较小，2～3 浅裂，先端锐尖，基部阔楔形，边缘具不规则粗齿，齿有尖头，两面被白色短柔毛。**花**：圆锥花序顶生或腋生，花杂性或雌雄异株；花萼管状，萼片 4，先端向外反折，蓝色，外被白色绢毛；无花瓣；雄蕊多数，花丝被短细毛。**果**：瘦果卵形，具宿存的短羽状花柱。花果期 8—10 月。

【生境分布】生于山坡杂林中。分布于我国华东、华北、东北等地。

【药用部位（药材名称）】根或茎（牡丹藤）、全株（草牡丹）。

【采收加工】牡丹藤和草牡丹：夏秋季采收，切段，晒干。

【临床应用】牡丹藤：治手足关节痛风。草牡丹：辛、甘、苦，微温；归肝、大肠经。祛风除湿，止泻痢，消痈肿；用于风湿性关节痛，腹泻，痢疾，结核性溃疡。

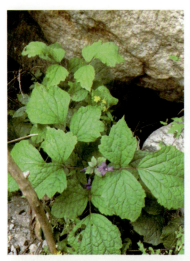
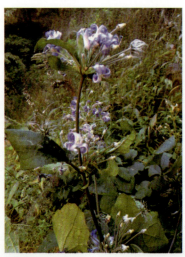
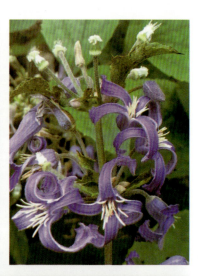
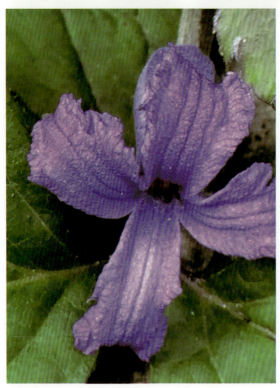
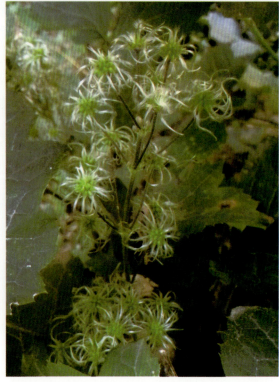

短尾铁线莲

【基　　原】毛茛科铁线莲属植物短尾铁线莲 *Clematis brevicaudata* DC.
【别　　名】林地铁线莲、石通、连架拐。
【形态特征】多年生藤本。**茎**：枝具棱，小枝疏生短柔毛或近无毛。**叶**：1～2回羽状复叶或2回3出复叶，小叶片长卵形、卵形、宽卵状披针形或披针形，顶端渐尖或长渐尖，基部圆形、截形、浅心形或楔形，边缘疏生粗锯齿或3裂，两面近无毛或疏生短柔毛。**花**：圆锥状聚伞花序顶生或腋生，常比叶短；花梗有短柔毛；萼片4，开展，白色，狭倒卵形，两面均有短柔毛。**果**：瘦果卵形，密生柔毛，宿存花柱长。花果期7—10月。
【生境分布】生于山地灌丛或疏林下。分布于我国东北、西北、华北及西藏、云南、四川、河南、湖南、浙江、江苏等地。
【药用部位（药材名称）】茎叶、藤茎或根（红钉耙藤）、藤茎（石通）。
【采收加工】茎叶全年可采；根于夏秋季采挖，除去泥土及须根，晒干。
【临床应用】苦，凉；归肝、膀胱经。清热利水，祛风湿，通经下乳；用于湿热淋证，风湿痹痛，产妇乳汁不通。

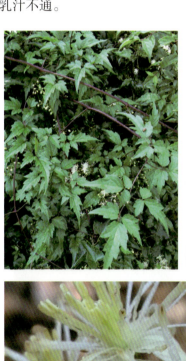
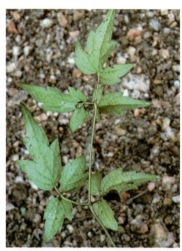
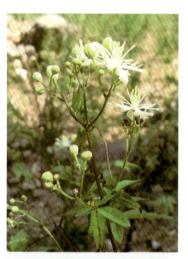
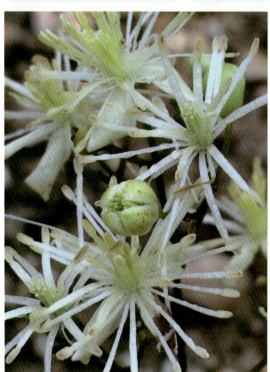
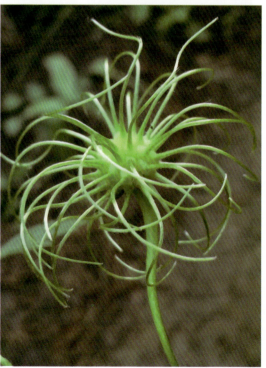

棉团铁线莲

【基　　原】毛茛科铁线莲属棉团铁线莲 Clematis hexapetala Pall.

【别　　名】棉花花、山蓼、棉花子花、野棉花。

【形态特征】多年生草本。茎：茎直立，圆柱形，有纵沟，疏生柔毛，后脱落无毛。叶：叶对生；叶1～2回羽状深裂，裂片线状披针形、长椭圆状披针形、椭圆形或线形，先端锐尖、凸尖或钝，全缘，两面或沿叶脉疏被长柔毛或近无毛，网脉突起。花：聚伞花序顶生或腋生，常具花3朵，有时为单花，花梗有柔毛；苞片线形；花两性；萼片4～8，常6，长椭圆形或狭倒卵形，白色，开展，外面密生白色细毛，花蕾期像棉花球，内面无毛；花瓣无；雄蕊多数，花丝细长，无毛，花药线形。果：瘦果倒卵形，扁平，密生柔毛，宿存花柱羽毛状。花果期6—10月。

【生境分布】生于干旱山坡、草地或沙丘。分布于我国华北、东北、中南及陕西、甘肃、山东等地。

【药用部位（药材名称）】叶（威灵仙叶）、根及根茎（威灵仙）。

【采收加工】威灵仙叶：夏秋季采叶，鲜用或晒干。威灵仙：秋季采挖，除去泥沙，晒干。

【临床应用】威灵仙叶：辛、苦、平。利咽，解毒，活血消肿；用于咽喉肿痛，喉痹，喉蛾，鹤膝风，麦粒肿，结膜炎等。威灵仙：辛、咸，温；归膀胱经。祛风除湿，通络止痛；用于风湿痹痛，肢体麻木，筋脉拘挛，屈伸不利，骨鲠咽喉。

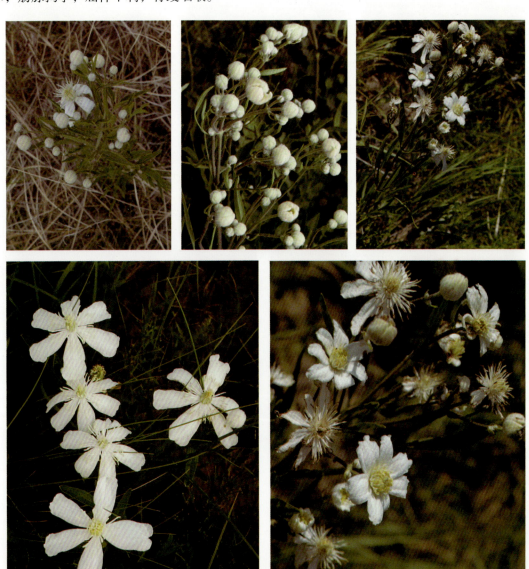

大火草

【基　　原】毛茛科银莲花属植物大火草 *Anemone tomentosa* (Maxim.) Pei

【别　　名】野棉花、大头翁、土白头翁。

【形态特征】多年生草本，全株被白色茸毛。**茎**：根状茎粗。**叶**：3 出复叶；基生叶具长柄，中央小叶卵圆形或不规则卵圆形，2 裂，各裂片又具浅裂，先端钝，基部楔形，边缘有锯齿，上面疏生硬白毛，下面密生白色茸毛；两侧小叶较小，基部斜；茎生叶每节 2～3 片，对生或轮生，形态似基生叶。**花**：花梗细长，被白色茸毛；花被片 5，倒卵形，先端圆、凹或凸，白色或带粉红色，背面被白色茸毛；雄蕊多数，无毛；雌蕊多数，头状，柱头倾斜，有毛。**果**：瘦果，密生长绵毛。花果期 7—11 月。

【生境分布】生于山地草坡或路边。分布于我国四川、青海、甘肃、陕西、湖北、河南、山西、河北等地。

【药用部位（药材名称）】根（大火草根）。

【采收加工】春秋季采挖，去净茎叶，晒干。

【临床应用】苦，温，有小毒；归肺、大肠经。化痰，散瘀，消食化积，截疟，解毒，杀虫；用于劳伤咳喘，跌打损伤，小儿疳积，疟疾，疮疖痈疖，顽癣。

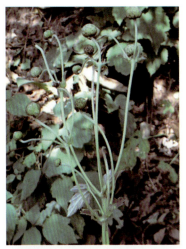
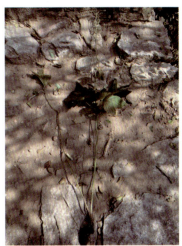
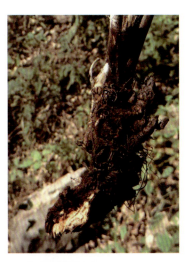
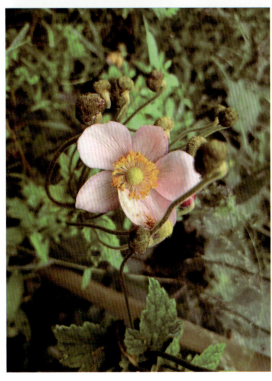
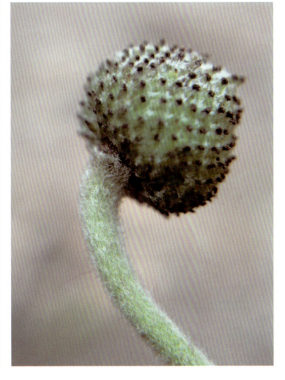

小花草玉梅

【基　　原】毛茛科银莲花属植物小花草玉梅 Anemone rivularis Buch.-Ham. var. *barbulata* Turcz.

【别　　名】河岸银莲花。

【形态特征】多年生草本。根：直根粗壮，圆锥形，棕褐色。茎：茎直立，粗壮。叶：基生叶有长柄，叶轮廓肾状五角形，基部心形，3 全裂，中裂片再 3 裂，两侧裂片再 2 裂，小裂片边缘有锐锯齿。花：花葶粗壮；总苞 3 个，轮生，有柄，3～5 深裂或再裂，边缘有疏或密的锯齿；花较小，两性，白色，排列为聚伞花序；每一花梗上有苞片 2 个，披针状线形；萼片 5，狭椭圆形或倒卵状狭椭圆形；花柱外弯或拳卷。果：瘦果，有长尾。花果期 5—9 月。

【生境分布】生于沟旁、湿润草地。分布于我国西北、华北及四川等地。

【药用部位（药材名称）】根或全草（小花草玉梅）。

【采收加工】夏秋季采收，洗净，晒干。

【临床应用】辛、微苦，有毒；消食截疟，消炎散肿。

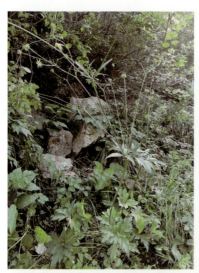
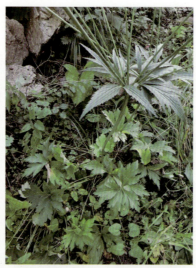
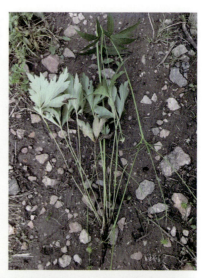
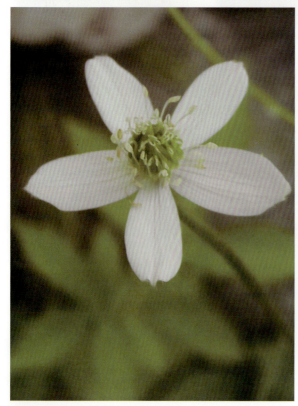
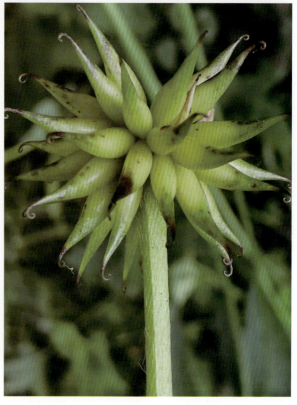

金莲花

【基　　原】毛茛科金莲花属植物金莲花 *Trollius chinensis* Bunge

【别　　名】旱地莲、金芙蓉、旱金莲、金疙瘩、旱荷、旱莲花、陆地莲、金梅草。

【形态特征】多年生草本。**茎**：茎直立，不分枝。**叶**：基生叶1～4片，有长柄，基部具狭鞘，叶五角形，3全裂，中央裂片菱形，先端急尖，3裂达中部或稍超过中部，边缘具不等大的三角形锐锯齿；侧裂片斜扇形，2深裂近基部；茎生叶互生，叶形与基生叶相似；生于茎下部的叶具长柄，上部叶较小，具短柄或无柄。**花**：花两性，单朵顶生或2～3朵排列成稀疏的聚伞花序；苞片3裂；萼片金黄色，椭圆状卵形或倒卵形，先端疏生三角形牙齿、小裂片或为不明显的小牙齿；花瓣（蜜叶）狭线形，稍长于萼片或近等长，先端渐狭，近基部有蜜槽；雄蕊多数，螺旋状排列，花丝线形，花药在侧面开裂。**果**：蓇葖果，具脉网。花果期6—9月。

【生境分布】生于山地草坡、疏林下或湿草甸。分布于我国东北、华北及河南等地。

【药用部位（药材名称）】花（金莲花）。

【采收加工】夏季花盛开时采收，晾干。

【临床应用】苦，微寒；归肺、胃经。清热解毒，消肿，明目；用于感冒发热，咽喉肿痛，口疮，牙龈肿痛，牙龈出血，目赤肿痛，疔疮肿毒，急性鼓膜炎，急性淋巴管炎。

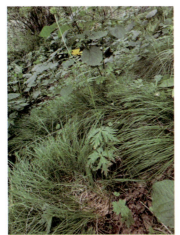
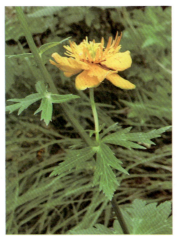
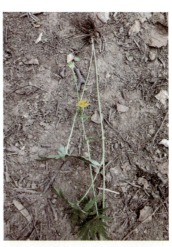
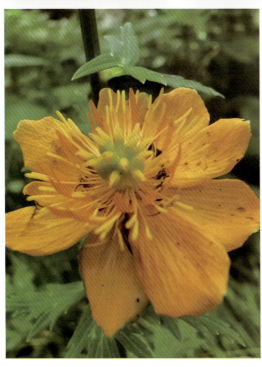
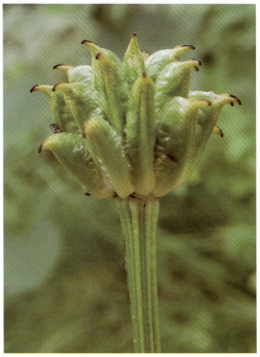

耧斗菜

【基　　原】毛茛科耧斗菜属植物耧斗菜 Aquilegia viridiflora Pall.

【别　　名】野耧斗菜、血见愁、漏斗菜、绿花耧斗菜。

【形态特征】多年生草本。**根**：根肥大，圆柱形，暗褐色。**茎**：茎直立，稍有纵棱，基部稍带紫色，有稀疏短柔毛和腺毛；茎上部分枝。**叶**：基生叶簇生，有长柄，总叶柄基部成鞘状；中间小叶有短柄或无柄，倒卵状菱形，先端3裂；侧生小叶菱状卵形至歪卵形，2浅裂，最终裂片边缘具圆齿；叶表面绿色，背面灰白色，疏被短柔毛。茎生叶与基生叶相似，下部叶有长柄，上部叶近无柄，为3出复叶或单叶3裂。**花**：单歧聚伞花序，花梗有腺毛；花黄绿色，稍带紫色；萼片5，黄绿色，长椭圆状卵形，顶端微钝，疏被柔毛；花瓣与萼片同色，直立，倒卵形，顶端近截形，距直或微弯；雄蕊伸出花外，花药长椭圆形，黄色；花柱比花冠长。**果**：蓇葖果，花柱细长，弯曲。**种子**：种子黑色，狭倒卵形，具稍凸起的纵棱。花果期5—8月。

【生境分布】生于山坡石质地或疏林中。分布于我国西北、华北、东北、华东等地。

【药用部位（药材名称）】带根全草（耧斗菜）。

【采收加工】6—7月采收，晒干。

【临床应用】微苦、辛、甘，平。活血调经，凉血止血，清热解毒；用于痛经，崩漏，痢疾。

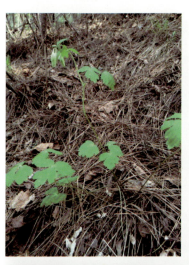
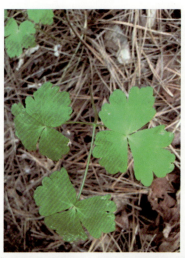
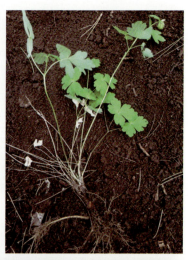
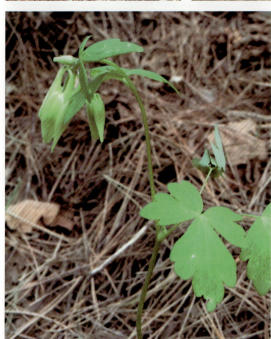
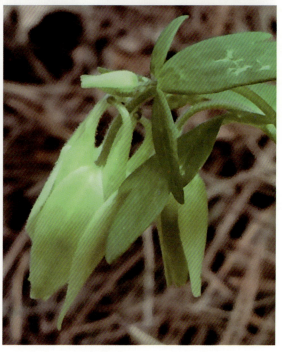

紫花耧斗菜

【基　　原】毛茛科耧斗菜属植物紫花耧斗菜 *Aquilegia viridiflora* f. atropurpurea (Willd.) Kitag.

【别　　名】石头花、紫花菜。

【形态特征】形态与植物"耧斗菜"相似。两者主要的区别在于花色不同，耧斗菜的花为绿黄色，或多少带紫色，紫花耧斗菜的花暗紫色或紫色。

【生境分布】生于山谷林中或沟边多石处。分布于我国青海、山西、山东、河北、内蒙古、辽宁等地。

【药用部位(药材名称)】同植物"耧斗菜"项下。

【采收加工】同植物"耧斗菜"项下。

【临床应用】同植物"耧斗菜"项下。

【编者之见】紫花耧斗菜是耧斗菜 *Aquilegia viridiflora* Pall. 的变种，因此可作为耧斗菜入药。

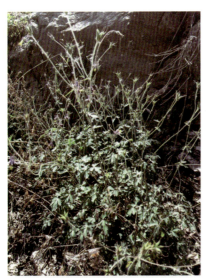
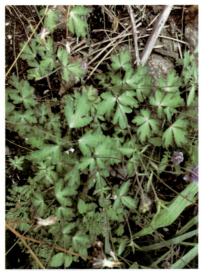
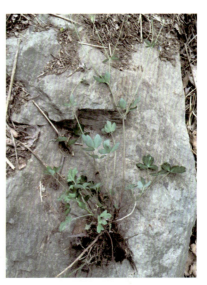
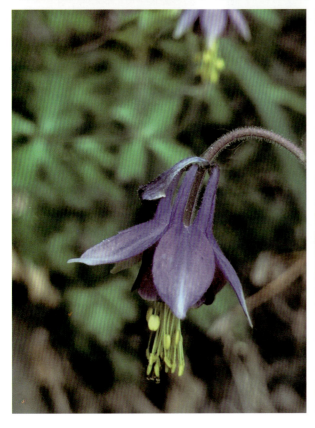
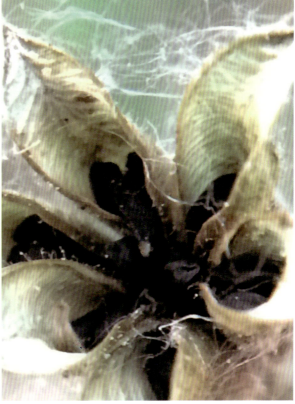

茴茴蒜

【基　　原】毛茛科毛茛属植物茴茴蒜 Ranunculus chinensis Bunge

【别　　名】回回蒜、黄花草、鹅巴掌、小桑子、糯虎掌、小虎掌草、野桑椹、鸭脚板、水辣椒。

【形态特征】1年生草本。根：须根，细长成束。茎：茎直立，中空，被糙毛。叶：3出复叶，叶宽卵形，中间小叶3深裂或3全裂，裂片基部楔形，裂片再2～3深裂，边缘具齿；侧生小叶斜扇形，不等3深裂或2全裂，裂片边缘具浅齿，叶两面被糙伏毛；基生叶和茎下部叶具长柄，茎上部叶柄渐短至无柄，叶片渐小。花：花序顶生或腋生，花3至数朵；花梗疏被长硬毛；萼片5，窄卵形，黄绿色，外面被粗毛；花瓣5，黄色，倒卵形；雄蕊多数。果：聚合果近椭圆形；瘦果卵状椭圆形，两面扁平，边缘有棱线。花果期4—9月。

【生境分布】生于平原、丘陵、溪边、田旁及水湿草地。分布于我国东北、华北、西南、西北及江苏、湖北、广西等地。

【药用部位（药材名称）】全草（回回蒜）、果实（回回蒜果）。

【采收加工】回回蒜：夏季采收，鲜用或晒干。回回蒜果：夏季采摘，鲜用或晒干。

【临床应用】回回蒜：辛、苦，温；有毒。消炎退肿，截疟，杀虫；用于肝炎，肝硬化腹水，疟疾，疮癞，牛皮癣。回回蒜果：苦，微温。明目，截疟；用于夜盲，疟疾。

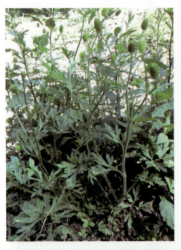
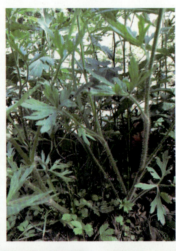
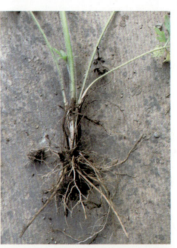
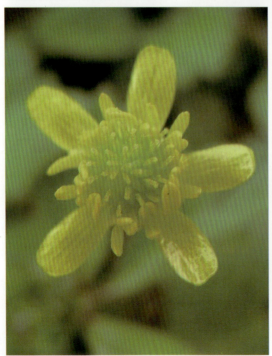
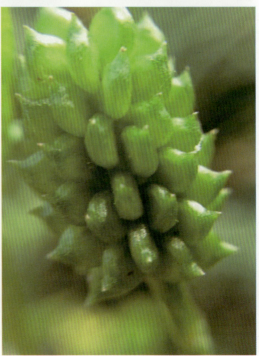

毛茛

【基　　原】毛茛科毛茛属植物毛茛 *Ranunculus japonicus* Thunb.

【别　　名】鱼疗草、鸭脚板、野芹菜、山辣椒、毛芹菜、起泡菜、烂肺草。

【形态特征】多年生草本。根：须根多数，簇生。茎：根状茎短；地上茎直立，茎和叶柄具伸展的淡黄色柔毛。叶：叶宽卵形，基部心形或截形，3深裂；中裂片倒卵状楔形、宽卵圆形或菱形，3浅裂，边缘疏生锯齿；侧裂片歪卵形，不等2浅裂，边缘有尖齿；叶两面贴生柔毛；基生叶和茎下部叶具长柄，叶柄基部成鞘状；茎上部叶少数，似基生叶，有短柄或近无柄，3全裂。花：聚伞花序有多数花，疏散；花贴生柔毛；萼片椭圆形，生白柔毛；花瓣5，鲜黄色，倒卵状圆形，花托短小，无毛。果：聚合果近球形；瘦果倒卵形，两侧扁平或微凸。花果期4—9月。

【生境分布】生于田野、路边、沟边、山坡湿草地。分布于我国除西藏外的其他地区。

【药用部位（药材名称）】全草及根（毛茛）。

【采收加工】夏秋季采收，切段，鲜用或晒干。

【临床应用】辛，温，有毒；归肝、胆、心、胃经。退黄，定喘，截疟，镇痛，消翳；用于黄疸，哮喘，疟疾，偏头痛，牙痛，鹤膝风，风湿关节痛，目生翳膜，瘰疬，痈疮肿毒。

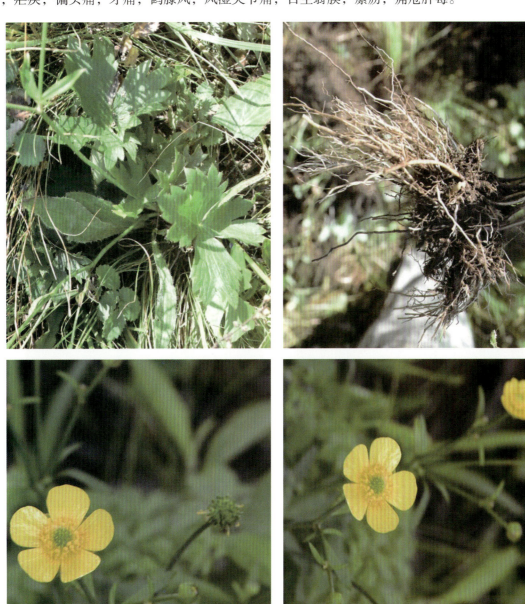

类叶升麻

【基　　原】毛茛科类叶升麻属植物类叶升麻 Actaea asiatica Hara
【别　　名】升麻、马尾升麻。
【形态特征】多年生草本。**根：**根多数，细长。**茎：**根茎粗壮，横生，外皮黑褐色；地上茎直立，红褐色，中上部被白色短柔毛。**叶：**茎下部叶为3回3出近羽状复叶，叶柄长，叶轮廓三角形；顶生小叶卵形或宽卵状菱形，3裂，边缘有锐锯齿；侧生小叶卵形或斜卵形，上面近无毛，下面脉上被毛；茎上部叶与茎下部叶相似，但较小，具短柄。**花：**总状花序有花多数；花序轴和花梗被短柔毛；花两性，萼片4，花瓣状，白色，早落，倒卵形；花瓣6，匙形，下部渐狭成爪；雄蕊多数，心皮1。**果：**浆果近球形，紫黑色。种子：种子卵形，有3纵棱。花果期5—9月。
【生境分布】生于山地林下、草地或沟边。分布于我国东北、华北、西北及湖北、四川、云南、西藏等地。
【药用部位（药材名称）】根茎或全草（绿豆升麻）。
【采收加工】根茎：春秋季采挖，洗净泥土，切片，晒干。全草：秋季采收，晒干。
【临床应用】辛、微苦，平；归肺经。散风热，祛风湿，透疹，解毒；用于风热头痛，咽喉肿痛，风湿疼痛，风疹块，麻疹不透，百日咳，子宫脱垂，犬咬伤。

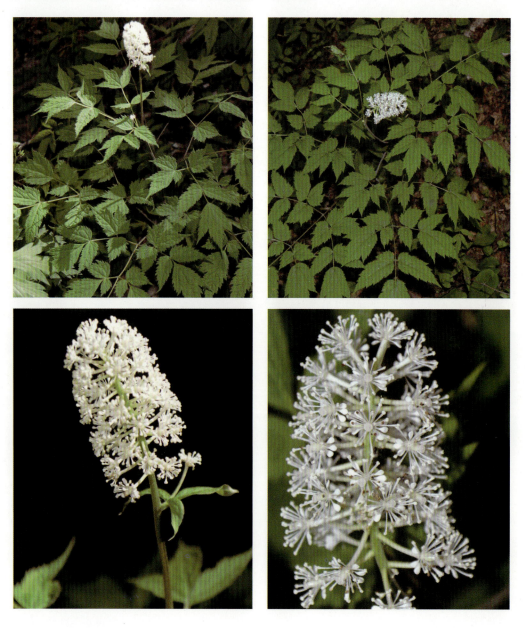

兴安升麻

【基　　原】毛茛科升麻属植物兴安升麻 Cimicifuga dahurica (Turcz.) Maxim.

【别　　名】升麻、苦菜根。

【形态特征】多年生草本。**茎**：根状茎粗壮，多弯曲，表面黑褐色，有许多下陷圆洞状的老茎残基；地上茎单一，直立，高大，粗壮，圆柱形，微有纵槽。**叶**：茎下部叶为2～3回3出复叶，叶轮廓三角形；顶生小叶宽菱形，3深裂，基部微心形、圆形或宽楔形，先端渐尖，边缘有锯齿；侧生小叶长椭圆状卵形，稍偏斜；茎上部叶似下部叶，但较小，具短柄。**花**：复总状花序，分枝多，雌雄异株；雄株花序长、分枝多，雌株花序稍小、分枝少；花序轴和花梗被灰色腺毛和短毛；苞片钻形，渐尖；萼片5，花瓣状，白色，宽椭圆形至宽倒卵形；退化雄蕊叉状2深裂，花丝丝状。**果**：蓇葖果倒卵状椭圆形或长圆形。**种子**：种子椭圆形，褐色，四周生膜质鳞翅，中央生横鳞翅。花果期7—9月。

【生境分布】生于山地林缘、灌丛、山坡疏林或草地。分布于我国东北、华北等地。

【药用部位（药材名称）】根状茎（升麻、兴安升麻）。

【采收加工】秋季采挖，除去泥沙，晒至须根干时，燎去或除去须根，晒干。

【临床应用】辛、微甘，微寒；归肺、脾、胃、大肠经。发表透疹，清热解毒，升举阳气；用于风热头痛，齿痛，口疮，咽喉肿痛，麻疹不透，阳毒发斑，脱肛，子宫脱垂。

【编者之见】按2020年版《中国药典》，兴安升麻是中药材"升麻"基原之一。

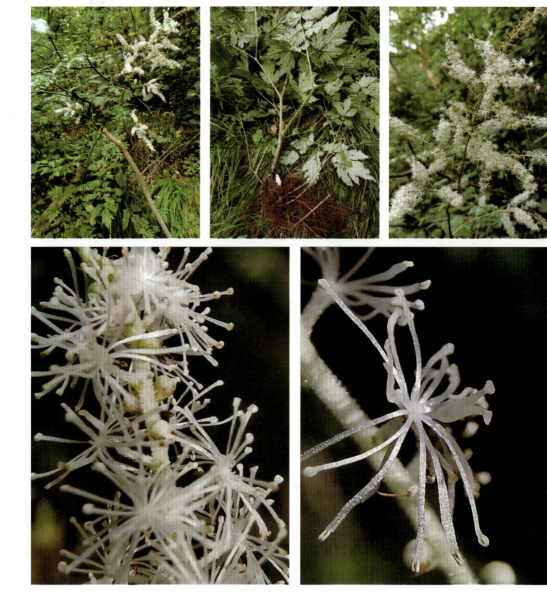

小檗科

红毛七

【基　　原】小檗科红毛七属植物红毛七 Caulophyllum robustum Maxim.

【别　　名】类叶牡丹、牡丹草、葳严仙、海椒七、鸡骨升麻、红毛漆、搜山猫、红毛细辛等。

【形态特征】多年生草本。**根**：须根多数，密生，红褐色。**茎**：根茎粗短，地上茎直立。**叶**：叶互生，着生于茎顶端，为2～3回羽状复叶；小叶片卵形或椭圆状披针形，先端渐尖，基部宽楔形，全缘或2～3裂，两侧通常不对称，上面绿色，下面灰白色。**花**：短圆锥花序顶生；萼片3～6，花瓣状；花黄绿色，小型，花瓣6，退化或线形；雄蕊6，花药先端2瓣裂；雌蕊1，花柱短，柱头侧生。**果**：蒴果呈果实状，极易开裂。**种子**：种子球形，成熟时蓝黑色，种皮肉质，外面微被白粉。花果期6—8月。

【生境分布】生于山坡林下或山沟阴湿处。分布于我国东北、西北及河北、山西、四川、贵州、湖北、浙江、河南、西藏等地。

【药用部位（药材名称）】根和根茎（红毛七）。

【采收加工】夏秋季采挖，除去茎叶和泥土，洗净，晒干。

【临床应用】辛、苦，温；归肝、胃经。活血散瘀，祛风除湿，行气止痛；用于月经不调，痛经，产后血瘀腹痛，脘腹寒痛，跌打损伤，风湿痹痛。

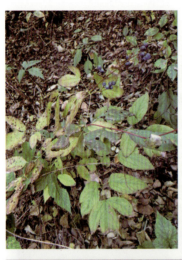
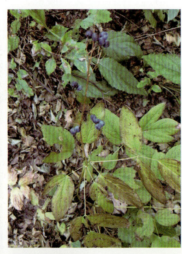
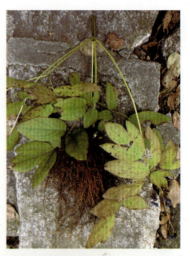
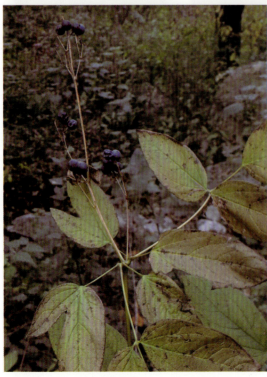
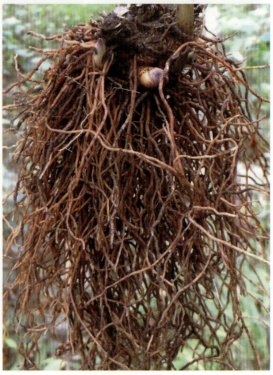

大叶小檗

【基　　原】小檗科小檗属植物大叶小檗 Berberis ferdinandi-coburgii Schneid.

【别　　名】小檗、黄芦木、黄檗。

【形态特征】落叶灌木。**茎：**老枝具棱槽，散生黑色疣点；茎刺常3分叉，粗大。**叶：**叶革质，倒卵状椭圆形、卵形或椭圆形，先端急尖或钝，上面暗绿色，下面疏被白粉，叶缘具30～60细刺齿；叶柄长2～4 mm。**花：**总状花序，开展或下垂；萼片2轮，外萼片披针形，内萼片卵形；花黄色，花瓣狭倒卵形，先端缺裂。**果：**浆果椭圆形或卵形，成熟时鲜红色或带紫色，花柱宿存。花果期5—10月。

【生境分布】生于山坡、路边、山林及灌丛等处。分布于东北、华北及陕西、山东、河南、甘肃等地。

【药用部位（药材名称）】根、根皮、茎、枝及茎皮（小檗）。

【采收加工】根和根皮：春秋季采挖或采剥，除去须根及泥土，切片，晒干。茎、枝及茎皮：春秋季采收或采剥，洗净晒干。

【临床应用】苦，寒；归肺、肝、脾经。清热燥湿，泻火解毒；用于湿热泄泻，痢疾，口舌生疮，咽痛喉痹，目赤肿痛，痈肿疮疖。

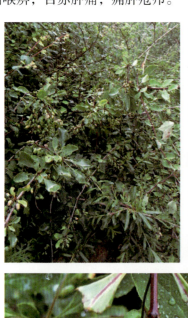
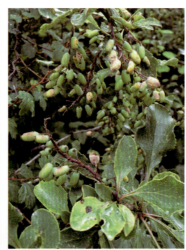
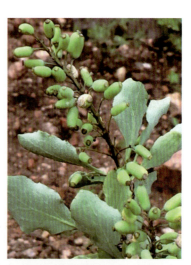
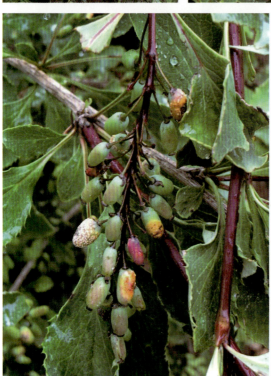
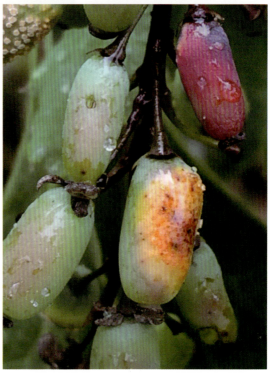

细叶小檗

【基　　原】小檗科小檗属植物细叶小檗 *Berberis poiretii* Schneid.

【别　　名】三颗针、针雀、酸狗奶子。

【形态特征】落叶灌木。**茎：** 老枝灰褐色，具光泽；幼枝紫褐色，密生黑色疣状突起；刺短小，常单一，有时3分叉。**叶：** 叶簇生，无柄；叶狭倒披针形或披针状匙形，先端急尖，基部楔形，全缘，上面鲜绿色，下面淡绿或灰绿色，具羽状脉。**花：** 总状花序，下垂，有花6～20朵；萼片6，花瓣状，排成2轮，长圆形或倒卵形；花黄色，外面带红色，花瓣6，倒卵形，较萼片稍短；雄蕊6，子房圆柱形，内含胚珠2粒，无花柱，柱头头状扁平。**果：** 浆果长圆形，熟时红色。**种子：** 种子倒卵形，表面光滑，紫黑色。花果期5—8月。

【生境分布】生于向阳的砂质丘陵、山坡、路旁或溪边。分布于我国东北、华北及陕西、山东、河南等地。

【药用部位（药材名称）】根皮或茎枝皮（三颗针）、根或茎枝（小檗）。

【采收加工】三颗针：根皮于春秋季采挖，除去须根，剥取根皮，洗净，切片，烤干或弱太阳下晒干，不宜曝晒；茎枝皮全年可采，刮去茎枝外皮，剥取深黄色的内皮，阴干。小檗：春秋季采收，洗净，切段，晒干。

【临床应用】三颗针：苦，寒；归肝、胃、大肠经。清热，燥湿，泻火解毒；用于湿热痢利，腹泻，黄疸，湿疹，疮疡，口疮，目赤，咽痛。小檗：苦，寒；归肺、肝、脾经。清热燥湿，泻火解毒；用于湿热泄泻，痢疾，口舌生疮，咽痛喉痹，目赤肿痛，痈肿疮疖。

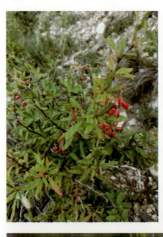
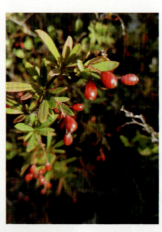
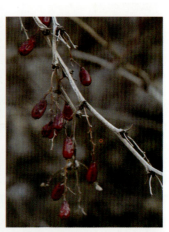
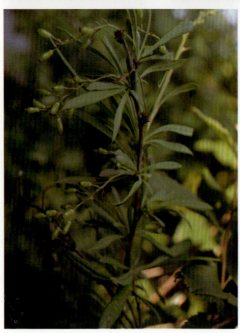
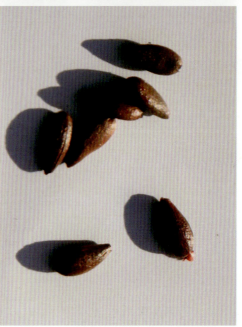

防己科

蝙蝠葛

【基　　原】防己科蝙蝠葛属植物蝙蝠葛 *Menispermum dauricum* DC.

【别　　名】北山豆根、北豆根、黄条香、土常山、防己葛。

【形态特征】多年生缠绕藤本。根：须根多数。茎：根茎细长，横走，黄棕色或褐色，木质化；地上茎缠绕，细长圆柱形，弯曲，有分枝，稍木质。叶：叶互生；叶片盾状，边缘有3～9裂，裂片近三角形，稀全缘，先端尖，基部心形至近平截；叶两面无毛，上面绿色，下面灰白色，掌状脉5～9条。花：短圆锥花序腋生，单生或双生；花小，雌雄异株，黄绿色。果：核果扁球形，成熟时紫黑色。花果期5—9月。

【生境分布】生于山坡林缘、灌丛、田边、路旁或攀缘于岩石上。分布于我国华北、东北、华东、西北等地。

【药用部位（药材名称）】根茎（北豆根）、藤茎（蝙蝠藤）、叶（蝙蝠葛叶）。

【采收加工】北豆根：秋冬季采挖，除去须根和泥沙，干燥。蝙蝠藤：秋季采收，去枝叶，切段，晒干。蝙蝠葛叶：夏秋季采收，鲜用或晒干。

【临床应用】北豆根：苦，寒，有小毒；归肺、胃、大肠经。清热解毒，祛风止痛；用于咽喉肿痛，热毒泻痢，风湿痹痛。蝙蝠藤：苦，寒；归肝、肺、大肠经。清热解毒，消肿止痛；用于腰痛，瘰疬，咽喉肿痛，腹泻痢疾，痔疮肿痛。蝙蝠葛叶：散结消肿，祛风止痛；用于瘰疬，风湿痹痛。

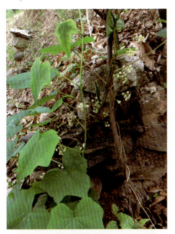
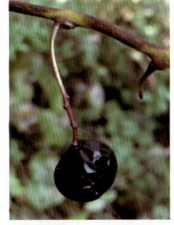
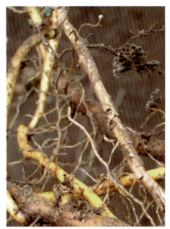
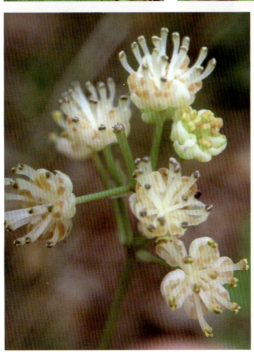
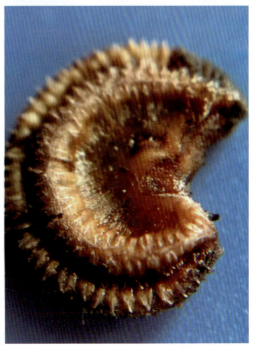

木兰科

五味子

【基　　原】木兰科北五味子属植物五味子 Schisandra chinensis (Turcz.) Baill.

【别　　名】北五味子、辽五味子、山花椒、乌梅子。

【形态特征】落叶木质藤本。茎：茎皮灰褐色，皮孔明显；小枝褐色，稍具棱角。叶：叶互生，叶柄长；叶卵形、阔倒卵形至阔椭圆形，先端尖，基部楔形、阔楔形至圆形，边缘有细齿。花：花单性，雌雄异株；雄花具长梗，花被6～9，椭圆形，雄蕊5，基部合生；雌花花被6～9，雌蕊多数，螺旋状排列在花托上，子房倒梨形，无花柱，受粉后花托逐渐延长成穗状。果：浆果球形，成熟时呈深红色，内含种子1～2枚。种子：肾形，淡橘黄色。花果期5—9月。

【生境分布】生于山坡杂林中、林缘及溪旁灌丛中。分布于我国东北、华北及湖北、湖南、江西、四川等地。

【药用部位（药材名称）】果实（五味子、北五味子）。

【采收加工】秋季果实成熟时采摘，晒干或蒸后晒干，除去果梗及杂质。

【临床应用】酸、甘，温；归肺、心、肾经。收敛固涩，益气生津，补肾宁心；用于久嗽虚喘，梦遗滑精，遗尿尿频，久泻不止，自汗，盗汗，津伤口渴，短气脉虚，内热消渴，心悸失眠。

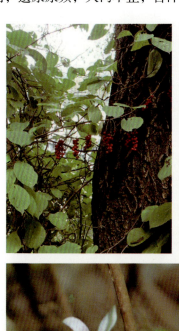
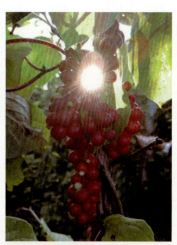
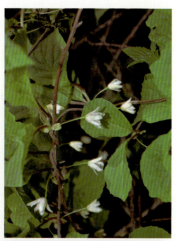
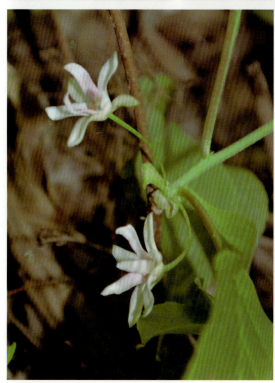
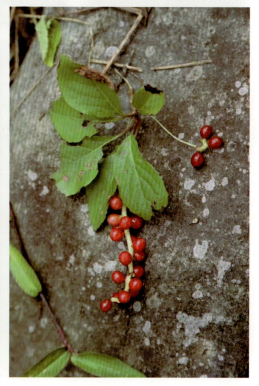

葡萄科

葎叶蛇葡萄

【基　　原】葡萄科蛇葡萄属植物葎叶蛇葡萄 *Ampelopsis humulifolia* Bge.

【别　　名】葎叶白蔹、小接骨丹。

【形态特征】多年生木质藤本。**茎**：小枝圆柱形，有纵棱；卷须2叉分枝，与叶对生。**叶**：叶心状五角形或肾状五角形，不分裂或3～5浅裂至深裂，顶端渐尖，基部心形，边缘有粗锯齿，上面绿色，下面粉绿色，无毛或沿脉被疏柔毛；叶柄长。**花**：多歧聚伞花序与叶对生，花序梗比叶柄长；花蕾卵圆形，顶端圆形；花萼碟形，边缘呈波状；花瓣5，黄绿色，卵椭圆形；雄蕊5，子房下部与花盘合生，花柱明显。**果**：浆果近球形，淡黄色或深蓝色。**种子**：种子倒卵圆形，种皮坚硬。花果期5—9月。

【生境分布】生于山地、灌丛、林缘或林中。分布于我国华北及辽宁、青海、陕西、河南、山东等地。

【药用部位（药材名称）】根皮（七角白蔹、小接骨丹）。

【采收加工】秋季挖取根部，洗净泥土，剥取根皮，鲜用或晒干。

【临床应用】辛，温。祛风湿，散瘀肿，解毒；用于风湿痹痛，跌打瘀肿，痈疽肿痛。

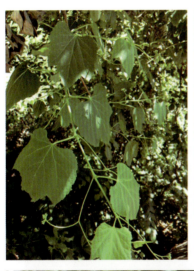
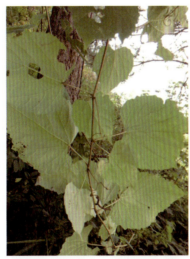
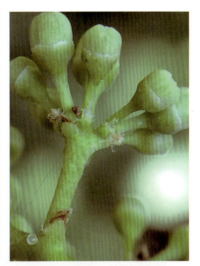
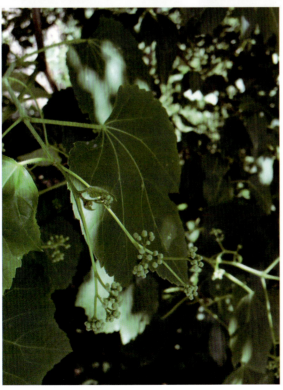
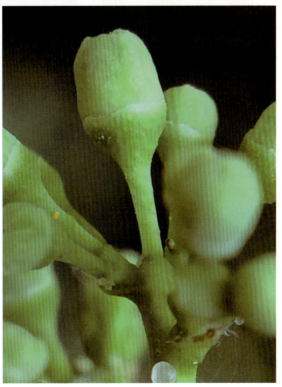

山葡萄

【基　　原】葡萄科葡萄属植物山葡萄 *Vitis amurensis* Rupr.

【别　　名】阿穆尔葡萄。

【形态特征】多年生木质藤本。**茎**：茎皮暗褐色，枝直立、半直立或匍匐，有棱；幼枝初具细毛，后变无毛；卷须与叶对生，2～3分枝。**叶**：叶互生；叶柄被柔毛；叶宽卵形，先端尖锐，基部宽心形，3～5裂或不裂，边缘具粗锯齿，上面无毛，下面叶脉有短毛。**花**：圆锥花序；花单性，花小，雌雄异株，花序与叶对生，花序轴具白色丝状毛；雌花内具5个退化雄蕊，雄花内雌蕊退化；花萼盘形，无毛；花瓣5，黄绿色，顶端粘合基部开裂；雄蕊5，退化，子房上位。**果**：浆果球形，成熟时黑色，密被蓝粉。**种子**：种子卵圆形，稍带红色。花果期5—9月。

【生境分布】生于山坡、沟谷林中或灌丛。分布于我国东北、华北、华东及山东等地。

【药用部位（药材名称）】果实（山藤藤果）、根或藤茎（山藤藤秧）。

【采收加工】山藤藤果：8—9月果实成熟时采收，鲜用或晒干。山藤藤秧：秋冬季采收，洗净，切片或段，晒干。

【临床应用】山藤藤果：酸，凉。清热利尿；用于烦热口渴，尿路感染，小便不利。山藤藤秧：辛，凉；归胃、肝经。祛风止痛；用于风湿骨痛，胃痛，腹痛，神经性头痛，术后疼痛，外伤痛。

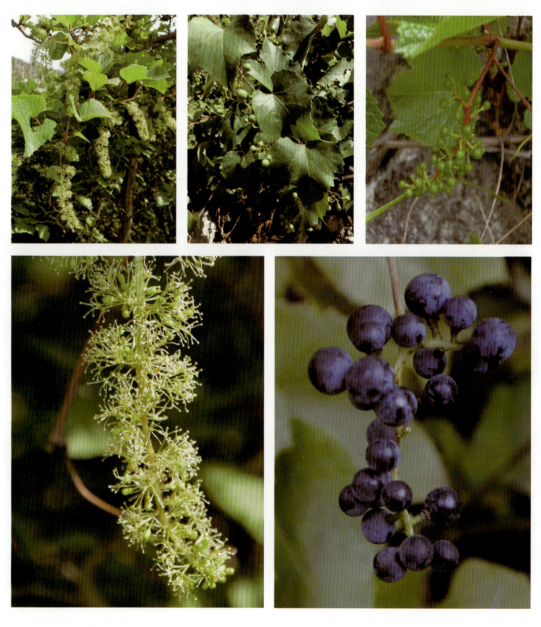

乌头叶蛇葡萄

【基　　原】葡萄科蛇葡萄属植物乌头叶蛇葡萄 Ampelopsis aconitilolia Bunge.

【别　　名】附子蛇葡萄、掌叶草葡萄、乌头叶白蔹、过山龙、草葡萄、洋葡萄蔓、野母猪藤，等。

【形态特征】多年生木质藤本。根：根外皮紫褐色，内皮淡粉红色，具黏性。茎：茎圆柱形，具皮孔，有纵棱纹，髓白色，幼枝疏被黄绒毛，卷须2～3叉分枝，相隔2节间断与叶对生。叶：叶互生，广卵形，3～5掌状复叶；小叶片全部羽裂，裂片披针形或菱状披针形，顶端渐尖，边缘有大圆钝锯齿，无毛或幼叶下面脉上稍有毛；叶柄较叶短，无毛或被疏柔毛，小叶几无柄；托叶膜质，褐色，卵状披针形。花：伞房状复聚伞花序，疏散，通常与叶对生或假顶生，花小，黄绿色，花萼不分裂，花瓣5，卵圆形，花盘边平截，花瓣分离，开花时伸展；雄蕊5，花药卵圆形，长宽近相等，花柱细。果：浆果近球形，成熟时橙黄色。种子：种子倒卵圆形，顶端圆形，基部有短喙。花果期4—10月。

【生境分布】生于路边、沟边、山坡林下、灌丛、山坡石砾地。分布于我国华北及甘肃、陕西、河南等地。

【药用部位（药材名称）】根或根皮（乌头叶蛇葡萄、过山龙）。

【采收加工】根：春秋季采挖，切片，晒干。根皮：春秋季采挖，剥取根皮，晒干。

【临床应用】微辛，涩，平。根用于跌打损伤，骨折，软组织损伤，外伤出血。根皮散瘀消肿，祛腐生肌，接骨止痛；用于骨折，跌打损伤，痈肿，风湿关节痛。

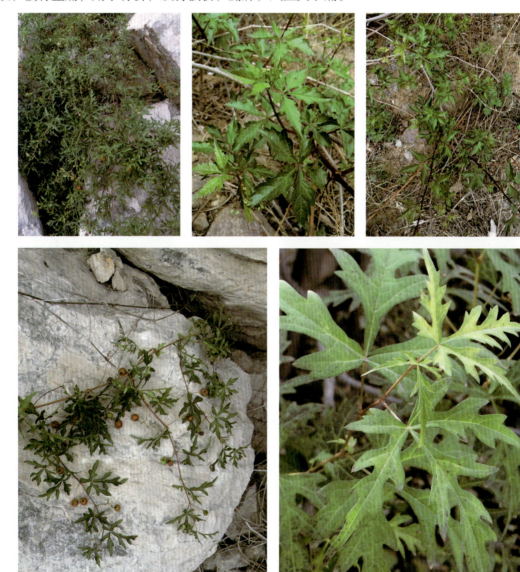

乌蔹莓

【基　　原】葡萄科乌蔹莓属植物乌蔹莓 *Cayratia japonica* (Thunb.) Gagnep.

【别　　名】乌蔹草、五叶藤、五爪龙、母猪藤。

【形态特征】多年生草质藤本。**茎**：茎带紫红色，有纵棱；卷须 2 歧分叉，与叶对生。**叶**：鸟趾状复叶互生；小叶 5，椭圆形、椭圆状卵形至狭卵形，先端急尖至短渐尖，基部楔形至宽楔形，边缘具疏锯齿，两面脉上有短柔毛或近无毛，中间小叶较大而具较长的小叶柄，侧生小叶较小。**花**：聚伞花序疏散，腋生或假腋生；花萼不明显；花小，花瓣 4，黄绿色；雄蕊 4，与花瓣对生；花盘肉质，浅杯状。**果**：浆果卵圆形，成熟时黑色。花果期 5—10 月。

【生境分布】生山谷林中或山坡灌丛等处，分布我国华东、中南、西南及河北等地。

【药用部位（药材名称）】全草或根（乌蔹莓）。

【采收加工】夏秋季割取藤茎或挖根，除去杂质，洗净，切段，鲜用或晒干。

【临床应用】苦、酸，寒；归心、肝、胃经。清热利湿，解毒消肿；用于热毒痈肿，疔疮，丹毒，咽喉肿痛，蛇虫咬伤，水火烫伤，风湿痹痛，黄疸，泻痢，白浊，尿血。

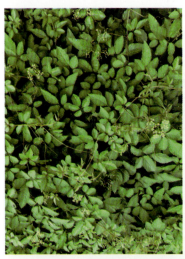
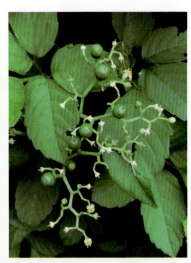
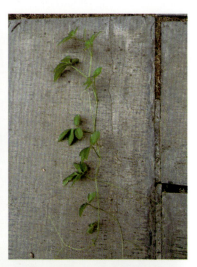
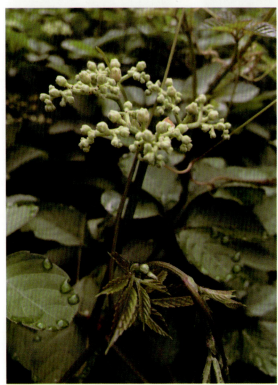
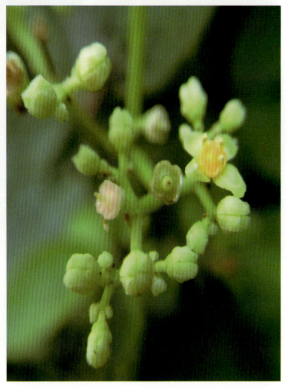

罂粟科

白屈菜

【基　　原】罂粟科白屈菜属植物白屈菜 *Chelidonium majus* L.

【别　　名】地黄连、土黄连、山黄连、胡黄连、小野人血草、黄汤子、雄黄草、断肠草、八步紧等。

【形态特征】多年生草本。根：主根粗壮，土黄色或暗褐色。茎：茎直立，被白粉，分枝常具白色长柔毛；全株含橘黄色乳汁。叶：叶互生，1～2回奇数羽状全裂；基生叶少数，裂片5～8对，裂片先端钝，边缘具圆齿，上面绿色，下面具白粉，疏被柔毛或无毛；茎生叶裂片2～4对，其他同基生叶。花：聚伞花序；花梗幼时被长柔毛，后变无毛；苞片卵形，萼片2；花瓣多为4，倒卵形，全缘，亮黄色；雄蕊多数，分离，花丝丝状，黄色。果：蒴果长圆柱形，灰绿色。种子：种子卵圆形，褐色，具光泽及蜂窝状小格。花果期4—9月。

【生境分布】生于山地、湿地、林缘草地、路旁或宅旁。分布于我国大部分地区。

【药用部位（药材名称）】地上部分（白屈菜）、根（小人血七）。

【采收加工】白屈菜：夏秋季采收，除去泥沙，鲜用或阴干、晒干。小人血七：5—7月采挖，阴干。

【临床应用】白屈菜：凉，苦，有毒；归肺、心、肾经。镇痛止咳，利尿解毒；用于胃痛腹痛，肠炎痢疾，久咳，黄疸，水肿腹水，疥癣疮肿，蛇虫咬伤。小人血七：苦，涩，温。破瘀消肿，止血止痛；用于劳伤瘀血，月经不调，痛经，消化道溃疡，蛇咬伤。

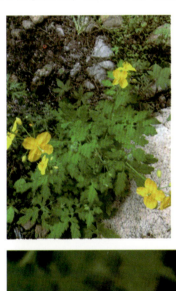
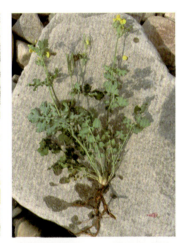
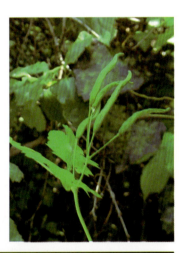
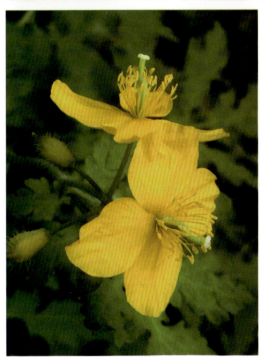
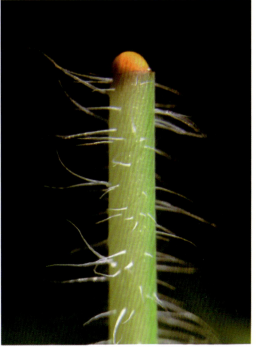

黄堇

【基　　原】罂粟科紫堇属黄堇 Corydalis pallida (Thunb.) Pers. var. pallida
【别　　名】山黄堇、珠果黄堇、黄花地丁、深山黄堇。
【形态特征】2年生草本。根：具主根，侧根呈须根状。茎：茎单一或多条，具棱，常上部分枝。叶：基生叶多数，莲座状，花期枯萎；茎下部叶具柄，上部叶近无柄；叶上面绿色，下面苍白色；叶2回羽状全裂，末回羽片无柄，卵圆形至长圆形，顶生的较大，3深裂，裂片边缘具圆齿状裂片，裂片顶端圆钝，具短尖，侧生的较小，常具圆齿。花：总状花序顶生和腋生，疏具多花；苞片披针形至长圆形，具短尖，约与花梗等长；萼片近圆形，边缘具齿；花黄色至淡黄色；雄蕊束披针形；子房线形，柱头具横向伸出的2臂，各枝顶端具3乳突。果：蒴果线形，念珠状，斜伸至下垂。种子：种子黑亮，表面密具圆锥状突起，中部凹；种阜帽状，约包裹种子的1/2。花果期5—7月。
【生境分布】生于林间、林缘、河岸或多石坡地。分布于我国东北、华北、华东及山东、河南、陕西、湖北等地。
【药用部位（药材名称）】全草（深山黄堇）。
【采收加工】春夏季采收，鲜用或晒干。
【临床应用】微苦，凉，有毒；归肝、肺、大肠经。清热利湿，解毒；用于湿热泄泻，赤白痢疾，带下，痈疮热疖，丹毒，风火赤眼。

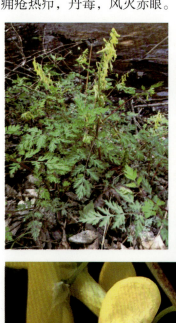
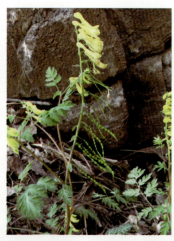
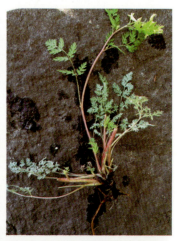
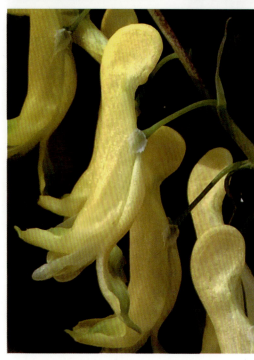
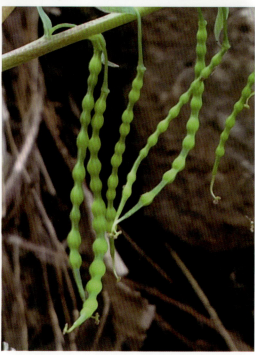

蛇果黄堇

【基　　原】罂粟科紫堇属植物蛇果黄堇 *Corydalis ophiocarpa* Hook.f.et Thoms.

【别　　名】弯果黄、断肠草、小前胡、扭果黄堇。

【形态特征】多年生草本。根：主根粗壮，黄色。茎：茎直立，有分枝，具棱。叶：基生叶较小，花期枯萎；茎生叶叶轮廓长圆形，1～2回羽状全裂，茎生叶较大，与基生叶同形，茎下部叶具长柄，叶柄约与叶片等长，叶柄在茎上下延成翅，向上叶柄渐短。花：总状花序密集，具多花；苞片线状披针形；花淡黄色，先端微带紫色；花萼小，膜质，三角形；雄蕊束披针形，上部缢缩成丝状；柱头2，每裂具2乳突。果：蒴果线形，成熟时呈蛇形弯曲。种子：种子小，亮黑色，表面具波状浅凹点。花果期5—9月。

【生境分布】生于山地林下、沟边草地。分布于我国西南、西北、华中及河北、山西、河南、湖北等地。

【药用部位（药材名称）】全草（蛇果黄堇）。

【采收加工】春夏季采收，洗净，鲜用或晒干。

【临床应用】苦、辛，温；有毒。活血止痛，祛风止痒；用于跌打损伤，皮肤瘙痒症。

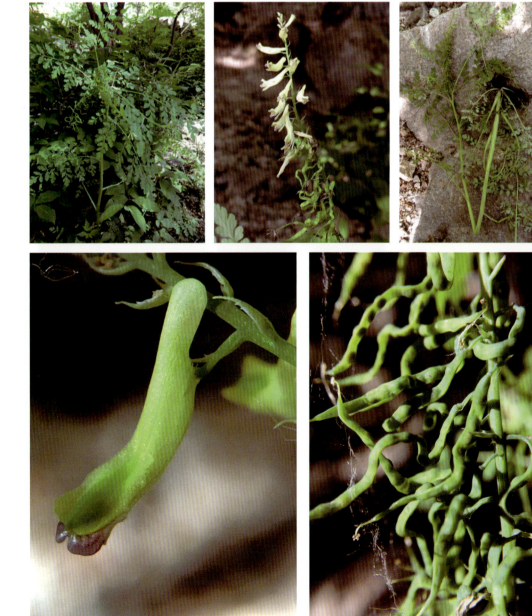

小药八旦子

【基　　原】罂粟科紫堇属植物小药八旦子 Corydalis caudata (Lam.) Pers.

【别　　名】土元胡、元胡、北京元胡。

【形态特征】多年生草本。**根**：根数条，黄棕色。**茎**：块茎圆球形或长圆形；茎基以上具1~2鳞片，枝条多发自叶腋，少数发自鳞片腋内。**叶**：叶2~3回3出复叶；叶柄细长，基部常具叶鞘；小叶圆形至椭圆形，有时浅裂，下部苍白色。**花**：总状花序具3~8花；苞片卵圆形或倒卵形，下部的较大；花梗长于苞片；萼片小，早落；花蓝色或紫蓝色，上花瓣较宽展，顶端微凹，距圆筒形，弧形上弯，下花瓣宽展，微凹，基部具宽大的浅囊；柱头四方形，上端具4乳突，下部具2尾状的乳突。**果**：蒴果卵圆形至椭圆形。**种子**：种子亮黑色，光滑，具狭长的种阜。花果期4—6月。

【生境分布】生于山坡、林缘、林下等处。分布于河北、山西、山东、江苏、安徽、湖北、陕西、甘肃等地。

【药用部位(药材名称)】块茎（土元胡）。

【采收加工】5—6月挖取块茎，去外皮，用开水煮至内部变黄，晒干。

【临床应用】辛、苦，温；归肝、胃经。活血，散瘀，理气，止痛；用于心腹腰膝诸痛，痛经，月经不调，产后瘀滞腹痛，崩漏，跌打损伤。

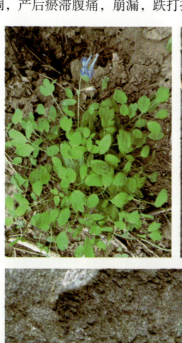
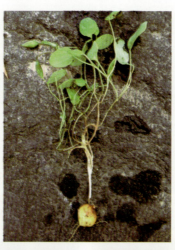
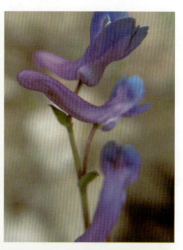
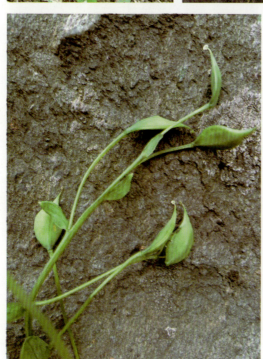
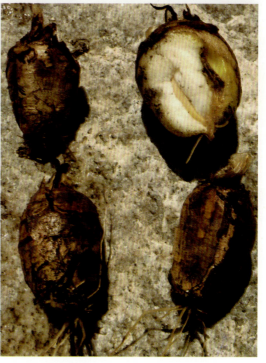

地丁草

【基　　原】罂粟科紫堇属植物地丁草 *Corydalis bungeana* Turcz.

【别　　名】紫堇、苦地丁、地丁、苦丁、地丁紫堇、彭氏紫堇、布氏紫堇、小鸡菜、紫花草等。

【形态特征】2年或多年生草本。**根**：主根细长圆柱形，黄棕色，具支根。**茎**：茎基部分枝，基部匍匐，茎斜升，灰绿色，具棱。**叶**：叶轮廓卵形，2～3回羽状全裂，1回裂片3～5对，具短柄或近无柄，2回羽片2～3对，顶端分裂成短小的裂片，裂片顶端圆钝；茎生叶与基生叶同形。**花**：总状花序有花数朵；苞片叶状，羽状深裂；萼片小，2片，近三角形；花冠粉红色、淡紫色，有时带蓝色，内花瓣顶端深紫色；柱头小，圆肾形。**果**：蒴果扁椭圆形，下垂，具2列种子。**种子**：种子光滑，亮黑色。花果期4—7月。

【生境分布】生于山沟、溪流、平原、丘陵草地或疏林下。分布于我国东北及河北、甘肃、陕西、山东、四川等地。

【药用部位（药材名称）】全草（苦地丁）。

【采收加工】夏季花果期采收，除去杂质，晒干。

【临床应用】苦，寒；归心、肝、大肠经。清热解毒，散结消肿；用于时疫感冒，咽喉肿痛，疔疮肿痛，痈疽发背，痄腮丹毒。

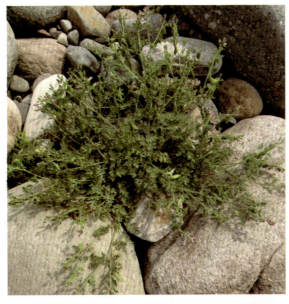
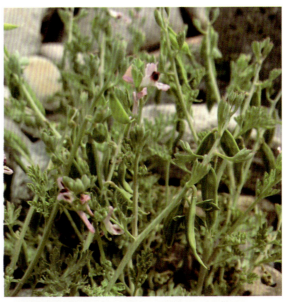
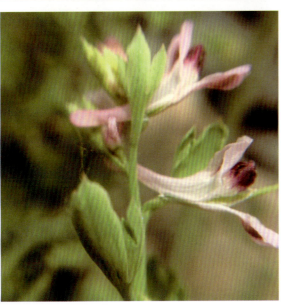
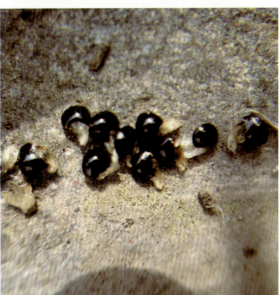

紫堇

【基　　原】罂粟科紫堇属植物紫堇 *Corydalis edulis* Maxim.

【别　　名】蝎子花、麦黄草、断肠草、闷头花。

【形态特征】形态与植物地丁草 *Corydalis bungeana* Turcz. 相似。两者的主要区别：地丁草 *Corydalis bungeana* Turcz. 的苞片羽状裂，种子光滑；紫堇 *Corydalis edulis* Maxim. 的苞片狭卵形或披针形，种子表面密生小凹点。

【生境分布】生于丘陵林下、沟边或多石处。分布于我国华东及河北、山西、陕西、甘肃、河南、湖北、四川、贵州等地。

【药用部位（药材名称）】根或全草（紫堇）、花（紫堇花）。

【采收加工】紫堇：春夏季采挖，除去杂质，洗净，鲜用或阴干。紫堇花：花期采收，鲜用或阴干。

【临床应用】紫堇：苦，涩，凉，有毒；归肺、肾、脾经。清热解毒，杀虫止痒；用于疮疡肿毒，聤耳流脓，咽喉疼痛，顽癣，秃疮，毒蛇咬伤。紫堇花：酸，微温，无毒；治脱肛。

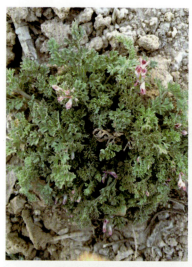
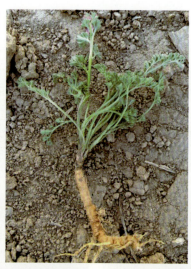
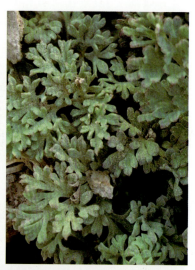
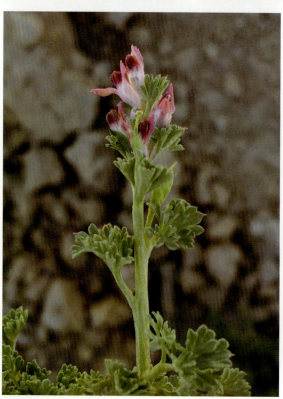
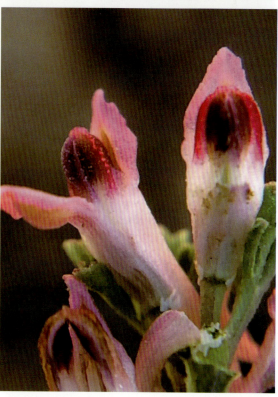

珠果黄堇

【基　　原】罂粟科紫堇属植物珠果黄堇 *Corydalis speciosa* Maxim.

【别　　名】狭裂珠果黄堇、珠果黄紫堇、念珠黄堇、念珠紫堇、胡黄堇。

【形态特征】多年生草本。根：主根直长。茎：茎直立，自下部分枝。叶：叶互生；叶柄长 3～5 cm；叶轮廓狭卵形，2～3 回羽状全裂，1 回裂片 5～7 片，末回裂片披针形至条形，下面略带白粉。花：总状花序顶生，长约 5～10 cm，待下部的花结果时，上部的花渐疏离，花序可延长；密具多花，花常 8～18 朵或更多；苞片披针形，长 5～8 mm；萼片膜质，卵形，长约 5 mm，先端有缺刻；花冠黄色，长约 20 mm，距长 8 mm，末端钝圆。果：蒴果条形，串珠状。种子：种子扁球形，黑色，表面密生小凹点。花果期 4—7 月。

【生境分布】生于山坡林下或沟边湿地。分布于我国东北及河北、山西、山东、河南等地。

【药用部位（药材名称）】全草（珠果黄紫堇）。

【采收加工】春季采挖，晒干。

【临床应用】苦、涩，寒。清热解毒，消肿止痛；用于痈疮热疖，无名肿毒，角膜充血。

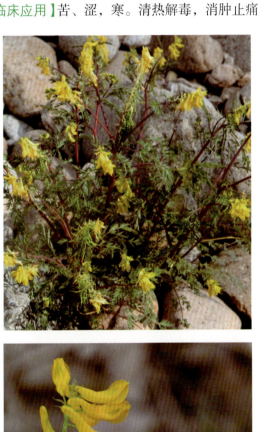
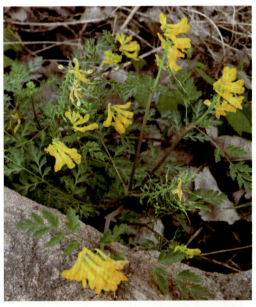
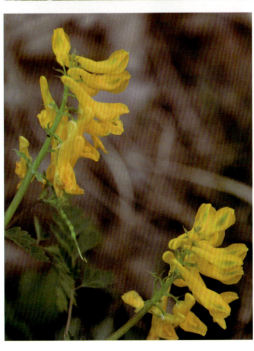
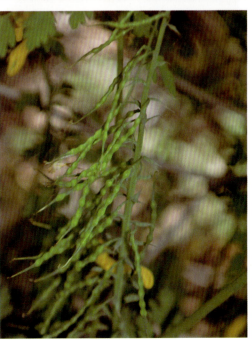

细果角茴香

【基　　原】罂粟科角茴香属植物细果角茴香 Hypecoum leptocarpum Hook.f.et Thoms.

【别　　名】节裂角茴香。

【形态特征】1年生草本。**根**：主根直伸。**茎**：茎丛生，长短不一，铺散而斜上，多分枝；全株略被白粉。**叶**：基生叶多数，蓝绿色，叶柄长，叶轮廓距圆形，1～2回羽状全裂，1回裂片3～6对，近无柄，2回裂片羽状细裂；茎生叶同基生叶，但较小，具短柄或近无柄。**花**：花葶多数，通常2歧状分枝；花1～3，花小，花梗细长；萼片卵形，全缘或具小齿；花瓣4，淡紫色后渐变白色，外面2枚宽倒卵形，先端绿色，全缘，内侧2枚较小；雄蕊4，花丝丝状，花药黄色；子房圆柱形，柱头2裂。**果**：蒴果直立，细圆柱形，成熟时在关节处分离成数小节。**种子**：种子扁平，宽倒卵形。花果期6—9月。

【生境分布】生于山坡草地、山谷、河滩、砾石坡等处。分布于我国华北、西北及四川、云南、西藏等地。

【药用部位（药材名称）】全草（细果角茴香）。

【采收加工】夏秋季采收，晒干。

【临床应用】苦，寒，小毒；归肺、肝、胆经。清热解毒，凉血；用于感冒发热，头痛，咽喉疼痛，目赤肿痛，关节疼痛，肺炎，肝炎，胆囊炎，痢疾，衄血便血。

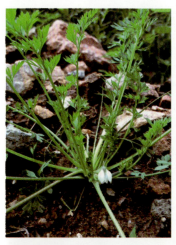
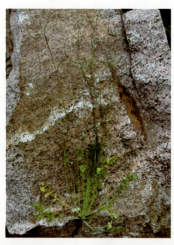
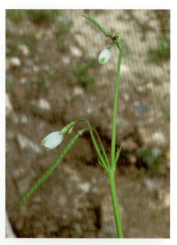
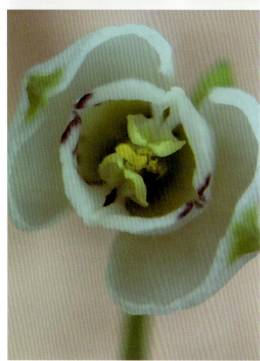
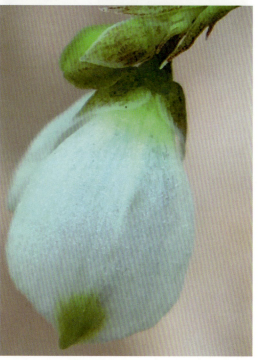

野罂粟

【基　　原】罂粟科罂粟属植物野罂粟 *Papaver nudicaule* L.

【别　　名】山大烟、山米壳、野大烟、岩罂粟、山罂粟、小罂粟、橘黄罂粟。

【形态特征】多年生草本。根：主根直伸，圆锥状。茎：根状茎短粗，地上茎极缩短；全株有硬伏毛。叶：基生叶丛生，轮廓卵圆形，羽状深裂，裂片再作不等浅裂；具长柄。花：花葶直立，由基部生出，细瘦，远较叶为长；花单一，顶生；花瓣4，倒卵形，内轮2个较小，橙黄色或黄色。果：蒴果倒卵状球形，顶部有盖，常密生硬毛。种子：种子近肾形，细小，褐色，表面具条纹和蜂窝小孔穴。花果期5—9月。

【生境分布】生于山坡干燥地带。分布于我国东北、华北、西北等地；亦有栽培。

【药用部位（药材名称）】果壳（野罂粟壳）、果实或带花全草（野罂粟）。

【采收加工】野罂粟壳：秋季果实成熟时采收，晒干。野罂粟：夏秋季采收，除去须根和泥土，晒干。

【临床应用】野罂粟壳：酸、微苦，微寒；有毒。敛肺，固涩，镇痛；用于慢性肠炎，慢性痢疾，久咳，喘息，胃痛，神经性头痛，偏头痛，痛经，白带，遗精，脱肛。野罂粟：酸、微苦，涩，凉，有毒；归肺、肾、胃、大肠经。清肺止咳，涩肠止泻，镇痛；用于久咳喘息，泻痢，便血，脱肛，遗精，带下，头痛，胃痛，痛经。

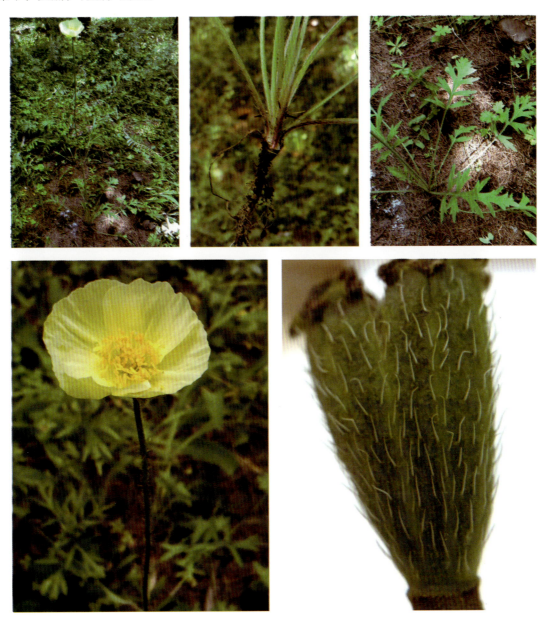

十字花科

白花碎米荠

【基　原】十字花科碎米荠属植物白花碎米荠 Cardamine leucantha (Tausch) O.E. Schulz

【别　名】白花石芥菜、假芹菜、角蒿、山芥菜。

【形态特征】多年生草本。**茎**：茎直立，单一，不分枝，有沟棱和短柔毛。**叶**：奇数羽状复叶，小叶2～3对，顶生小叶长卵状披针形，先端渐尖，基部楔形，边缘具不整齐的钝齿，两面和边缘均有少数短柔毛；侧生小叶与顶生小叶的大小和形状相似，但基部偏斜，叶柄短或近无。**花**：总状花序顶生；萼片4，卵形，边缘白色膜质，疏被柔毛；花瓣4，白色，长圆状楔形，有爪。**果**：长角果线形。**种子**：种子长圆形，棕色。花果期5—8月。

【生境分布】生于路边、山坡湿草地、杂木林下及山谷沟边阴湿处。分布于我国东北、华东及河北、山西、河南、湖北、陕西、甘肃等地。

【药用部位（药材名称）】根状茎或全草（菜子七）。

【采收加工】秋季采挖，去除泥土杂质及须根，晒干。

【临床应用】辛、甘、平；归肺、肝经。化痰止咳，活血止痛；用于百日咳，慢性支气管炎，月经不调，跌打损伤。

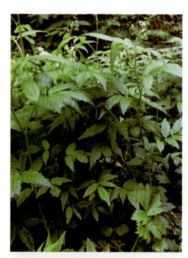
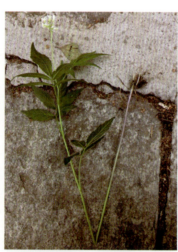
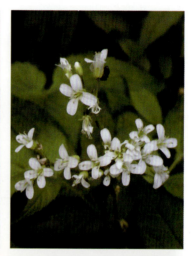
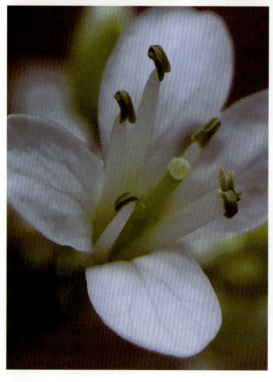
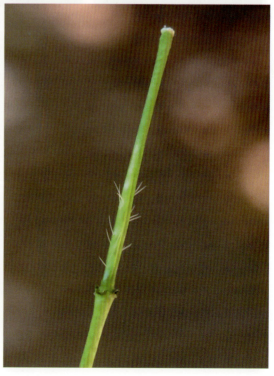

弯曲碎米荠

【基　　原】十字花科碎米荠属植物弯曲碎米荠 Cardamine flexuosa With.

【别　　名】碎米荠、蔊菜。

【形态特征】1年或2年生草本。根：主根有时不明显，支根多数，土黄色。茎：茎自基部分枝，斜升，表面疏生柔毛。叶：基生叶有柄，小叶3～7对，顶生小叶卵形、倒卵形或长圆形，顶端3齿裂，基部宽楔形，侧生小叶卵形，较顶生小叶小，1～3齿裂；茎生叶有小叶3～5对，长卵形或线形，1～3裂或全缘。花：总状花序多数；萼片长椭圆形，边缘膜质；花小，花瓣白色，倒卵状楔形；花丝不扩大；雌蕊柱状，花柱极短，柱头扁球状。果：长角果线形，扁平，与果序轴近于平行排列，果序轴左右弯曲，果梗直立开展。种子：种子扁长圆形，黄绿色，顶端有极窄的翅。花果期3—6月。

【生境分布】生于田边、路旁、草地、沟边的阴湿处。分布于我国辽宁、河北、陕西、甘肃、河南及长江以南各地。

【药用部位（药材名称）】全草（白带草）。

【采收加工】2—5月采收，鲜用或晒干。

【临床应用】甘、淡，凉。清热利湿，安神，止血；用于湿热泻痢，热淋，白带，心悸，失眠，虚火牙痛，小儿疳积，吐血，便血，疔疮。

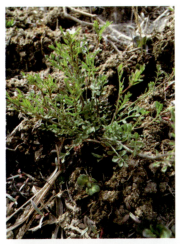
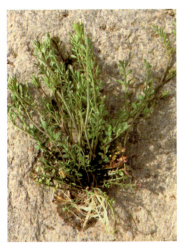
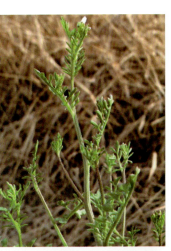
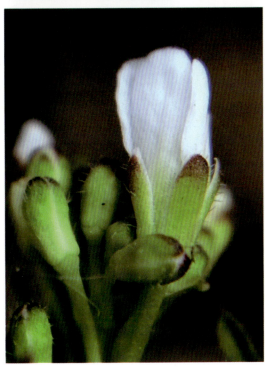
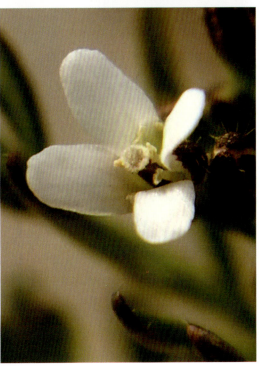

紫花碎米荠

【基　　原】十字花科碎米荠属植物紫花碎米荠 Cardamine tangutorum O.E. Schulz

【别　　名】唐古碎米荠、石芥菜。

【形态特征】形态与植物"白花碎米荠"相似。两者的主要区别：紫花碎米荠的花为紫色，长角果稍长（长 2～4.5 cm），复叶具小叶 3～5 对，叶两面无毛或散生短柔毛；白花碎米荠的花为白色，长角果稍短（长 1.5～2.5 cm），复叶具小叶 2～3 对，叶两面有粗毛。

【生境分布】生于高山山沟草地及林下阴湿处。分布于河北、山西、陕西、甘肃、青海、四川、云南及西藏等地。

【药用部位(药材名称)】全草（石芥菜）。

【采收加工】春夏季采挖，洗净，鲜用或晒干。

【临床应用】苦，平。散瘀通络，祛湿，止血；用于跌打损伤，风湿痹痛，黄水疮，外伤出血。

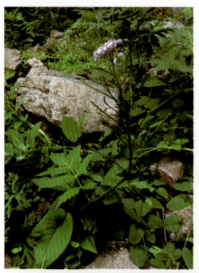
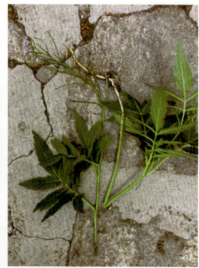
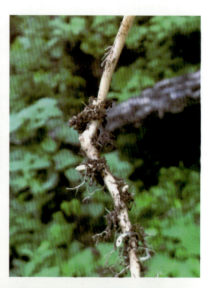
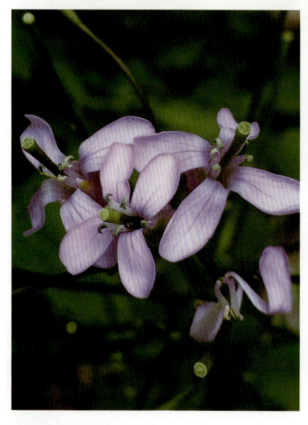
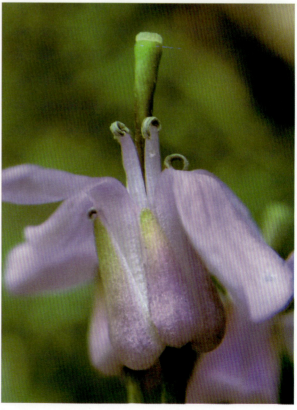

播娘蒿

【基　　原】十字花科播娘蒿属植物播娘蒿 *Descurainia Sophia* (L.) Webb. ex Prantl

【别　　名】眉毛蒿、眉眉蒿、米蒿、米米蒿、密密蒿、线香子、麦蒿、婆婆蒿、大蒜芥、黄蒿。

【形态特征】1年生草本。根：主根粗壮，圆锥形，棕黄色。茎：茎直立，上部分枝，具纵棱槽，密被分叉状短柔毛。叶：叶轮廓矩圆形或矩圆状披针形，2～3回羽状全裂或深裂，末回裂片窄线形或线状长圆形；茎下部叶有叶柄，向上叶柄渐短或近无。花：总状花序顶生，花多数；萼片4，线形，被分叉短柔毛；花瓣4，黄色，匙形；雄蕊比花瓣长，伸出花外。果：长角果狭线形，淡黄绿色，向内弧度弯曲。种子：种子长圆形至卵形，棕色，稍扁，有细网纹。花果期4—9月。

【生境分布】生于山坡、沟谷、村旁、田边等处。分布于我国东北、华北、华东、西北、西南等地。

【药用部位（药材名称）】种子（南葶苈子）、全草（播娘蒿）。

【采收加工】南葶苈子：夏季果实成熟时采割地上部分，晒干，搓出种子，晒干。播娘蒿：春夏季采收，鲜用或晒干。

【临床应用】南葶苈子：辛、苦，大寒；归肺、膀胱经。泻肺平喘，行水消肿；用于痰涎壅肺，喘咳痰多，胸胁胀满，不得平卧，胸腹水肿，小便不利。播娘蒿：辛，平。利湿通淋；用于气淋，劳淋，疥癣。

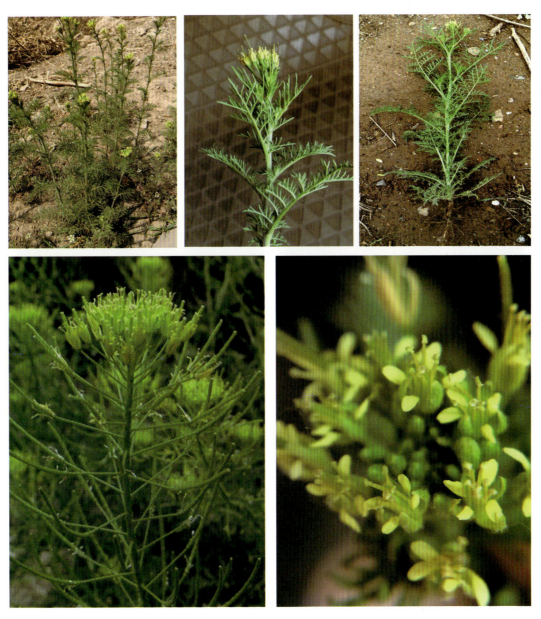

垂果南芥

【基　　原】十字花科南芥属植物垂果南芥 *Arabis pendula* L.

【别　　名】唐芥、扁担蒿、野白菜、大蒜芥。

【形态特征】2年生草本。**根**：主根圆锥状，黄白色。**茎**：茎直立，上部有分枝；全株被单硬毛或分叉毛。**叶**：茎下部叶长椭圆形至倒卵形，顶端渐尖，边缘有浅锯齿，基部渐狭而成叶柄；茎上部叶狭长椭圆形至披针形，较下部叶略小，基部心形或箭形，抱茎。**花**：总状花序顶生或腋生；萼片椭圆形，背面被有单毛、分叉毛及星状毛；花瓣白色，匙形。**果**：长角果线形，弧曲，下垂。**种子**：种子椭圆形，褐色，边缘有环状的翅。花果期6—10月。

【生境分布】生于山坡、沟谷、草地、林缘、灌丛、河岸及路旁杂草地。分布于我国西北、华北、东北等地。

【药用部位（药材名称）】果实（垂果南芥）。

【采收加工】秋季采收，晒干。

【临床应用】辛，平。清热，解毒，消肿；用于疮痈肿毒。

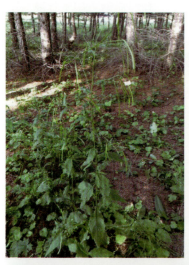
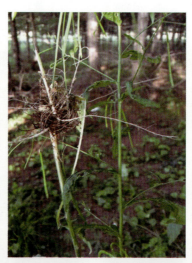
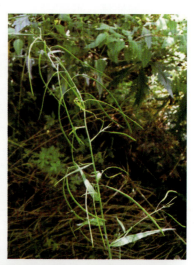
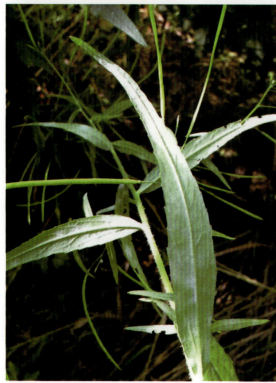
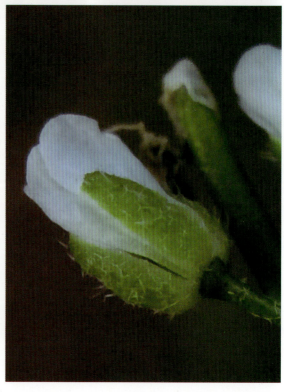

豆瓣菜

【基　　原】十字花科豆瓣菜属植物豆瓣菜 *Nasturtium officinale* R.Br.

【别　　名】水芥菜、水蔊菜、水田芥、无心菜、西洋菜、水排菜、水生菜。

【形态特征】多年生水生草本。茎：茎匍匐或浮水生，多分枝，节上生不定根。叶：奇数羽状复叶，小叶片3～9枚；顶生小叶较大，宽卵形、长圆形或近圆形，先端钝或微凹，近全缘或呈波状浅裂，基部截平，小叶柄细而扁；侧生小叶与顶生叶形态相似，基部不对称，叶柄基部成耳状，略抱茎。花：总状花序顶生，花多数；萼片4，边缘膜质；花瓣白色，倒卵形或宽匙形，具脉纹，先端圆，基部渐狭成细爪；雄蕊6，雌蕊1，子房近圆柱形。果：长角果扁圆柱形，果梗开展或向上微弯。种子：种子扁圆形或近椭圆形，红褐色，表面具稀疏而大的凹陷网纹。花果期4—7月。

【生境分布】生于水中、山涧、水沟及河边、沼泽地或水田中。分布于我国西南、华东、华南及黑龙江、河北、山西、陕西、河南等地；亦有栽培。

【药用部位（药材名称）】全草（西洋菜干）。

【采收加工】春冬季采收，晒干。

【临床应用】甘、淡，凉；归肺经。清肺，凉血，利尿，解毒；用于肺热燥咳，坏血病，泌尿系炎症，疔毒痈肿，皮肤瘙痒。

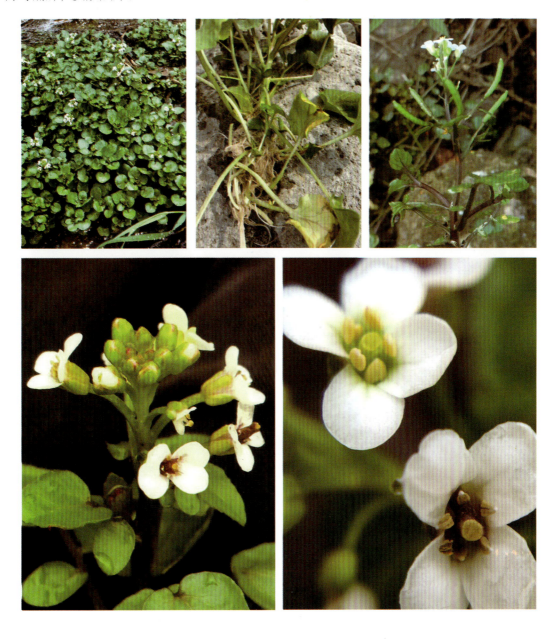

独行菜

【基　　原】十字花科独行菜属植物独行菜 Lepidium apetalum Willd.

【别　　名】腺茎独行菜、辣辣根、羊辣罐、拉拉罐、白花草。

【形态特征】1～2年生草本。茎：茎直立，上部多分枝。叶：叶互生；基生叶窄匙形，边缘羽状浅裂或深裂；茎生叶线形，全缘或前端有疏齿；全部叶基部有耳，上面疏生微小短毛，下面无毛。花：总状花序顶生，花序果期延长；花小，花瓣无或退化成丝状，比萼片短；花萼4，椭圆形；雄蕊2或4，柱头头状。果：短角果卵状椭圆形，扁平，顶端微凹，上部有不明显的短翅；果柄弧形弯曲。种子：种子倒卵状椭圆形，淡红棕色。花果期5—7月。

【生境分布】生于田野、荒地、路旁等处。分布于我国东北、华北及山东、甘肃、青海、云南、四川等地。

【药用部位（药材名称）】种子（北葶苈子）、全草（辣辣菜）。

【采收加工】北葶苈子：夏季果实成熟时采割，晒干，搓出种子，除去杂质。辣辣菜：春季采挖，洗净，晒干。

【临床应用】北葶苈子：辛、苦、大寒；归肺、膀胱经。泻肺平喘，行水消肿；用于痰涎壅肺，喘咳痰多，胸胁胀满，不得平卧，胸腹水肿，小便不利。辣辣菜：辛，平；归肾、膀胱经。清热解毒，利尿，通淋；用于痢疾，腹泻，小便不利，淋证，浮肿。

【编者之见】据《全国中草药汇编》，中药材"葶苈"为十字花科植物葶苈 Draba nemorosa L. 的干燥成熟种子。按2020年版《中国药典》，中药材"葶苈子"为十字花科植物播娘蒿或独行菜的干燥成熟种子，前者称"南葶苈子"，后者称"北葶苈子"。中药材"葶苈"和"葶苈子"为不同品种的药材，应注意区分。

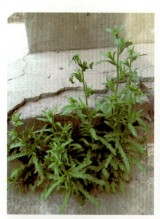
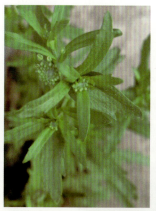
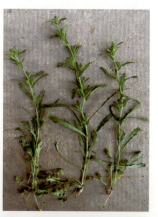
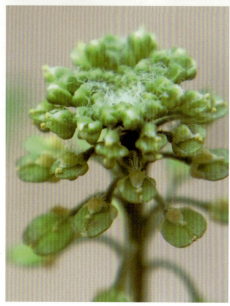
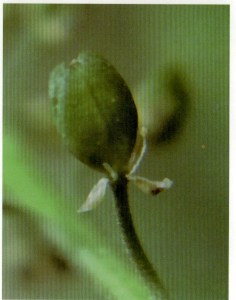

风花菜

【基　　原】十字花科蔊菜属植物风花菜 *Rorippa globosa* (Turcz.) Hayek

【别　　名】球果蔊菜、圆果蔊菜、银条菜。

【形态特征】1～2年生草本。茎：茎单一，基部木质化，分枝或不分枝。叶：茎下部叶具柄，上部叶渐无柄；叶长圆形至倒卵状披针形，基部渐狭，下延成短耳状而半抱茎，边缘具不整齐粗齿。花：总状花序有花多数；花小，黄色，具细梗；萼片4，长卵形，开展，边缘膜质；花瓣4，倒卵形，基部渐狭成短爪；雄蕊6。果：短角果实近球形，顶端具宿存短花柱。种子：种子多数，淡褐色，极细小，扁卵形，一端微凹。花果期4—9月。

【生境分布】生于河岸、湿地、路旁、沟边或草丛中，也生于干旱处。分布于我国东北、华东、华南及河北、山西、湖北、湖南、云南等地。

【药用部位（药材名称）】全草（风花菜）。

【采收加工】7—8月采全草，切段，晒干。

【临床应用】苦、辛，凉。归心、肝、肺经。清热利尿，解毒，消肿；用于黄疸，水肿，淋病，咽痛，痈肿，汤火伤。

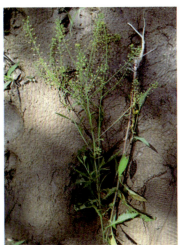
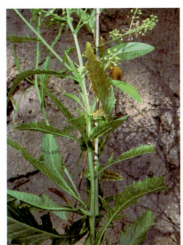
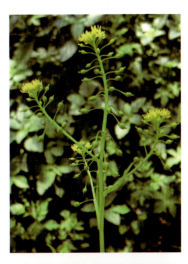
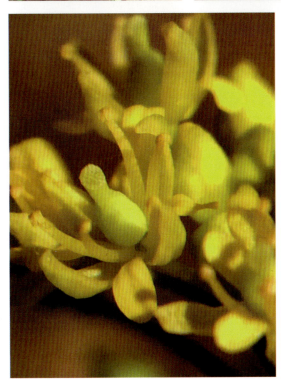
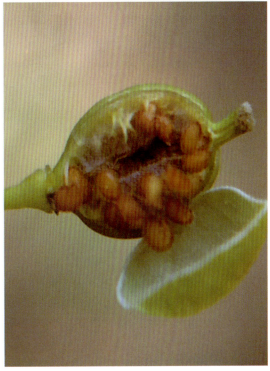

蔊菜

【基　　原】十字花科蔊菜属植物蔊菜 Rorippa indica (L.) Hiern

【别　　名】田葛菜、野菜花、山芥菜、独根菜、山萝卜、香荠菜、野油菜、塘葛菜、辣米菜，等。

【形态特征】1—2年生草本。根：主根短，圆锥形，黄白色，具支根。茎：茎直立，粗壮，具纵沟。叶：叶互生；基生叶及茎下部叶具长柄，叶形多变，常大头羽状分裂，顶端裂片大，卵形或长圆形，边缘具不整齐锯齿，侧裂片2～5对，向下渐小；茎上部叶片长圆形或匙形，边缘具疏齿，具短柄或基部耳状抱茎。花：总状花序顶生或侧生，花小，多数，花梗细；萼片4，卵状长圆形；花瓣4，黄色，匙形，基部渐狭成短爪，与萼片近等长；雄蕊6，2枚稍短。果：长角果圆柱形，直或稍内弯，成熟时果瓣隆起。种子：种子细小，卵圆形而扁，一端微凹，棕褐色，具细网纹。花果期4—9月。

【生境分布】生于荒地、路旁及田园等处。分布于全国各地。

【药用部位（药材名称）】全草或花（蔊菜、野油菜）。

【采收加工】5—7月采收全草或花，鲜用或晒干。

【临床应用】辛、苦，微温；归肺、肝经。祛痰止咳，解表散寒，解毒利湿；用于咳嗽痰喘，感冒发热，麻疹透发不畅，风湿痹痛，咽喉肿痛，疔疮痈肿，漆疮，经闭，跌打损伤，黄疸，水肿。

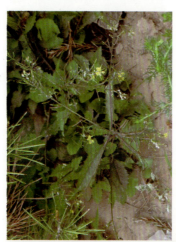
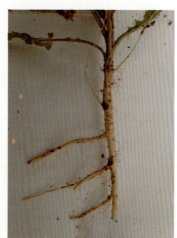
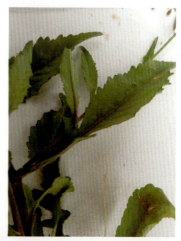
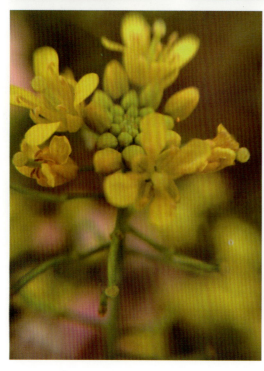
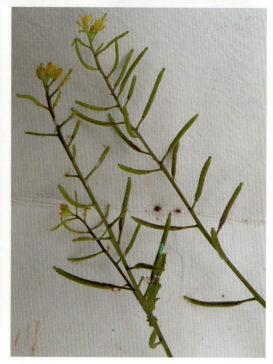

沼生䔧菜

【基　　原】十字花科䔧菜属植物沼生䔧菜 *Rorippa islandica* (Oed.) Borb.
【别　　名】水萝卜、䔧菜、叶香。
【形态特征】形态与植物"䔧菜"相似。两者的主要区别：沼生䔧菜的长角果为圆柱状长椭圆形，长 4～6 mm，宽约 2 mm，长角果显粗短；基生叶及茎下部叶呈羽状深裂。䔧菜的长角果圆柱形，长 1～2 cm，宽约 1～1.5 mm，长角果显细长；基生叶及下部叶呈大头羽状分裂。
【生境分布】生于溪岸、田边、河旁、洼地、草地。分布于我国东北、华北、西北、华东及河南、湖南、贵州、云南等地。
【药用部位(药材名称)】全草（水前草）。
【采收加工】7—8 月采收全草，洗净，切段，晒干。
【临床应用】辛、苦、凉；归肝、膀胱经。清热解毒，利水消肿；用于风热感冒，咽喉肿痛，黄疸，淋病，水肿，关节炎，痈肿，汤火伤。

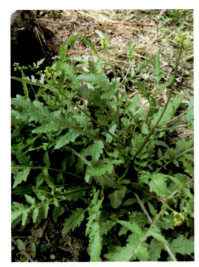
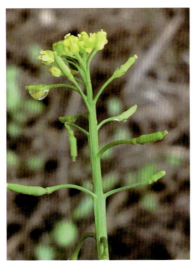
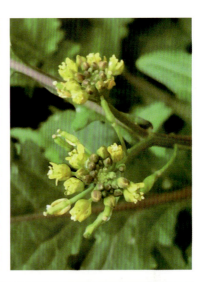
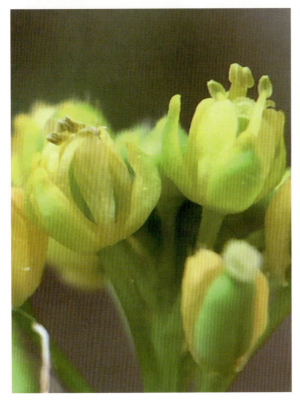
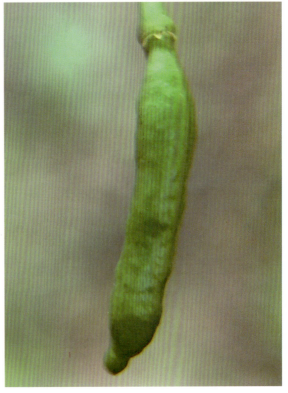

萝卜

【基　　原】十字花科萝卜属植物萝卜 Raphanus sativus L.

【别　　名】莱菔。

【形态特征】1—2年生草本。**根**：根直深，肉质，长圆形、球形或圆锥形，外皮绿色、白色或红色。**茎**：茎直立，有分枝，稍具粉霜。**叶**：基生叶和茎下部叶大头羽状半裂，顶裂片卵形，侧裂片4～6对，长圆形，有钝齿，疏生粗毛；上部叶长圆形，有锯齿或近全缘。**花**：总状花序顶生及腋生；花白色或粉红色，花瓣倒卵形，具紫纹，下部具爪；萼片长圆形。**果**：长角果圆柱形，种子间处缢缩，顶端具长喙。**种子**：种子卵形，微扁，红棕色，有细网纹。花果期4—6月。

【生境分布】全国各地普遍栽培，且有大量的栽培品种。

【药用部位（药材名称）】种子（莱菔子）、鲜根（莱菔）、开花结实后的老根（地骷髅、枯萝卜）、基生叶（莱菔叶）、地上全草（莱菔缨）。

【采收加工】莱菔子：夏季果实成熟时采割植株，晒干，搓出种子，除去杂质，再晒干。莱菔：秋冬季采挖鲜根，除去茎叶，洗净，鲜用。地骷髅（枯萝卜）：待种子成熟后，采挖根部，除去地上部分，洗净，晒干。莱菔叶：冬季或早春采收，洗净，风干或晒干。莱菔缨：春夏季采收地上部分，鲜用或晒干。

【临床应用】莱菔子：辛、甘，平；归肺、脾、胃经。消食除胀，降气化痰；用于饮食停滞，脘腹胀痛，大便秘结，积滞泻痢，痰壅喘咳。莱菔：辛、甘，凉；归脾、胃、肺、大肠经。消食，下气，化痰，止血，解渴，利尿；用于消化不良，食积胀满，吞酸，腹泻，痢疾，痰热咳嗽，咽喉不利，咳血，吐血衄血，便血，消渴，淋浊，疮疡，损伤瘀肿，烫伤及冻疮。地骷髅（枯萝卜）：甘、辛，平；归肺、肾经。行气消积，化痰，解渴，利水消肿；用于咳嗽痰多，食积气滞，腹胀痞满，痢疾，消渴，脚气，水肿。莱菔叶：辛、苦，平；归脾、胃、肺经。消食理气，清肺利咽，散瘀消肿；用于食积气滞，脘腹痞满，呃逆，吐酸，泄泻，痢疾，咳痰，音哑，咽喉肿痛，妇女乳房肿痛，乳汁不通，外治损伤瘀肿。莱菔缨：消食止渴，祛热解毒；用于胸中满闷，两胁作胀，化积滞，解酒毒。

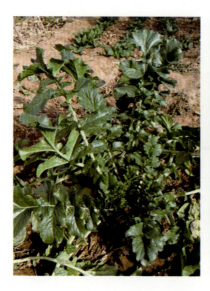
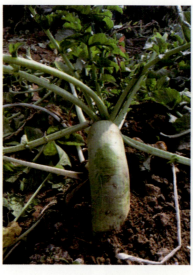
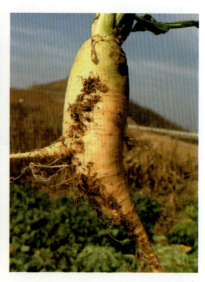

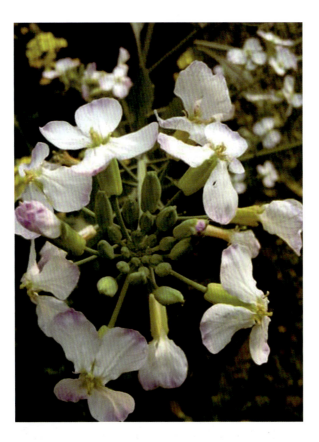

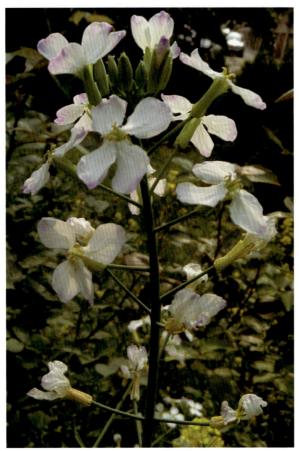

荠

【基　　原】十字花科荠菜属植物荠 Capsella bursa-pastoris (L.) Medic.
【别　　名】荠菜、荠荠菜、荠只菜、菱角菜、地米菜、鸡脚菜、地地菜、上已菜、三角草等。
【形态特征】1～2年生草本。根：主根细长圆柱形，白色，支根多数。茎：茎直立，常单一或茎中上部分枝。叶：基生叶丛生，呈莲座状，羽状分裂，稀全缘，具长柄；茎生叶长圆形或狭披针形，基部箭形抱茎，边缘有缺刻或锯齿。花：总状花序顶生或腋生，花多数；萼4片，绿色或带紫色，开展，卵形，基部平截，具白色边缘；花小，花瓣4，白色，匙形或倒卵形，有短爪；雄蕊6，4强，基部有绿色腺体；雌蕊1，花柱极短。果：短角果倒心状三角形，扁平，先端微凹。种子：种子细小，倒心形。花果期3—6月。
【生境分布】生于田野、路边及庭园等处。分布于全国大部分地区；亦有栽培。
【药用部位（药材名称）】全草（荠菜）、花序（荠菜花）、种子（荠菜子）。
【采收加工】荠菜：3—5月采收，洗净，晒干。荠菜花：4—5月采收，晒干。荠菜子：6月间果实成熟时，采摘果枝，晒干，揉出种子。
【临床应用】荠菜：甘、淡、凉；归肝、心、肺经。凉肝止血，平肝明目，清热利湿；用于吐血，衄血，咯血，尿血，崩漏，目赤疼痛，眼底出血，高血压病，赤白痢疾，肾炎水肿，乳糜尿。荠菜花：甘，凉；归大肠经。凉血止血，清热利湿；用于痢疾，崩漏，尿血，吐血，咯血，衄血，小儿乳积，赤白带下。荠菜子：甘，平；归肝经。祛风明目；用于目痛，青盲翳障。

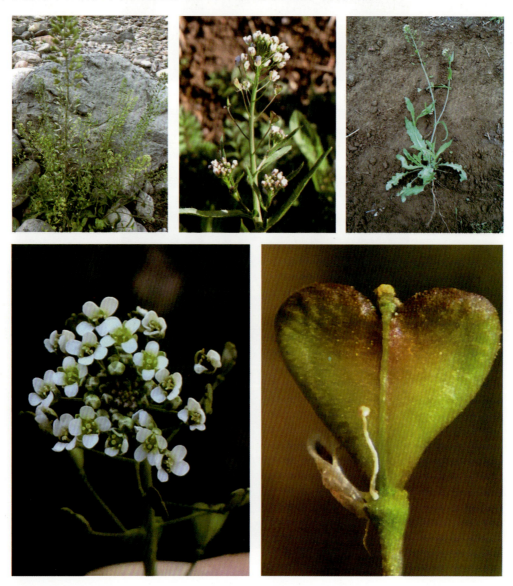

葶苈

【基　　原】十字花科葶苈属植物葶苈 *Draba nemorosa* L.

【别　　名】无。

【形态特征】1～2年生草本。茎：茎直立，单一，从基部分枝；全株具单毛或星状毛。叶：基生叶呈莲座状，长倒卵形，顶端稍钝，边缘有疏细齿或近全缘；茎生叶长卵形或卵形，顶端尖，基部楔形或渐圆，边缘有细齿，无柄。花：总状花序，花后伸长；小花多数，疏松，花瓣黄色，花期后成白色，倒圆楔形，顶端凹；小花梗细长，萼片椭圆形。果：短角果长圆形或长椭圆形，具单毛或星状毛，果梗与果序轴成近于直角向上开展。种子：种子卵形，褐色，种皮有小疣。花果期3—6月。

【生境分布】生于田边、路旁、山坡草地及河谷湿地等处。分布于我国东北、华北、华东、西北、西南等地。

【药用部位（药材名称）】种子（葶苈）。

【采收加工】果实呈黄绿色时收割，晒干，搓出种子，除去杂质。

【临床应用】辛、苦，寒。泻肺平喘，行水消肿；用于痰涎壅肺，喘咳痰多，胸胁胀满，不得平卧，胸腹水肿，小便不利，肺源性心脏病水肿。

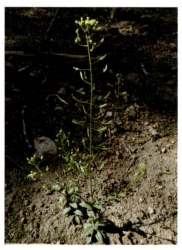
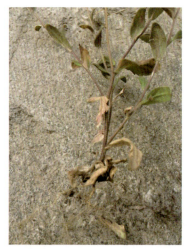
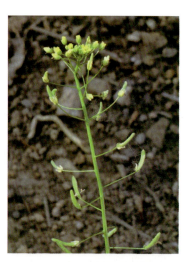
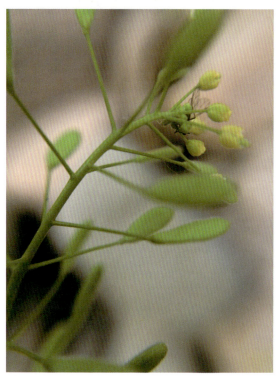
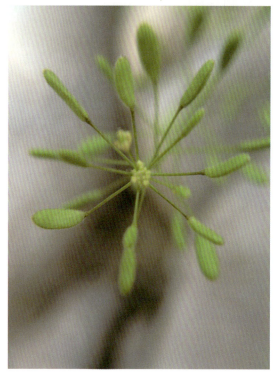

糖芥

【基　　原】十字花科糖芥属植物糖芥 *Erysimum bungei*(Kitag.)Kitag.

【别　　名】冈托巴。

【形态特征】1～2年生草本。根：根圆柱状，支根少数。茎：茎直立，具棱角；全株密生2歧分叉毛。叶：基生叶莲座状，无柄，平铺地面，具叶柄；茎生叶披针形或线形，顶端急尖，基部楔形，边缘具深波状疏齿或近全缘，向上叶柄渐短至无柄。花：总状花序顶生；花瓣橘黄色，直径约1 cm，倒披针形，有细纹，具长爪；萼片长圆形，边缘白色膜质；柱头2裂。果：长角果细圆柱形，侧扁，稍具4棱，长约4.5～8.5 cm。种子：种子长圆形，深红棕色。花果期6—9月。

【生境分布】生于田边、荒地等处。分布于我国东北、华北及陕西、江苏、四川等地。

【药用部位(药材名称)】全草和种子(糖芥)。

【采收加工】全草：春夏季采收，晒干。种子：7—9月果实成熟时割取全株，晒干，打下种子，扬净。

【临床应用】苦、辛，寒；归肺、胃经。健脾和胃，利尿强心；用于脾胃不和，食积不化，心力衰竭所致浮肿。

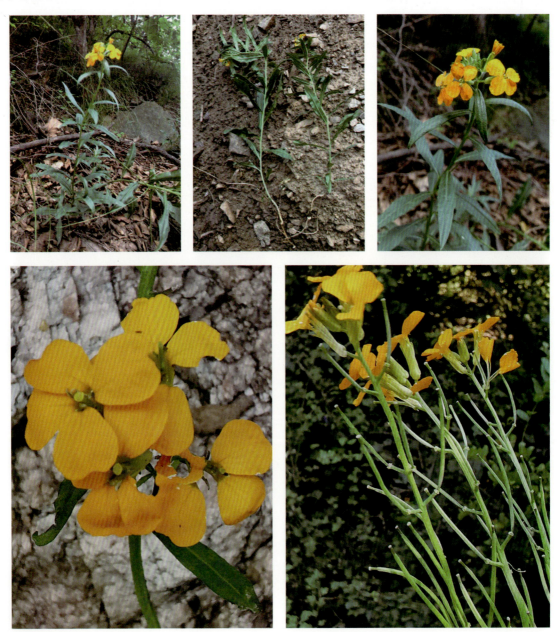

芜菁

【基　　原】十字花科芸苔属植物芜菁 *Brassica rapa* L.

【别　　名】芜青、蔓（曼）青（菁）、扁萝卜、圆根。

【形态特征】2年生草本。**根**：块根肉质，球形、扁圆形或长圆形，外皮白色、黄色或红色，内面白色或浅黄色，无辣味。**茎**：茎直立，有分枝，下部稍有毛。**叶**：基生叶大头羽裂或为复叶，边缘波状或浅裂，侧裂片或小叶约5对，向下渐变小，两面有刺毛；茎生叶长圆状披针形，带粉霜，基部宽心形，抱茎。**花**：总状花序顶生；萼片4，稍开展，长圆形；花瓣4，鲜黄色，花瓣倒披针形；雄蕊6，雌蕊1，柱头头状。**果**：长角果细圆柱形，具喙。**种子**：种子球形，褐色或浅棕黄色，表面有网状窠穴。花果期3—7月。

【生境分布】全国各地均有栽培。

【药用部位（药材名称）】种子（芜菁子）、块根及叶（芜菁）、花蕾或花（芜菁花）。

【采收加工】芜菁子：6—7月果实成熟时，割取全株，晒干，打下种子。芜菁：冬季及翌年3月间采收，鲜用或晒干。芜菁花：3—4月花开时采，鲜用或晒干。

【临床应用】芜菁子：辛、苦，寒；归肝、脾、肺、大肠经。养肝明目，行气利水，清热解毒；用于青盲，目暗，黄疸便结，小便不利，癥积，疮疖。芜菁：苦、辛、甘，温；归心、肺、脾、胃经。消食下气，解毒消肿；用于宿食不化，心腹冷痛，咳嗽，疔疮痈肿。芜菁花：辛，平；归肝经。补肝明目，敛疮；用于虚劳目暗，久疮不愈。

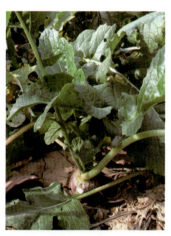
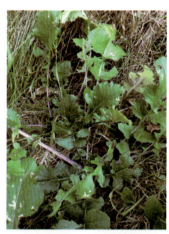
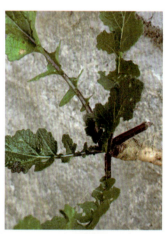
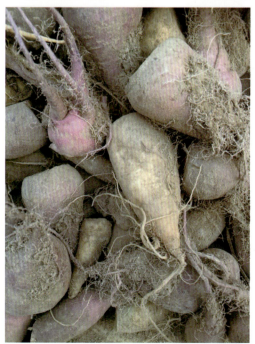
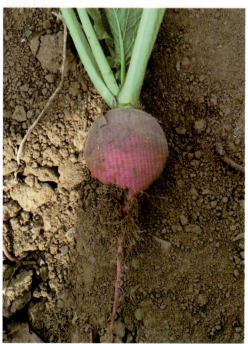

芸苔

【基　　原】十字花科芸薹属植物芸苔 *Brassica campestris* L.

【别　　名】油（青、胡、寒）菜、薹菜（芥）、芸薹、芸薹菜。

【形态特征】2年生草本。**茎**：茎粗壮，直立，稍带粉霜。**叶**：基生叶大头羽裂，顶裂片圆形或卵形，边缘具不整齐弯缺齿，侧裂片1至数对，卵形，叶柄宽，基部抱茎；茎下部叶羽状半裂，基部扩展且抱茎，两面有硬毛及缘毛；茎上部叶长圆状倒卵形、长圆形或长圆状披针形，基部心形，抱茎，两侧有垂耳，全缘或有波状细齿。**花**：总状花序，花期成伞房状，花后伸长；萼片长圆形，直立开展，顶端圆形，边缘透明，稍有毛；花鲜黄色，花瓣倒卵形，顶端近微缺，基部有爪。**果**：长角果线形。**种子**：种子球形，紫褐色。花果期3—5月。

【生境分布】全国各地均有栽培。

【药用部位（药材名称）】根和嫩茎叶（芸苔、芸薹）、种子（芸苔子）、脂肪油（油菜子油）。

【采收加工】芸苔（芸薹）：2—3月采收，多鲜用。芸苔子：4—6月种子成熟时，将地上部分割下，晒干，打下种子，除去杂质。油菜子油：油菜籽榨油。

【临床应用】芸苔（芸薹）：辛，凉；归肺、肝、脾经。凉血散血，解毒消肿；用于血痢，丹毒，热毒疮肿，乳痈，风疹，吐血。芸苔子：甘、辛，温。行血，破气，消肿，散结；用于产后血滞腹痛，血痢，肿毒，痔漏。油菜子油：用于肠梗阻，汤火灼伤，湿疹。

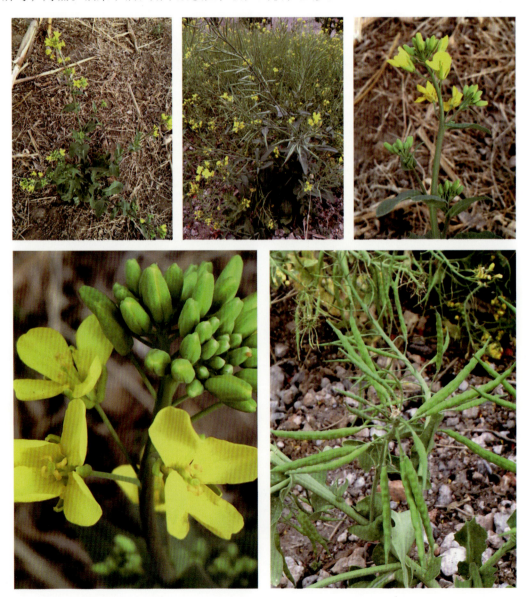

菥蓂

【基　　原】十字花科菥蓂属植物菥蓂 *Thlaspi arvense* L.

【别　　名】遏蓝菜、败酱草、犁头草。

【形态特征】1 年生草本。**茎**：茎直立，具棱。**叶**：基生叶倒卵状长圆形，全缘；茎生叶长圆状披针形或倒披针形，基部抱茎，两侧箭形，边缘具疏齿。**花**：总状花序顶生；萼片直立，卵形，顶端圆钝；花白色，花瓣长圆状倒卵形，顶端圆钝或微凹。**果**：短角果倒卵形或近圆形，扁平，顶端凹入，边缘有翅。**种子**：种子倒卵形，稍扁平，黄褐色，有同心环状条纹。花果期 3—6 月。

【生境分布】生于坡地、路旁、沟边、村旁等处。分布于全国各地。

【药用部位（药材名称）】种子（菥蓂子）、全草（菥蓂）、带果全草（败酱、败酱草）。

【采收加工】菥蓂子：5—6 月果实成熟时采收全株，打下种子，晒干，扬净。菥蓂：5—6 月果实成熟时采收，晒干。带果全草：夏秋采割，洗净，晒干。

【临床应用】菥蓂子：辛，微温；归肝、脾、肾经。明目，祛风湿；用于目赤肿痛，障翳胬肉，迎风流泪，风湿痹痛。菥蓂：甘，平；用于肾炎，子宫内膜炎。败酱（败酱草）：辛、苦，凉；归胃、大肠、肝经。清热解毒，消痈排脓，活血行瘀；用于肠痈，肺痈，疮痈肿毒，实热瘀滞所致的胸腹疼痛，产后瘀滞腹痛等。

【编者之见】中药材"败酱（草）"为败酱草科植物黄花败酱或白花败酱的干燥全草，南方习惯将菥蓂的带果全草用作"败酱（草）"。有关中药材"败酱（草）"的来源较复杂，值得认真探讨。

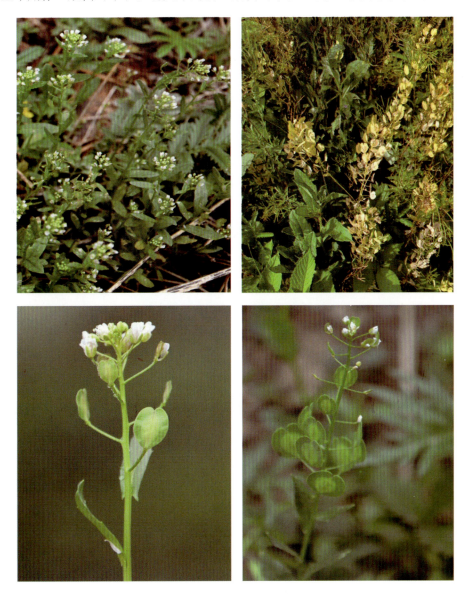

景天科

垂盆草

【基　　原】景天科景天属植物垂盆草 Sedum sarmentosum Bung。

【别　　名】狗牙半枝莲、狗牙瓣、石指甲、佛甲草、爬景天、火连草、水马齿苋、打不死等。

【形态特征】多年生肉质草本。**茎**：茎平卧或上部直立，细弱，淡红色，节处生不定根。**叶**：叶 3 枚轮生，倒披针形至长圆形，先端尖，基部楔形，无柄，全缘。**花**：花呈平展的二歧聚伞花序；萼片 5，绿色，宽披针形至长圆形，几与花瓣等长；花瓣 5，黄色，披针形至长圆形，先端渐尖；雄蕊 10，花药狭卵形或长椭圆形，花柱细长。**果**：蓇葖果。**种子**：种子细小，卵圆形。花果期 5—8 月。

【生境分布】生于山坡、岩石等处。分布于我国华中、西南、华东及辽宁、河北、山西、陕西、广西等地。

【药用部位（药材名称）】全草（垂盆草、石指甲）。

【采收加工】夏秋季采收，除去杂质，鲜用或干燥。

【临床应用】甘、淡，凉；归肝、胆、小肠经。清利湿热，解毒；用于湿热黄疸，小便不利，痈肿疮疡，急慢性肝炎。

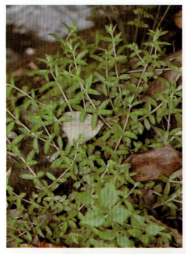
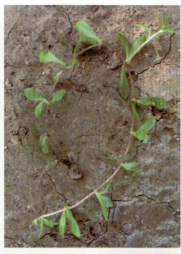
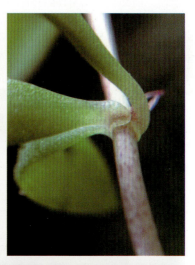
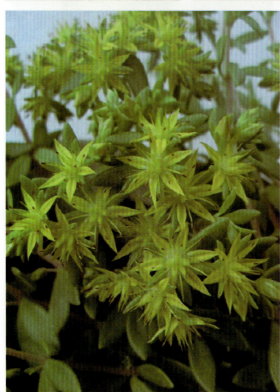
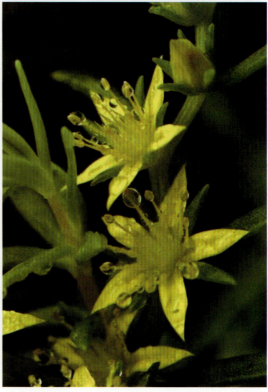

繁缕景天

【基　　原】景天科景天属植物繁缕景天 Sedum stellariifolium Franch.

【别　　名】火焰草、卧儿菜、繁缕叶景天。

【形态特征】1～2年生草本。**茎**：茎直立，基部稍呈木质，褐色，有分枝；全株被腺毛。**叶**：叶互生，宽椭圆形或菱状宽卵形，先端急尖，基部宽楔形至截形，全缘。**花**：总状聚伞花序顶生；萼片5，披针形至长圆形，先端渐尖；花黄色，花瓣5，披针状长圆形，先端渐尖；雄蕊10，较花瓣短；心皮5，近直立，长圆形，花柱短。**果**：蓇葖果，先端细尖。**种子**：种子长圆状卵形，种皮有纵纹，褐色。花果期6—9月。

【生境分布】生于山坡、山谷或石缝。分布于西南、华中及甘肃、陕西、山东、山西、河北、辽宁等地。

【药用部位(药材名称)】全草（火焰草）。

【采收加工】夏季采收，晒干。

【临床应用】微苦，凉。清热解毒，凉血止血；用于热毒疮疡，乳痈，丹毒，无名肿毒，水火烫伤，咽喉肿痛，牙龈炎，血热吐血，咯血，鼻衄，外伤出血。

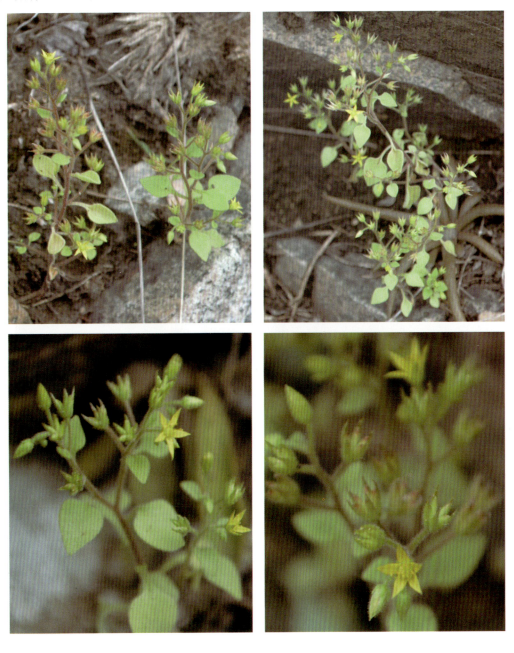

费菜

【基　　原】景天科景天属植物费菜 Sedum aizoon L.

【别　　名】景天（墙头、九头、土）三七、细叶费菜、八仙草、血山草、见血散等。

【形态特征】多年生草本。**茎**：根茎粗厚，近木质化；地上茎直立，不分枝或上部分枝。**叶**：叶互生或近对生；叶广卵形至倒披针形，先端钝或稍尖，边缘具细齿或近全缘，基部渐狭，几无柄。**花**：伞房状聚伞花序顶生，第1次分枝常2歧，以后单歧；无柄或近乎无柄；萼片5，长短不一，长约为花瓣的1/2，线形至披针形，先端钝；花多数，密集，花黄色，花瓣5，长圆状披针形，先端具短尖；雄蕊10，较花瓣短，花药黄色。**果**：蓇葖果5，略成星芒状排列。**种子**：种子平滑，边缘具窄翼，顶端宽。花果期6—9月。

【生境分布】生于山坡、岩石、草地。分布于我国华北及吉林等地。

【药用部位（药材名称）】带根全草（景天三七）、根（景天三七根）。

【采收加工】景天三七：全年可采，晒干。景天三七根：全年可采，以秋末至次年春初采挖者为佳。

【临床应用】景天三七：甘、微酸，平；归心、肝、脾经。散瘀，止血，宁心安神，解毒；用于吐血，衄血，便血，尿血，崩漏，紫斑，外伤出血，跌打损伤，心悸，失眠，疮疖痈肿，烫火伤，毒虫螫伤。景天三七根：止血，消肿，定痛；用于吐血，衄血，外伤出血，筋骨伤痛。

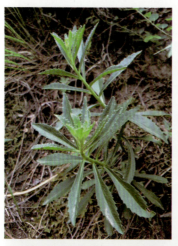
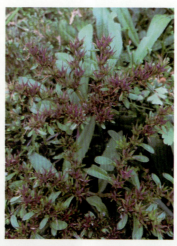
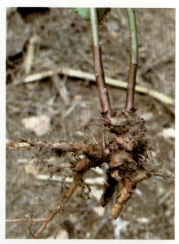
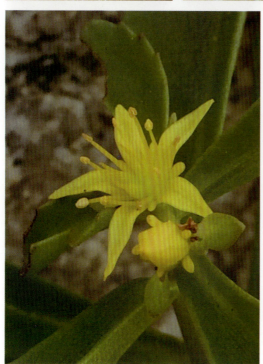
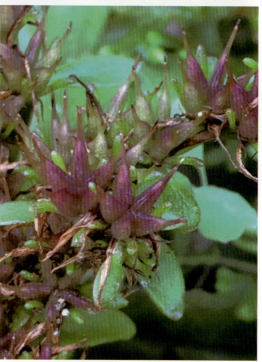

轮叶景天

【基　　原】景天科景天属植物轮叶景天 Sedum chauveaudii Hamet

【别　　名】楼台还阳、酱子草、三角还阳、打不死、还魂草。

【形态特征】多年生草本。根：须根，细长。茎：茎单一，不分枝。叶：叶3枚轮生；叶长圆形、卵形或卵状披针形，先端急尖或钝，前缘有乳头状突起，基部楔形，边缘有疏齿，近无柄，上面具锈色斑点。花：伞房花序顶生，花多数，紧密；苞片叶形；萼片线状匙形，不等长，先端圆或钝，上面具锈色斑点；花为不等的5数，花瓣黄白色，披针形至长圆形，先端有短突尖头；雄蕊10，2轮，花药黄色。果：蓇葖果倒卵形。种子：种子卵形，有浅乳头状突起。花果期9—12月。

【生境分布】生于山坡草丛、沟边等处。分布于我国东北及四川、湖北、安徽、甘肃、陕西、山西、河北、山东等地。

【药用部位(药材名称)】全草（还魂草、轮叶景天）。

【采收加工】夏秋季采收，洗净，鲜用。

【临床应用】苦、涩，平。解毒，消肿，止血；用于创伤，无名肿毒，蛇咬及蝎螫。

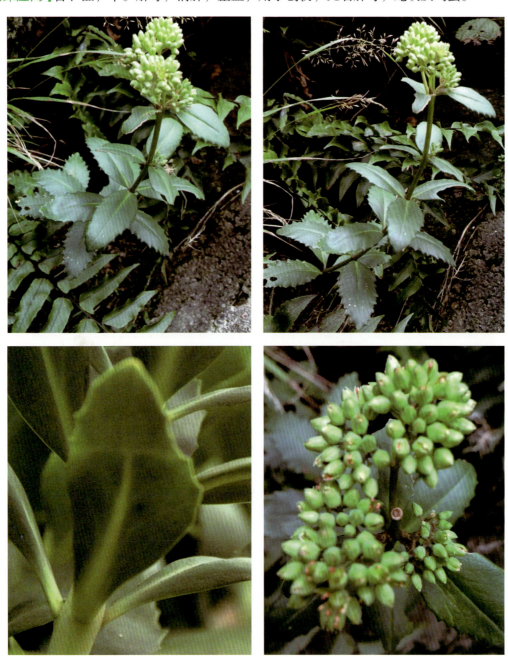

狭叶红景天

【基　　原】景天科景天属植物狭叶红景天 Rhodiola kirilowii (Regel) Maxim.

【别　　名】窄叶红景天、狮子七、狮子草、九头狮子七、涩疙疸、高壮景天、长茎红景天。

【形态特征】多年生草本。**根**：根粗壮，直伸。**茎**：根茎肥厚，块状多歧，直立，褐色，先端被三角形鳞片；地上茎数枝成丛，直立，不分枝，淡绿白色。**叶**：叶互生；叶条形至条状披针形，先端急尖，边缘有疏锯齿或近全缘，近无柄。**花**：聚伞花序伞房状，顶生，雌雄异株；花萼5或4，三角状卵形，具棕色斑纹，先端急尖；花多数，密集，花瓣5或4，绿黄色，条状披针形至倒披针形；雄蕊10或8，与花瓣同长或稍长，花药黄色；雌花心皮5或4，长圆形，直立，近基部合生。**果**：蓇葖果披针形，上部开展，有短而向外弯曲的喙。**种子**：种子长圆状披针形，褐色，具翅。花果期6—10月。

【生境分布】生于高山灌丛、山坡草地。分布于我国西北及河北、山西、四川、云南、西藏等地。

【药用部位（药材名称）】根茎及根（狮子七）。

【采收加工】秋季采挖，除去残叶和须根，洗净，晒干。

【临床应用】苦、涩，温；归肝、肾经。养心安神，活血化瘀，止血，清热解毒；用于气虚体弱，短气乏力，心悸失眠，头昏眩晕，胸闷疼痛，跌打损伤，月经不调，崩漏，吐血，痢疾，腹泻。

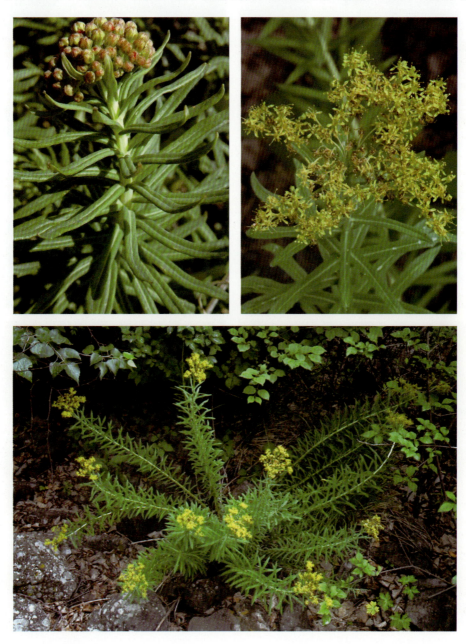

瓦松

【基　　原】景天科瓦松属植物瓦松 *Orostachys fimbriata* (Turcz.) Berg.

【别　　名】石莲（塔）花、瓦塔（霜、葱）、天蓬草、酸塔、塔（岩、屋）松、瓦莲花等。

【形态特征】2年或多年生草本。根：根多分枝，须根状。茎：茎直立或略斜伸，单一；全株肉质，密生紫红色斑点。叶：茎基部叶莲座状，肥厚肉质，宽线形至披针形，在近先端处稍扩展成一近圆形白色软骨质薄片，先端有流苏状齿，每齿中央有一针状尖头；茎生叶互生，线形，先端有细长尖，无软骨质部分，基部稍圆，无柄。花：圆锥花序顶生，肥厚，圆柱形、圆锥形或分枝略长呈塔形；花瓣常为5，膜质，长卵状披针形或长椭圆形，先端有凸尖，基部稍连合，花淡红色，花后变浅或秋后变红；苞片叶状，较小；花萼5，稀为4，淡绿色，窄卵形；雄蕊10，2轮排列，几与花瓣等长，花药暗紫色。果：蓇葖果5，先端细尖。花果期6—10月。

【生境分布】生于干燥坡地、屋瓦、墙头及岩石等处。分布于全国各地。

【药用部位（药材名称）】地上部分（瓦松）。

【采收加工】夏秋季花开时采收，除去根及杂质，晒干。

【临床应用】酸、苦，凉；归肝、肺、脾经。凉血止血，解毒，敛疮；用于血痢，便血，痔血，疮口久不愈合。

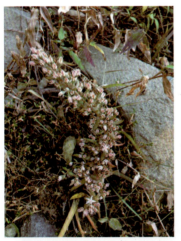
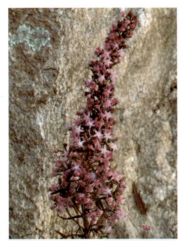
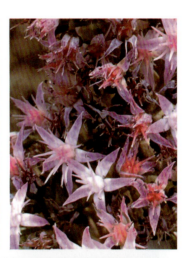
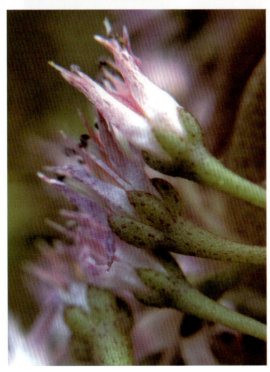
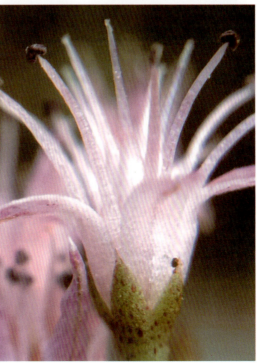

虎耳草科

● 多枝梅花草

【基　　原】虎耳草科梅花草属植物多枝梅花草 Parnassia palustris var. multiseta Ledeb.

【别　　名】不详。

【形态特征】多年生草本。**茎**：根茎短，近球形。**叶**：基生叶丛生，具长柄，叶卵圆形至心形，先端钝圆或锐尖，基部心形，全缘；花葶中部具1叶，无柄，基部抱茎，与基生叶同形。**花**：花单生于花葶顶端，白色至浅黄色；萼片5，椭圆形；花瓣5，平展，卵状圆形，先端圆；雄蕊5，与花瓣互生；退化雄蕊分枝多，比雄蕊长，比花瓣稍短，上半部11～23丝裂，裂片先端有黄色头状腺体；心皮4，合生，子房上位，卵形；花柱极短，顶端4裂。**果**：蒴果，上部4裂。**种子**：种子长圆形，褐色，有光泽。花果期7—9月。

【生境分布】生于山坡、林边、山沟、阴湿草地。分布于我国东北、华北、西北等地。

【药用部位（药材名称）】全草（梅花草）。

【采收加工】夏季花开时采收，晒干。

【临床应用】苦，凉；归肺、肝、胆经。清热凉血，解毒消肿，止咳化痰；用于黄疸型肝炎、细菌性痢疾、咽喉肿痛、脉管炎、疮痈肿毒、咳嗽多痰。

【编者之见】多枝梅花草为梅花草 Parnassia palustris 的变种，故可作为"梅花草"入药。

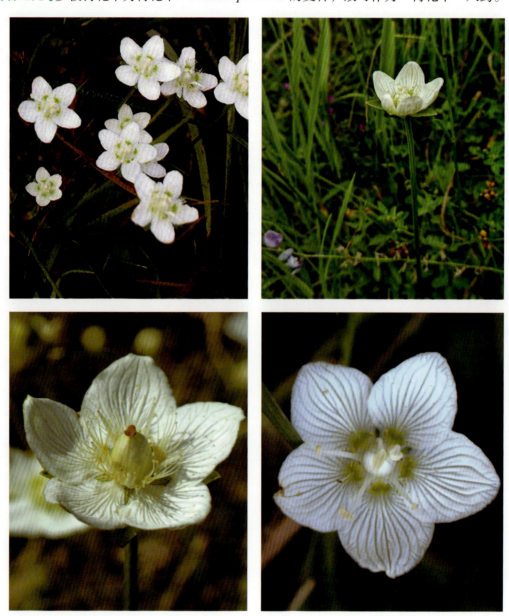

落新妇

【基　　原】虎耳草科落新妇属植物落新妇 *Astilbe chinensis* (Maxim.) Franch.et Savat.

【别　　名】小（红）升麻、术活、马尾参、山花七、阿根八、铁火钳、金毛三七、阴阳虎、金毛狗。

【形态特征】多年生草本。根：须根多数。茎：根状茎暗褐色，粗壮；地上茎无毛。叶：基生叶为2～3回3出羽状复叶，顶生小叶菱状椭圆形，侧生小叶片卵形至椭圆形，先端短渐尖至急尖，边缘有重锯齿，基部楔形、浅心形至圆形；茎生叶2～3枚，较小。花：圆锥花序，下部第1回分枝常与花序轴成斜角，花序轴密被褐色卷曲长柔毛，苞片卵形，几无花梗，萼片5，卵形；花密集，花瓣5，淡紫色至紫红色，线形，单脉；雄蕊10。果：蒴果。种子：种子褐色。花果期6—9月。

【生境分布】生于山谷、溪边、林下、林缘和草甸。分布于我国东北、西北、华中及河北、山西、山东、浙江、四川、云南等地。

【药用部位（药材名称）】全草（落新妇）、根茎（落新妇根）。

【采收加工】落新妇：秋季采收。落新妇根：夏秋季采，除去须根、鳞片和绒毛，鲜用或晒干。

【临床应用】落新妇：凉，苦，无毒；归肺经。祛风，清热，止咳；用于风热感冒，头身疼痛，咳嗽。落新妇根：温，涩。活血祛瘀，止痛，解毒；用于跌打损伤，关节筋骨疼痛，胃痛，手术后疼痛。

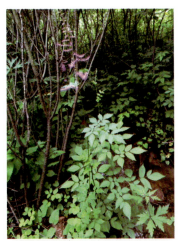
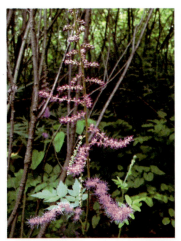
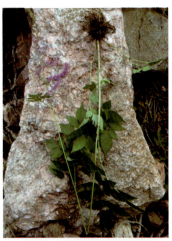
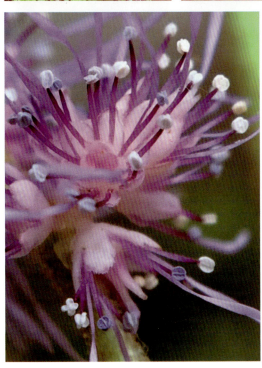
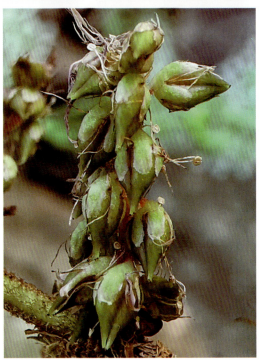

中华金腰

【基　　原】虎耳草科金腰属植物中华金腰 Chrysosplenium sinicum Maxim.

【别　　名】华金腰子、中华金腰子。

【形态特征】多年生草本。茎：不育枝发达，出自茎基部叶腋，无毛。叶：叶常对生；叶常阔卵形或近圆形，先端钝，边缘具钝齿，基部宽楔形至近圆形，无毛；顶生叶的叶腋具褐色卷曲髯毛。花：聚伞花序具花 4～10 朵，花序分枝无毛；苞叶阔卵形、卵形至近狭卵形，边缘具钝齿，基部宽楔形至偏斜形，无毛；花黄绿色；萼片 4，花期直立，阔卵形至近阔椭圆形，先端钝；雄蕊 8，无花盘。果：蒴果，2 果瓣明显不等大，叉开。种子：种子黑褐色，椭球形至阔卵球形，被微乳头突起，有光泽。花果期 4—8 月。

【生境分布】生于林下或山沟阴湿处。分布于我国东北、西北及河北、山西、安徽、江西、河南、湖北、四川等地。

【药用部位（药材名称）】全草（金腰子）。

【采收加工】8—9 月采收，晒干。

【临床应用】苦，寒。清热，利尿，退黄，排石；用于黄疸型肝炎，膀胱炎，胆道结石。

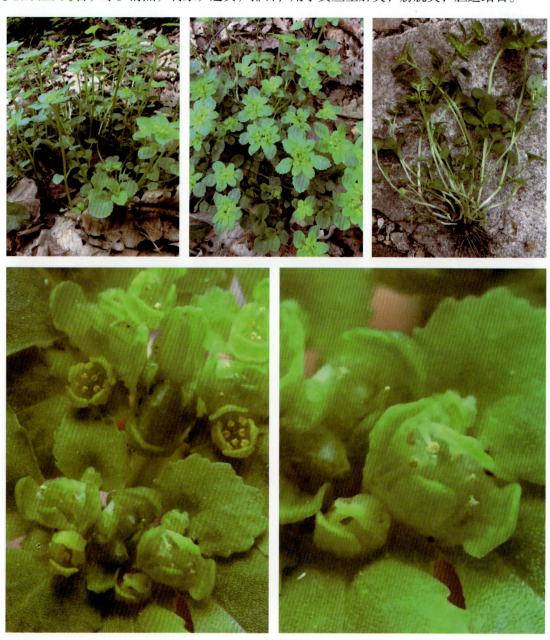

蔷薇科

朝天委陵菜

【基　　原】蔷薇科委陵菜属植物朝天委陵菜 Potentilla supina L.

【别　　名】伏（仰卧、铺地）委陵菜、老鹳筋、老鸹金（筋）、鸡毛菜。

【形态特征】1～2年生草本。**根：**主根细长，侧根稀疏。**茎：**茎平展、外倾或直立，自基部起有多数分枝；茎叶和花梗均疏具长柔毛。**叶：**基生叶和茎下部叶具长柄，向上柄渐短至无柄；基生叶为羽状复叶，小叶无柄，最上面1～2对小叶基部下延与叶轴合生，小叶长圆形或倒卵形，顶端圆钝或急尖，基部楔形，边缘有圆钝或缺刻状锯齿，两面绿色；茎上部叶与基生叶相似，向上小叶对数逐渐减少；托叶草质，宽卵圆形，全缘或有齿。**花：**花单生于叶腋；花萼有疏毛，萼片卵圆形，副萼片披针形；花瓣黄色，倒卵形，顶端微凹，与萼片近等长。**果：**瘦果长圆形，黄褐色，表面具纵纹。花果期3—10月。

【生境分布】生于田边、荒地、河岸沙地、草甸、山坡湿地等处。分布于我国东北、西北、西南、东南及河北、山西、山东、河南等地。

【药用部位（药材名称）】全草（朝天委陵菜）。

【采收加工】6—9月枝叶繁茂时采收全草，晒干。

【临床应用】苦，寒；归肝、大肠经。清热解毒，凉血，止痢；用于感冒发热，肠炎，热毒泻痢，痢疾，血热，各种出血；鲜品外用于疮毒痈肿及蛇虫咬伤。

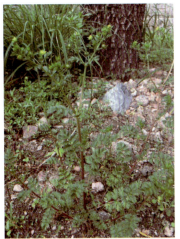
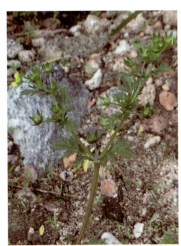
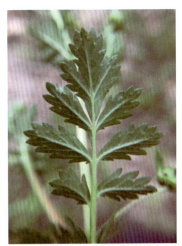
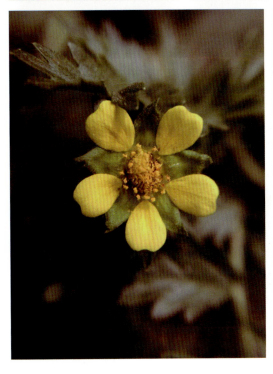
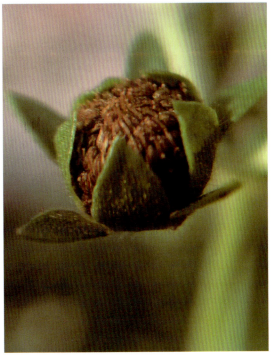

大萼委陵菜

【基　　原】蔷薇科委陵菜属植物大萼委陵菜 Potentilla conferta Bge.
【别　　名】白毛委陵菜、大头委陵菜。
【形态特征】多年生草本。根：根圆柱形，粗壮，木质化。茎：根状茎短，木质化；地上茎直立、斜升或近平卧，基部分枝，疏生长柔毛。叶：奇数羽状复叶；基生叶和茎下部叶具长柄，小叶9～13，托叶褐色，外被疏柔毛，小叶披针形或长椭圆形，叶缘羽状中裂或深裂，上面绿色，伏生短柔毛或近无毛，下面被灰白色绒毛，沿脉被开展白色绢状长柔毛，小叶裂片先端钝或微尖，基部常扩大；茎上部叶与基生叶相似，但小叶较少，边缘常齿牙状分裂或不分裂，先端渐尖。花：伞房状聚伞花序密集，花梗被短柔毛；花萼大，两面密生短柔毛和疏生长柔毛，萼片5，宽卵形或椭圆形，先端尖，副萼片5，披针形；花瓣5，黄色，倒卵形，先端圆钝或微凹，先端微凹。果：瘦果卵形或半球形，表面具皱纹。花果期6—10月。
【生境分布】生于山坡草地、沟谷、草甸及灌丛等处。分布于我国东北、华北、西南、西北等地。
【药用部位(药材名称)】根（白毛委陵菜）。
【采收加工】夏季采挖，洗净，切段，晒干。
【临床应用】苦、酸，凉；归肝、肾经。凉血止血；用于崩漏，鼻衄。

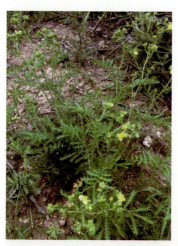
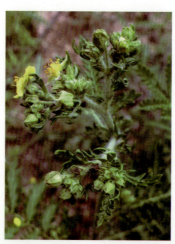
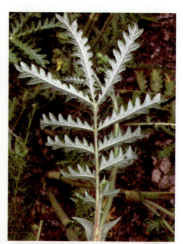
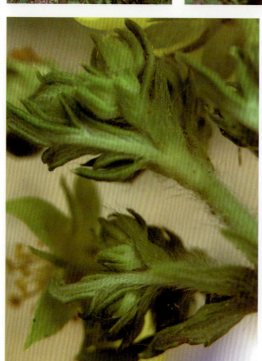
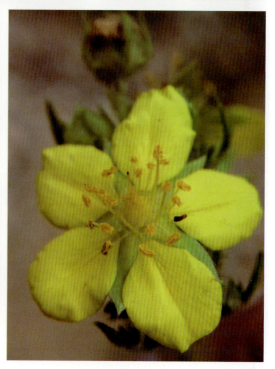

金露梅

【基　　原】蔷薇科委陵菜属植物金露梅 Potentilla fruticosa L.

【别　　名】金腊（老）梅、药王（棍儿）茶、扁麻、木本委陵菜。

【形态特征】多年生落叶灌木。**茎**：树皮纵向剥落；茎多分枝，小枝红褐色，幼时被长柔毛。**叶**：羽状复叶，有小叶2对，稀3小叶，上面1对小叶基部下延与叶轴汇合，叶柄被绢毛或疏柔毛；小叶长圆形、倒卵长圆形或卵状披针形，全缘，顶端急尖或圆钝，基部楔形，两面绿色，疏被绢毛或柔毛或脱落近于无毛；托叶薄膜质，宽大，外面被长柔毛或脱落。**花**：花1或数朵生于枝顶，花梗密被长柔毛或绢毛；萼片卵圆形，顶端急尖至短渐尖，副萼片披针形至倒卵状披针形，顶端渐尖至急尖，与萼片近等长，外面疏被绢毛；花瓣黄色，宽倒卵形，顶端圆钝，比萼片长；花柱近基生，棒形，基部稍细，顶部缢缩，柱头扩大。**果**：瘦果近卵形，褐棕色，外被长柔毛。花果期6—9月。

【生境分布】生于山坡草地、砾石坡、灌丛及林缘。分布于我国东北、华北、西北、西南等地。

【药用部位（药材名称）】叶和花（金露梅、药王茶）、叶（金老梅叶）、枝条（金老梅枝）。

【采收加工】叶：夏季采叶，洗净，晒干。花：6—7月采花，阴干。金老梅枝：夏季采收，切段晒干。

【临床应用】叶：微甘，平。清暑热，益脑清心，调经，健胃；用于暑热眩晕，两目不清，胃气不和，滞食，月经不调。花：用于赤白带下。金老梅枝：微甘，涩，平。涩肠止泻；用于腹泻，痢疾。

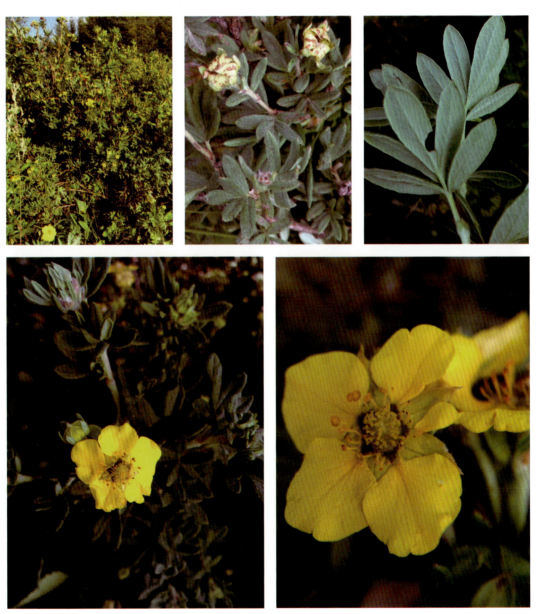

蕨麻

【基　　原】蔷薇科委陵菜属植蕨麻 *Potentilla anserina* L.

【别　　名】蕨麻（鹅绒、绢毛）委陵菜、人参果、延寿果、鹿跑草、莲菜花。

【形态特征】形态与植物"朝天委陵菜"相似。两者的主要区别：蕨麻为多年生；有长匍匐茎；小叶较多（13～17枚），叶下面灰绿色，密生紧贴的丝状柔毛；萼片先端2～3裂或不裂。朝天委陵菜为1—2年生；无匍匐茎；小叶稍少（7～13枚），叶下面绿色，疏生柔毛；萼片先端不裂。

【生境分布】生于路旁、沟边、田野、水边湿地、林缘等处。分布于我国东北、华北、西北、西南等地。

【药用部位（药材名称）】根（蕨麻）、全草（蕨麻草）。

【采收加工】蕨麻：6—9月采挖，除去杂质，晒干。蕨麻草：夏秋季采挖全草，扎成把，晒干。

【临床应用】蕨麻：甘、苦、寒；归脾、胃经。补气血，健脾胃，生津止渴；用于脾虚泄泻，病后贫血，营养不良，水肿，风湿痹痛。蕨麻草：甘、苦、凉。凉血止血，解毒利湿；用于痢疾，泄泻，疮疡疖肿。

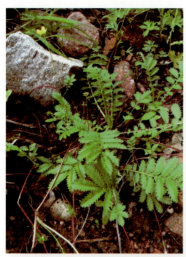
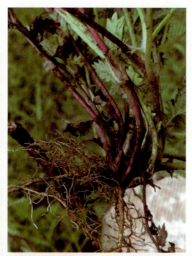
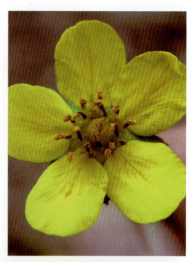
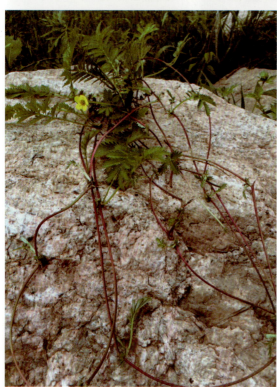
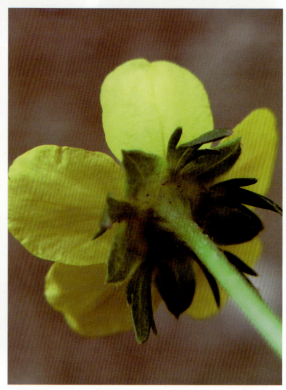

莓叶委陵菜

【基　　原】蔷薇科委陵菜属植物莓叶委陵菜 *Potentilla fragarioides* L.

【别　　名】雉子筵、满山红、毛猴子、菜飘子。

【形态特征】多年生草本。**根**：根多，簇生。**茎**：根状茎分枝多；地上茎直立或倾斜，茎叶、叶柄及花序有长柔毛。**叶**：奇数羽状复叶；基生叶有小叶5～9，上部较下部大，小叶椭圆形至倒卵形；茎生叶小，常有3小叶，叶柄短或无。**花**：伞房状聚伞花序顶生，花多，松散；萼片三角卵形，副萼片长圆状披针形；花黄色，花瓣宽倒卵形，顶端圆钝或微凹。**果**：瘦果近肾形，黄白色，表面有脉纹。花果期4—9月。

【生境分布】生于沟边、草地、灌丛及疏林下。分布于我国东北、华北、华东、西北及河南、湖南、广西、四川、云南等地。

【药用部位（药材名称）】根茎及根（雉子筵根、莓叶委陵菜）、全草或地上部分（雉子筵）。

【采收加工】雉子筵根（莓叶委陵菜）：多在秋季采集，挖根，除去根茎以上部分，洗净，晒干。雉子筵：夏季采收，洗净，晒干。

【临床应用】雉子筵根（莓叶委陵菜）：甘、微苦，温，平；归肺、肝经。补阴虚，止血；用于疝气，月经过多，功能性子宫出血，产后出血。雉子筵：甘，温；归肺、脾经。活血化瘀，养阴清热；用于疝气，干血痨。

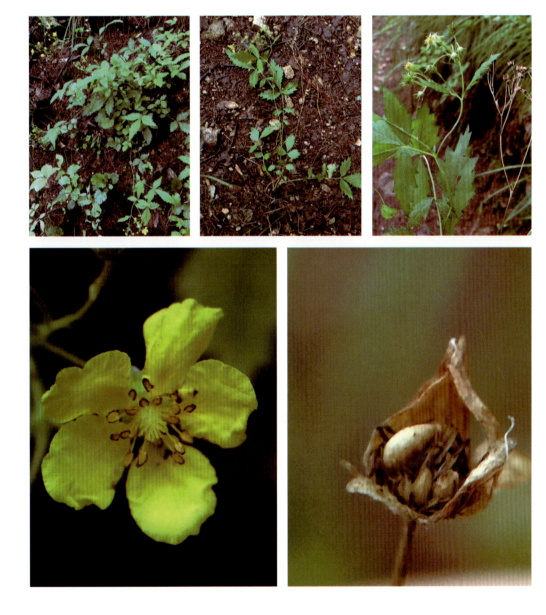

委陵菜

【基　　原】蔷薇科委陵菜属植物委陵菜 *Potentilla chinensis* Ser.

【别　　名】翻白草、生血丹、扑地虎、五虎嚼血、天青地白、萎陵菜等。

【形态特征】多年生草本。**根**：根粗壮，圆柱形。**茎**：根状茎粗短，木质化；地上茎粗壮，直立或斜升，茎、叶柄和花序轴具白色柔毛。**叶**：奇数羽状复叶；基生叶有小叶 13～31，茎生叶有小叶 7～15；托叶披针形至椭圆状披针形，基部与叶柄连生；小叶对生或互生，上部小叶较长，向下渐小，无柄，长圆形、倒卵形或长圆披针形，边缘羽状深裂，裂片长圆状三角形，顶端急尖或圆钝，边缘向下反卷，上面绿色，下面被白色绒毛，沿脉被白色绢状长柔毛。**花**：伞房状聚伞花序；萼片 5，三角卵形，顶端急尖，副萼片 5；花瓣 5，黄色，宽倒卵形，顶端微凹，比萼片稍长；花柱近顶生，柱头扩大。**果**：瘦果卵球形，深褐色，有明显皱纹。花果期 4—10 月。

【生境分布】生于山坡、草地、沟谷、林缘、灌丛及疏林下。分布于我国东北、华北、西南、华东及江西等地。

【药用部位（药材名称）】全草或带根全草（委陵菜）、根（委陵菜根）。

【采收加工】委陵菜：春季未抽茎时采挖，除去泥沙，晒干。委陵菜根：夏秋季采挖，除去泥沙，晒干。

【临床应用】委陵菜：苦，寒；归肝、大肠经。清热解毒，凉血止痢；用于赤痢腹痛，久痢不止，痔疮出血，痈肿疮毒。委陵菜根：祛风湿，解毒；用于痢疾，风湿筋骨疼痛，瘫痪，癫痫，疮疥。

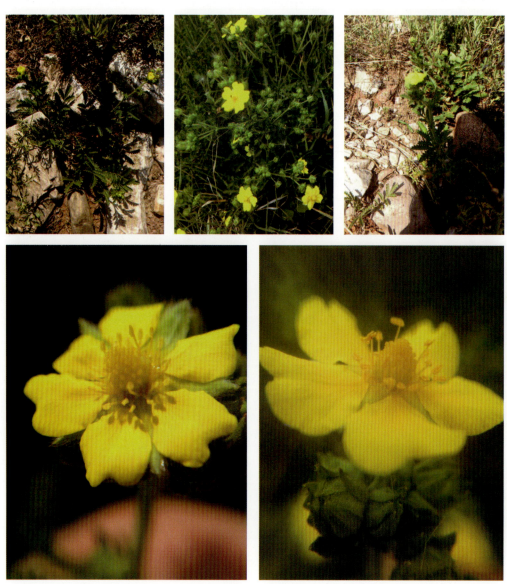

地榆

【基　　原】蔷薇科地榆属植物地榆 *Sanguisorba officinalis* L.

【别　　名】西（涩、红、紫）地榆、地芽、野升麻、黄根子、蕨苗参、血箭草等。

【形态特征】多年生草本。**根**：根纺锤形，肥厚，表面暗棕色。**茎**：根状茎粗壮，有纵皱及横裂纹；地上茎直立，有棱，上部分枝。**叶**：奇数羽状复叶；基生叶具长柄，小叶9～13，具短柄，小叶柄具小托叶，叶卵形或长圆状卵形，先端尖或钝圆，基部心形至浅心形，边缘有多数粗齿，上面绿色，下面浅绿色；茎生叶较少。**花**：穗状花序数个疏生于茎顶，密集成近球形或短圆柱形；花小，花暗紫色、紫红色或红色，小花有2膜质苞片，披针形，顶端渐尖至尾尖，花瓣缺；萼片4，紫红色，花瓣状；雄蕊4，花丝丝状，与萼片近等长；柱头顶端扩大，盘形，边缘具流苏状乳头。**果**：瘦果暗棕色，有4纵棱呈狭翅状。花果期6—10月。

【生境分布】生于山坡草地、灌丛、草原或田边等处。分布于我国大部分地区。

【药用部位（药材名称）】根（地榆）、叶（地榆叶）。

【采收加工】地榆：春季植株将发芽时或秋季地上部分枯萎后采挖，除去须根，洗净，干燥或趁鲜切片后干燥。地榆叶：6—8月采收，鲜用或晒干。

【临床应用】地榆：苦、酸、涩，微寒；归肝、大肠经。凉血止血，解毒敛疮；用于便血，痔血，血痢，崩漏，水火烫伤，痈肿疮毒。地榆叶：苦，微寒；归胃经。清热解毒；用于热病发热，疮疡肿毒。

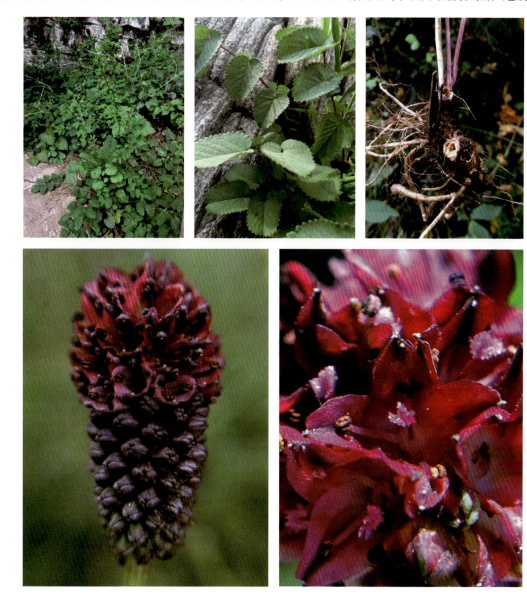

杜梨

【基　　原】蔷薇科梨属植物杜梨 *Pyrus betulaefolia* Bunge

【别　　名】棠（野、土）梨、甘（白、杜）棠、海棠梨、野梨子。

【形态特征】落叶乔木。**茎**：枝常具刺；小枝嫩时有毛，老时近无毛或具稀疏毛，紫褐色。**叶**：叶互生，短枝上簇生；叶柄被灰白色绒毛；托叶膜质，线状披针形；叶棱状卵形至长卵形，先端渐尖，基部宽楔形，稀近圆形，边缘有粗锐锯齿，幼时两面均密被灰白色绒毛，老叶上面无毛而下面微被绒毛。**花**：伞形总状花序，有花10～15朵；苞片膜质，线形，两面均被绒毛；萼片5，三角状卵形，内外均被灰白色绒毛；花瓣5，宽卵形，白色；雄蕊20，长约花瓣之半，花药紫色；花柱2～3，基部微具毛。**果**：果实近球形，小型，褐色，有淡色斑点。花果期4—9月。

【生境分布】生于平原或山坡向阳处。分布于我国华中及辽宁、河北、山西、陕西、甘肃、江苏、安徽等地。

【药用部位（药材名称）】果实（棠梨）、枝叶（棠梨枝叶）、树皮（杜梨树皮）。

【采收加工】棠梨：8—9月果实成熟时采摘，鲜用或晒干。棠梨枝叶：夏季采收枝叶，切段，晒干。杜梨树皮：全年可采，刮去粗皮，切段，晒干。

【临床应用】棠梨：酸、甘、涩，寒；归肺、肝经。敛肺，涩肠，消食；用于咳嗽，泻痢，食积。棠梨枝叶：酸、甘、涩，寒；归大肠经。舒肝和胃，缓急止泻；用于反胃吐食，霍乱吐泻，转筋腹痛。杜梨树皮：煎水洗，治皮肤溃疡。

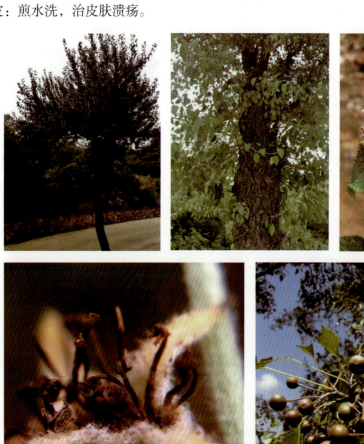
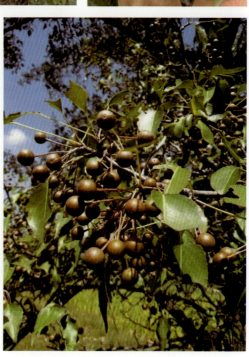

秋子梨

【基　　原】蔷薇科梨属植物秋子梨 *Pyrus ussuriensis* Maxim.

【别　　名】花盖梨、山（青、野、酸）梨、沙果梨。

【形态特征】落叶乔木。茎：嫩枝无毛，枝条黄灰色至紫褐色。叶：叶卵形至宽卵形，先端短渐尖，基部圆形或近心形，叶缘具有带刺芒状尖锐锯齿；叶柄长 2～5 cm，无毛；托叶线状披针形，早落。花：伞房花序，密集，有花 5～7 朵；苞片膜质，线状披针形，先端渐尖；萼片三角状披针形，先端渐尖，边缘有腺齿，内面密被绒毛；花瓣倒卵形或广卵形，先端圆钝，基部具短爪，白色；雄蕊 20，短于花瓣，花药紫色；花柱 5，离生，近基部有稀疏柔毛。果：果实近球形，黄色，直径 2～6 cm，萼片宿存，果梗短。花果期 5—10 月。

【生境分布】生于寒冷而干燥的山区。分布于我国东北及河北、山东、山西、陕西、甘肃等地。

【药用部位（药材名称）】果实（梨）、果皮（梨皮）、叶（梨叶）、根（梨树根）。

【采收加工】梨：9—10 月果实成熟时采收，鲜用或切片晒干。梨皮：9—10 月果实成熟时采摘，削取果皮，鲜用或晒干。梨叶：夏秋季采叶，鲜用或晒干。梨树根：全年可采，挖取侧根，洗净，切段，晒干。

【临床应用】梨：甘、微酸，凉；归肺、胃、心、肝经。清肺化痰，生津止渴；用于肺燥咳嗽，热病烦躁，津少口干，消渴，目赤，疮疡，烫火伤。梨皮：甘、涩，凉；归肺、心、肾、大肠经。清心润肺，降火生津，解疮毒；用于暑热烦渴，肺燥咳嗽，吐血，痢疾，疥癣，发背，疔疮。梨叶：苦、辛，涩，凉；归肺、脾、膀胱经。舒肝和胃，利水解毒；用于霍乱吐泻腹痛，水肿，小便不利，小儿疝气，菌菇中毒。梨树根：甘、淡，平；归肺、大肠经。清肺止咳，理气止痛；用于肺虚咳嗽，疝气腹痛。

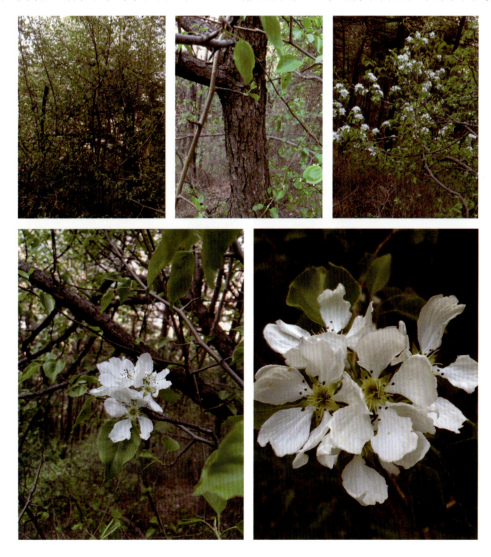

甘肃山楂

【基　　原】蔷薇科山楂属植物甘肃山楂 Crataegus kansuensis Wils.

【别　　名】面旦子。

【形态特征】落叶灌木或乔木。**茎：**枝具多刺，刺锥形；小枝细，圆柱形，嫩枝带红色至紫褐色。**叶：**叶宽卵形，先端急尖，基部截形或宽楔形，边缘有尖锐重锯齿和 5～7 对不规则羽状浅裂片，裂片三角卵形，叶柄细，无毛；托叶半圆形或披针形，边缘有粗腺齿。**花：**伞房花序，有花 8～18 朵；总花梗和花梗均无毛；苞片与小苞片膜质，披针形，边缘有腺齿；萼筒钟状，外面无毛；萼片三角卵形，约为萼筒之半，先端渐尖，全缘；花瓣近圆形，白色；雄蕊 15～20，花柱 2～3，柱头头状。**果：**果实近球形，直径 8～10 mm，成熟时红色或橘黄色，萼片宿存。花果期 5—9 月。

【生境分布】生于山坡、杂木林中。分布于河北、山西、陕西、甘肃、四川和贵州等地。

【药用部位（药材名称）】果实（山楂）、叶（山楂叶）、根（山楂根）。

【采收加工】山楂：10 月采摘，切片晒干或纵切两瓣晒干。山楂根：春秋季采根，晒干。山楂叶：夏秋季采叶，晒干。

【临床应用】山楂：甘、酸，温。消食化滞，散瘀止痛；用于肉食积滞，消化不良，小儿疳积，细菌性痢疾，肠炎，产后腹痛，高血压病，绦虫病，冻疮。山楂叶：煎水当茶饮，可降血压。山楂根：用于风湿关节痛，痢疾，水肿。

【编者之见】按 2020 年版《中国药典》，甘肃山楂的果实并非中药材"山楂"正品。

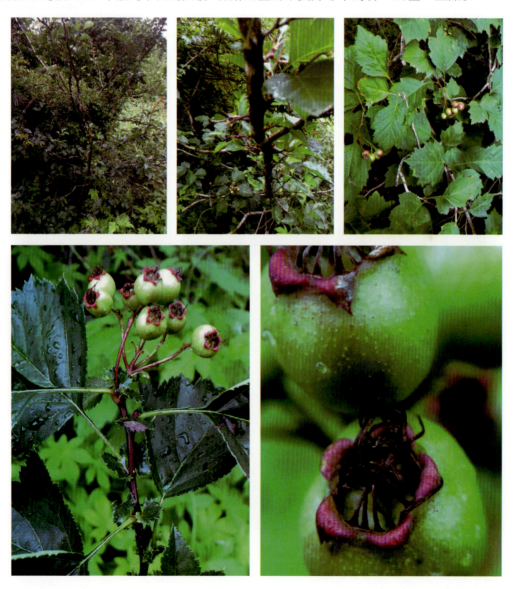

山里红

【基　　原】蔷薇科山楂属植物山里红 *Crataegus pinnatifida* Bge. var. *major* N.E.Br.

【别　　名】红果、棠棣、大山楂。

【形态特征】落叶乔木。茎：枝有刺或无刺。叶：叶互生；叶阔卵形、三角卵形或菱状卵形，先端渐尖，基部宽楔形，上面有光泽，下面沿叶脉被短柔毛，有 2～4 对羽状裂片，边缘有不规则重锯齿。花：伞房花序；萼筒钟状，5 齿裂；花冠白色，花瓣 5，倒卵形或近圆形；雄蕊约 20，花药粉红色；雌蕊 1，花柱 5。果：梨果近球形，深红色，有黄白色小斑点。种子：种子一面稍具棱，一面平滑。花果期 5—10 月。

【生境分布】生于山坡林边、灌丛。分布于我国华北及山东、江苏、安徽、河南等地。

【药用部位（药材名称）】果实（山楂）、种子（山楂核）、叶（山楂叶）、根（山楂根）。

【采收加工】果实：秋季果实成熟时采收，切片，干燥。山楂核：加工山楂或山楂糕时，收集种子，晒干。山楂叶：夏秋季采收。山楂根：春秋季采挖，切片，晒干。

【临床应用】山楂：酸、甘，微温；归脾、胃、肝经。消食健胃，行气散瘀；用于肉食积滞，胃脘胀满，泻痢腹痛，瘀血经闭，产后瘀阻，心腹刺痛，疝气疼痛，高脂血症。山楂核：苦，平；归胃、肝经。消食，散结，催生；用于食积不化，疝气，睾丸偏坠，难产。山楂叶：酸，平；归肺经。止痒，敛疮，降血压；用于漆疮，溃疡不敛，高血压病。山楂根：甘，平，无毒；归胃、肝经。消积和胃，止血，祛风，消肿；用于食积，痢疾，反胃，风湿痹痛，咯血，痔漏，水肿。

【编者之见】按 2020 年版《中国药典》，中药材"山楂"为蔷薇科植物山里红或山楂 *Crataegus pinnatifida* Bge. 的干燥成熟果实。山里红是中药材"山楂"正品基原之一。

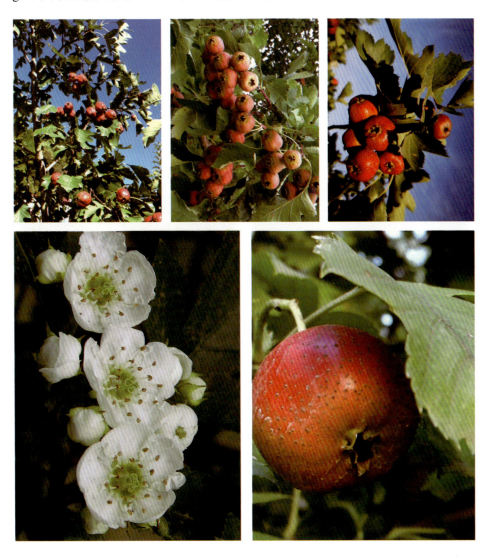

花楸树

【基　　原】蔷薇科花楸属植物花楸树 Sorbus pohuashanensis (Hance) Hedl.

【别　　名】花楸、红果臭山槐、山槐子、百华花楸、绒花树、马加（家）木。

【形态特征】落叶乔木。**茎：**树皮灰色，小枝灰褐色；冬芽大，长卵圆形，密生灰白色绒毛。**叶：**奇数羽状复叶，小叶 11～15；小叶长圆形至长圆状披针形，基部圆楔形，先端急尖，边缘 1/3 以上有细锯齿或重锯齿，上面暗绿色，下面带苍白色，有稀疏或沿中脉有密集的白色柔毛；托叶半圆形，有粗大锯齿。**花：**复伞房花序有花多数，花密集，花梗具白色柔毛或无毛；花白色，花瓣 5，圆形或卵形；萼片 5，三角形。**果：**果实近球形，橘红色或红色。花果期 6—10 月。

【生境分布】生于山坡或山谷的杂木林中。分布于我国东北、华北及甘肃等地。

【药用部位（药材名称）】茎、茎皮和果实（花楸）。

【采收加工】夏秋季采收或采剥，晒干。

【临床应用】茎和茎皮：苦，寒；果实：甘、苦，平。镇咳祛痰，健脾利水；用于慢性气管炎，肺结核，水肿。

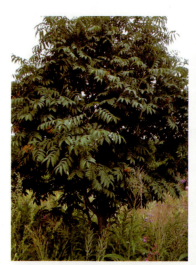
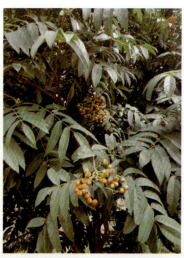
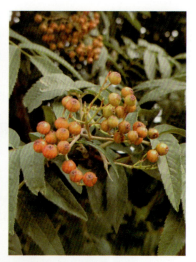
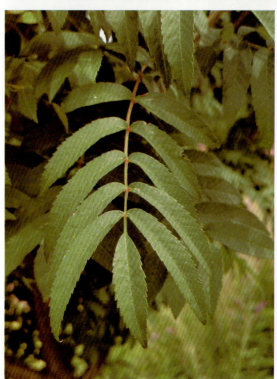
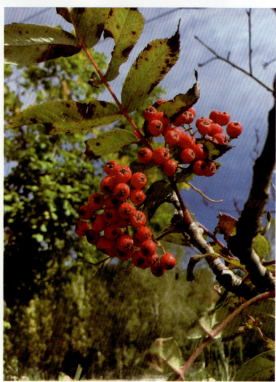

灰枸子

【基　　原】蔷薇科枸子属植物灰枸子 *Cotoneaster acutifolius* Turcz.
【别　　名】枸子。
【形态特征】落叶灌木。**茎**：枝条开展，圆柱形，棕褐色或红褐色，幼时被长柔毛。**叶**：叶互生，叶柄具短柔毛；托叶线状披针形，脱落；叶椭圆卵形至长圆卵形，先端急尖，基部宽楔形，全缘，幼时两面均被长柔毛，下面较密，老时渐脱落。**花**：聚伞花序有花2～5朵，总花梗和花梗被长柔毛；苞片线状披针形；萼筒钟状或短钟状，外面被短柔毛；萼片5，三角形；花瓣5，直立，先端圆钝，白色带红晕；雄蕊10～15，比花瓣短；花柱通常2，离生，短于雄蕊，子房下位。**果**：果实椭圆形，稀倒卵形，成熟时黑色。花果期5—10月。

【生境分布】生于山坡、山沟及丛林中。分布于我国华北、西北及河南、湖北等地。
【药用部位（药材名称）】枝叶及果实（灰枸子）。
【采收加工】6—8月采收，晒干。
【临床应用】苦、涩，凉；归肝经。凉血止血，解毒敛疮；用于鼻衄，牙龈出血，月经过多。

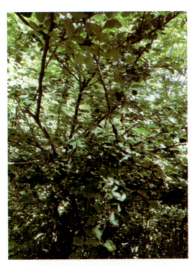
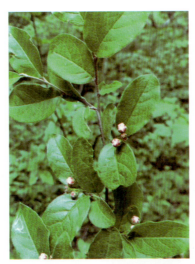
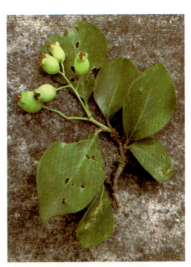
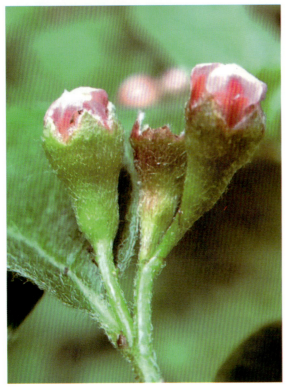
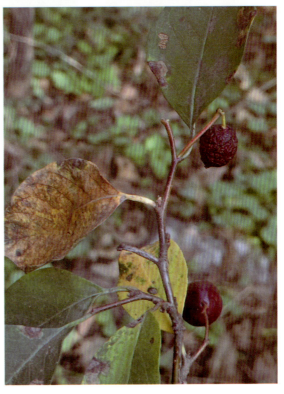

龙芽草

【基　　原】蔷薇科龙牙草属植物龙牙草 Agrimonia pilosa Ledeb.

【别　　名】仙鹤草、脱力草、刀口药、地仙草、蛇倒退、路边鸡（黄）、鸡爪沙、牛头草等。

【形态特征】多年生草木。**茎**：根茎短，基部常有 1 或数个地下芽；地上茎直立，被白色长柔毛，有时散生短柔毛，上部分枝。**叶**：奇数羽状复叶互生，有柄；托叶镰形，稀卵形，先端尖，基部楔形，边缘有齿或全缘，两面均被柔毛；小叶 3～9，长椭圆形或椭圆形，顶端及中部的叶较大，其间夹杂数对小型叶片，小叶几无柄。**花**：总状花序顶生或腋生，单一或 2～3 个簇生，花序轴和花梗被柔毛；花萼筒状，先端 5 裂，裂片倒卵形，密被钩刺；花瓣 5，黄色，倒卵形，先端微凹；雄蕊 5～15 枚，花柱 2，丝状，柱头头状。**果**：瘦果倒卵圆锥形，外面有 10 条肋，被疏柔毛，先端有数层钩刺。花果期 7—11 月。

【生境分布】生于荒地、山坡、路旁、草地等处。分布于我国大部分地区。

【药用部位（药材名称）】根（龙牙草根、仙鹤草根）、带有不定芽的根茎（仙鹤草根芽）、地上部分（仙鹤草）。

【采收加工】根：秋后采挖，洗净，除去芦头，晒干。仙鹤草根芽：冬春季新株萌发前采挖根茎，去老根，留幼芽，洗净，晒干。仙鹤草：夏秋季茎叶茂盛时采割，除去杂质，干燥。

【临床应用】根：辛、涩，温；无毒。用于赤白痢疾，妇女经闭，肿毒，驱绦虫。仙鹤草根芽：微甘、苦、涩；用于绦虫病，滴虫性肠炎。仙鹤草：苦、涩，平；归心、肝经。收敛止血，截疟，止痢，解毒，补虚；用于咯血，吐血，崩漏下血，疟疾，血痢，痈肿疮毒，阴痒带下，脱力劳伤。

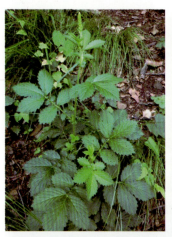
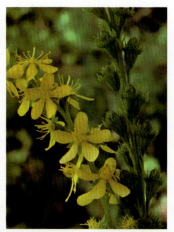
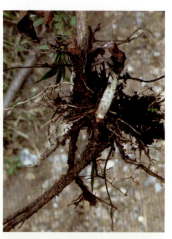
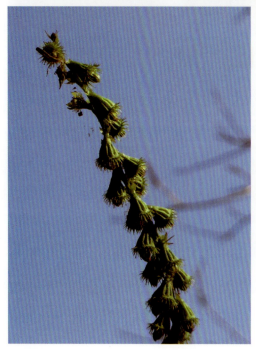
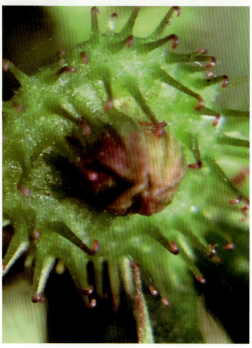

路边青

【基　　原】蔷薇科路边青属植物路边青 Geum aleppicum Jacq.
【别　　名】水杨梅、草本水杨梅、兰（蓝）布正。
【形态特征】多年生草本。根：须根多数，黄白色。茎：茎直立，上部分枝；全株被开展长柔毛。叶：基生叶丛生，为不整齐的奇数羽状复叶，小叶7～13，叶柄长，顶生小叶最大，菱状卵形或宽扁圆形，顶端急尖，基部心形至宽楔形，边缘常浅裂或有不规则粗大锯齿，上面绿色，下面色淡，两面被柔毛，侧生小叶较小，无柄，不等大，小叶间常夹生小裂片；茎生叶互生，小叶3～5，卵形，3浅裂或羽状分裂，基部有1对托叶，叶柄短。花：花单生于茎顶或数朵聚成伞房状，花梗粗壮，被柔毛；花瓣5，黄色，宽卵形或类圆形，先端圆；萼片两轮，各5，卵状三角形，外面被柔毛；雄蕊和雌蕊多数。果：聚合果倒卵球形；瘦果被长硬毛，长椭圆形，稍扁，棕褐色，顶端有钩状喙。花果期5—9月。
【生境分布】生于山坡草地、沟边、河滩、林地及林缘等处。分布于我国东北、西北及山东、河南、湖南、湖北等地。
【药用部位（药材名称）】全草（蓝布正、水杨梅）。
【采收加工】夏秋季采收，洗净，晒干。
【临床应用】甘、微苦，凉；归肝、脾、肺经。益气健脾，补血养阴，润肺化痰；用于气血不足，虚痨咳嗽，脾虚带下。
【编者之见】名称为"水杨梅"中药材的来源还包括：茜草科细叶水团花 Adina rubella Hance 的茎叶或花果序、蔷薇科日本水杨梅 Aduba rubella Hance 的全草。按2020年版《中国药典》，中药材"蓝布正"为蔷薇科路边青或柔毛路边青 Geum japonicum Thunb. var. chinense Bolle 的干燥全草。

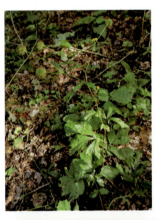
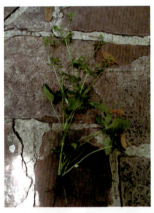
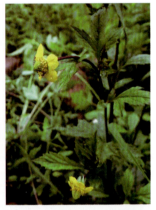
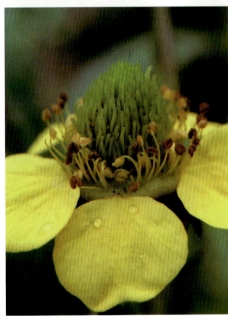
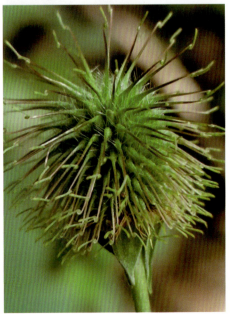

牛叠肚

【基　　原】蔷薇科悬钩子属植物牛叠肚 Rubus crataegifolius Bge.

【别　　名】牛迭肚、托盘、山托盘、山楂叶悬钩子、蓬蘽、马林果。

【形态特征】落叶灌木。**茎**：茎直立，在近顶部分枝，小枝红褐色，具棱，幼时被细柔毛，有钩状皮刺。**叶**：叶互生，叶卵形、宽卵形至长卵形，顶端渐尖，基部心形或近截形，上面近无毛，下面脉上有柔毛和小皮刺，边缘3～5掌状分裂，裂片卵形或长圆状卵形，有不规则缺刻状锯齿，基部具掌状5脉；叶柄疏生柔毛和小皮刺；托叶线形，几无毛。**花**：花数朵簇生，常顶生，花梗有柔毛；萼片卵状三角形或卵圆形，顶端渐尖，反折；花瓣椭圆形或长圆形，白色，先端圆钝；雄蕊直立，花丝宽扁；雌蕊多数，子房无毛。**果**：聚合果近球形，暗红色。花果期5—9月。

【生境分布】生于向阳山坡、灌木丛、林缘、山沟、路边。分布于我国东北及河北、河南、山西、山东等地。

【药用部位（药材名称）】果实和根（托盘）。

【采收加工】夏秋采摘成熟果实，晒干或先在沸水中浸一下再晒干；秋季挖根，洗净，切片，晒干。

【临床应用】果实：酸、甘，温。补肝肾，缩尿；用于阳痿，遗精，尿频，遗尿。根：苦，涩，平。祛风利湿；用于肝炎，风湿性关节炎，痛风。

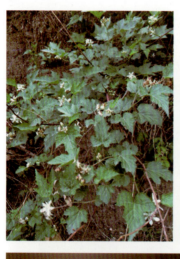
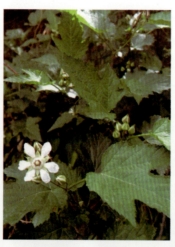
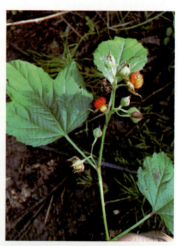
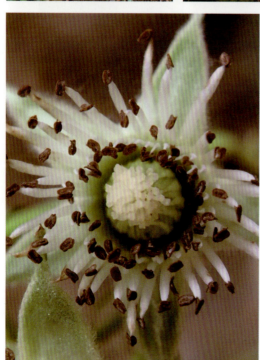
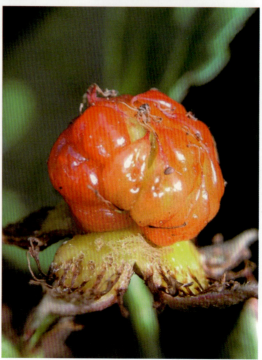

美蔷薇

【基　　原】蔷薇科蔷薇属植物美蔷薇 *Rosa bella* Rehd. et Wils.

【别　　名】油瓶子。

【形态特征】落叶灌木。**茎**：小枝圆柱形，散生基部稍膨大的皮刺；老枝常密被针刺。**叶**：奇数羽状复叶；小叶常 7～9，长椭圆形或卵形，先端急尖或圆钝，基部楔形或近圆形，边缘有尖锐锯齿，两面无毛或下面沿脉有散生柔毛和腺毛；叶柄和叶轴无毛或有稀疏柔毛，有散生腺毛和小皮刺；托叶宽平，大部贴生于叶柄，离生部分卵形，先端急尖，边缘有腺毛齿。**花**：花单生或 2～3 朵聚生；苞片 1～3，卵状披针形；花梗和萼筒被腺毛，萼片卵状披针形，全缘，先端延长成长尾状，外面有腺毛，内面密被柔毛；花瓣粉红色，宽倒卵形，先端微凹，基部楔形；花柱不伸出花托口外。**果**：果实椭圆形，顶端有短颈，深红色，有腺毛。花果期 5—10 月。

【生境分布】生于山坡灌丛、山脚、河沟旁等处。分布于我国华北及吉林、河南等地。

【药用部位（药材名称）】果实（金樱子）。

【采收加工】果实红熟时采摘，晒干，除去毛刺。

【临床应用】酸，涩，平；归肾、膀胱、大肠经。固精涩肠，缩尿止泻；用于滑精，遗尿，小便频数，脾虚泻痢，肺虚喘咳，自汗盗汗，崩漏带下。

【编者之见】按《中药大辞典》，美蔷薇的果实在河北和山西等省作为中药材"金樱子"使用。按 2020 年版《中国药典》，中药材"金樱子"仅为蔷薇科金樱子 *Rosa laevigata* Michx. 的干燥成熟果实。

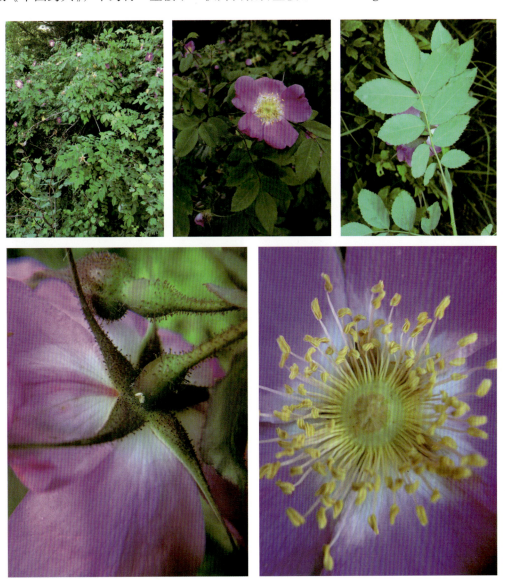

山刺玫

【基　　原】蔷薇科蔷薇属植物山刺玫 Rosa davurica Pall.
【别　　名】刺玫蔷薇、野玫瑰。
【形态特征】落叶灌木。**茎**：枝无毛，小枝及叶柄基部有成对的微弯皮刺，刺基部膨大。**叶**：奇数羽状复叶；叶柄和叶轴有柔毛、腺毛和稀疏皮刺；托叶大部贴生于叶柄，边缘有带腺锯齿，下面被柔毛；小叶7～9，长圆形或宽披针形，先端急尖或圆钝，基部宽楔形，边缘近中部以上有锐锯齿，上面无毛，下面灰绿色，有白霜、柔毛或腺点。**花**：花单生或数朵簇生于叶腋；花瓣粉红色，花柱离生，柱头稍伸出花托口。**果**：果球形或卵球形，红色，无毛。花果期6—9月。
【生境分布】生于山坡、杂木林边、丘陵草地。分布于我国东北、华北等地。
【药用部位（药材名称）】花（刺玫花）、果（刺莓果）、根（刺莓果根）。
【采收加工】刺玫花：6—7月花即将开放时采摘，晾干或晒干。刺莓果：果实将成熟时采摘，晒干，除去花萼；或把新鲜果实切成两半，除去果核，再行干燥。刺莓果根：秋季挖根，晒干。
【临床应用】刺玫花：酸、甘，平；归肝、脾经。理气和胃，止咳；用于月经不调，痛经，崩漏，吐血，肋间神经痛，肺痨咳嗽。刺莓果：酸，温。健脾胃，助消化；用于消化不良，食欲不振，胃腹胀满，小儿食积。刺莓果根：苦、涩，平。止咳祛痰，止痢，止血；用于慢性支气管炎，肠炎，细菌性痢疾，功能性子宫出血，跌打损伤。

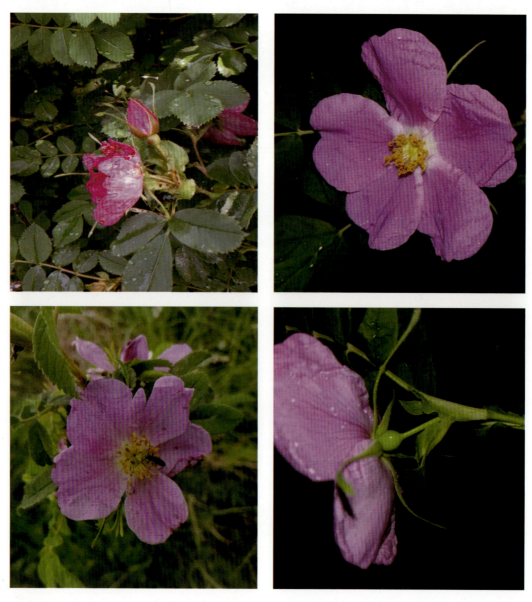

欧李

【基　　原】蔷薇科樱属植物欧李 Prunus humilis Bge.

【别　　名】乌拉奈、酸丁、小李红。

【形态特征】落叶灌木。**茎**：树皮灰褐色，分枝多，嫩枝被柔毛。**叶**：叶互生，长圆形或椭圆状披针形，先端尖，基部楔形，边缘有浅细锯齿，下面沿主脉散生短柔毛；托叶线形，早落；叶柄极短。**花**：花与叶同时开放，单生或2朵并生，花梗有稀疏短柔毛；萼片5，花后反折；花瓣5，白色或淡红色。**果**：核果近球形，熟时鲜红色，有光泽。花果期5—8月。

【生境分布】生于干燥山坡、砂丘或灌丛。分布于我国东北及内蒙古、河北、山东等地。

【药用部位（药材名称）】种子（郁李仁、小李仁、欧李）。

【采收加工】夏秋季采收成熟果实，除去果肉及核壳，取出种子，干燥。

【临床应用】辛、苦、甘，平；归脾、大肠、小肠经。润肠通便，下气利水；用于津枯肠燥，食积气滞，腹胀便秘，水肿，脚气，小便不利。

【编者之见】按2020年版《中国药典》，中药材"郁李仁"为蔷薇科植物欧李、郁李 Prunus japonica Thunb. 或长柄扁桃 Prunus pedunculata Maxim. 的干燥成熟种子；前两种习称"小李仁"，后一种习称"大李仁"。按《中国植物志》，欧李为樱属植物，拉丁名称 Cerasus humilis Bge.；按2020年版《中国药典》，欧李为李属植物，拉丁名称 Prunus humilis Bge.；本书参考药典名称。

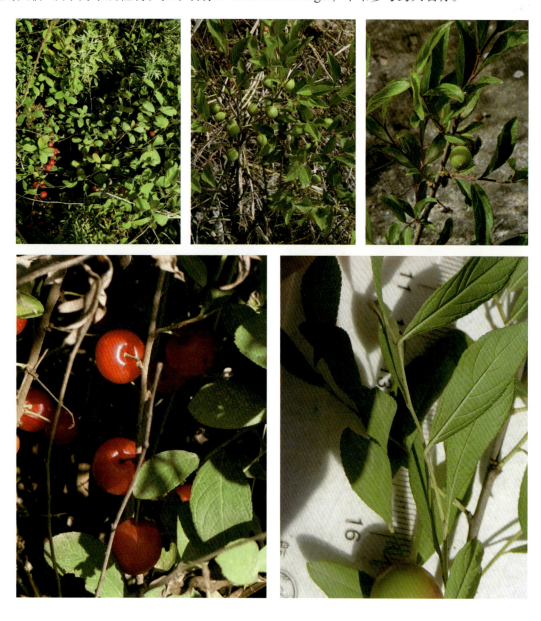

三裂绣线菊

【基　　原】蔷薇科绣线菊属植物三裂绣线菊 Spiraea trilobata L.
【别　　名】石棒子、硼子、团叶绣球、三裂叶（三桠）绣线菊、三桠绣球。
【形态特征】落叶灌木。**根：**根木质，表皮棕褐色。**茎：**小枝细瘦，开展，稍呈"之"字形弯曲，嫩时褐黄色，老时暗灰褐色；冬芽小，外被数个鳞片。**叶：**叶近圆形，先端钝，常3裂，基部圆形、楔形或近心形，边缘自中部以上有少数圆钝锯齿；两面无毛，下面色较浅。**花：**伞形花序具总梗，具花15～30朵；苞片线形或倒披针形，上部深裂成细裂片；萼片三角形，先端急尖，内面具疏柔毛；花瓣宽倒卵形，先端常微凹，花瓣白色，雄蕊多数，比花瓣短，花盘环形，10深裂，子房被短柔毛，花柱顶生，比雄蕊短。**果：**蓇葖果，沿腹缝微具短柔毛或无毛，萼片直立，宿存。花果期5—8月。
【生境分布】生于岩缝、向阳坡地或灌丛中。分布于我国东北、华北及山东、河南、安徽、陕西、甘肃等地。
【药用部位（药材名称）】叶或果实（三裂绣线菊）。
【采收加工】夏季采叶，秋季采果，晒干。
【临床应用】活血祛瘀，消肿止痛。

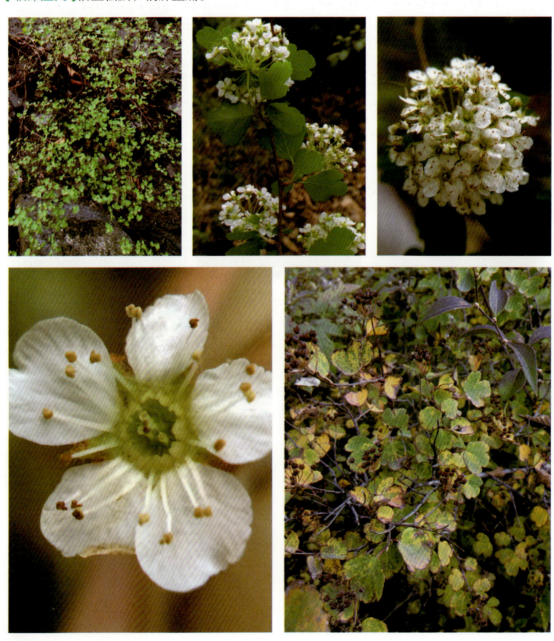

山荆子

【基　　原】蔷薇科苹果属植物山荆子 *Malus baccata* (L.) Borkh.

【别　　名】林荆子、山定子。

【形态特征】落叶乔木。**茎**：小枝无毛，红褐色。**叶**：叶互生；叶柄幼时有短柔毛及少数腺体，后即脱落；叶椭圆形或卵形，先端渐尖，基部楔形或近圆形，边缘有细锯齿。**花**：伞形花序，具花4～6朵，无总梗，集生在小枝顶端，花梗细长，无毛；萼片披针形；花白色，花柱5或4，基部有柔毛，较雄蕊长。**果**：果实近球形，红色或黄色，柄洼及萼洼稍凹，萼片脱落。花果期4—10月。

【生境分布】生于山坡杂木林、灌木丛中。分布于我国东北、华北及陕西、甘肃、山东等地。

【药用部位（药材名称）】果实（山荆子）。

【采收加工】秋季果熟时采摘，切片，晾干。

【临床应用】止泻痢；用于痢疾、吐泻。

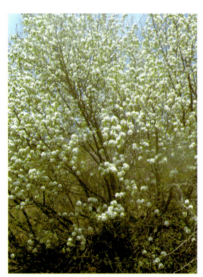
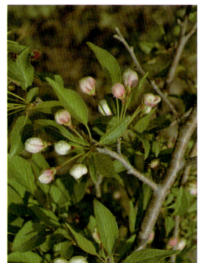
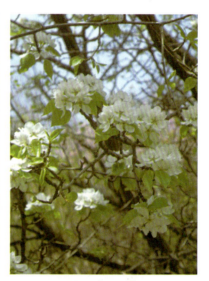
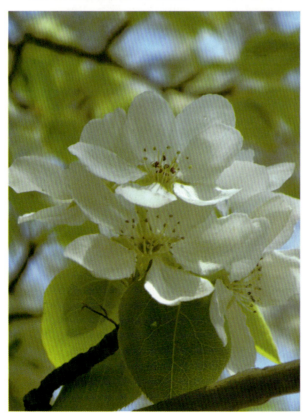
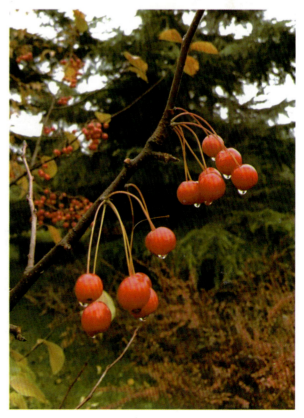

山桃

【基　　原】蔷薇科李属植物山桃 Prunus davidiana (Carr.) Franch.

【别　　名】山毛桃，野桃。

【形态特征】落叶小乔木。茎：树皮暗紫色，光滑；小枝老时褐色。叶：叶卵状披针形，先端渐尖，基部楔形，两面无毛，边缘具细锐锯齿。花：花单生，先于叶开放；花梗极短或近无；花萼无毛，萼筒钟形，萼片卵形至卵状长圆形，紫色，先端圆钝；花瓣倒卵形或近圆形，粉红色，先端圆钝，稀微凹；雄蕊多数，几与花瓣等长或稍短；子房被柔毛，花柱长于雄蕊或近等长。果：果实近球形，淡黄色，外面密被短柔毛；果肉薄而干，离核。种子：种子棕红色。花果期3—8月。

【生境分布】生于山坡、山谷沟底、荒野疏林等处。分布于河北、山西、陕西、甘肃、山东、河南、四川、云南等地。

【药用部位（药材名称）】果实（桃子）、根或根皮（桃根）、花（桃花）、去掉栓皮的树皮（桃茎白皮）、幼枝（桃枝）、叶（桃叶）、未成熟果实（碧桃干）、种子（桃仁）。

【采收加工】桃子：果实成熟时采摘。桃根：全年可采。桃花：3月间桃花将开放时采收，阴干。桃茎白皮：夏秋剥皮，除去栓皮，切碎，鲜用或晒干。桃枝：夏季采收。桃叶：夏季采叶，鲜用或晒干。碧桃干：4—6月摘取未成熟的果实，晒干。桃仁：果实成熟后采收，除去果肉及核壳，取出种子，晒干。

【临床应用】桃子：甘、酸，温；归肺、大肠经。生津，润肠，活血，消积；用于津少口渴，肠燥便秘，闭经，积聚。桃根：苦，平，无毒；归肝经。清热利湿，活血止痛，消痈肿；用于黄疸，吐血，衄血，经闭，痈肿，痔疮，风湿痹痛，跌打劳伤疼痛，腰痛，痧气腹痛。桃花：苦，平；归心、肝、大肠经。利水，活血化瘀；用于水肿，脚气，痰饮，利水通便，砂石淋，便秘，闭经，癫狂，疮疹。桃茎白皮：苦，平；归肺、脾经。清热利水，解毒，杀虫；用于水肿，痧气腹痛，肺热喘闷，痈疽，瘰疬，湿疮，风湿关节痛，牙痛，疮痈肿毒，湿癣。桃枝：苦，平；归心、胃经。活血通络，解毒，杀虫；用于心腹痛，风湿关节痛，腰痛，跌打损伤，疮癣。桃叶：苦、辛，平；归脾、肾经。祛风清热，杀虫；用于头风，头痛，风痹，疟疾，湿疹，疮疡，癣疮。碧桃干：酸、苦，平；归肺、肝经。敛汗涩精，活血止血，止痛；用于盗汗，遗精，吐血，疟疾，心腹痛，妊娠下血。桃仁：苦、甘，平；归心、肝、大肠经。活血祛瘀，润肠通便；用于经闭，痛经，癥瘕痞块，跌扑损伤，肠燥便秘。

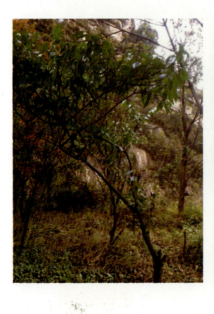
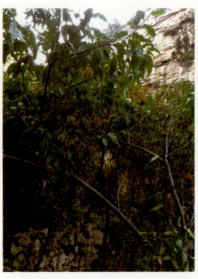
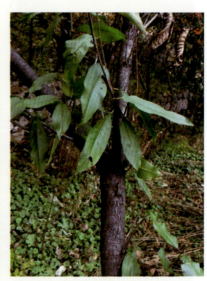

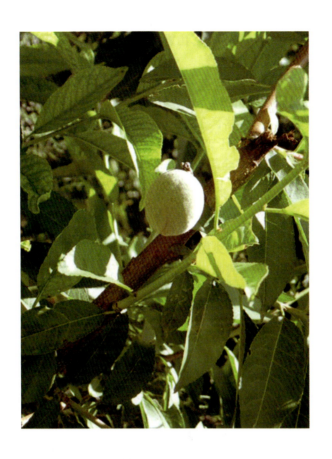

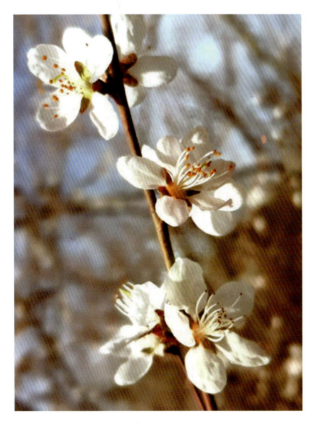

桃

【基　　原】蔷薇科李属植物桃 Prunus Persica (L.) Batsch

【别　　名】毛桃、光桃、蟠桃，等。

【形态特征】形态与植物"山桃"相似。两者的主要区别：山桃的萼筒光滑无毛，果肉干燥；桃的萼筒被短柔毛，果肉多汁。

【生境分布】全国各地广泛栽培。

【药用部位（药材名称）】幼果（桃奴）。其他同植物"山桃"项下。

【采收加工】桃奴：夏初拣落地的幼果，晒干。其他同植物"山桃"项下。

【临床应用】桃奴：苦，平。止痛，止汗；用于胃痛，疝痛，盗汗。其他同植物"山桃"项下。

【编者之见】①按 2020 年版《中国药典》，中药材"桃仁"为蔷薇科植物桃或山桃的干燥成熟种子，中药材"桃枝"为桃的干燥枝条，因此山桃的幼枝并非中药材"桃枝"正品。② 按《中国植物志》，山桃为桃属植物，拉丁名称 Amygdalus persica L.；按 2020 年版《中国药典》，山桃为李属植物，拉丁名称 Prunus davidiana (Carr.) Franch.；本书中的山桃和桃的科属与拉丁名称参考药典。③桃［药典 Prunus Persica (L.) Batsch］（中国植物志 Amygdalus persica L.）久经培育和栽培，现有多个优良的食用品种，常分为北方桃、南方桃、黄肉桃、蟠桃、油桃五个品种群；桃的观赏树种也很多。关于桃的培育品种或变种是否可入药使用，值得深入研究。

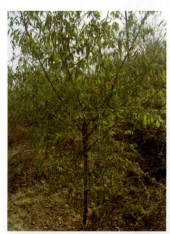
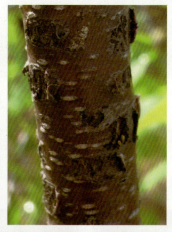
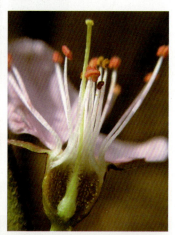
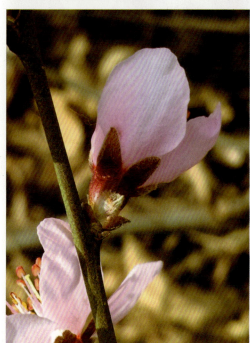
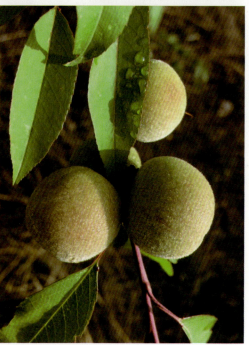

山杏

【基　　原】蔷薇科李属植物山杏 Prunus armeniaca L. var. ansu Maxim.

【别　　名】安杏。

【形态特征】落叶乔木。茎：小枝褐色或红褐色，有光泽，无毛。叶：叶卵形或近圆形，先端具尾尖，基部圆形至渐狭，叶边有钝锯齿，两面无毛或仅在下面脉腋具短柔毛。花：花2朵并生，稀3朵簇生，先于叶开放；花萼紫红色，萼筒钟形，萼片长圆状椭圆形，先端尖，花后反折；花瓣近圆形或倒卵形，白色或粉红色。果：果实扁球形，直径约2 cm，红色或橙红色，密被绒毛。种子：核扁球形，易与果肉分离，网纹明显，背棱锐。花果期3—7月。

【生境分布】生于山坡、丘陵草原、山林中。分布于河北、山东等地。

【药用部位（药材名称）】果实（杏子）、叶（杏叶）、种仁（苦杏仁、甜杏仁）、树枝（杏枝）、花（杏花）、树皮（杏树皮）、根（杏树根）。

【采收加工】杏子：果熟时采收。杏叶：夏秋季枝叶茂盛时采收。种仁：夏季果实成熟时采摘，除去果肉及核壳，取种仁，晾干。杏枝：夏秋季采收。杏花：3—4月采花。杏树皮：春秋季采收。杏树根：四季均可采挖。

【临床应用】杏子：酸、甘，温，有毒；归肺、心经。润肺定喘，生津止渴；用于肺燥咳嗽，津伤口渴。杏叶：辛、苦，微凉；归肝、脾经。祛风利湿，明目；用于水肿，皮肤瘙痒，目疾多泪，痈疮瘰疬。苦杏仁：苦、温，有毒；归肺、脾、大肠经。祛痰止咳，平喘，润肠，下气开痹；用于外感咳嗽，喘满，伤燥咳嗽，寒气奔豚，惊痫，胸痹，食滞脘痛，血崩，耳聋，疳肿胀，湿热淋证，疥疮，喉痹，肠燥便秘。甜杏仁：甘、平，无毒；归肺、大肠经。润肺，平喘；用于虚劳咳喘，肠燥便秘。杏枝：辛，平；归肝经。活血散瘀；用于跌打损伤，瘀血阻络。杏花：苦，温，无毒；归脾、肾经。活血补虚；用于不孕，肢体痹痛，手足逆冷。杏树皮：甘，寒；归心、肺经。解毒；用于苦杏仁中毒。杏树根：苦，温；归肝、肾经。解毒；用于杏仁中毒。

【编者之见】按2020年版《中国药典》，山杏为李属植物，拉丁名称 Prunus armeniaca L. var. ansu Maxim.，《河北植物志》收载了安杏 Prunus armeniaca L. var. ansu Maxim. 和西伯利亚杏 Prunus sibirica L.。《中国植物志》收载了山杏（西伯利亚杏）Armeniaca sibirica (L.) Lam.，未收载安杏。本书参考药典名称。

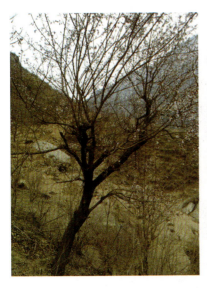
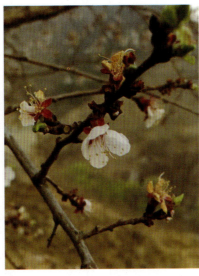
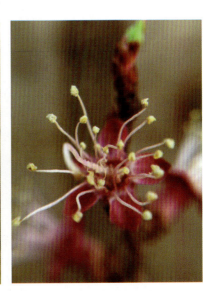

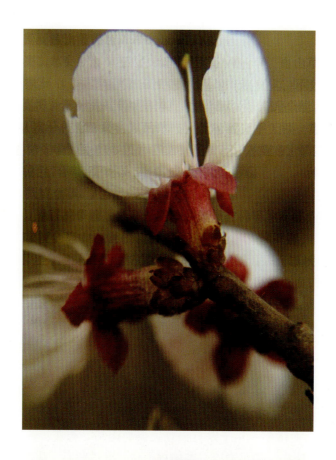

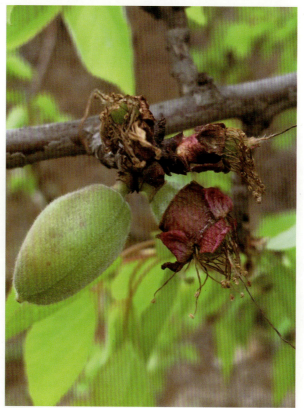

184 太行本草图谱之五岳寨

杏

【基　　原】蔷薇科李属植物杏 Prunus armeniaca L.

【别　　名】杏树。

【形态特征】形态与植物"山杏"相似。两者的主要区别：山杏的花为 2 朵并生，稀为 3 朵簇生；核果红色或橙红色，直径约 2cm，密被绒毛；果核网纹明显，背棱锐利。杏的花为单生；核果黄白色至黄红色，常带红晕，直径常超过 2.5cm，微被短柔毛；果核平滑，网纹不甚明显，背棱稍钝。

【生境分布】生于山坡、丘陵、草原。分布于全国各地；多系栽培。

【药用部位（药材名称）】同植物"山杏"项下。

【采收加工】同植物"山杏"项下。

【临床应用】同植物"山杏"项下。

【编者之见】按 2020 年版《中国药典》，中药材"苦杏仁"为蔷薇科山杏、西伯利亚杏 Prunus sibirica L.、东北杏 Prunus mandshurica (Maxim.) Koehne 或杏的干燥成熟种子。按《中药大辞典》等资料，中药材"甜杏仁"为蔷薇科杏、山杏的味甜的干燥种子。关于杏的培育品种较多，其培育品种的药用价值有待研究。

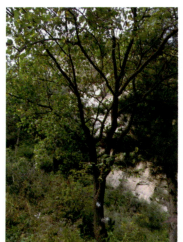
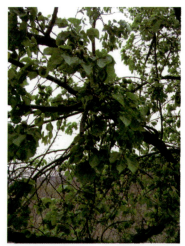
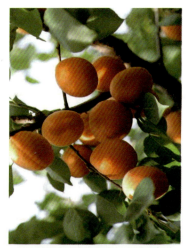
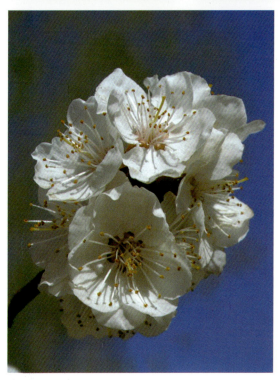
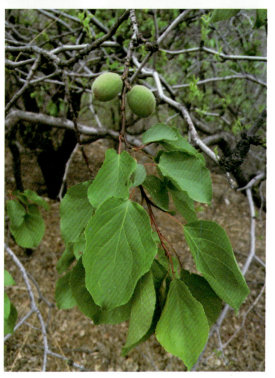

西伯利亚杏

【基　　原】蔷薇科李属植物西伯利亚杏 *Prunus sibirica* L.
【别　　名】山杏、野杏、苦杏。
【形态特征】形态与植物"杏"相似。两者的主要区别：西伯利亚杏为小乔木或灌木，高 2～3 m；叶卵圆形，基部圆形或近心形，先端长尾尖；果肉干燥，成熟时开裂。杏为乔木，高可达 10 m；叶卵圆形至近圆形，基部圆形或渐狭，先端短尾尖；果肉多汁，成熟时不开裂。
【生境分布】生于山坡、丘陵草原、山林中。分布于我国东北、华北及甘肃等地。
【药用部位（药材名称）】同植物"山杏"项下。
【采收加工】同植物"山杏"项下。
【临床应用】同植物"山杏"项下。

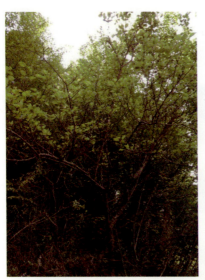
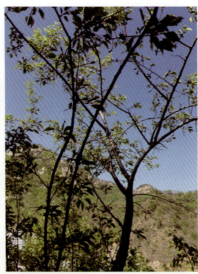
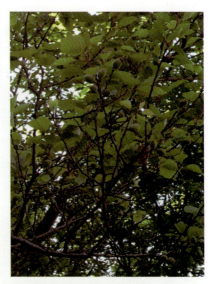
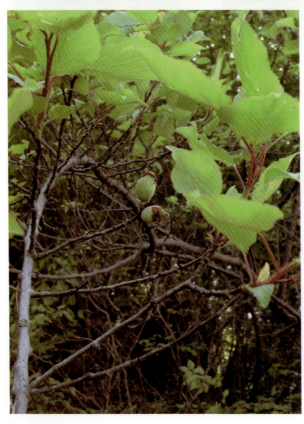
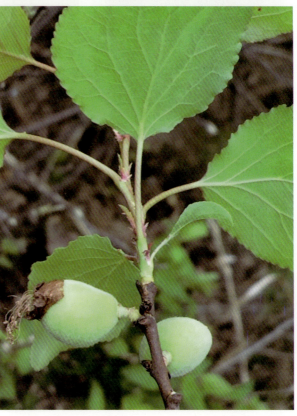

蛇莓

【基　　原】蔷薇科蛇莓属植物蛇莓 *Duchesnea indica* (Andr.) Focke

【别　　名】老蛇泡、三脚虎、蛇波藤、蛇八瓣、龙衔珠、小草莓、地杨梅、蛇不见、金蝉草、三叶蘑。

【形态特征】多年生草本。**茎**：根茎短，粗壮；地上茎多数，细长，匍匐，有柔毛，节处生不定根。**叶**：基生叶数个；茎生叶互生，具小叶柄，掌状三出复叶，中间小叶倒卵形至棱状长圆形，先端钝，基部宽楔形，边缘有钝锯齿，两面有柔毛或上面无毛，两侧小叶较小而基部偏斜；托叶窄卵形至宽披针形。**花**：花单生于叶腋；萼片 5，卵形，先端锐尖，外面有散生柔毛；副萼片 5，倒卵形，比萼片长，先端常具 3～5 锯齿；花瓣 5，倒卵形，黄色，先端圆钝；雄蕊 20～30，比花瓣短；花托球形或长椭圆形，鲜红色。**果**：瘦果卵形，多数，暗红色，光滑或具不明显突起，鲜时有光泽。花果期 4—10 月。

【生境分布】生于山坡、河岸、草地、潮湿处。分布于辽宁以南各地。

【药用部位（药材名称）】全草（蛇莓）、根（蛇莓根）。

【采收加工】蛇莓：夏秋季采收，鲜用或晒干。蛇莓根：夏秋季采挖，晒干。

【临床应用】蛇莓：甘、苦，寒，有毒；归肺、肝、大肠经。清热，凉血，消肿，解毒；用于热病，惊痫，咳嗽，吐血，咽喉肿痛，痢疾，痈肿，疔疮，蛇虫咬伤，烫火伤。蛇莓根：苦、甘，寒；归肺、肝、胃经。清热泻火，解毒消肿；用于热病，小儿惊风，目赤红肿，痄腮，牙龈肿痛，咽喉肿痛，热毒疮疡。

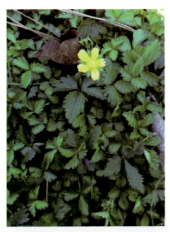
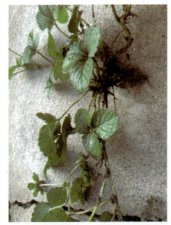
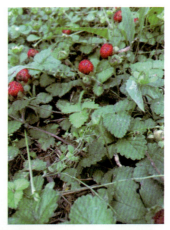
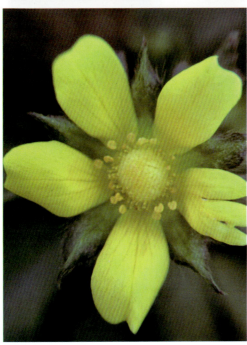
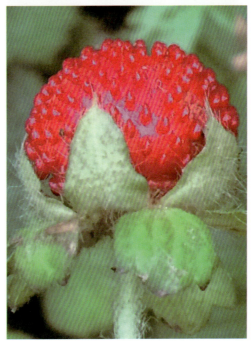

豆科

白花草木樨

【基　　原】豆科草木樨属植物白花草木樨 *Melilotus albus* Medic. ex Desr.

【别　　名】白香（花）草木樨（犀）、白甜车轴草、辟汗草。

【形态特征】1—2年生草本。**茎：**茎直立，圆柱形，中空，有分枝，几无毛；全株揉搓有香气。**叶：**羽状3出复叶；小叶长圆形或倒披针状长圆形，先端钝圆、截形或微凹，基部楔形，边缘疏生浅锯齿；托叶尖刺状锥形。**花：**总状花序腋生，花小，多数，排列疏松；苞片线形，花梗短；萼钟形，微被柔毛，萼齿三角形；花冠白色，旗瓣椭圆形，稍长于翼瓣，龙骨瓣与翼瓣近等长或稍短；子房卵状披针形，无毛。**果：**荚果椭圆形至长圆形，具尖喙，表面具凸起的网纹，棕褐色，老熟后变黑褐色。**种子：**种子卵形，棕色，表面具细瘤点。花果期5—9月。

【生境分布】生于田边、路旁、荒地及山沟草丛等处。分布于我国东北、华北、西北、西南等地。

【药用部位（药材名称）】全草（辟汗草）。

【采收加工】花期收割全草，阴干。

【临床应用】辛、苦，凉。清热，解毒，化湿，杀虫；用于暑热胸闷，疟疾，痢疾，淋病，皮肤疮疡。

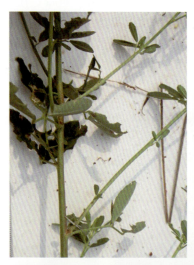
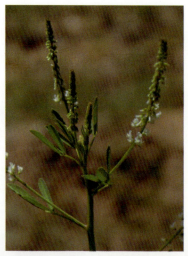
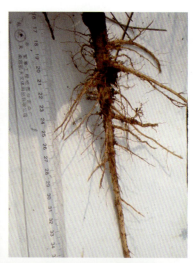
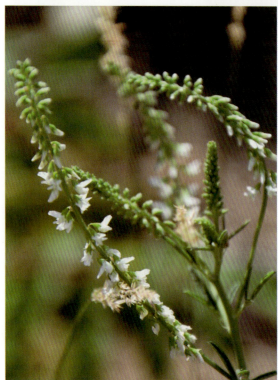
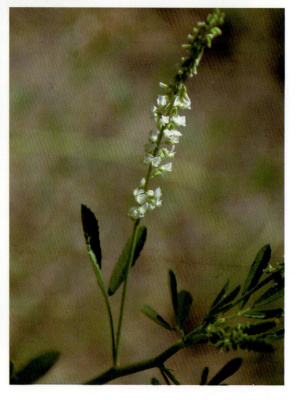

草木樨

【基　　原】豆科草木樨属植物草木樨 Melilotus suaveolens Ledeb.
【别　　名】草木犀、铁扫把、省头草、辟汗草、野苜蓿等。
【形态特征】1—2年生草本。茎：茎直立，有分枝，无毛。叶：羽状3出复叶，叶柄细长；小叶倒卵形长圆形至倒披针形，先端截形或钝圆，基部楔形或近圆形，中脉突出成短尖，边缘有疏锯齿；托叶线形或线状披针形，两侧不齿裂。花：总状花序腋生；花萼钟形，5齿裂；花冠黄色，旗瓣宽椭圆形至宽卵形，先端微凹，比翼瓣长；子房长圆形，无毛。果：荚果卵球形，表面具网纹，无毛。种子：种子卵形，黄褐色。花果期5—10月。
【生境分布】生于荒野、低湿草地、路旁等处。分布于我国东北、华北、西北、华东、西南、西北等地。
【药用部位（药材名称）】全草（草木樨、辟汗草、黄花草木樨）。
【采收加工】8—9月果实大部分成熟时采收，晒干。
【临床应用】辛，平。和中健胃，清热化湿，芳香化浊，利尿，截疟；用于暑湿胸闷，口腻，口臭，头胀，头痛，疟疾，痢疾，淋病，疥疮。
【编者之见】《河北植物志》收载了黄香草木樨 Melilotus officinalis (L.) Desr.、草木樨 Melilotus suaveolens Ledeb.。《中国植物志》收载了草木犀（别名黄香草木犀）Melilotus officinalis (L.) Pall.，未收载草木樨 Melilotus suaveolens Ledeb.、黄花草木犀（樨）和黄香草木樨。笔者认为，揉搓黄花（香）草木犀（樨）可嗅到浓烈的香气，而草木犀（樨）没有香气，故本书参考《河北植物志》，将黄香草木樨 Melilotus officinalis (L.) Desr. 和草木樨 Melilotus suaveolens Ledeb. 分开描述。

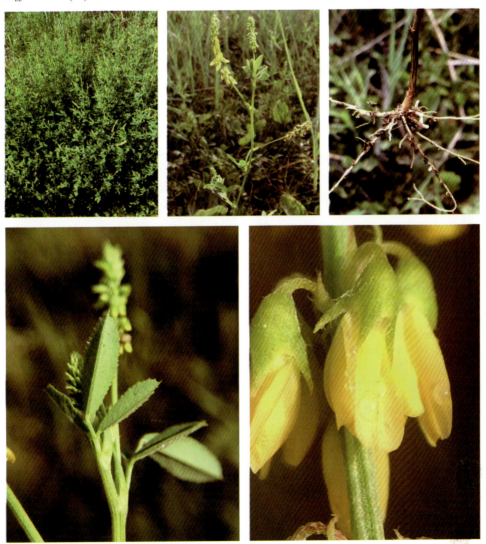

黄香草木樨

【基　　原】豆科草木樨属植物黄香草木樨 Melilotus officinalis (L.) Pall.
【别　　名】黄陵零香、辟汗草、黄花（香）草木樨（犀）。
【形态特征】1—2 年生草本。**茎**：茎直立，光滑或稍有毛；全株揉搓有香气。**叶**：羽状 3 出复叶；小叶椭圆形、倒披针形至倒卵状披针形，先端圆，有短尖头，基部楔形，边缘有疏齿，两面无毛；托叶三角状锥形，有时分裂。**花**：总状花序腋生；花萼钟形，萼齿三角形；花冠黄色，旗瓣与翼瓣等长或近等长。**果**：荚果卵球形，表面网纹明显，稍有毛。**种子**：种子长圆形，褐色。花果期 6—10 月。
【生境分布】生于路边、宅旁、山坡荒地等处。分布于我国东北、华北、西北及四川、西藏、长江以南地区。
【药用部位（药材名称）】全草（辟汗草）。
【采收加工】同植物"草木樨"项下。
【临床应用】同植物"草木樨"项下。

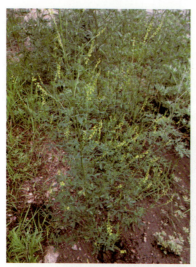
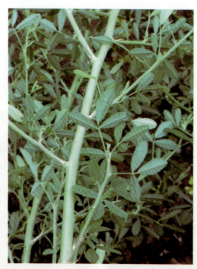
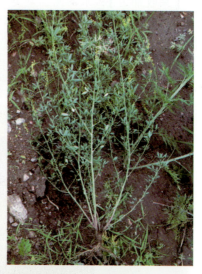
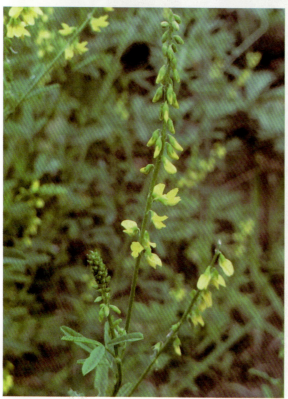
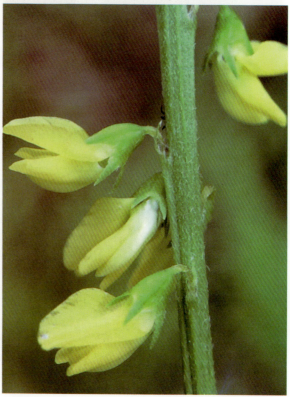

刺槐

【基　　原】豆科槐属植物刺槐属 *Robinia pseudoacacia* L.

【别　　名】洋槐、胡藤。

【形态特征】落叶乔木。茎：树皮灰褐色，深纵裂；小枝暗褐色，具针刺。叶：奇数羽状复叶；叶轴具浅沟，基部膨大；小叶7～19，椭圆形、长圆形或卵圆形，先端圆形或微凹，或有小尖刺，基部圆形或宽楔形，全缘；小叶柄具刺状小托叶。花：总状花序腋生，下垂，花序轴和花梗有毛；花萼钟状，先端5浅裂，微呈2唇形，具柔毛；花冠白色，旗瓣近圆形，有爪，基都有两个黄色斑点，翼瓣弯曲，龙骨瓣向内弯，下部连合；雄蕊10，花柱头状，先端具柔毛。果：荚果条状长椭圆形，扁平，赤褐色。种子：种子肾形，黑褐色，有微小黑斑。花果期4—8月。

【生境分布】生于路旁、村舍附近及荒山。全国各地均有栽培。

【药用部位（药材名称）】花（刺槐花）。

【采收加工】6—7月花盛开时，采收花序，摘下花，晾干。

【临床应用】甘，平；归肝经。止血；用于咯血，大肠下血，吐血，崩漏。

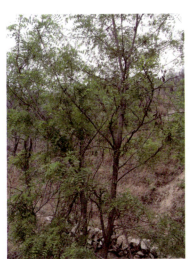
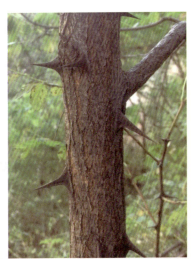
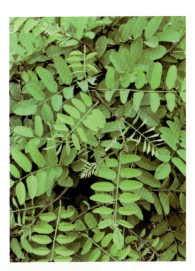
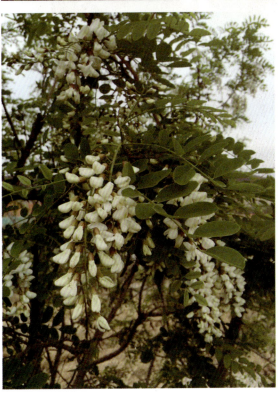
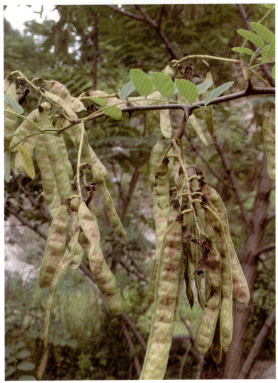

槐

【基　　原】豆科槐属植物槐 Sophora japonica L.

【别　　名】豆（白、国、家）槐、细叶槐、槐树、槐蕊、金药材、护房树。

【形态特征】落叶乔木。**茎**：树皮灰褐色，具不规则纵裂；嫩枝暗绿色，皮孔明显。**叶**：奇数羽状复叶，互生或近对生；叶轴有毛，基部膨大；小叶7～15，卵状披针形或卵状长圆形，先端渐尖，具小尖头，基部宽楔形或近圆形，稍偏斜，下面灰白色。**花**：圆锥花序顶生；花萼浅钟状，萼齿5，近等大，圆形或钝三角形；花梗比花萼短；小苞片2；花冠蝶形，乳白色或淡黄绿色，旗瓣近圆形，先端微缺，有紫色脉纹，翼瓣和龙骨瓣卵状长圆形，两者等长；雄蕊10，子房筒状，花柱弯曲。**果**：荚果肉质，串珠状，黄绿色，无毛，种子间缢缩。**种子**：种子卵球形，淡黄绿色，干后黑褐色。花果期6—11月。

【生境分布】生于山坡、平原、路旁、村边等处。全国各地均有栽培。

【药用部位（药材名称）】花（槐花）、花蕾（槐米）、果实（槐角）、嫩枝（槐枝）、槐叶（槐叶）、根（槐根）、树皮和根皮（槐白皮）。

【采收加工】槐花和槐米：夏季花开放或花蕾形成时采收，及时干燥，除去枝、梗及杂质；前者习称"槐花"，后者习称"槐米"。槐角：冬季采收，除去杂质，干燥。槐枝：4—5月采收，晒干或鲜用。槐叶：5—8月采收，晒干或鲜用。槐根：全年均可采挖，切片晒干。槐白皮：全年均可采树皮；一般秋冬季挖根，剥取根皮，除去外层栓皮，切段，晒干或鲜用。

【临床应用】槐花和槐米：苦，微寒；归肝、大肠经。凉血止血，清肝泻火；用于便血，痔血，血痢，崩漏，吐血，衄血，肝热目赤，头痛眩晕。槐角：苦，寒；归肝、大肠经。清热泻火，凉血止血；用于肠热便血，痔肿出血，肝热头痛，眩晕目赤。槐枝：苦，平。止血，祛风，燥湿；用于崩漏，赤白带下，痔疮，心痛，皮肤瘙痒，疥癣。槐叶：苦，平；归肝、胃经。清热泻火，燥湿杀虫；用于小儿惊痫，肠风，血淋，痔疮，湿疹，皮肤瘙痒，疥癣，痈疮疔肿。槐根：苦，平。散瘀消肿，杀虫；用于痔疮，喉痹，蛔虫病。槐白皮：苦，无毒。祛风除湿，消肿，生肌；用于中风，口疮，痔疮，阴疽湿疹，水火烫伤。

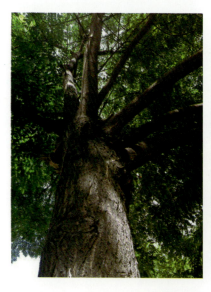
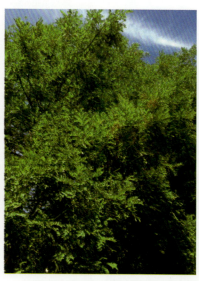
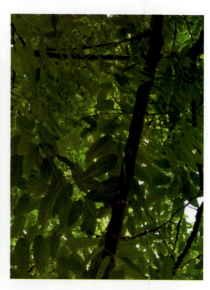

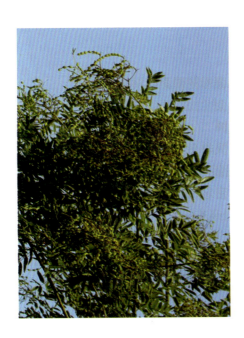
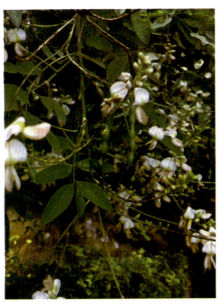
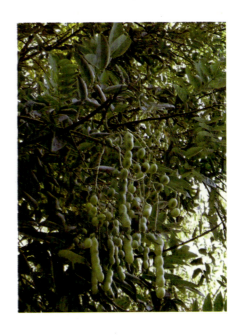

193

苦参

【基　　原】豆科槐属植物苦参 Sophora flavescens Ait.
【别　　名】川（牛）参、凤凰爪、地骨、野（山）槐。
【形态特征】落叶半灌木。根：根圆柱状，外皮黄色。茎：茎直立，草本状，绿色，多分枝，具纵沟；幼枝被疏毛，后变无毛。叶：奇数羽状复叶，互生，叶轴上被细毛；小叶15～21，卵状椭圆形至长椭圆状披针形，先端渐尖，基部圆，有短柄，全缘，背面密生平贴柔毛，托叶线形。花：总状花序顶生，被短毛；苞片线形；萼钟状，扁平，稍偏斜，先端5浅裂；花冠蝶形，淡黄白色，旗瓣匙形，翼瓣无耳，与龙骨瓣等长；雄蕊10，雌蕊1，花柱纤细，柱头圆形。果：荚果线形，先端具长喙，成熟时不开裂，种子间微缢缩，呈不明显的串珠状，疏生短柔毛。种子：种子近球形，黑色。花果期5—9月。
【生境分布】生于沙地、向阳山坡、草丛及溪沟边等处。分布于全国各地；多有种植。
【药用部位（药材名称）】根（苦参）、种子（苦参实、苦参子）、全草（苦参草）。
【采收加工】苦参：春秋季采挖，除去根头和小支根，洗净，干燥，或趁鲜切片后干燥。苦参实（苦参子）：7—8月果实成熟时采收，去除荚壳，晒干。苦参草：春秋季采收，晒干。
【临床应用】苦参：苦，寒；归心、肝、胃、大肠、膀胱经。清热燥湿，杀虫，利尿；用于热痢，便血，黄疸尿闭，赤白带下，阴肿阴痒，湿疹，湿疮，皮肤瘙痒，疥癣麻风；外治滴虫性阴道炎。苦参实（苦参子）：苦，寒；归肝、脾、大肠经。清热解毒，通便，杀虫；用于急性菌痢，大便秘结，蛔虫症。苦参草：苦，寒。清热燥湿，杀虫。

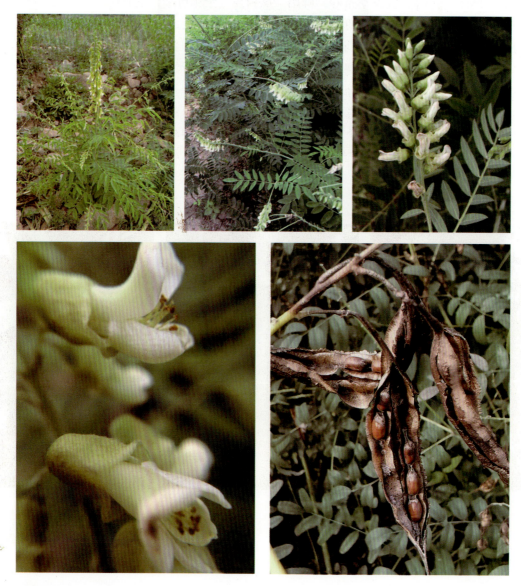

多花胡枝子

- 【基　　原】豆科胡枝子属植物多花胡枝子 Lespedeza floribunda Bunge
- 【别　　名】铁鞭草、米汤草。
- 【形态特征】多年生半灌木。茎：枝条细长，具白色柔毛。叶：3出复叶，互生；托叶条形，先端刺芒状，有毛；顶生小叶较大，倒卵形或倒卵状长圆形，先端微凹，有短尖，基部楔形，上面无毛，下面密被白色长柔毛；侧生小叶稍小。花：总状花序腋生；小苞片卵形，与萼筒贴生；花萼杯状，密生绢毛，萼齿5，披针形，疏生白色柔毛；花冠蝶形，紫红色；雄蕊10，雌蕊1，花柱细长。果：荚果卵状菱形，先端尖，有网状腺纹，密被柔毛。花果期6—10月。
- 【生境分布】生于干旱山坡。分布于我国东北、华北、华东、西北及四川、云南等地。
- 【药用部位（药材名称）】根（多花胡枝子）、全株和根（铁鞭草）。
- 【采收加工】多花胡枝子：秋季采挖，切段，晒干。铁鞭草：6—10月采收，根洗净，切片，晒干；茎叶切段，晒干。
- 【临床应用】多花胡枝子：涩，凉。消积散瘀；用于疳积。铁鞭草：涩，凉；归脾经。消积，截疟；用于疳积疟疾。

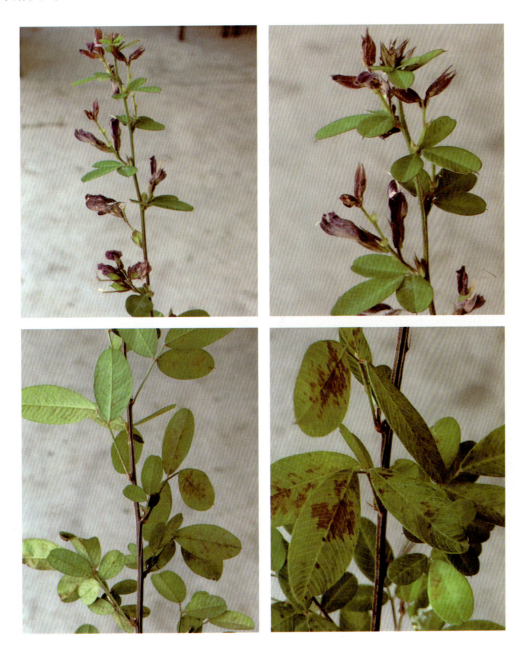

胡枝子

【基　　原】豆科胡枝子属植物胡枝子 Lespedeza bicolor Turcz.

【别　　名】扫皮、胡枝条（花）、鹿鸡花、扫条、野花生、羊角梢、豆叶柴、夜合草、随军茶，等。

【形态特征】多年生直立灌木。茎：茎多分枝；小枝黄褐色或暗绿褐色，老枝灰褐色，有条棱，疏被短毛。叶：3出复叶，互生；小叶狭卵形、倒卵形或椭圆形，先端钝圆或微凹，稀稍尖，具短刺尖，基部近圆形或宽楔形，全缘，上面绿色，无毛，下面色淡，被疏柔毛，老时渐无毛；托叶2枚，线状披针形。花：总状花序腋生，总花梗较叶长；花萼杯状，紫褐色，4浅裂，裂不及萼的1/2，其上再2裂；花冠紫色，旗瓣倒卵形，先端微凹或圆形，翼瓣较短，矩圆形，基部具耳和瓣柄，旗瓣比龙骨瓣稍长或近等长；小苞片2，狭卵形，被短柔毛；子房条形，被毛。果：荚果斜倒卵形，稍扁，表面具网纹，密被短柔毛。花果期6—10月。

【生境分布】生于山地灌木林下。分布于我国华北、东北、华中及浙江、福建、四川等地。

【药用部位（药材名称）】根（胡枝子根）、枝叶（胡枝子）、花（胡枝子花）。

【采收加工】胡枝子根：7—10月采挖，切片，晒干。胡枝子：6—9月采收，鲜用或切段晒干。胡枝子花：7—8月花开时采收，阴干。

【临床应用】胡枝子根：辛、微苦，凉。祛风除湿，活血止痛，止带止血，清热解毒；用于感冒发热，风湿痹痛，跌打损伤，鼻衄，赤白带下，流注肿毒。胡枝子：甘、微苦，平；归心、肝经。润肺清热，利水通淋，止血；用于肺热咳嗽，百日咳，鼻衄，淋病。胡枝子花：甘，平。清热止血，润肺止咳；用于便血，肺热咳嗽。

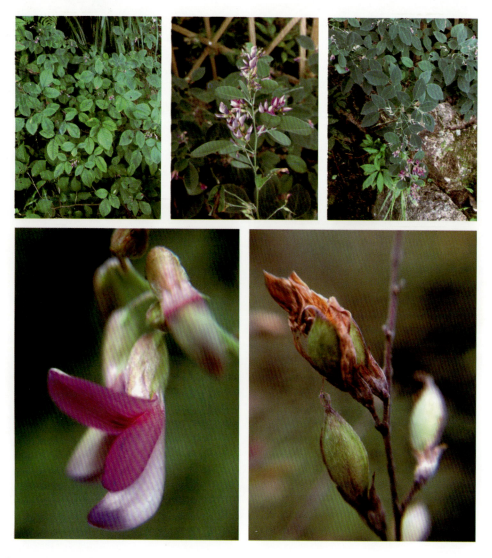

尖叶铁扫帚

【基　　原】豆科胡枝子属植物尖叶铁扫帚 Lespedeza juncea (L.f.) Pers.

【别　　名】尖叶胡枝子、小叶牛子棵。

【形态特征】多年生小灌木。**茎**：全株被伏毛，分枝或上部分枝呈扫帚状。**叶**：羽状复叶，小叶3；小叶倒披针形、线状长圆形或狭长圆形，先端稍尖或钝圆，有小刺尖，基部渐狭，边缘稍反卷，上面近无毛，下面密被伏毛；托叶线形。**花**：总状花序腋生，有花数朵；总花梗较叶为长；苞片及小苞片卵状披针形或狭披针形；花萼狭钟状，5深裂，裂片披针形，先端锐尖，外面被白色状毛；花冠白色或淡黄色，带紫斑，旗瓣、翼瓣与龙骨瓣近等长，有时翼瓣稍短。**果**：荚果宽卵形，两面被毛。花果期6—10月。

【生境分布】生于山地灌木林下。分布于我国华北、东北、华中及浙江、福建、四川等地。

【药用部位（药材名称）】全草或根（尖叶铁扫帚、夜关门）。

【采收加工】9—10月采收，鲜用或晒干。

【临床应用】苦、涩、凉；归肺、肝、肾经。补肾涩精，健脾利湿，祛痰止咳，清热解毒；用于肾虚，遗精，遗尿，尿频，白浊，带下，泄泻，痢疾，水肿，小儿疳积，咳嗽气喘，跌打损伤，目赤肿痛，痈疮肿毒，毒虫咬伤。

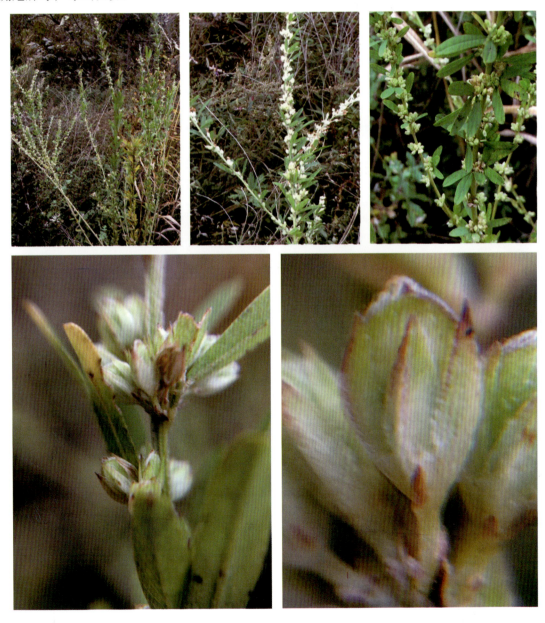

美丽胡枝子

【基　　原】豆科胡枝子属植物美丽胡枝子 *Lespedeza Formosa* (Vog.) Koehne

【别　　名】马扫（拂）帚、毛胡枝子。

【形态特征】形态与植物"胡枝子"相似。两者的主要区别：胡枝子的萼裂不过半，旗瓣长超过龙骨瓣；美丽胡枝子的萼裂过半，旗瓣短于龙骨瓣。

【生境分布】生于山坡林下或杂草丛中。分布于我国华北、华东、西南及广东、广西等地。

【药用部位（药材名称）】茎叶（美丽胡枝子）、根（美丽胡枝子根）、花（美丽胡枝子花）。

【采收加工】美丽胡枝子：春至秋季采收。美丽胡枝子根：全年可采。美丽胡枝子花：秋季采收。

【临床应用】美丽胡枝子：苦，平；用于小便不利。美丽胡枝子根：苦，平。清肺热，祛风湿，散瘀血；用于肺痈，风湿疼痛，跌打损伤。美丽胡枝子花：苦，平。清热凉血；用于肺热咳血，便血。

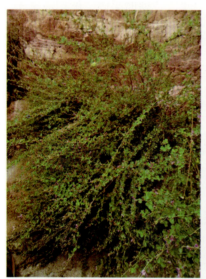
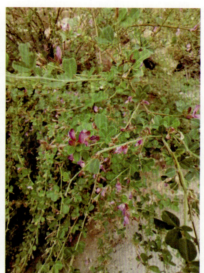
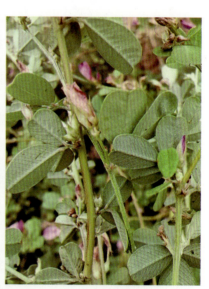
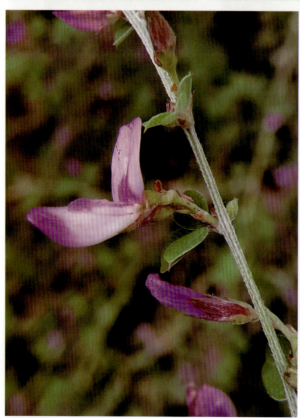
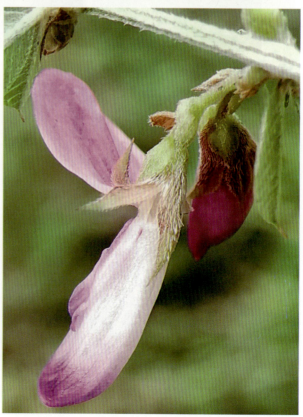

绒毛胡枝子

【基　　原】豆科胡枝子属植物绒毛胡枝子 *Lespedeza tomentosa* (Thunb.) Sieb. ex Maxim.

【别　　名】山豆花。

【形态特征】多年生草本状灌木。茎：全株有白色柔毛，枝有细棱。叶：羽状复叶；小叶3，卵圆形或卵状椭圆形，先端圆形，有短刺尖，基部钝圆；托叶2，线形。花：总状花序顶生或腋生，总状花序比叶长；萼5深裂，裂片披针形，裂片长超过花冠一半；小苞片条状披针形；花冠淡黄色，旗瓣椭圆形，比翼瓣短或等长，中央稍带紫斑纹，翼瓣长圆形，龙骨瓣比翼瓣等长。果：荚果倒卵形，先端有短喙。花果期6—10月。

【生境分布】生于荒山、荒地、草原及灌丛。分布于我国华北、东北、华中、华东、西南等地。

【药用部位（药材名称）】根（小雪人参、山豆花）。

【采收加工】秋季采收，洗净，切片，晒干。

【临床应用】甘、微淡，平；归脾经。健脾补虚，清热利湿，活血调经；用于虚劳，血虚头晕，水肿，腹水，痢疾，经闭，痛经。

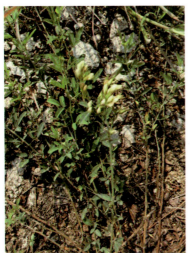
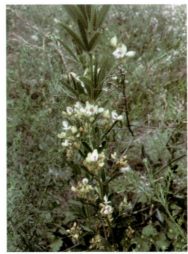
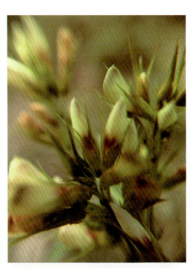
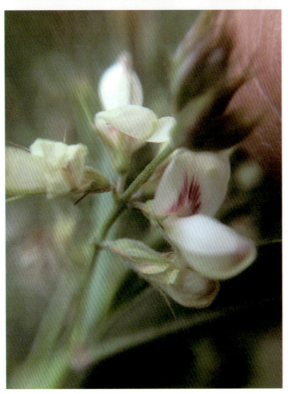
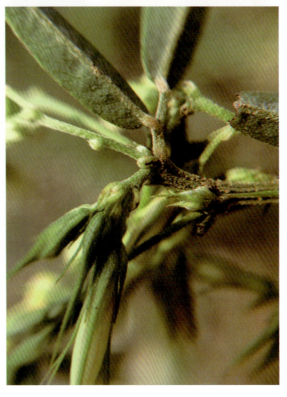

兴安胡枝子

【基　　原】豆科胡枝子属植物兴安胡枝子 *Lespedeza daurica* (Laxm.) Schindl.
【别　　名】达呼尔（达乌里、毛果）胡枝子。
【形态特征】形态与植物"绒毛胡枝子"相似。两者的主要区别：绒毛胡枝子的总状花序比叶长，全株被白色柔毛；兴安胡枝子的总状花序比叶短，全株稍被柔毛。
【生境分布】生于山坡、草地、路旁及沙质地等。分布于吉林、辽宁、河北、内蒙古、陕西、宁夏、甘肃、云南等地。
【药用部位（药材名称）】全草或根（枝儿条）。
【采收加工】夏秋季采挖，切段，晒干。
【临床应用】辛，温；归肺经。解表散寒；用于感冒发热，咳嗽。

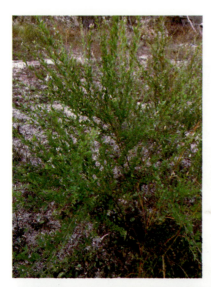
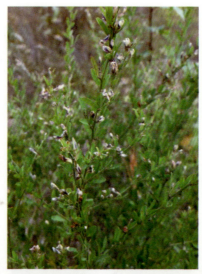
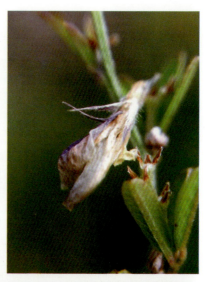
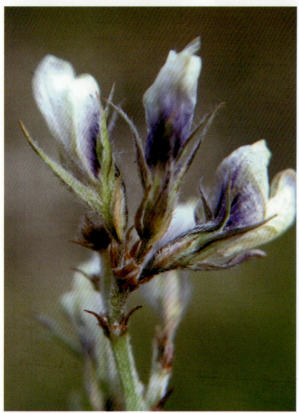
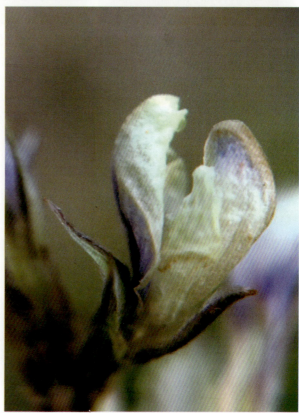

阴山胡枝子

【基　　原】豆科胡枝子属植物阴山胡枝子 *Lespedeza inschanica* (Maxim.) Schindl.
【别　　名】白指甲花。
【形态特征】形态与植物"尖叶铁扫帚"相似。两者的主要区别：尖叶铁扫帚的旗瓣不反卷；小苞片狭，为条状披针形，长度与萼筒等长。阴山胡枝子的旗瓣反卷；小苞片宽，为卵形，长度比萼筒短。
【生境分布】生于干旱山坡。分布于我国华北、华中及辽宁、陕西、甘肃、山东、江苏、安徽、四川、云南等地。
【药用部位（药材名称）】全株、根、叶（还夯哪）[傣药]。
【采收加工】夏秋季采挖，切段，晒干。
【临床应用】全株：用于水泻，痢疾，感冒，跌打损伤，小儿遗尿；外用于刀枪伤，烫伤，疮毒。根：用于肾炎，膀胱炎，乳腺炎，红崩白带。叶：用于黄水疮，皮肤湿疹，毒蛇咬伤，带状疱疹。

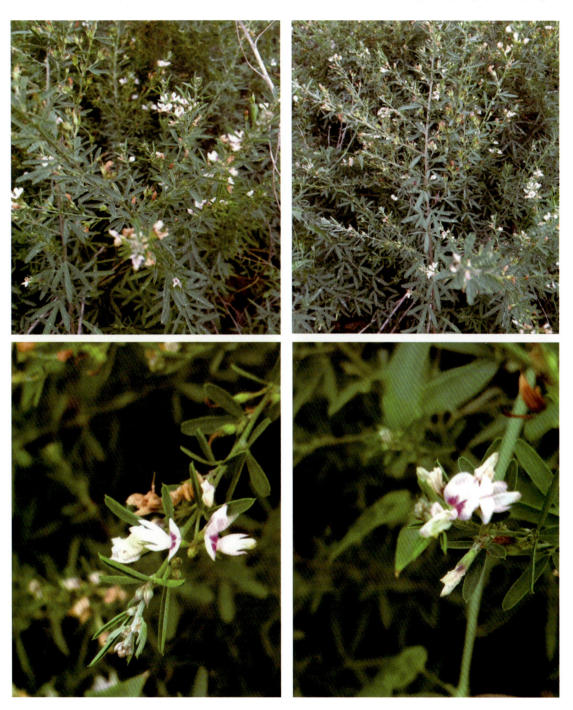

杭子梢

【基　　原】豆科杭子梢属植物杭子梢 Campylotropis macrocarpa (Bge.) Rehd.

【别　　名】杭（芫）子梢。

【形态特征】多年生落叶灌木。茎：嫩枝和幼枝密被白色短柔毛，老枝无毛。叶：3 出复叶，互生；顶端小叶矩圆形或椭圆形，先端圆或微凹，有短尖，基部圆形，上面无毛，网脉明显，下面有淡黄色柔毛；侧生小叶较小；托叶披针形。花：总状或圆锥花序，顶生成腋生；苞片卵状披针形，早落或花后逐渐脱落，每苞片内有花 1 朵；花冠蝶形，紫红色或近粉红色；花梗细长，近花萼处有关节；花萼宽钟形，萼齿 4。果：荚果斜椭圆形，具网纹。花果期 4—9 月。

【生境分布】生于山坡、灌丛、林缘、山谷沟边及林中。分布于我国西南、华东、华中及河北、山西、陕西、甘肃、福建、广西等地。

【药用部位（药材名称）】根或枝叶（壮筋草）。

【采收加工】夏秋季采挖根部或采收枝叶，洗净，切片或切段，晒干。

【临床应用】苦、微辛，平；归肝、脾经。疏风解表，舒筋活血；用于风寒感冒，痧症，肾炎水肿，肢体麻木，半身不遂。

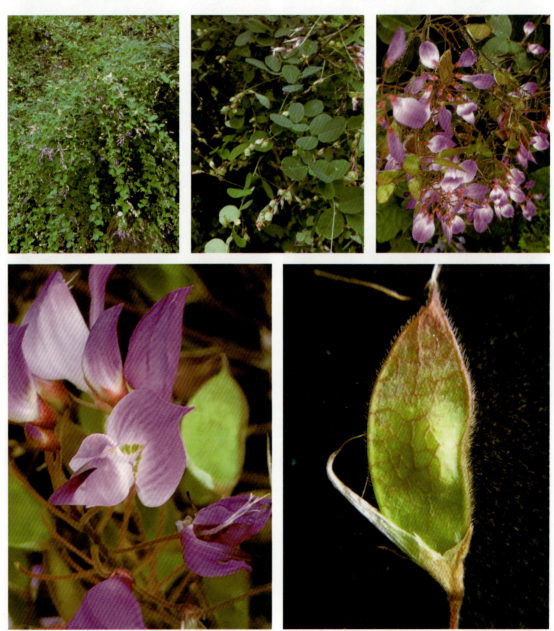

河北木蓝

【基　　原】豆科木蓝属植物河北木蓝 Indigofera bungeana Walp.

【别　　名】本氏木蓝、铁扫帚。

【形态特征】多年生直立灌木。**茎**：茎褐色，圆柱形，有皮孔；枝银灰色，被灰白色丁字毛。**叶**：奇数羽状复叶；小叶 2～4 对，对生，椭圆形，先端钝圆，基部圆形，上面绿色，下面苍绿色；叶轴上面有槽，叶轴、叶柄、小叶柄与小叶两面均被灰色丁字毛；托叶三角形，早落。**花**：总状花序腋生，比复叶长；苞片线形；萼钟状，萼齿 5，下面 3 齿裂片较长，萼外被白色丁字毛；花冠紫色或紫红色，旗瓣阔倒卵形，外面被丁字毛，翼瓣与龙骨瓣等长，龙骨瓣有距；花药圆球形，先端具小凸尖；子房线形，被疏毛。**果**：荚果褐色，细圆柱形，被丁字毛。**种子**：种子椭圆形。花果期 5—10 月。

【生境分布】生于山坡、草地或河滩地。分布于我国华北及辽宁、陕西等地。

【药用部位（药材名称）】根及全株（铁扫竹）。

【采收加工】春秋季采收，洗净，鲜用或切段晒干。

【临床应用】苦、涩，凉；归心、脾经。止血敛疮，清热利湿；用于吐血，创伤，无名肿毒，口疮，臁疮，痔疮，泄泻腹痛。

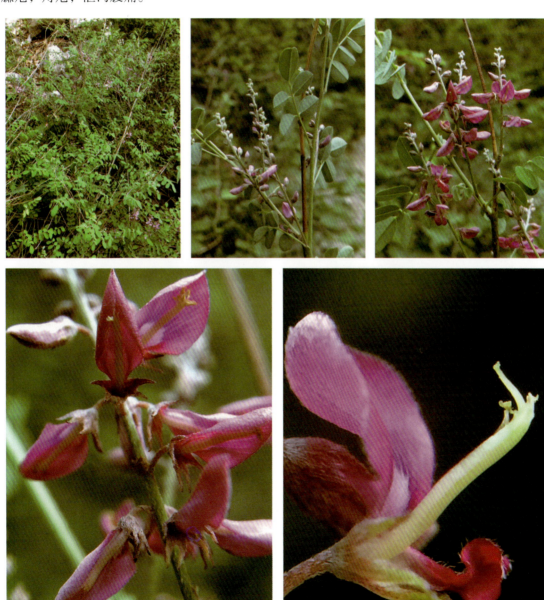

花苜蓿

【基　　原】豆科苜蓿属植物花苜蓿 Medicago ruthenica (L.) Trautv.

【别　　名】扁豆子、苜蓿草、野苜蓿。

【形态特征】多年生草本。根：主根粗壮。茎：茎上升或直立，四棱形，有白色柔毛。叶：3出复叶；顶生小叶卵形、狭卵形或倒卵形，先端圆形或截形，微凹或有小尖头，边缘有锯齿；侧生小叶较小，有白色柔毛；托叶披针形，基部具牙齿或裂片，有伏毛。花：总状花序腋生，有花3～8朵，花梗短；花萼钟状，萼齿三角形，被白柔毛；花小，花冠蝶形，黄色，具紫纹，旗瓣长圆状倒卵形，先端微缺，翼瓣近长圆形，末端圆而宽，基部具长爪和耳，龙骨瓣较短；雄蕊2体。果：荚果扁平，长圆形，表面有网纹，顶部有弯曲的短喙。种子：种子2～6颗，黄褐色。花果期7—10月。

【生境分布】生于沙地、渠边、路旁、田埂、山坡。分布于我国东北、华北及陕西、甘肃、四川等地。

【药用部位(药材名称)】全草（花苜蓿）。

【采收加工】6—7月采收全草，洗净，除去残叶、须根，晾干。

【临床应用】苦，寒；归肝、肺、胃、大肠经。清热解毒，止咳，止血；用于发热，咳嗽，痢疾，外伤出血。

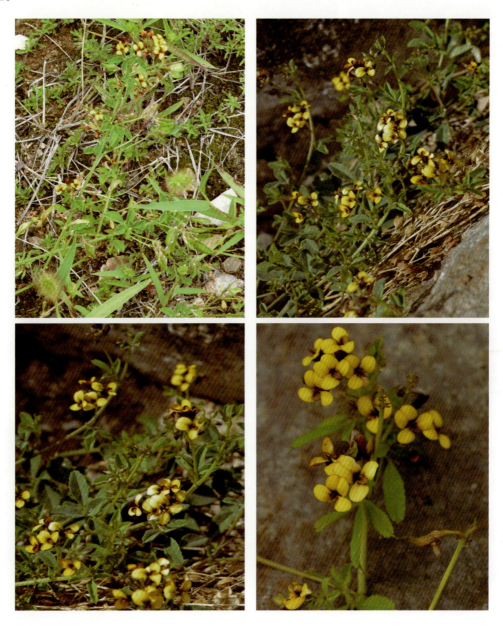

紫苜蓿

【基　　原】豆科苜蓿属植物紫苜蓿 *Medicago sativa* L.

【别　　名】苜蓿、蓿草。

【形态特征】多年生草本。**根**：根粗壮，根茎发达。**茎**：茎直立或匍匐，光滑，多分枝。**叶**：3 出复叶；小叶倒卵状长圆形，仅上部尖端有锯齿，小叶顶端有中肋突出；叶柄长而平滑，托叶大。**花**：花梗自叶腋抽出，花有短柄，花 8～25 朵形成簇状的总状花序；萼钟状，5 齿；花冠紫色。**果**：荚果螺旋形，稍有毛，黑褐色。**种子**：种子肾形，黄褐色。花果期 6—8 月。

【生境分布】生于田边、路旁、旷野、草原、河岸及沟谷等处。全国各地均有栽培或呈半野生状态。

【药用部位（药材名称）】根（苜蓿根）。

【采收加工】夏季采挖，洗净，鲜用或晒干。

【临床应用】苦，寒；归肝、肾经。清热利湿，通淋排石；用于热病烦满，黄疸，尿路结石。

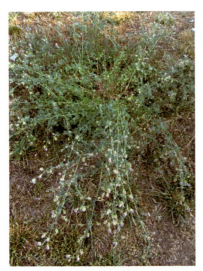
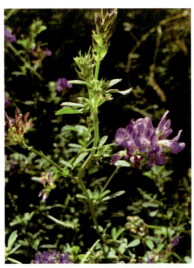
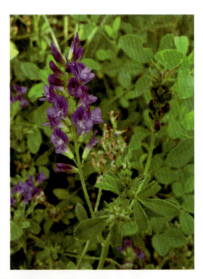
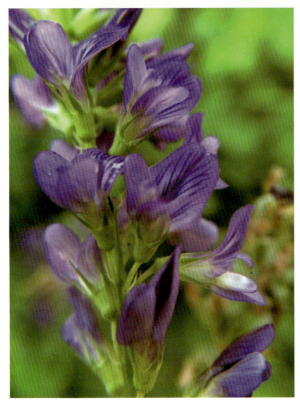
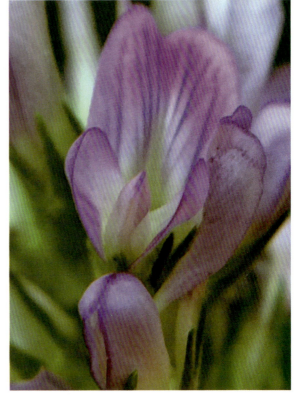

决明

【基　　原】豆科决明属植物决明 Cassia obtusifolia L.

【别　　名】假绿豆、马蹄子、羊角（羊尾）豆、野青豆、猪屎蓝豆、细叶猪屎豆、钝叶决明，等。

【形态特征】1 年生草本。**茎**：茎直立，粗壮，具纵棱；全体被短柔毛。**叶**：羽状复叶互生；小叶 3 对，倒卵形或倒卵状长椭圆形，幼时两面被柔毛，小叶顶端圆钝而有小尖头，基部渐狭，偏斜。**花**：花腋生，通常 2 朵聚生，总花梗极短，小花花梗细丝状；萼片 5，分离，卵形或卵状长圆形，外面被柔毛；花瓣 5，倒卵形或椭圆形，下面 2 片略长，具短爪，深黄色；雄蕊 10，花药四方形；子房细长，花柱极短，柱头头状。**果**：荚果细条状，略扁，弓形弯曲，两端渐尖。**种子**：种子近菱形，绿褐色，有光泽。花果期 6—10 月。

【生境分布】生于山坡、旷野、河滩沙地。全国大部分地区均有野生或栽培。

【药用部位（药材名称）】种子（决明子）、全草或叶（野花生）。

【采收加工】决明子：秋季采收成熟果实，晒干，打下种子，除去杂质。野花生：7—10 月采收，晒干。

【临床应用】决明子：甘、苦、咸，微寒；归肝、大肠经。清热明目，润肠通便；用于目赤涩痛，羞明多泪，头痛眩晕，目暗不明，大便秘结。野花生：咸、微苦，平。清热明目，解毒利湿；用于急性结膜炎，流感，湿热黄疸，急慢性肾炎，带下，瘰疬。

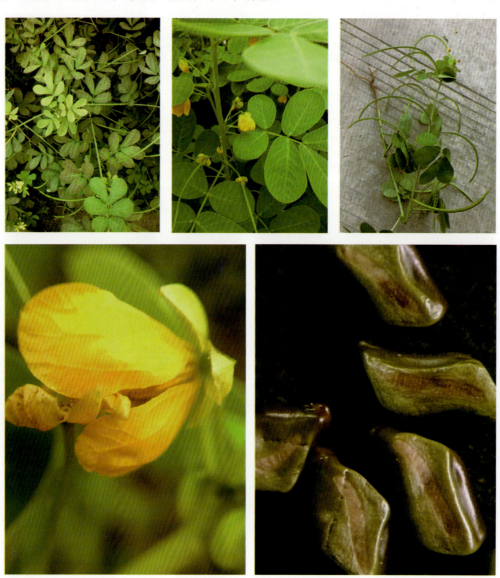

蓝花棘豆

【基　　原】豆科棘豆属植物蓝花棘豆 Oxytropis coerulea (pall.) DC.

【别　　名】无。

【形态特征】多年生草本。**根**：主根粗壮，直伸。**茎**：茎极短缩，常基部分枝呈密丛状。**叶**：奇数羽状复叶；小叶 17～41，卵形或长圆状披针形，先端尖或钝，基部圆形，下面疏被贴伏长柔毛；托叶线状披针形，被绢状毛；叶柄与叶轴疏被贴伏柔毛。**花**：花多数，组成稀疏的总状花序，总花梗比叶长或近等长，无毛或疏被短柔毛；苞片较花梗长，线形；花萼钟状，疏被短柔毛，萼齿三角状披针形；花冠天蓝色、蓝紫色或紫色；旗瓣长椭圆状圆形，先端微凹或钝圆。**果**：荚果长圆状卵形，膨胀，比花萼长，先端有喙，疏被白或黑色短柔毛，果梗极短。花期 6—8 月。

【生境分布】生于河谷、山坡、路旁或山地林下。分布于我国华北及黑龙江等地。

【药用部位（药材名称）】根或全草（蓝花棘豆）。

【采收加工】根：秋季采挖，洗净，晒干。全草：夏秋季采收带花全草，除去杂质，切段，晒干。

【临床应用】根：甘、苦、凉；归脾、肺经。补气固表，托毒生肌，利水退肿；用于气短心悸，乏力，自汗盗汗，体虚，久泻，脱肛，子宫脱垂，痈疽不溃或溃久不敛，面目浮肿、小便不利。全草：苦，凉。清热，治伤，消肿；用于创伤，浮肿，全身水肿。

【编者之见】西藏地区以蓝花棘豆的全草入药，药材名称为"蓝花棘豆"；我国华北及黑龙江等地则以蓝花棘豆的根入药，药材名称也为"蓝花棘豆"。应注意使用地区和用药习惯，以免误用。

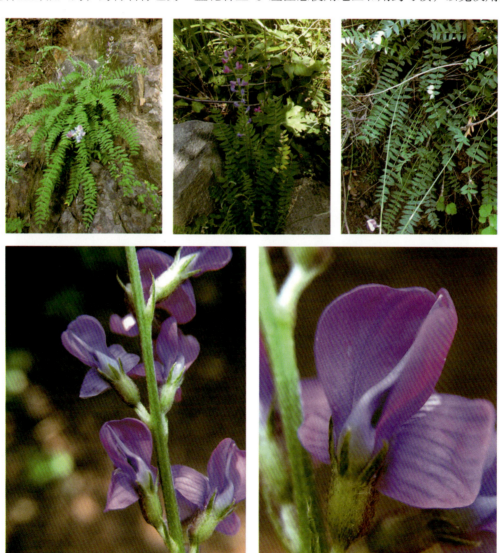

硬毛棘豆

【基　　原】豆科棘豆属植物硬毛棘豆 Oxytropis fetissovii Bunge

【别　　名】毛棘豆、西如恩－奥日图哲、哈日－达格沙。

【形态特征】多年生草本。**根**：根直伸。**茎**：茎极短，密被枯萎叶柄；全株被长硬毛。**叶**：叶基生，奇数羽状复叶；小叶4～9对，对生或近对生，长圆状披针形，先端尖，基部圆形，下面和叶缘疏被白色长硬毛；托叶披针形，与叶柄基部合生，密生长硬毛。**花**：总状花序呈长穗状，花多而密；总花梗粗壮，被开展的长硬毛；苞片披针形；花萼筒状，被长硬毛，萼齿披针形；花冠红紫色，旗瓣卵形，先端圆，翼瓣先端斜截形，微凹，背部突起。**果**：荚果长圆形，腹面具深沟，密被长毛。花果期5—8月。

【生境分布】生于石质山坡。分布于东北、华北及陕西、甘肃、山东、河南、湖北等地。

【药用部位（药材名称）】地上部分（西如恩－奥日图哲、哈日－达格沙）。

【采收加工】夏秋季采收，除去杂质，洗净泥土，切段，晒干。

【临床应用】苦、甘，凉；用于瘟疫，丹毒，麻疹，创伤，抽筋，鼻出血，月经过多，吐血，咯血等。

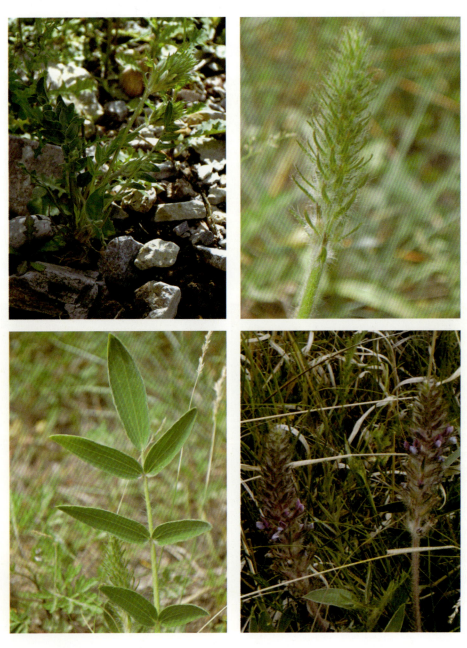

两型豆

【基　　原】豆科两型豆属植物两型豆 *Amphicarpaea edgeworthii* Benth.

【别　　名】阴阳豆、三籽两型豆、山巴豆、野毛扁豆。

【形态特征】1 年生草本。茎：纤细，缠绕，分枝多。叶：3 出羽状复叶；小叶两面疏被贴生伏毛；顶生小叶菱状卵形或卵形，先端钝或锐，基部圆形或宽楔形，全缘，疏生短毛；侧生小叶偏卵形，比顶生小叶稍小；托叶狭卵形，叶柄具硬毛。花：花有两型。由地上茎生出的腋生总状花序，具花 2～6 朵；苞片小，椭圆形，具长柔毛；萼钟状，萼齿 5，具长柔毛；花冠淡紫色或白色，旗瓣倒卵形，先端圆，基部有耳；翼瓣比旗瓣稍短，比龙骨瓣稍长；龙骨瓣椭圆形，侧稍凹，有爪。另一种花生于下部叶腋或分枝基部，无花冠或仅有花冠的遗留，有少数分离的雄蕊，受精后在地下结实。果：果实有两型。由地上部分完全花形成的荚果为线状长圆形或长圆形，扁平，镰刀状，先端有短尖，表面有黑褐色网状，沿腹缝线有长硬毛，常含种子 3 粒，种子肾状球形，棕褐色，有黑色斑纹；由地下不完全花形成的荚果为椭圆形，含种子 1 粒。花果期 7—10 月。

【生境分布】生于林缘、疏林下、山坡、湿草地或灌丛中。分布于我国东北、华北及陕西、甘肃等地。

【药用部位（药材名称）】块根（三籽两型豆）、地下果实（两型豆）。

【采收加工】三籽两型豆：夏秋季采挖，除去泥沙，晒干。两型豆：果实成熟时采挖，晒干。

【临床应用】三籽两型豆：苦，凉；归心经。消肿止痛；用于痈肿疮毒疼痛，头痛，骨痛，咽喉肿痛，外伤疼痛，关节红肿疼痛，脘腹疼痛。两型豆：清热利湿；用于妇女湿热带下，白带黄臭，阴部瘙痒。

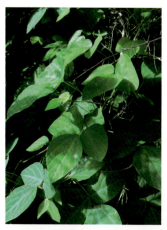
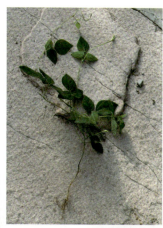
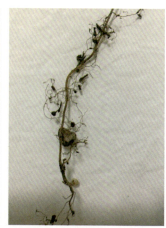
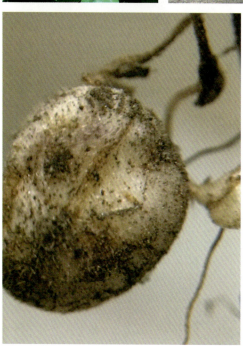
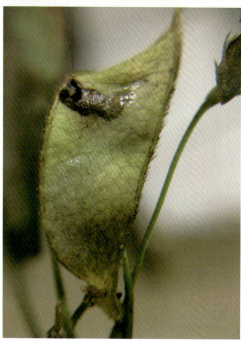

米口袋

【基　　原】豆科米口袋属植物米口袋 Gueldenstaedtia verna (Georgi) Boriss. subsp. multiflora (Bunge) Tsui

【别　　名】多花米口袋、紫花地丁、地丁、萝卜地丁、痒痒草、猫耳朵草、米布袋。

【形态特征】多年生草本。**根**：主根圆锥状。**茎**：茎缩短，在根茎上丛生；全株被白色柔毛。**叶**：奇数羽状复叶，丛生于茎的顶端；小叶 9～21，椭圆形、长圆形至卵形，基部圆形或宽楔形，先端圆形或稍尖，全缘，两面密生白色柔毛，老叶近无毛；托叶卵状三角形至披针形。**花**：伞形花序总梗自叶丛中抽出，顶端有花 6～8 朵，总花梗具沟，被长柔毛；小花梗极短，苞片三角状线形；花萼钟状，萼齿 5，上 2 萼齿大；花冠紫堇色或蓝紫色。**果**：荚果圆筒状，被长柔毛，含种子多数。**种子**：种子三角状肾形，具蜂窝状凹点，有光泽。花果期 4—6 月。

【生境分布】生于山坡、路旁、田边等处。分布于我国东北、华北、华东及陕西、甘肃等地。

【药用部位（药材名称）】带根全草（甜地丁）。

【采收加工】秋季采挖，洗净，晒干。

【临床应用】苦、辛，寒。清热解毒；用于疔疮痈肿，急性阑尾炎，化脓性炎症。

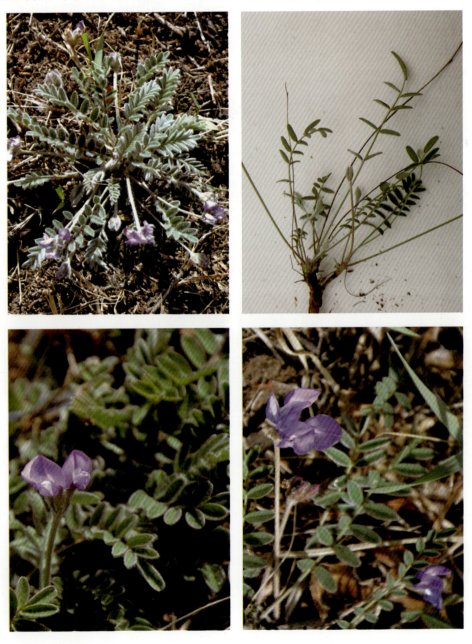

少花米口袋

【基　　原】豆科米口袋属植物少花米口袋 Gueldenstaedtia verna (Georgi) Boriss.subsp.verna
【别　　名】小米口袋。
【形态特征】形态与植物"米口袋"相似。两者主要区别：少花米口袋的伞形花序有花2～5朵，花少；小叶果期披针形或长圆形。米口袋的伞形花序通常具花6～8朵，花多；小叶椭圆形、长圆形至卵形。
【生境分布】生于山坡、路旁、田边等处。主要分布于黑龙江北部及内蒙古东部。
【药用部位(药材名称)】全草（小米口袋、地丁）。
【采收加工】秋季采挖，洗净，晒干。
【临床应用】辛、苦，寒。清热解毒，消痈肿；用于治化脓性炎症，痈疖疔疮，高热烦躁，黄疸，肠炎，痢疾，瘰疬。

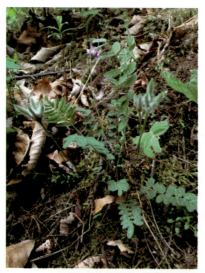
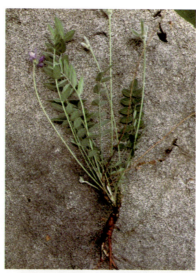
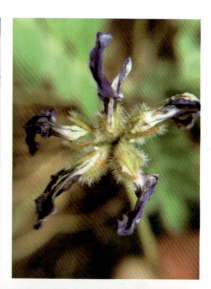
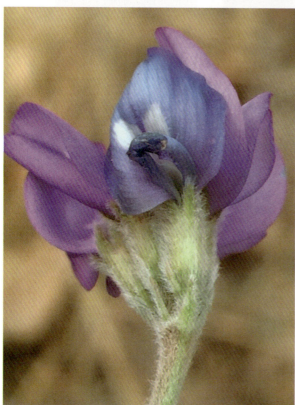
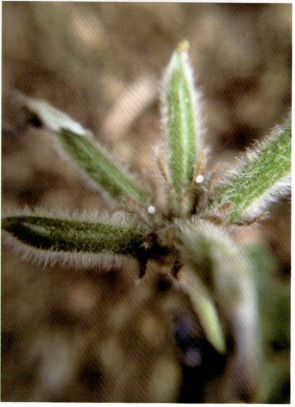

膜荚黄芪

【基　　原】豆科黄耆属植物膜荚黄芪 Astragalus membranaceus (Fisch.) Bunge.
【别　　名】卜奎芪、口芪、黄耆、膜荚（东北）黄耆。
【形态特征】多年生草本。**根**：主根深长，棒状，稍带木质。**茎**：茎直立，上部多分枝，光滑或多少被毛。**叶**：奇数羽状复叶互生；小叶 6～13 对，小叶椭圆形、长椭圆形或长卵圆形，先端钝尖、截形或具短尖头，全缘，上面光滑或疏被毛，下面多少被白色长柔毛；托叶披针形或三角形。**花**：总状花序腋生，具花 5～22 朵，排列疏松；苞片线状披针形，小花梗被黑色硬毛；花萼钟形，萼齿 5，甚短，被黑色短毛或仅在萼齿边缘有黑色柔毛；花冠淡黄色，蝶形，旗瓣长圆状倒卵形，先端微凹，翼瓣和龙骨瓣均有长爪，基部长柄状；雄蕊 10，花柱无毛。**果**：荚果膜质，膨胀，半卵圆形，先端具尖刺，被黑色短毛。**种子**：种子黑色、肾形。花果期 6—9 月。
【生境分布】生于山坡、灌丛边缘、河边砂质地、平地、草原。分布于我国东北、华北、西北等地。
【药用部位（药材名称）】根（黄芪）。
【采收加工】春秋季采挖，除去须根及根头，晒干。
【临床应用】甘，温；归肺、脾经。补气固表，利尿托毒，排脓，敛疮生肌；用于气虚乏力，食少便溏，中气下陷，久泻脱肛，便血崩漏，表虚自汗，气虚水肿，痈疽难溃，久溃不敛，血虚萎黄，内热消渴；慢性肾炎蛋白尿，糖尿病。
【编者之见】按 2020 年版《中国药典》，中药材"黄芪"为豆科蒙古黄芪或膜荚黄芪的干燥根。

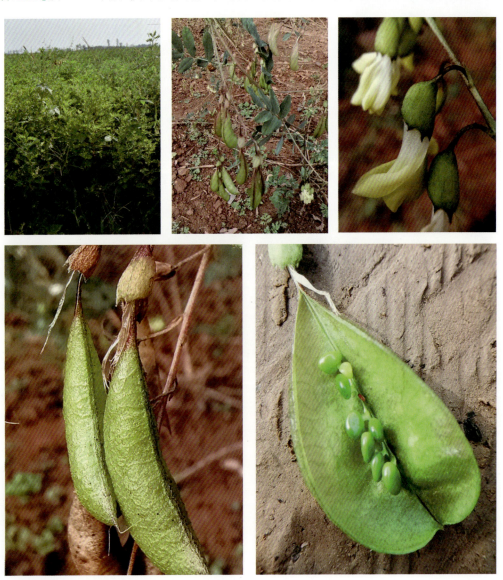

斜茎黄耆

【基　　原】豆科黄耆属植物斜茎黄耆 Astragalus Laxmannii Jacquin.

【别　　名】直立（斜茎）黄芪、沙打旺、地丁、青扫条、紫木黄芪。

【形态特征】多年生草本。根：根较粗壮，暗褐色。茎：茎多数，丛生，直立或斜上。叶：奇数羽状复叶，小叶9～25；小叶长圆形、近椭圆形或狭长圆形，基部圆形或近圆形，上面疏被伏贴毛，下面较密；托叶三角形。花：总状花序长圆柱状、穗状或近头状，花多数，密集或稀疏；总花梗生于茎的上部，较叶长或与其等长，小花梗极短；苞片狭披针形至三角形，花萼管状钟形，被黑褐色和白色毛，萼齿狭披针形，长为萼筒的1/3；花冠蓝紫色或红紫色，旗瓣倒卵圆形，先端微凹，基部渐狭，翼瓣较旗瓣短。果：荚果长圆形，两侧稍扁，背缝凹入成沟槽，顶端具下弯的短喙，被黑色、褐色或和白色混生毛。花果期6—10月。

【生境分布】生于山坡、灌丛及林缘。分布于我国东北、华北、西北、西南等地。

【药用部位（药材名称）】种子（沙苑子）。

【采收加工】秋末冬初，果实成熟而尚未开裂时连茎割下，晒干，打下种子，除去杂质。

【临床应用】甘，温；归肝、肾经。补肝，益肾，明目，固精；用于肝肾不足，腰膝酸痛，目昏，遗精早泄，小便频数，遗尿，尿血，白带。

【编者之见】按2020年版《中国药典》，中药材"沙苑子"的基原仅为豆科植物扁茎黄芪 Astragalus complanatus R.Brown.。斜茎黄耆的种子并非"沙苑子"正品。

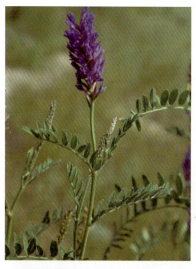
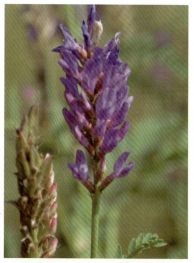
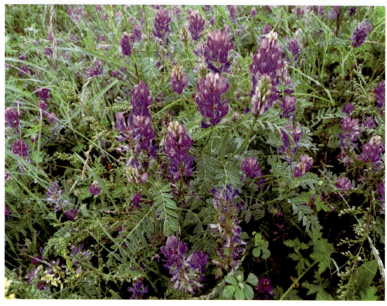

山野豌豆

【基　　原】 豆科野豌豆属植物山野豌豆 *Vicia amoena* Fisch. ex DC.

【别　　名】 落豆秧、豆豌豌。

【形态特征】 多年生草本。根：主根粗壮，须根发达。茎：茎具棱，多分枝，斜升或攀缘。叶：偶数羽状复叶，几无柄，卷须有2～3分支；托叶半箭头形，边缘有3～4裂齿；小叶4～7对，互生或近对生，椭圆形至卵披针形，先端圆，微凹，基部近圆形，上面被贴伏长柔毛，下面粉白色，沿中脉毛被较密，侧脉扇状展开直达叶缘。花：总状花序通常长于叶；花10～20（30）密集着生于花序轴上部，花冠红紫色、蓝紫色或蓝色；花萼斜钟状，萼齿近三角形，上萼齿明显短于下萼齿；旗瓣倒卵圆形，先端微凹，翼瓣斜倒卵形，龙骨瓣短于翼瓣，花柱上部四周被毛。果：荚果长圆形，两端渐尖，无毛。种子：种子圆形。花果期4—10月。

【生境分布】 生于草甸、山坡、灌丛或杂木林中。分布于我国东北、华北、西北、华东及河南、湖北等地。

【药用部位（药材名称）】 全草（透骨草）、嫩茎叶（山野豌豆）。

【采收加工】 透骨草：夏秋季采收，洗净，晒干。山野豌豆：7—9月间采收植株上部的嫩茎叶，晒干。

【临床应用】 透骨草：辛、苦，温，有小毒。归肝、肾经。祛风除湿，解毒止痛；用于风湿关节痛；外用治疮疡肿毒。山野豌豆：甘，平，无毒。祛风湿，活血，舒筋，止痛；用于风湿痛，闪挫伤，无名肿毒，阴囊湿疹。

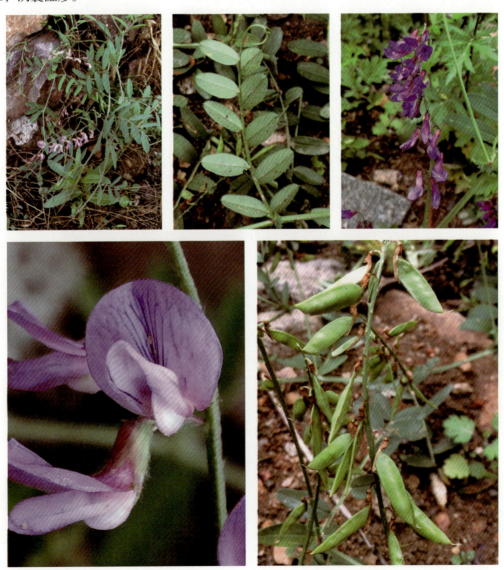

歪头菜

【基　　原】豆科野豌豆属植物歪头菜 *Vicia unijuga.* A. Brown.

【别　　名】豆菜、山野豌豆、两叶豆苗、豆苗（叶）菜、偏头草、歪头（脖）草、草豆等。

【形态特征】多年生草本。根：主根粗，表皮黑褐色，须根发达。茎：根茎粗壮，近木质；地上茎常直立，数茎丛生，具细棱，茎基部红褐色或紫褐红色；卷须不发达而变为针刺。叶：小叶2，卵状披针形或近菱形，先端渐尖，基部斜楔形，边缘具小齿；托叶戟形或近披针形，边缘有不规则齿；叶轴末端为细刺尖头，偶见卷须。花：总状花序单一，稀有分支，呈圆锥状复总状花序，长于叶；花8～20朵，一面向密集于花序轴上部；花萼紫色，钟状，萼齿5，萼齿明显短于萼筒；花冠蓝紫色、紫红色或蓝色，旗瓣倒提琴形，中部缢缩，先端圆有凹，翼瓣先端钝圆，龙骨瓣短于翼瓣。果：荚果扁长圆形，棕黄色，两端渐尖，先端具喙，成熟时腹背开裂，果瓣扭曲。种子：种子扁圆球形，种皮黑褐色。花果期6—10月。

【生境分布】生于山地、林缘、草地、沟边及灌丛。分布于我国东北、华北、华东、西南等地。

【药用部位（药材名称）】全草（歪头菜）。

【采收加工】8—10月采挖，切段，晒干。

【临床应用】甘，平；归肝、脾、肾经。补虚，调肝，理气止痛，清热，利尿；用于虚劳，胃痛，头痛，浮肿，疔毒。

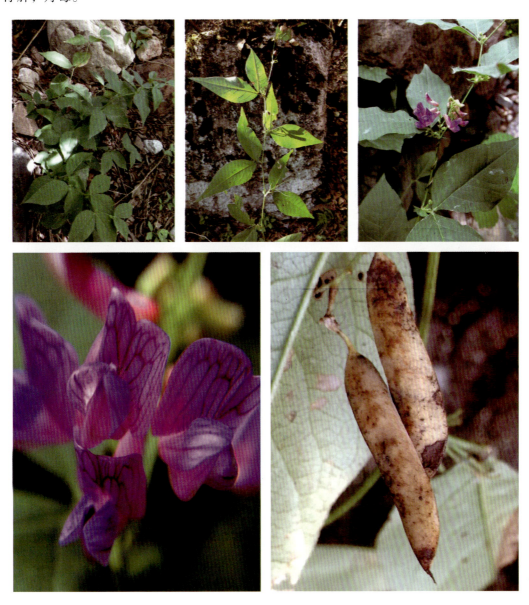

野葛

【基　　原】豆科葛属植物野葛 *Pueraria lobata* (Willd.) Ohwi.

【别　　名】葛、葛藤。

【形态特征】多年生藤本。**根**：块根，肥厚。**茎**：茎基部木质，粗壮，上部多分枝；全株被黄褐色短毛或杂有长硬毛。**叶**：3出复叶；中间小叶菱状宽卵形或斜卵形，常3浅裂，稀全缘，先端渐尖，基部圆形；侧生小叶斜卵形，稍小。**花**：总状花序腋生，有花多朵，小花1～3朵聚生于花序轴的节上；花梗短，苞片线状披针形至线形，小苞片卵形；花萼钟状；花冠紫红色，旗瓣近圆形，翼瓣狭窄，龙骨瓣长圆形倒长圆形。**果**：荚果长椭圆形，扁平，密生硬毛。花果期6—11月。

【生境分布】生于山地疏林或密林中。除新疆、青海及西藏外，分布于全国大部分地区。

【药用部位（药材名称）】根（葛根）、花（葛花）、藤茎（葛蔓）、叶（葛叶）。

【采收加工】葛根：秋冬季采挖，除去外皮，稍干，截段或再纵切两半或斜切成厚片，干燥。葛花：立秋后花未全开放时采摘，晒干。葛蔓：全年可采，鲜用或晒干。葛叶：全年可采，鲜用或晒干。

【临床应用】葛根：甘、辛，凉；归脾、胃经。解肌退热，生津止渴，透疹，升阳止泻，通经活络，解酒毒；用于外感发热头痛，项背强痛，口渴，消渴，麻疹不透，热痢，泄泻，眩晕头痛，中风偏瘫，胸痹心痛，酒毒伤中。葛花：甘，凉；归脾、胃经。解酒醒脾，止血；用于烦热口渴，头痛头晕，脘腹胀满，呕逆吐酸，伤酒吐血，肠风下血。葛蔓：甘，寒。清热解毒，消肿；用于喉痹，疮痈疖肿。葛叶：甘，微涩，凉。止血；用于外伤出血。

【编者之见】*Pueraria lobata* (Willd.) Ohwi. 在《河北植物志》和《中国植物志》中的学名为"葛"，2020年版《中国药典》*Pueraria lobata* (Willd.) Ohwi. 为"野葛"；本书参考药典。按药典，中药材"葛根"为野葛的干燥根。

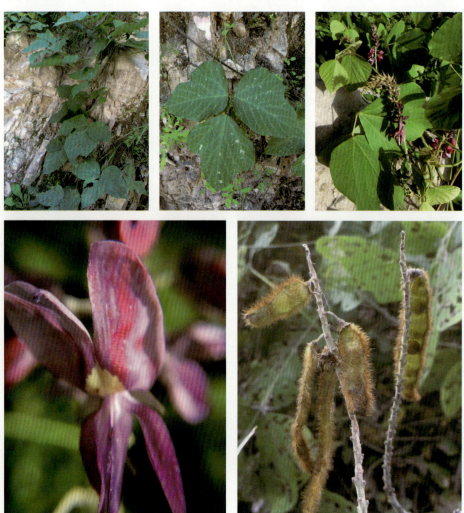

野大豆

【基　　原】豆科大豆属植物野大豆 *Glycine soja* Sieb. et Zucc.

【别　　名】马料豆、乌豆、小落豆、（小）落豆秧、山（野）黄豆。

【形态特征】1年生缠绕草本。茎：茎细瘦，有褐色硬毛。叶：3出复叶，顶生小叶卵状披针形，先端急尖，基部圆形，两面有白色短柔毛，侧生小叶斜卵状披针形，托叶卵状披针形，急尖，有黄色柔毛；小托叶，狭披针形，有毛。花：总状花序腋生；花梗密生黄色长硬毛；花萼钟状，萼齿5，上面2齿连合，披针形，有黄色硬毛；花冠紫红色。果：荚果长椭圆形，密生褐色长硬毛。种子：种子黑色。花果期8—9月。

【生境分布】生于山野、路旁或灌木丛中。除新疆、青海和海南外，分布于全国大部分地区。

【药用部位（药材名称）】种子（野大豆）、茎叶及根（野大豆藤）。

【采收加工】野大豆：果实成熟时采收全株，打下种子，晒干。野大豆藤：秋季采收，晒干。

【临床应用】野大豆：甘，温。益肾，止汗；用于治头晕，目昏，风痹汗多。野大豆藤：甘，凉；归肝、脾经。清热敛汗，舒筋止痛；用于盗汗，劳伤筋痛，胃脘痛，小儿食积。

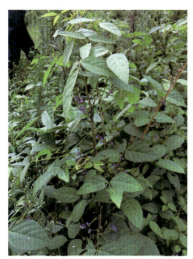
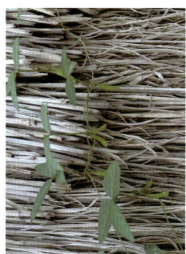
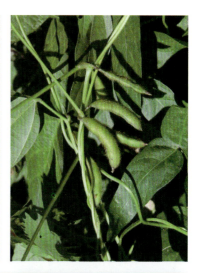
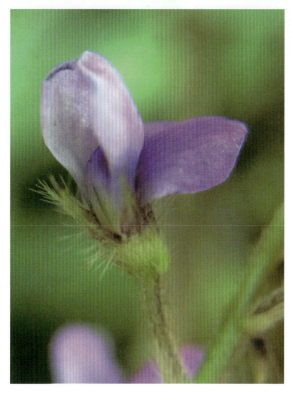
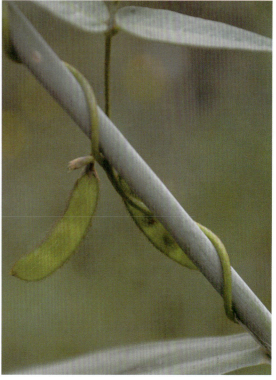

芸香科

花椒

【基　　原】芸香科花椒属植物花椒 Zanthoxylum bungeanum Maxim.

【别　　名】川（红、秦、蜀）椒、大红袍。

【形态特征】多年生落叶灌木或小乔木。**茎**：枝干常有皮刺，皮刺基部宽扁，嫩枝具短柔毛；全株具香气。**叶**：奇数羽状复叶互生，叶轴边缘有狭翅和小皮刺，小叶无柄或近无柄，叶片5～9，稀3或11，对生，卵形或卵状长圆形，先端急尖或短渐尖，常微凹，基部圆形或钝，有时两侧略不对称，边缘具钝锯齿，齿缝处有腺点。**花**：聚伞状圆锥花序顶生，花轴密被短毛，花枝扩展；苞片细小，早落；花单性，花被片4～8，1轮；雄花的雄蕊4～8，花丝线形；雌花心皮3～6，无子房柄，花柱外弯，柱头头状。**果**：蓇葖果球形，红色或紫红色，果瓣半球形，表面密生粗大而凸出的腺点。**种子**：种子卵圆形，黑色，有光泽。花果期4—9月。

【生境分布】生于林缘、灌丛或坡地。分布于我国华东及辽宁、河北、陕西、甘肃、江西等地；栽培广泛。

【药用部位（药材名称）】果皮（花椒）、根（花椒根）、叶（花椒叶）、种子（椒目）。

【采收加工】花椒：秋季果实成熟时采收，晒干，除去种子和杂质，留取果皮。花椒根：全年可挖，洗净，切片，晒干。花椒叶：全年可采，鲜用或晒干。椒目：秋季果实成熟时采摘，待果实开裂，果皮与种子分开时，拣出种子。

【临床应用】花椒：辛，温；归脾、胃、肾经。温中止痛，杀虫止痒；用于脘腹冷痛，呕吐泄泻，虫积腹痛；外治湿疹，阴痒。花椒根：辛，热；有小毒；归肾、膀胱经。散寒，除湿，止痛，杀虫；用于虚寒血淋，风湿痹痛，胃痛，牙痛，痔疮，湿疮，脚气，蛔虫病。花椒叶：辛，热；归心、脾、胃经。温中散寒，燥湿健脾，杀虫解毒；用于寒积，霍乱转筋，脱肛，脚气，风弦烂眼，漆疮，疥疮，毒蛇咬伤。椒目：苦、辛，温；有小毒；归脾、膀胱经。利水消肿，祛痰平喘；用于水肿胀满，哮喘。

【编者之见】按2020年版《中国药典》，中药材"花椒"的基原包括芸香科植物青椒和花椒。

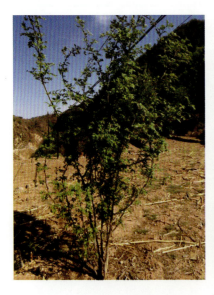 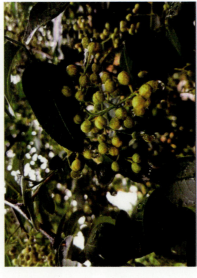 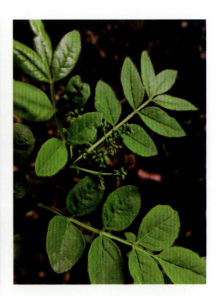

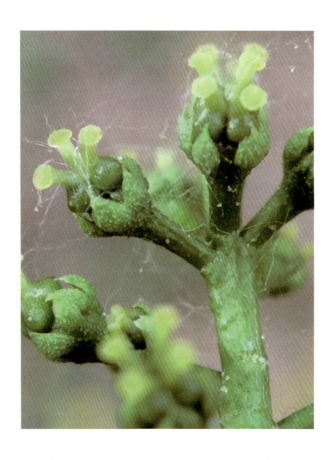

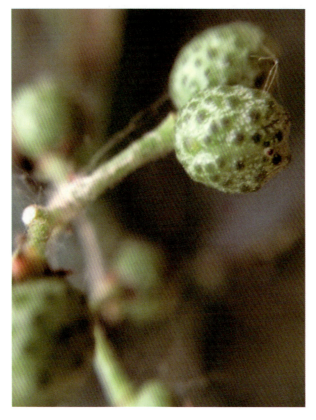

黄檗

【基　　原】芸香科黄檗属植物黄檗 *Phellodendron amurense* Rupr.

【别　　名】元（黄）柏、关黄柏。

【形态特征】落叶乔木。**茎**：树皮外层灰色，有厚木栓层，表面纵向沟裂，内皮鲜黄色；小枝常灰褐色或淡棕色。**叶**：奇数羽状复叶对生；小叶5～13，小叶柄短，小叶长圆状披针形、卵状披针形或近卵形，先端长渐尖，基部常为不等的广楔形或近圆形，边缘有细圆锯齿或近无齿，常被缘毛；上面暗绿色，下面苍白色，两面幼时沿脉被柔毛，老时仅中脉基部被白色长柔毛。**花**：圆锥花序，花轴及花枝幼时被毛；花单性，雌雄异株；花萼5，卵形；花小，花瓣5，长圆形，带黄绿色；雄花雄蕊5，伸出花瓣外，花丝基部被毛；雌花的退化雄蕊呈鳞片状，雌蕊1，花柱甚短，柱头头状，5裂。**果**：核果浆果状，圆球形，成熟时紫黑色，有5核。花果期5—10月。

【生境分布】生于山地杂木林中或山谷涧流附近。分布于东北、华北等地。

【药用部位（药材名称）】树皮（黄柏、关黄柏）。

【采收加工】全年可采。剥取树皮，去粗皮，晒干，除去杂质，喷淋清水，润透，切丝，干燥。

【临床应用】苦，寒；归肾、膀胱经。清热燥湿，泻火除蒸，解毒疗疮；用于湿热泻痢，黄疸，带下，热淋，脚气，痿痹，骨蒸劳热，盗汗，遗精，疮疡肿毒，湿疹瘙痒。

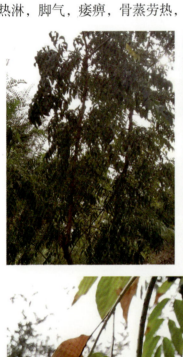
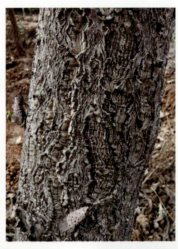
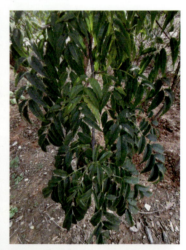
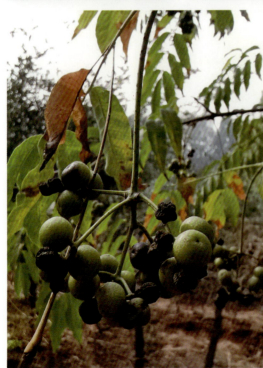
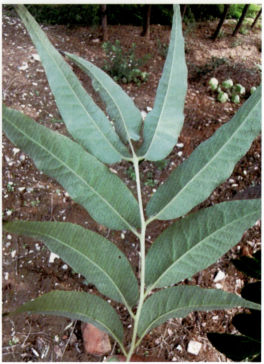

苦木科

臭椿

【基　　原】苦木科臭椿属植物臭椿 Ailanthus altissima (Mill.) Swingle

【别　　名】樗（椿）树、苦（山）椿。

【形态特征】落叶乔木。**茎**：树皮平滑，有灰色斑纹；嫩枝有髓，幼时被细柔毛，后脱落。**叶**：奇数羽状复叶，小叶 13～25 或更多；小叶对生或近对生，卵状披针形，先端长渐尖，基部偏斜，截形或稍圆；叶面深绿色，背面灰绿色，揉搓后具特异气味。**花**：圆锥花序顶生；花白色带淡绿色；萼片 5，卵形；花瓣 5，基部两侧被硬粗毛；雄蕊 10，花药长圆形；心皮 5，花柱合生，柱头 5 裂。**果**：翅果淡黄褐色，长圆状纺锤形。**种子**：种子扁圆形。花果期 4—10 月。

【生境分布】生于山坡阔叶林、林缘、村边等处。分布于全国各地。

【药用部位(药材名称)】根皮或干皮（椿皮、樗白皮）、叶（樗叶）、果实（凤眼草）。

【采收加工】椿皮（樗白皮）：全年可剥取，晒干或刮去粗皮后晒干。樗叶：5—7 月采收，鲜用或晒干。凤眼草：8—9 月果实成熟时采收，除去果柄，晒干。

【临床应用】椿皮（樗白皮）：苦、涩，寒；归大肠、胃、肝经。清热燥湿，收涩止带，止泻，止血；用于赤白带下，湿热泻痢，久泻久痢，便血，崩漏。樗叶：苦，凉。清热燥湿，杀虫；用于湿热带下，泄泻，痢疾，湿疹，疮疖，疔肿。凤眼草：苦、涩，凉。清热燥湿，止痢，止血；用于痢疾，白浊，带下，便血，尿血，崩漏。

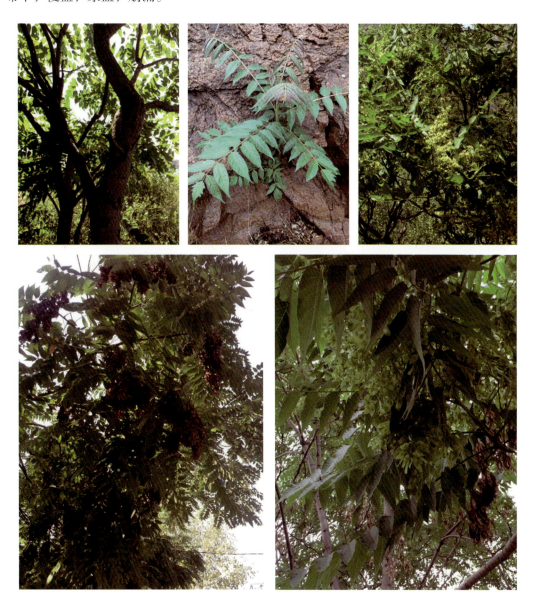

楝科

楝

【基　　原】楝科楝属植物楝 *Melia azedarach* L.

【别　　名】苦楝、楝（森）树、紫花树。

【形态特征】落叶乔木。**茎：**树皮暗褐色，纵裂，老枝紫色，有多数细小皮孔。**叶：**2～3回奇数羽状复叶，互生；小叶卵形至椭圆形，先端长尖，基部宽楔形或圆形，边缘有钝尖齿，上面深绿色，下面淡绿色，幼时有星状毛。**花：**圆锥花序腋生或顶生；萼5裂，裂片披针形，两面有毛；花淡紫色，花瓣5，平展或反曲，倒披针形；雄蕊管通常暗紫色。**果：**核果圆卵形或近球形，淡黄色。花果期4—11月。

【生境分布】生于旷野、路旁、疏林、山坡等处。分布于黄河以南各省区；亦有栽培。

【药用部位（药材名称）】花（苦楝花）、果实（苦楝子）、叶（苦楝叶）、树皮及根皮（苦楝皮）。

【采收加工】苦楝花：4—5月采收，晒干、阴干或烘干。苦楝子：秋冬季果实成熟呈黄色时采收，或收集落下的果实，晒干、阴干或烘干。苦楝叶：全年可采，鲜用或晒干。苦楝皮：全年或春秋季采收，剥取树皮或根皮，除去泥沙，晒干。

【临床应用】苦楝花：苦，寒。清热祛湿，杀虫，止痒；用于热痱，头癣。苦楝子：苦，寒，有小毒；归肝、胃经。行气止痛，杀虫；用于脘腹胁肋疼痛，疝痛，虫积腹痛，头癣，冻疮。苦楝叶：苦，寒，有毒。清热燥湿，杀虫止痒，行气止痛；用于湿疹瘙痒，疮癣疥癞，蛇虫咬伤，滴虫性阴道炎，疝气疼痛，跌打肿痛。苦楝皮：苦，寒，有毒；归肝、脾、胃经。驱虫，疗癣；用于蛔、蛲虫病，虫积腹痛，外治疥癣瘙痒。

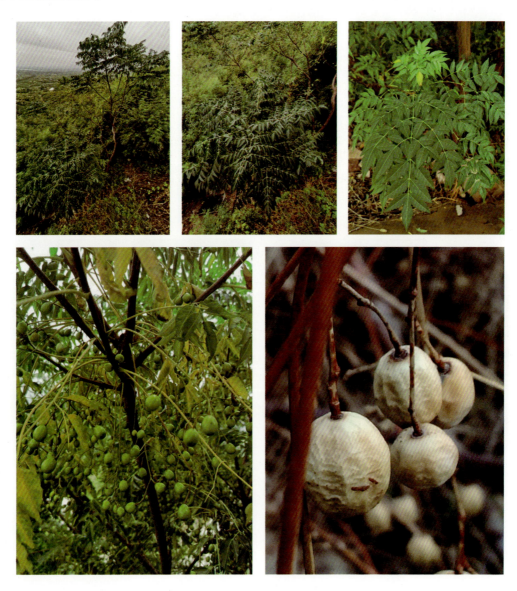

香椿

【基　　原】楝科香椿属植物香椿 *Toona sinensis* (A.Juss.) Roem.

【别　　名】猪椿、红（白）椿、春阳（菜）树、椿芽树、香树。

【形态特征】落叶乔木。**茎**：树皮暗褐色，成片状剥落，小枝有时具柔毛；全株有特殊气味。**叶**：偶数羽状复叶互生，叶柄红色，基部肥大；小叶 8～10 对，叶长圆形至披针状长圆形，先端尖，基部偏斜、圆或阔楔形，全缘或有疏锯齿，上面深绿色，下面色淡，叶脉或脉间有长束毛。**花**：圆锥花序顶生；花萼短小，5 裂；花小，两性，花瓣 5，白色，卵状椭圆形；退化雄蕊 5，与 5 枚发育雄蕊互生。**果**：蒴果椭圆形或卵圆形，先端 5 瓣裂。**种子**：种子椭圆形，一端有翅。花果期 5—9 月。

【生境分布】常见于房前屋后、村边、路旁。全国各地均有栽培。

【药用部位（药材名称）】树皮或根皮的韧皮部（椿白皮）、树叶（椿叶）、花（椿树花）、果实（香椿子）、嫩叶及嫩枝（香椿）、树干流出的液汁（春尖油）。

【采收加工】椿白皮：全年可采剥，刮去树根或树干的粗皮，鲜用或切段晒干。椿叶：春季采收，鲜用或晒干。椿树花：5—6 月采花，晒干。香椿子：秋季采收，晒干。香椿：春夏秋季采摘嫩叶及嫩枝。春尖油：春夏季切割树干，收集流出的液汁，晒干。

【临床应用】椿白皮：苦、涩、凉；归大肠、胃经。清热燥湿，涩肠，止血，止带，杀虫；用于泄泻，痢疾，肠风便血，崩漏，带下，蛔虫病，丝虫病，疮癣。椿叶：辛、苦、平；归心、脾、大肠经。祛暑化湿，解毒，杀虫；用于暑湿伤中，恶心呕吐，食欲不振，泄泻，痢疾，痈疽肿毒，疥疮，白秃疮。椿树花：辛、苦、温；归肝、肺经。祛风除湿，行气止痛；用于风湿痹痛，久咳，痔疮。香椿子：辛、苦、温；归肝、肺经。祛风，散寒，止痛；用于外感风寒，风湿痹痛，胃痛，疝气痛，痢疾。香椿：苦、涩、温；用于痢疾。春尖油：辛、苦、温；归肺经。润燥解毒，通窍；用于鹁病，手足皲裂，疔疮。

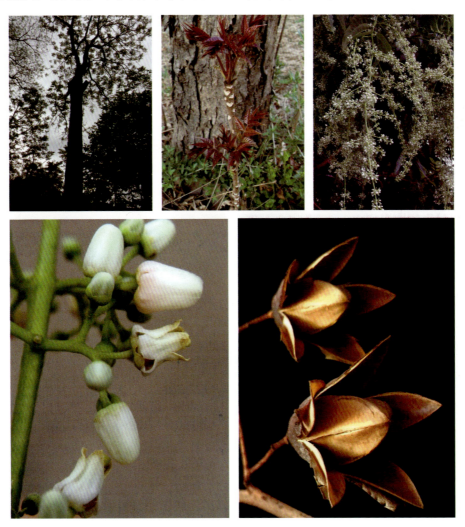

远志科

西伯利亚远志

【基　　原】远志科远志属植物西伯利亚远志 *Polygala sibirica* L.

【别　　名】卵叶（阔叶）远志、（大）远志、瓜子金、瓜子草、小丁香、地丁、万年青等。

【形态特征】多年生草本。根：根直立或斜生，木质。茎：茎丛生，常直立，被短柔毛。叶：叶互生；上部叶大，长圆形或椭圆状披针形，先端钝，具短尖头，基部楔形，全缘，略反卷，两面被短柔毛，主脉上面凹陷，背面隆起，侧脉不明显，具短柄；下部叶小，卵形。花：总状花序腋生或假顶生，具少数稀疏的花；小苞片3枚，钻状披针形，被短柔毛；萼片5，宿存，背面被短柔毛，具缘毛；花瓣3，蓝紫色，侧瓣倒卵形，2/5以下与龙骨瓣合生，先端圆形，微凹，基部内侧被柔毛，龙骨瓣较侧瓣长，背面被柔毛，具流苏状鸡冠状附属物；雄蕊8，花药卵形，花柱肥厚，顶端弯曲，柱头2。果：蒴果近倒心形，顶端微缺，具狭翅及短缘毛。种子：种子长圆形，扁，黑色，密被白色柔毛，具白色种阜。花果期4—8月。

【生境分布】生于砂质土、山地灌丛、林缘或草地。分布于全国各地。

【药用部位（药材名称）】地上部分（小草）、根（远志）、根皮（远志肉、远志筒、远志棍）。

【采收加工】小草：5—7月采收，鲜用或晒干。远志：春秋季采挖，除去须根和泥沙，晒干。根皮：春秋季采挖，趁新鲜时，选择较粗的根抽去木心即为"远志筒"，较细的根除去木心即为"远志肉"，最细小的根不去木心即为"远志棍"。

【临床应用】小草：辛、苦，平；归肺、心经。祛痰，安神，消痈；用于咳嗽痰多，虚烦，惊恐，梦遗失精，胸痹心痛，痈肿疮疡。根和根皮：苦、辛，温；归心、肾、肺经。安神益智，交通心肾，祛痰，消肿；用于心肾不交引起的失眠多梦、健忘惊悸、神志恍惚、咳痰不爽，疮疡肿毒，乳房肿痛。

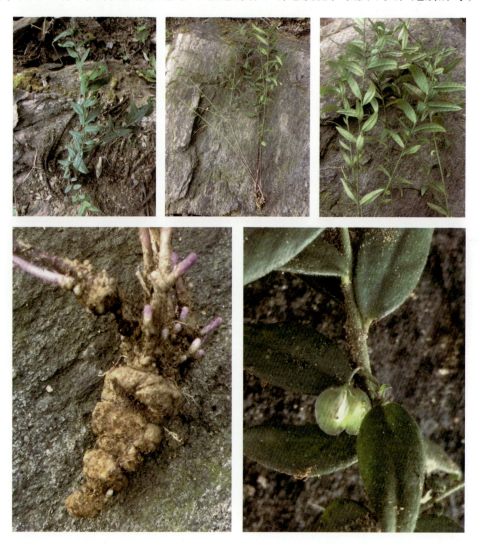

远志

【基　　原】远志科远志属植物远志 *Polygala tenuifolia* Willd.

【别　　名】细叶远志、小鸡米、小草、细草、燕子草、小鸡棵、线茶、光棍茶、米儿茶、山胡麻等。

【形态特征】形态与植物"西伯利亚远志"相似。两者的主要区别：西伯利亚远志的叶长圆形或椭圆状披针形，宽 0.3～1.1 cm，叶片显宽圆；远志的叶窄线形至线状披针形，宽 0.1～0.3 cm，叶片显窄长。

【生境分布】生于草原、向阳山地、山坡草地、灌丛中及杂木林下。分布于我国东北、华北、西北、华东等地。

【药用部位（药材名称）】同植物"西伯利亚远志"项下。

【采收加工】同植物"西伯利亚远志"项下。

【临床应用】同植物"西伯利亚远志"项下。

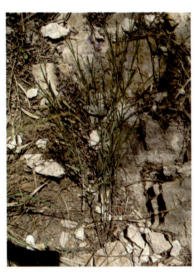
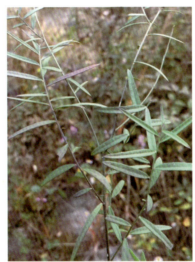
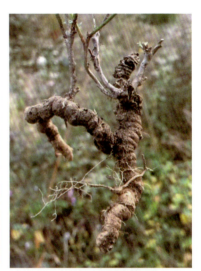
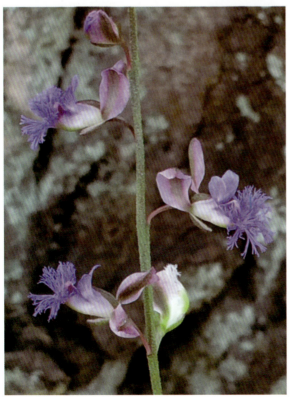
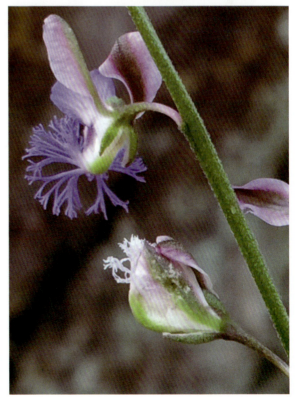

大戟科

斑地锦

【基　　原】大戟科大戟属植物斑地锦 Euphorbia maculata L.
【别　　名】斑叶地锦。
【形态特征】1 年生草本。根：根纤细。茎：茎匍匐，被白色疏柔毛。叶：叶对生，长椭圆形至肾状长圆形，先端钝，基部偏斜不对称，略呈渐圆形，边缘中部以上常具细小疏锯齿；叶上面绿色，中部常具有一个长圆形的紫褐色斑块，叶柄极短；托叶钻状，边缘具睫毛。花：花序单生于叶腋，基部具短柄；总苞狭杯状，外部具白色疏柔毛，边缘 5 裂，裂片三角状圆形；腺体 4，黄绿色，横椭圆形，边缘具白色附属物；雄花 4～5，微伸出总苞外；雌花 1，花柱短，近基部合生，柱头 2 裂。果：蒴果三角状卵形，被稀疏柔毛，成熟时易裂为 3 个分果爿。种子：种子卵状四棱形，灰色或灰棕色，每个棱面具 5 个横沟。花果期 4—9 月。
【生境分布】生于平原、山坡、路旁。分布于华东及湖北、河南、河北等地；亦有栽培。
【药用部位（药材名称）】全草（地锦草）。
【采收加工】夏秋季采收，除去杂质，晒干。
【临床应用】辛，平；归肝、大肠经。清热解毒，凉血止血，利湿退黄；用于痢疾，泄泻，咯血，尿血，便血，崩漏，疮疖痈肿，湿热黄疸。
【编者之见】按 2020 年版《中国药典》，地锦和斑地锦均为中药材"地锦草"的基原。

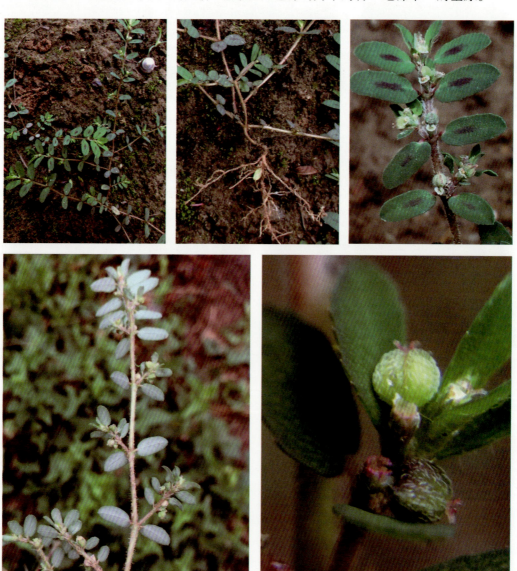

地锦

【基　　原】大戟科大戟属植物地锦 *Euphorbia humifusa* Willd.

【别　　名】地锦草、奶花（汁）草、铺地红、红莲草、斑鸠窝、三月黄花、地蓬草、蜈蚣草等。

【形态特征】形态与植物"斑地锦"相似。两者主要区别：斑地锦的叶上表面的中央有一深色斑；蒴果表面密生白色细柔毛；种子四棱状卵形，每个棱面具 5 个横沟。地锦的叶上表面无深色斑；蒴果无毛；种子三棱状卵球形，每个棱面无横沟。

【生境分布】生于山坡、海滩、平原、荒地、路旁及田间等处。分布于全国各地。

【药用部位(药材名称)】全草（地锦草）。

【采收加工】同植物"斑地锦"项下。

【临床应用】同植物"斑地锦"项下。

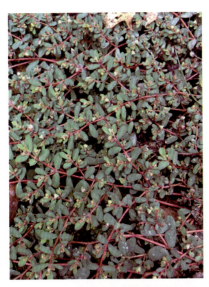
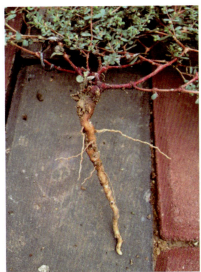
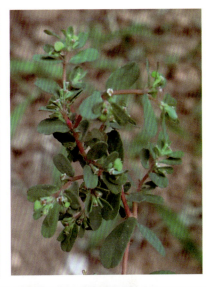
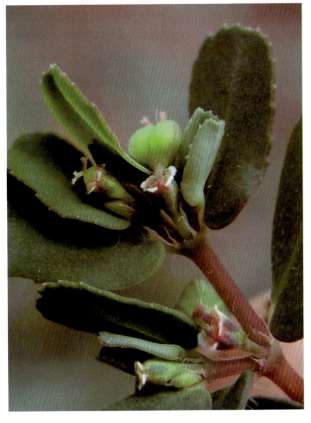
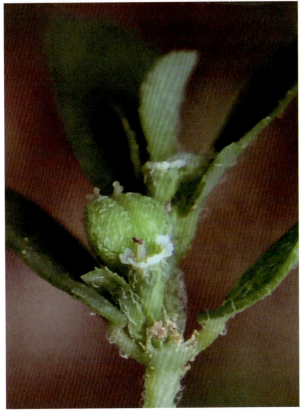

地构叶

【基　　原】大戟科地构叶属植物地构叶 Speranskia tuberculata (Bunge) Baill.
【别　　名】珍珠透骨草、瘤果地构叶、透骨草、地沟菜。
【形态特征】多年生草本。根：根直伸，淡黄褐色。茎：根茎横走；地上茎直立，分枝多，被灰白色柔毛。叶：互生或在茎基部近对生，叶披针形或卵状披针形，顶端尖，基部阔楔形或圆形，边缘具疏离圆齿或深裂；叶上面疏被短柔毛，下面被柔毛或仅叶脉被毛；叶具短柄或近无柄；托叶卵状披针形。花：总状花序顶生，花单性，雌雄同株；雄花位于花序上部，具叶状苞片2枚，苞片内有花1～3朵，萼片5，花瓣5，雄蕊10～15；花序下部花略大，中间一朵为雌花，两侧为雄花，苞片2，花柱3，2裂。果：蒴果三棱状扁球形，被柔毛和瘤状突起。种子：种子三角状倒卵形，顶端急尖，绿褐色。花果期4—9月。
【生境分布】生于山坡草地或灌丛。分布于我国华北、东北、华东及河南、陕西、甘肃等地。
【药用部位（药材名称）】全草（珍珠透骨草、透骨草）。
【采收加工】5—6月开花或结实时采收，鲜用或晒干。
【临床应用】辛，温；归肝、肾经。祛风除湿，舒筋活血，散瘀消肿，解毒止痛；用于风湿痹痛，筋骨痉挛，寒湿脚气，腰部扭伤，瘫痪，闭经，阴囊湿疹，疮疖肿毒。
【编者之见】中药材"透骨草"的来源和使用情况较为复杂，其基原还包含：凤仙花科凤仙花为"凤仙透骨草"，紫葳科角蒿为"羊角透骨草"，毛茛科黄花铁线莲为"铁线透骨草"，东北地区尚用豆科山野豌豆、广布野豌豆、假香野豌豆的全草作为透骨草使用，云南、贵州地区用杜鹃花科云南白珠树的枝叶、滇白珠的全株作为透骨草使用，等等；应注意区分。

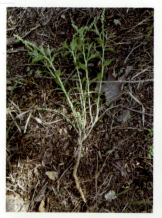
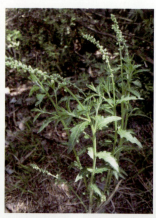
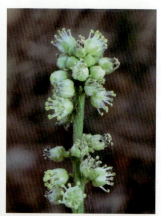
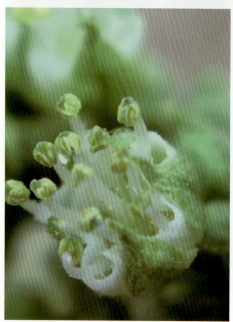
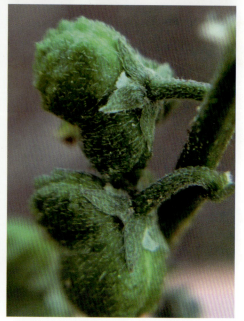

雀儿舌头

【基　　原】大戟科雀舌木属植物雀儿舌头 Leptopus chinensis (Bunge) Pojark.

【别　　名】黑钩叶、草桂花。

【形态特征】落叶小灌木。**茎**：茎多分枝；老枝浅褐紫色，小枝绿色或浅褐色，被毛或后变无毛，茎上部嫩枝和小枝具棱。**叶**：叶互生；叶卵形、近圆形、椭圆形或披针形，顶端钝或具短尖，基部圆或宽楔形；叶上面深绿色，叶下面浅绿色；托叶极小，褐色。**花**：花小，雌雄同株，单生或2～4朵簇生于叶腋；雄花萼片5，卵形或宽卵形，先端钝，浅绿色，具有脉纹，花瓣5，白色，倒卵状匙形，花盘腺体5，分离，顶端2深裂，雄蕊5，花丝离生，花丝丝状，花药卵圆形；雌花萼片较大，先端尖，花瓣小，倒卵形，萼片与雄花的相同，花盘环状，10裂至中部，裂片长圆形，花柱3，2深裂。**果**：蒴果圆球形或扁球形，基部有宿存的萼片。花果期3—10月。

【生境分布】生于山坡、田埂、山地灌丛、林缘、路旁、岩崖或石缝中。分布于全国各地。

【药用部位（药材名称）】根（雀儿舌头）。

【采收加工】秋冬季采挖，洗净，晒干。

【临床应用】辛，温；归胃、大肠经。理气止痛；用于脾胃气滞所致的脘腹胀痛，食欲不振，寒疝腹痛，下痢腹痛。

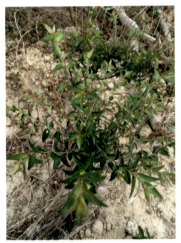
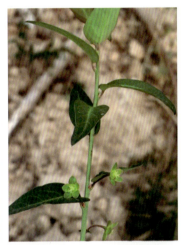
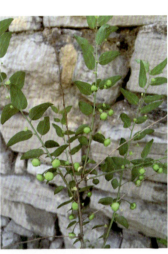
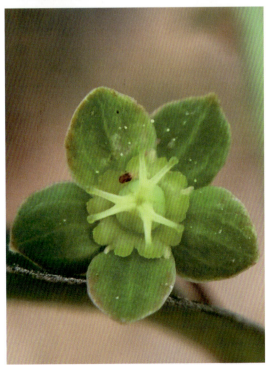
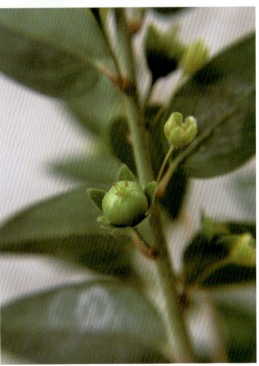

乳浆大戟

【基原】大戟科大戟属植物乳浆大戟 Euphorbia Esula Linn.
【别名】猫眼草、打盆打碗、烂疤眼、华北（新疆、东北）大戟、乳浆草等。
【形态特征】多年生草本。根：根圆柱状，外表皮褐色或黑褐色。茎：茎常丛生，具纵沟。叶：叶线形、线状披针形、倒披针状线形，先端尖或稍钝，基部楔形至平截，全缘，无叶柄；有时具不育枝，其上叶常细小而密，松针状，无柄。花：多歧聚伞花序顶生，花序基部具3～7枚轮生苞叶，苞叶与茎生叶同形，先端渐尖或钝，基部钝圆或微心形，无柄；伞幅3～10；苞叶2，三角状宽卵形、肾状半圆形或半圆形，先端渐尖或近圆，基部近平截；总苞钟状，5裂，裂片半圆形至三角形；腺体4，新月形，两端具角；子房卵圆形，花柱3，柱头2裂。果：蒴果三棱状球形。种子：种子卵球状。花果期4—8月。
【生境分布】生于路旁、山坡、林下、沟边、荒山、沙丘及草地。分布于我国大部分地区。
【药用部位（药材名称）】全草（猫眼草、乳浆草）。
【采收加工】夏季采收地上部分，除去杂质，晒干。
【临床应用】苦，凉；有毒。利尿消肿，拔毒止痒；用于四肢浮肿，小便淋痛不利，疟疾；外用于瘰疬，疮癣瘙痒。

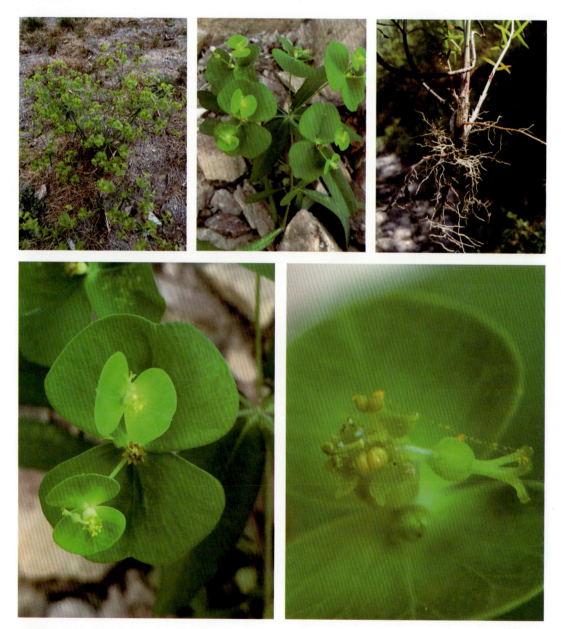

铁苋菜

【基　　原】大戟科铁苋菜属植物铁苋菜 Acalypha australis L.

【别　　名】玉碗捧真珠、痢疾草、蚌壳草、血布袋、布袋口、猫眼菜、寒热草、叶里含珠等。

【形态特征】1年生草本。**茎：**茎直立，多分枝。**叶：**叶互生；叶椭圆状披针形、近菱状卵形或阔披针形，顶端渐尖，基部楔形，边缘具圆齿，上面无毛，下面沿中脉具柔毛；基出脉3条，侧脉3对；叶柄具短柔毛；托叶披针形，具短柔毛。**花：**雌雄花同序，花序腋生，稀顶生，花序轴具短毛；雌花苞片1～4，卵状心形，花后增大，边缘具三角形齿，外面沿掌状脉具疏柔毛，苞腋具雌花1～3朵，花梗无，萼片3，长卵形，具疏毛，子房具疏毛，花柱3枚，5～7条裂；雄花生于花序上部，排列呈穗状或头状，雄花苞片卵形，苞腋具雄花5～7朵，簇生，雄花花蕾时近球形，无毛，花萼裂片4枚，卵形，雄蕊7～8。**果：**蒴果近球形，果皮被粗毛和小瘤体，3瓣裂。**种子：**种子近卵形，种皮平滑，淡褐色。花果期7—10月。

【生境分布】生于荒地、田间、路旁、山沟、山坡草地或林下。除西部高原或干燥地区外，我国大部分地区有分布。

【药用部位（药材名称）】全草或地上部分（铁苋菜、血见愁）。

【采收加工】7—10月采收，除去杂质，晒干。

【临床应用】苦、涩，凉；归心、肺、大肠、小肠经。清热解毒，利湿，凉血止血，消积；用于肠炎，痢疾，泄泻，吐血，衄血，便血，尿血，崩漏，小儿疳积，痈疖疮疡，皮炎湿疹。

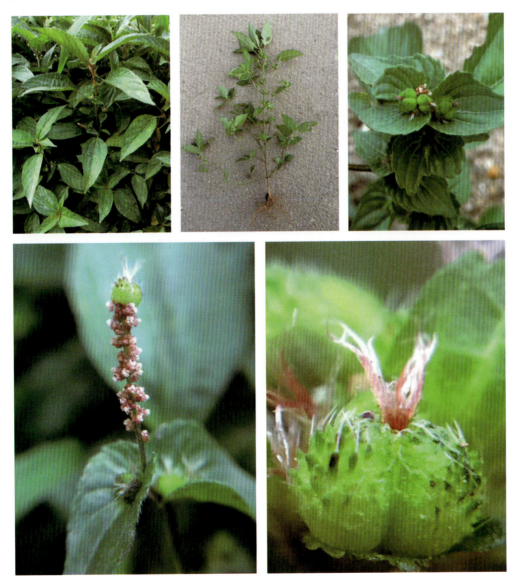

漆树科

毛黄栌

【基　　原】漆树科黄栌属植物毛黄栌 Cotinus coggyria Scop. var. cinerea Engl.

【别　　名】黄道栌、黄栌材、栌木、月亮柴、红叶。

【形态特征】落叶灌木或小乔木。**茎**：小枝具柔毛。**叶**：叶互生；叶近圆形、卵圆形至倒卵形，两面被毛，叶下面毛更密，先端圆或微凹，基部圆或阔楔形，全缘，秋季变红；侧脉 6～8 对，先端常分叉；叶柄细长。**花**：大型圆锥花序顶生，被柔毛；萼片 5，披针形；花杂性，小型，花瓣 5，长圆形；雄蕊 5，短于花瓣；子房上位，1 室，具 2～3 短偏生花柱；果序长 5～20 cm，有多数不育花的紫绿色羽毛状的细长宿存花梗。**果**：核果小，扁肾形，稍偏斜，熟时红色。**种子**：种子肾形。花果期 4—7 月。

【生境分布】生于向阳山坡。分于我国华北、西南及浙江、陕西等地。

【药用部位(药材名称)】根皮（黄栌根皮）、根（黄栌根、黄栌）、枝叶（黄栌枝叶、黄栌）。

【采收加工】黄栌根皮：全年可采，剥取根皮，晒干。根：全年可采，去净泥土，晒干。枝叶：夏秋季采收，晒干。

【临床应用】黄栌根皮：用于妇女产后劳损。根：辛、苦，凉。清热解毒，散瘀止痛；用于急性黄疸型肝炎，慢性肝炎，无黄疸肝炎，麻疹不出。枝叶：苦、辛，寒；归肾、肝经。清热解毒，活血止痛；用于黄疸型肝炎，丹毒，漆疮，水火烫伤，结膜炎，跌打瘀痛。

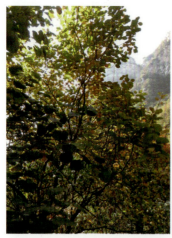
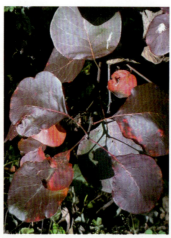
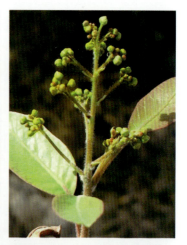
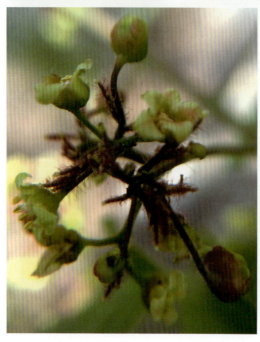
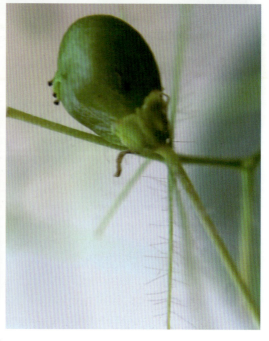

漆

【基　　原】漆树科漆属植物漆 *Toxicodendron verniciluum* (Stokes) F.A.Barkl.

【别　　名】漆树、干（山）漆、大（小）木漆、植苷、瞎妮子。

【形态特征】落叶乔木。茎：树皮灰白色，粗糙，呈不规则纵裂；小枝粗壮，被棕色柔毛。叶：奇数羽状复叶互生，常呈螺旋状排列；叶柄被微柔毛，近基部膨大，半圆形，上面平；小叶4～6对，卵形、卵状椭圆形或长圆形，先端渐尖或急尖，基部偏斜，圆形或阔楔形，全缘，上面无毛或中脉被微毛，下面初有细毛，老时沿脉密被淡褐色柔毛；侧脉10～15对，两面略凸，膜质至薄纸质。花：圆锥花序，被灰黄色微柔毛；花杂性或雌雄异株，花黄绿色；雄花花萼5，卵形；花瓣5，长圆形，开花外卷；雄蕊5，着生于花盘边缘，花丝线形，花药长圆形，子房球形，1室，花柱3。果：核果肾形或椭圆形，略压扁，外果皮黄色，具光泽，中果皮蜡质，具树脂条纹。种子：果核肾形或椭圆形，棕色，坚硬。花果期5—10月。

【生境分布】生于向阳山坡林内。除黑龙江、吉林、内蒙古、新疆外，全国各地均有分布；亦有栽培。

【药用部位（药材名称）】种子（漆子）、芯材（漆树木心）、叶（漆叶）、树皮或根皮（漆树皮）、树脂（生漆）、根（漆树根）。

【采收加工】漆子：9—10月果实成熟时，采摘种子，除去果梗，晒干。漆树木心：全年可采，取芯材，砍碎，晒干。漆叶：夏秋季采叶，鲜用。漆树皮：全年可采，剥取树皮或根皮，鲜用。生漆：4—5月采收，割破树皮，盛取溢出的脂液。漆树根：全年可采挖，洗净，切片，鲜用或晒干。

【临床应用】漆子：辛，温，有毒；归肝、脾经。活血止血，温经止痛；用于便血，尿血，崩漏及瘀滞腹痛、闭经。漆树木心：辛，温，有小毒；归肝、胃经。行气活血止痛；用于气滞血瘀所致胸胁胀痛，脘腹气痛。漆叶：辛，温，有小毒；归肝、脾经。活血解毒，杀虫敛疮；用于面部紫肿，外伤瘀肿出血，疮疡溃烂，疥癣，漆中毒。漆树皮：辛，温，有小毒；归肾经。接骨；用于跌打骨折。生漆：辛，温，大毒；归肝、脾经。杀虫；用于虫积，水蛊。漆树根：辛，温，有毒；归肝经。活血散瘀，通经止痛；用于跌打瘀肿疼痛，经闭腹痛。

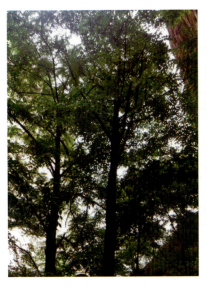
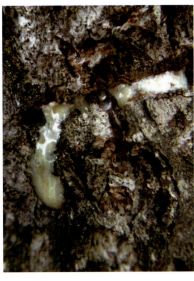
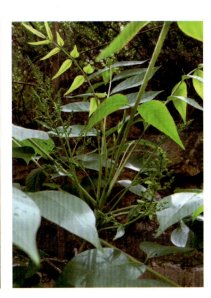

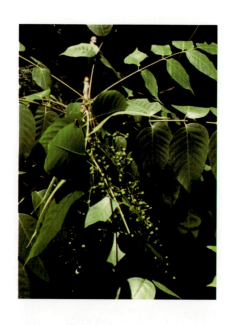
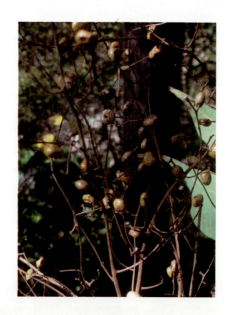
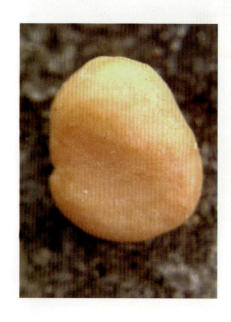

卫矛科

南蛇藤

【基　　原】卫矛科植物南蛇藤属南蛇藤 Celastrus orbiculatus Thunb.

【别　　名】过山枫、挂廊鞭、香龙草、过（穿）山龙、大南蛇、老龙皮、老牛筋、黄果藤。

【形态特征】落叶攀缘灌木。茎：小枝圆柱形，灰褐色或暗褐色，有多数皮孔。叶：叶互生；叶近圆形、宽倒卵形或长椭圆状倒卵形，先端渐尖或短尖，基部楔形或截形，边缘具钝锯齿。花：聚伞花序腋生，有花5～7朵，雌雄异株；花萼裂片5，卵形；花淡黄绿色，花瓣5，卵状长椭圆形；雄花的雄蕊稍长，雌蕊退化；雌花花冠较雄花窄小，花盘稍深厚，肉质，退化雄蕊极短小。果：蒴果球形。种子：种子卵形至椭圆形，有红色肉质假种皮。花果期4—10月。

【生境分布】生于丘陵、山沟及山坡灌丛中。分布于我国东北、华北、西北、华东、西北及湖北、湖南等地。

【药用部位（药材名称）】藤茎（南蛇藤）、叶（南蛇藤叶）、果（南蛇藤果）、根（南蛇藤根）。

【采收加工】南蛇藤：春秋季采收，鲜用或切段晒干。南蛇藤叶：春季采收，晒干。南蛇藤果：果实成熟后摘下，晒干。南蛇藤根：8—10月采挖，洗净，鲜用或晒干。

【临床应用】南蛇藤：苦、辛，微温；归肝、膀胱经。祛风除湿，通经止痛，活血解毒；用于风湿关节痛，四肢麻木，瘫痪，头痛，牙痛，疝气，痛经，闭经，小儿惊风，跌打扭伤，痢疾，带状疱疹。南蛇藤叶：苦、辛，平；归肝经。祛风除湿，解毒消肿，活血止痛；用于风湿痹痛，疮疡疖肿，疱疹，湿疹，跌打损伤，蛇虫咬伤。南蛇藤果：甘、微苦，平。养心安神，和血止痛；用于心悸失眠，健忘多梦，牙痛，筋骨痛，腰腿麻木，跌打伤痛。南蛇藤根：辛、苦，平；归肾、膀胱、肝经。祛风除湿，活血通经，消肿解毒；用于风湿痹痛，跌打肿痛，闭经，头痛，腰痛，疝气痛，痢疾，肠风下血，痈疽肿毒，水火烫伤，毒蛇咬伤。

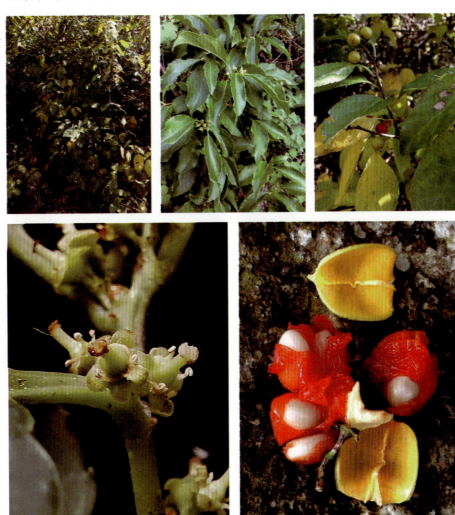

卫矛

【基　　原】卫矛科卫矛属植物卫矛 *Euonymus alatus* (Thunb.) Sieb.

【别　　名】四棱锋（茶）、鬼见愁、四面锋（戟）、山鸡条子、千层皮、刀尖茶，雁翎茶等。

【形态特征】落叶灌木。**茎**：茎多分枝；小枝常呈四棱形，带绿色，枝上常生有扁条状木栓翅，棕褐色。**叶**：叶对生；叶倒卵形、椭圆形至宽披针形，稍膜质，先端短尖或渐尖，边缘具细锯齿，基部楔形或宽楔形，上面深绿色，下面淡绿色，秋时呈红色，主脉在叶的两面均稍隆起。**花**：聚伞花序腋生，有花3～9朵，花小，两性，淡黄绿色；萼4浅裂，裂片半圆形，边缘有不整齐的毛状齿；花瓣4，近圆形，边缘有时呈微波状；雄蕊4，花丝短，着生在花盘上，子房与花盘合生。**果**：蒴果椭圆形，绿色或紫绿色，1～3室，分离，表面光滑。**种子**：种子椭圆形或卵形，淡褐色，外被橘红色假种皮。花果期4—10月。

【生境分布】生于山野、杂木林中。分布于我国北部、中部、华东及西南各地；亦有栽培。

【药用部位(药材名称)】具翅状的枝条或翅状附属物（鬼箭羽）。

【采收加工】全年可采。割取枝条后，取其嫩枝，晒干；或收集其翅状物，晒干。

【临床应用】苦，辛，寒，归肝经。破血通经，解毒消肿，杀虫；用于癥瘕结块，心腹疼痛，闭经，痛经，崩中漏下，产后瘀滞腹痛，恶露不下，疝气，历节痹痛，疮肿，跌打伤痛，虫积腹痛，烫火伤，毒蛇咬伤。

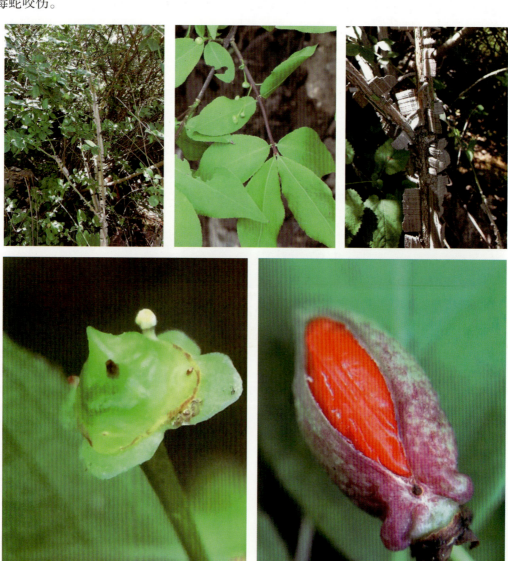

鼠李科

薄叶鼠李

【基　　原】鼠李科鼠李属植物薄叶鼠李 *Rhamnus leptophylla* Schneid.

【别　　名】郊李子、白色（赤）木、蜡子树、细叶鼠李。

【形态特征】灌木或稀为小乔木。茎：小枝对生或近对生，褐色、黄褐色或紫红色。叶：叶对生或近对生，或在短枝上簇生，倒卵形至倒卵状椭圆形，顶端短突尖或锐尖，基部楔形，边缘具圆齿或钝锯齿；侧脉每边3～5，具不明显的网脉，上面下陷，下面凸起；叶柄具沟槽，无毛或被疏短毛；托叶线形，早落。花：花单性，雌雄异株，4基数，有花瓣，无毛；雄花10～20个簇生于短枝端；雌花数个至10余个簇生于短枝端或长枝下部叶腋，退化雄蕊极小，花柱2裂。果：核果球形，基部有宿存的萼筒，有2～3个分核，成熟时黑色。种子：种子宽倒卵圆形，背面具纵沟。花果期3—10月。

【生境分布】生于山坡、草丛或灌丛中。分布于我国西南、华中、华东、华南及陕西、河北等地。

【药用部位（药材名称）】叶（绛梨木叶）、果实（绛梨木子、绛梨木）、根（绛梨木根、绛梨木）。

【采收加工】绛梨木叶：春夏季采收，鲜用或晒干。果实：8—9月果实成熟时采收，鲜用或晒干。根：秋冬季采收，切片晒干。

【临床应用】绛梨木叶：微苦、涩，平；归脾、胃经。消食通便，清热解毒；用于食积腹胀，小儿疳积，便秘，疮毒，跌打损伤。果实：苦、涩，平；归心、脾、肾经。消食化滞，行水通便；用于食积腹胀，水肿，腹水，便秘。根：苦、涩，平；归脾、胃、肾经。清热止咳，行气化滞，行水，散瘀；用于肺热咳嗽，食积，便秘，脘腹胀痛，水肿，痛经，跌打损伤。

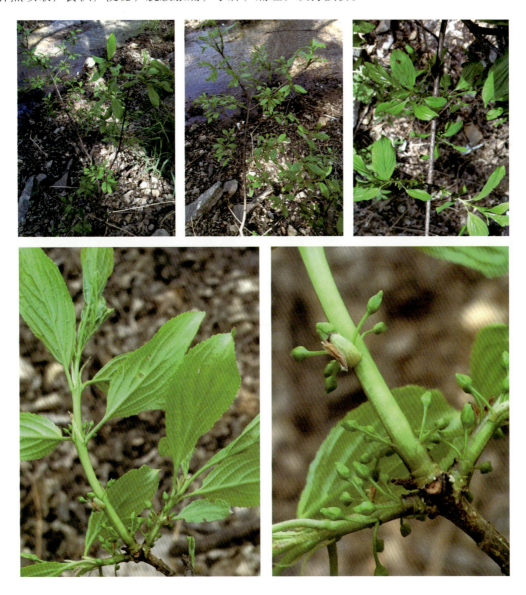

雀梅藤

【基　　原】鼠李科雀梅藤属植物雀梅藤 *Sageretia thea* (Osbeck) Johnst.

【别　　名】刺冻绿、对节刺（木）、碎米子、对角刺、酸味、酸铜子、酸色子。

【形态特征】落叶灌木。**茎**：小枝具刺，互生或近对生，褐色，被短柔毛。**叶**：叶近对生或互生，椭圆形、矩圆形或卵状椭圆形，稀卵形或近圆形，顶端锐尖、钝或圆形，基部圆形或近心形，边缘具细锯齿；侧脉每边 3～4 (5)，下面明显凸起；叶柄长 2～7 mm，被短柔毛。**花**：花无梗，黄绿色，单生或 2～3 个簇生，排成顶生或腋生的疏散的穗状花序；花序轴被绒毛；花萼外面疏被柔毛，萼片三角形或三角状卵形；花瓣匙形，顶端 2 浅裂，常内卷，短于萼片；花柱极短，柱头 3 浅裂。**果**：核果近圆球形，成熟时黑色或紫黑色。**种子**：种子扁平，两端微凹。花果期 5—8 月。

【生境分布】生于丘陵、山地林下或灌丛等处。分布于我国华东、华南、华中及四川、云南、河北等地。

【药用部位（药材名称）】根（雀梅藤、雀梅藤根）、嫩枝叶（雀梅藤）。

【采收加工】根：秋后挖根，洗净，鲜用或切片晒干。嫩枝叶：春夏季采摘嫩枝叶。

【临床应用】根：甘、淡、平；归肺、肾经。降气，化痰，祛风利湿；用于咳嗽，哮喘，胃痛，鹤膝风，水肿。嫩枝叶：治疥疮，漆疮，水肿。

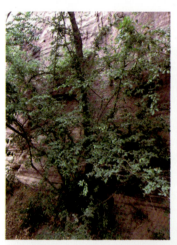
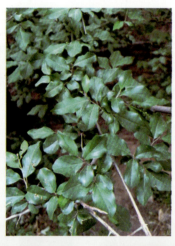
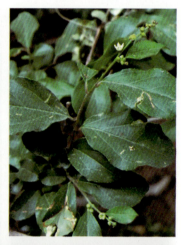
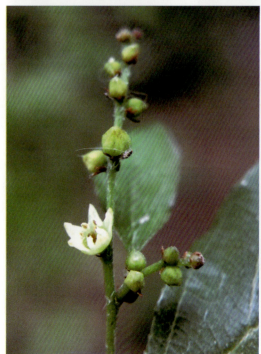
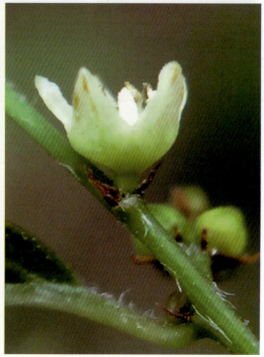

酸枣

【基　　原】鼠李科枣属植物酸枣 Ziziphus jujuba Mill. var. spinosa (Bunge) Hu ex H.F.Chow

【别　　名】棘、棘子、野（山）枣、葛针。

【形态特征】落叶灌木或小乔木。茎：老枝灰褐色，幼枝绿色，小枝呈"之"字形；分枝基部具刺1对，1枚为直针刺，1枚为反曲刺。叶：叶互生；叶椭圆形至卵状披针形，先端短尖，边缘有细齿，基出脉3；叶柄短；托叶细长，针状。花：花2～3朵簇生于叶腋，小型；花萼5裂，裂片卵状三角形；花瓣5，黄绿色，与萼片互生；雄蕊5，与花瓣对生；花盘明显，10浅裂，花柱2裂。果：核果肉质，近球形或长圆形，成熟时暗红色。花果期6—10月。

【生境分布】生于山坡、山谷、丘陵、平原、路旁及荒地。分布于我国华北、西北、华东及河南、湖北、四川等地。

【药用部位（药材名称）】种子（酸枣仁）、果肉（酸枣肉）、根皮（酸枣根皮）、根（酸枣根）、树皮（酸枣树皮）、棘刺（棘针）、叶（棘叶）、花（棘刺花）。

【采收加工】酸枣仁：秋末冬初采收成熟果实，除去果肉和核壳，收集种子，晒干。酸枣肉：秋后果实成熟时采收，去除果核，晒干。酸枣根皮：全年可挖，剥取根皮，晒干。酸枣根：全年可挖，鲜用或晒干。酸枣树皮：全年可采剥，洗净，晒干。棘针：全年可采，晒干。棘叶：春夏季采摘，鲜用或晒干。棘刺花：花初开时采收，阴干或烘干。

【临床应用】酸枣仁：甘、酸、平；归肝、胆、心经。养心补肝，宁心安神，敛汗，生津；用于虚烦不眠，惊悸多梦，体虚多汗，津伤口渴。酸枣肉：酸、甘、平。止血止泻；用于出血，腹泻。酸枣根皮：涩，温；归肾经。止血，涩精，收湿敛疮；用于便血，崩漏，滑精，带下，烧烫伤。酸枣根：涩，温。安神；用于失眠，神经衰弱。酸枣树皮：涩，平。敛疮生肌，解毒止血；用于烧烫伤，外伤出血，崩漏。棘针：辛，寒；归心、肝经。清热解毒，消肿止痛；用于痈肿，喉痹，尿血，腹痛，腰痛。棘叶：苦，平，归肝经。敛疮解毒；用于臁疮。棘刺花：苦，平；归心、肝经。敛疮，明目；用于金刃创伤，瘘管，目昏不明。

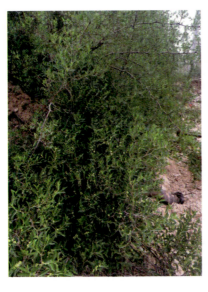
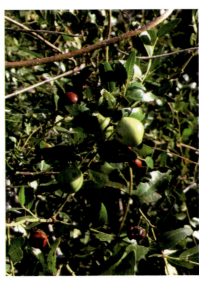
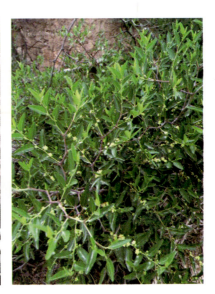

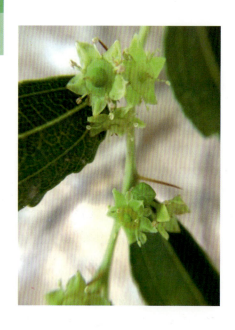
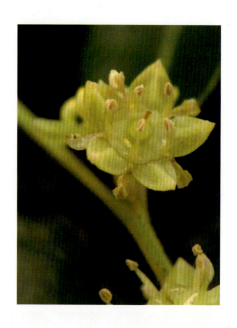
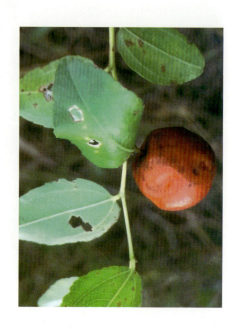

枣

【基　　原】鼠李科枣属植物枣 *Ziziphus jujuba* Mill.

【别　　名】枣树、枣子、红（大）枣、大甜枣。

【形态特征】落叶小乔木。茎：树皮褐色或灰褐色，新枝紫红色或灰褐色，呈之字形曲折，具2个托叶刺，长刺粗直，短刺下弯；当年生小枝绿色。叶：叶卵形、卵状椭圆形或卵状矩圆形，顶端钝或圆形，稀锐尖，具小尖头，基部稍不对称，边缘具圆齿状锯齿，基出脉3；叶柄无毛或有疏微毛，托叶刺纤细，后脱落。花：花黄绿色，两性，5基数，具短总花梗，单生或2～8个密集成腋生聚伞花序；萼片卵状三角形；花瓣倒卵圆形，基部有爪，与雄蕊等长；花盘厚，肉质，圆形，5裂，花柱2裂。果：核果矩圆形或长卵圆形，成熟时红色或红紫色。种子：种子扁椭圆形。花果期5—9月。

【生境分布】生于山区、丘陵或平原。分布于我国大部分地区；广为栽培，栽培品种甚多。

【药用部位（药材名称）】果实（大枣）、叶（枣叶）、树皮（枣树皮）、果核（枣核）、根（枣树根）。

【采收加工】大枣：秋季果实成熟时采收，晒干。枣叶：春夏季采收，鲜用或晒干。枣树皮：全年可采剥，春季最佳，刮下老皮，晒干。枣核：加工枣肉食品时，收集枣核。枣树根：秋后采挖，鲜用或切片晒干。

【临床应用】大枣：甘，温；归脾、胃经。补脾胃，益气血，安心神，调营卫，和药性；用于脾胃虚弱，气血不足，食少便溏，倦怠乏力，心悸失眠，营卫不和。枣叶：甘，温。清热解毒；用于小儿发热，疮疖，热痱，烂脚，烫火伤。枣树皮：苦，涩，温；归肺、大肠经。涩肠止泻，镇咳止血；用于泄泻，痢疾，咳嗽，崩漏，外伤出血，烧烫伤。枣核：苦，平；归肝、肾经。解毒，敛疮；用于臁疮，牙疳。枣树根：甘，温；归肝、脾、肾经。调经止血，祛风止痛，补脾止泻；用于月经不调，不孕，崩漏，吐血，胃痛，痹痛，脾虚泄泻，风疹，丹毒。

【编者之见】按2020年版《中国药典》，中药材"大枣"为鼠李科枣 *Ziziphus jujuba* Mill. var. *inermis*（Bunge）Rehd. 的干燥成熟果实。药典中的枣也称"无刺枣"，是枣 *Ziziphus jujuba* Mill. 的变种，形态特点是：长枝无皮刺，幼枝无托叶刺。

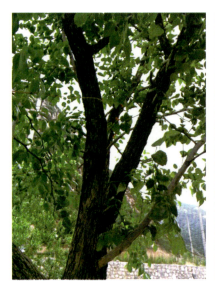
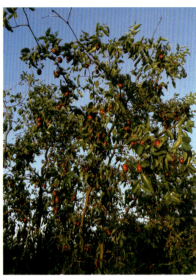
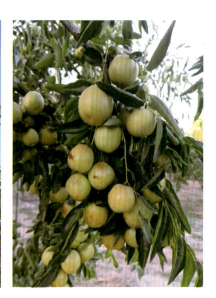

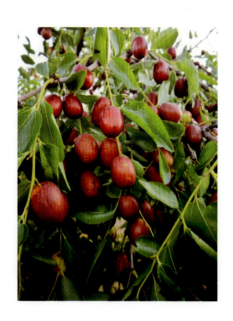

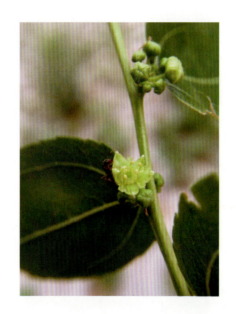

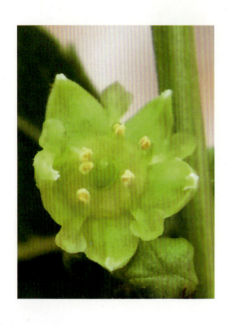

锦葵科

锦葵

【基　　原】锦葵科锦葵属植物锦葵 *Malva sinensis* Cavan.

【别　　名】荆（钱）葵、小钱花、金钱紫花葵、（小白）淑气花、棋盘花。

【形态特征】2年或多年生草本，通常为栽培1年生。**茎**：分枝多，疏被粗毛。**叶**：叶圆心形或肾形，5～7浅裂，裂片圆齿状宽三角形或宽卵形，先端钝圆，基部圆形或近心形，叶缘具不整齐的钝圆齿，两面均无毛或仅脉上疏被短伏毛。**花**：花直径3～4.5 cm，3～11朵簇生于叶腋；小苞片3，长圆形，先端钝，疏被柔毛；萼杯状，5裂，裂片宽三角形；花紫红色或白色，直径3.5～4 cm，花瓣5，匙形，先端微缺，爪具髯毛。**果**：果扁球形，分果瓣9～13，肾形，被柔毛。**种子**：种子黑褐色，肾形。花果期5—10月。

【生境分布】全国各地均有栽培。

【药用部位（药材名称）】花、叶和茎（锦葵）。

【采收加工】夏秋季采收，晒干。

【临床应用】咸，寒。利尿通便，清热解毒；用于大小便不畅，带下，淋巴结结核，咽喉肿痛。

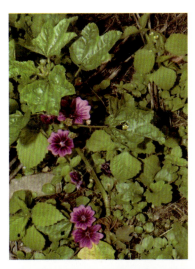 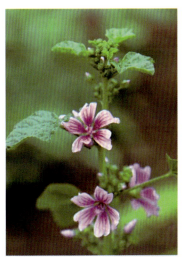 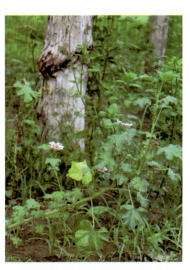

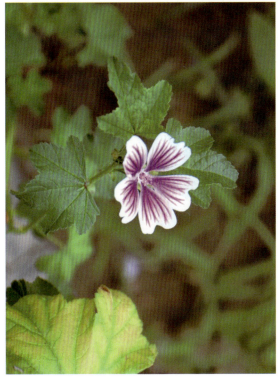 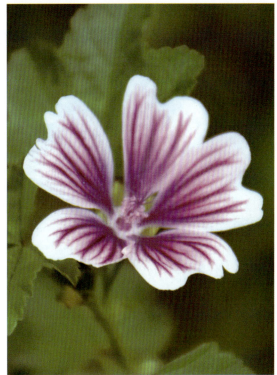

野葵

【基　　原】锦葵科锦葵属植物野葵 Malva verticillata Linn.
【别　　名】冤（旅）葵、棋盘菜、土黄芪、菁葵叶、芘（茄、荠、其）菜、棋盘叶、冬苋菜、北锦葵。
【形态特征】2年生草本。**茎**：茎被星状长柔毛。**叶**：叶互生；叶肾形或圆形，常掌状5～7裂，裂片三角形，边缘具钝齿，两面疏被糙伏毛或近无毛；叶具长柄。**花**：花小，3至多朵簇生于叶腋，具极短柄至近无柄；小苞片3，线状披针形，先端锐尖；萼杯状，萼5裂；花冠淡白色至淡红色，花瓣5，先端凹入；花柱分枝10～11，白色。**果**：扁球形，分果瓣10～11，背面平滑。**种子**：种子肾形，紫褐色。花果期3—11月。
【生境分布】生于山坡、林缘、草地、路旁、平原旷野。分布于全国各地。
【药用部位（药材名称）】根（野葵根、冬葵根）、叶（冬葵叶）、种子（冬葵子）。
【采收加工】根：夏秋季采挖，洗净，鲜用或晒干。冬葵叶：夏秋季采收，鲜用。冬葵子：秋季果实成熟时采收，收集种子。
【临床应用】根：甘，寒；归脾、膀胱经。清热利水，解毒；用于水肿，热淋，带下，乳痈，疔疮，蛇虫咬伤。冬葵叶：甘，寒；归肺、肝、胆经。清热，利湿，滑肠，通乳；用于肺热咳嗽，咽喉肿痛，热毒下痢，湿热黄疸，二便不通，乳汁不下，疮疖痈肿，丹毒。冬葵子：甘，寒；归大肠、小肠、肝、肺、胃、膀胱经。利水通淋，滑肠通便，下乳；用于淋病，水肿，大便不通，乳汁不行。
【编者之见】1. 冬葵 Malva crispa Linn. 与野葵 Malva verticillata Linn. 同科同属，两者的根、叶和种子的药材名称依次为冬葵根、冬葵叶和冬葵子。2. 按《中国植物志》和《中华本草》，冬葵拉丁名为 Malva crispa Linn.，野葵拉丁名为 Malva verticillata Linn.；按2020年版《中国药典》，冬葵拉丁名为 Malva verticillata Linn.，按《河北植物志》与 Malva crispa L. 对应的是冬寒菜（冬葵、皱叶锦葵），并在"北锦葵"项下提到了冬葵的拉丁名为 Malva verticillata L.；因此关于冬葵和野葵的拉丁名出现混乱现象。编者暂采用了《中国植物志》野葵 Malva verticillata Linn.

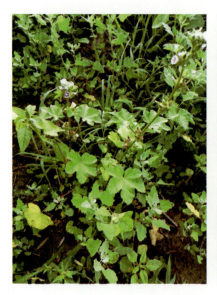
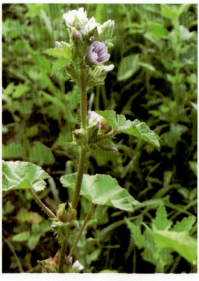
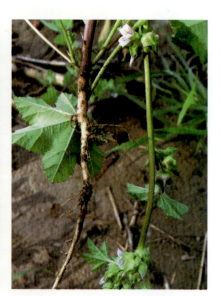

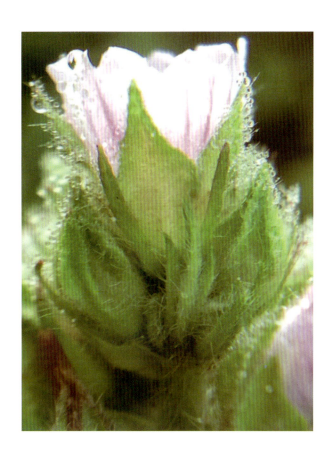

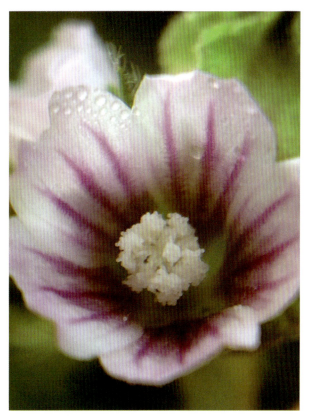

咖啡黄葵

【基　　原】锦葵科秋葵属植物咖啡黄葵 Abelmoschus esculentus (Linn.) Moench
【别　　名】秋葵、黄秋葵、越南芝麻、羊角豆、糊麻、补肾菜。
【形态特征】1年生草本。茎：茎圆柱形，疏生刺毛。叶：叶掌状3～7裂，裂片卵形，边缘具粗齿及凹缺，两面疏被硬毛；叶柄疏被硬毛；托叶线形，疏被硬毛。花：花单生于叶腋，花梗疏被糙毛；小苞片8～10，线形，疏被硬毛；花黄色，具紫心。果：蒴果筒状尖塔形，顶端具长喙，疏被短硬毛。种子：种子近球形，多数，黄绿色，具毛脉纹。花果期5—10月。
【生境分布】分布于我国河北、山东、江苏、浙江、湖南、湖北、云南和广东等地；亦有栽培。
【药用部位（药材名称）】根、叶、花或种子（秋葵）。
【采收加工】根：11月到第二年2月采挖，抖去泥土，晒干或烘干。叶：9—10月采收，晒干。花：6—8月采摘，晒干。种子：9—10月果成熟时采摘，脱粒，晒干。
【临床应用】淡，寒。利咽，通淋，下乳，调经；用于咽喉肿痛，小便淋涩，产后乳汁稀少，月经不调。

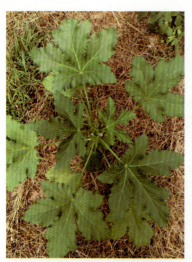
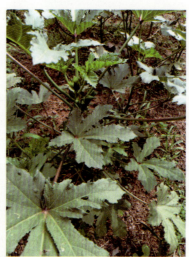
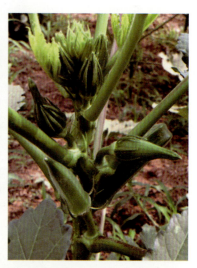
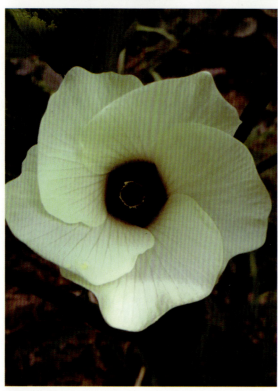
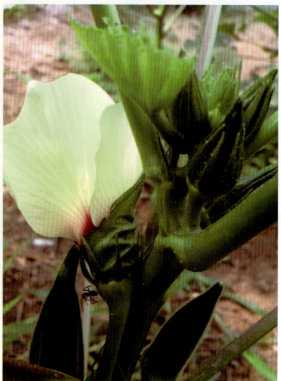

木槿

【基　　原】锦葵科木槿属植物木槿 *Hibiscus syriacus* L.

【别　　名】木棉、荆条、朝开暮落花、喇叭花、藩篱花、猪油花等。

【形态特征】落叶灌木。茎：小枝密被黄色星状绒毛。叶：叶互生；叶菱形至三角状卵形，具深浅不同的 3 裂或不裂，先端钝，基部楔形，边缘具不整齐齿缺，下面沿叶脉微被毛或近无毛；叶柄被星状柔毛；托叶线形，疏被柔毛。花：花单生于枝端叶腋，花梗被星状短绒毛；小苞片线形，密被星状疏绒毛；花萼钟形，密被星状短绒毛，裂片 5，三角形；花冠钟形，淡紫色，花瓣倒卵形，外面疏被纤毛和星状长柔毛。果：蒴果卵圆形。种子：种子肾形，背部被黄白色长柔毛。花果期 7—11 月。

【生境分布】生于房前屋后、道边、庭院等处。分布于我国华东、中南、西南及河北、陕西等地；多有栽培。

【药用部位（药材名称）】花（木槿花）、叶（木槿叶）、果实（木槿子、朝天子）、茎皮或根皮（木槿皮）、根（木槿根）。

【采收加工】木槿花：夏秋季选晴天早晨，花半开时采摘，晒干。木槿叶：全年可采，鲜用或晒干。木槿子（朝天子）：秋季采摘成熟果实，晒干。木槿皮：茎皮于 4—5 月剥取，晒干；根皮于秋末挖根，剥取根皮，晒干。木槿根：全年可挖，洗净，切片，鲜用或晒干。

【临床应用】木槿花：甘，苦，凉；归脾、肺、肝经。清热利湿，凉血解毒；用于肠风泻血，赤白下痢，痔疮出血，肺热咳嗽，咳血，白带，疮疖痈肿，烫伤。木槿叶：苦，寒；归心、胃、大肠经。清热解毒；用于赤白痢疾，肠风，痈肿疮毒。木槿子（朝天子）：甘，寒；归肺、心、肝经。清肺化痰，止头痛，解毒；用于痰喘咳嗽，支气管炎，偏正头痛，黄水疮，湿疹。木槿皮：甘，苦，微寒；归大肠、肝、心、肺、胃、脾经。清热利湿，杀虫止痒；用于湿热泻痢，肠风泻血，脱肛，痔疮，赤白带下，阴道滴虫，皮肤疥癣，阴囊湿疹。木槿根：甘，凉；归肺、肾、大肠经。清热解毒，消痈肿；用于肠风，痢疾，肺痈，肠痈，痔疮肿痛，赤白带下，疥癣，肺结核。

【编者之见】木槿的变种和栽培品种较多。花有单瓣和重瓣、长苞和短苞、白花和紫花等。

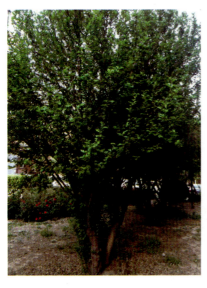
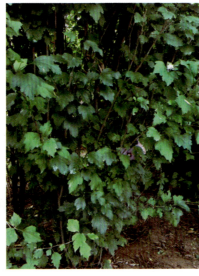
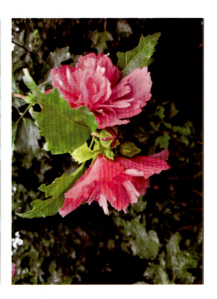

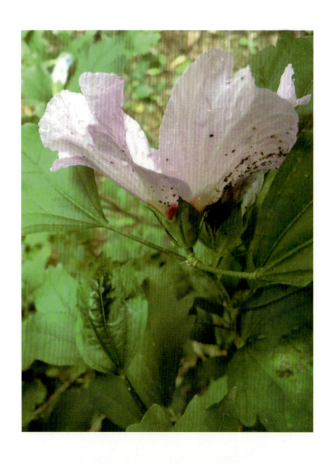
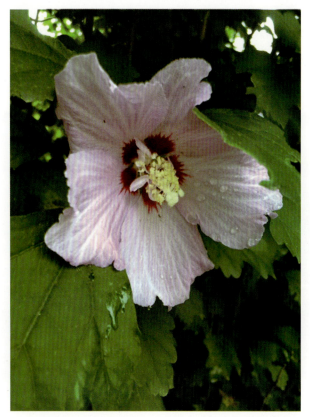

野西瓜苗

【基　　原】锦葵科木槿属植物野西瓜苗 Hibiscus trionum L.
【别　　名】小秋葵、打瓜花、山西瓜秧。
【形态特征】1年生草本。茎：茎柔软，直立或平卧；全株被星状粗硬毛。叶：叶2型；下部叶近圆形，边缘具齿裂；上部叶掌状3～5深裂，中间裂片较大，裂片倒卵状长圆形，先端钝，边缘具羽状缺刻或大锯齿。花：花单生于叶腋，花梗被星状粗硬毛；小苞片多数，线形，基部合生；花萼钟形，淡绿色，裂片5，膜质，三角形，具纵向紫色条纹，中部以上合生；花淡黄色，内面基部紫色，花瓣5，倒卵形；雄蕊多数，花丝纤细，结合成圆筒，花药黄色；花柱顶端5裂，柱头头状。果：蒴果长圆状球形，被粗硬毛，果瓣5，果皮薄，黑色。种子：种子肾形，成熟后黑褐色，具腺状突起。花果期7—10月。
【生境分布】生于平原、山野、丘陵、路边、荒地或田埂。分布于全国各地；有栽培。
【药用部位（药材名称）】根或全草（野西瓜苗）、种子（野西瓜苗子）。
【采收加工】野西瓜苗：夏秋季采收，鲜用或晒干。野西瓜苗子：秋季果实成熟时采摘果实，晒干，打下种子，除去杂质。
【临床应用】野西瓜苗：甘，寒；归肺、肝、肾经。清热解毒，祛风除湿，止咳，利尿；用于急性关节炎，感冒咳嗽，肠炎，痢疾；外用治烧烫伤，疮毒。野西瓜苗子：辛，平。润肺止咳，补肾；用于肺结核咳嗽，肾虚头晕耳鸣耳聋。

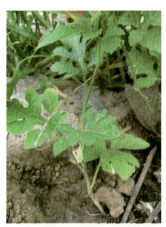
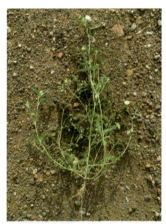
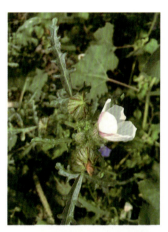
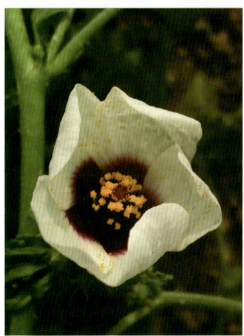
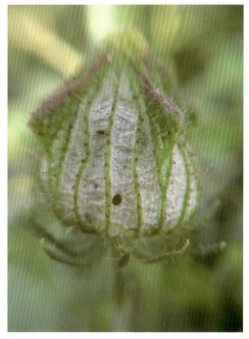

苘麻

【基　　原】锦葵科苘麻属植物苘麻 *Abutilon theophrasti* Medic.

【别　　名】青（白、野）麻、野棉花、磨盘单、车轮草、野火（芝）麻、野苘、鬼馒头草等。

【形态特征】1年生草本。**茎**：茎直立，密被柔毛。**叶**：叶互生；叶圆心形，先端长渐尖，基部心形，两面密被柔毛，边缘具圆齿；叶柄被柔毛，托叶早落。**花**：花单生于叶腋，花梗被柔毛；花萼杯状，绿色，密被短柔毛，下部呈管状，上部裂片5，裂片卵形，先端锐尖；花瓣5，黄色，倒卵形，瓣上具明显脉纹；雄蕊短；心皮15～20，先端平截，密被柔毛，具扩展被毛的长芒2，排列成轮状，密被柔毛。**果**：蒴果半球形，灰褐色；分果瓣15～20，被星状毛和长硬毛，顶端具长芒2；蒴果成熟后开裂。**种子**：种子肾形，褐色，被柔毛。花果期7—10月。

【生境分布】生于路旁、田野、荒地、堤岸等处。分布于全国各地；亦有栽培。

【药用部位（药材名称）】全草或叶（苘麻）、种子（苘麻子）、根（苘麻根）。

【采收加工】苘麻：夏季采收，鲜用或晒干。苘麻子：秋季采收成熟果实，晒干，打下种子，除去杂质。苘麻根：立冬后采挖，除去茎叶，晒干。

【临床应用】苘麻：苦，平；归脾、胃经。清热利湿，解毒开窍；用于痢疾、中耳炎、耳鸣、耳聋、睾丸炎，化脓性扁桃体炎，痈疽肿毒。苘麻子：苦，平；归大肠、小肠、膀胱经。清热解毒，利湿，退翳；用于赤白痢疾，淋证涩痛，痈肿疮毒，目生翳膜。苘麻根：苦，平；归肾、膀胱经。利湿解毒；用于小便淋沥，痢疾，急性中耳炎，睾丸炎。

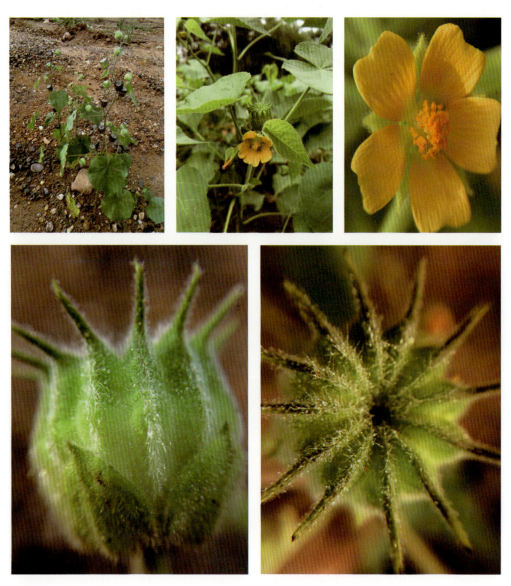

蜀葵

【基　　原】锦葵科蜀葵属植物蜀葵 Althaea rosea (L.) Cavan.

【别　　名】棋盘花、麻杆花、一丈红、熟（蜀）季花、饶钹（饽饽、光光）花、斗篷花、端午花。

【形态特征】2年生草本。茎：茎直立，被星状簇毛或刚毛。叶：叶互生；叶柄被星状长硬毛；托叶卵形，先端具3尖；叶近圆心形或长圆形，掌状3～7浅裂，裂片三角形，中裂片较大，两面被星状毛和长硬毛。花：花腋生，单生或近簇生，排列成顶生总状花序；花梗被星状长硬毛；小苞片杯状，常6～7裂，裂片卵状三角形，密被星状粗硬毛；萼钟状，5齿裂，裂片卵状三角形，密被星状粗硬毛；花冠大，有多种颜色，单瓣或重瓣，花瓣倒卵状三角形，皱褶明显，先端凹缺，基部狭，爪被长髯毛；雄蕊柱无毛，花丝纤细，花药黄色；花柱分枝多数，微被细毛。果：果呈盘状，被短柔毛；分果瓣近圆形，多数，背部具纵沟槽。种子：种子大。花果期5—9月。

【生境分布】分布于我国华东、华中、华北、华南等地；多为栽培。

【药用部位（药材名称）】根（蜀葵根）、茎叶（蜀葵苗）、花（蜀葵花）、种子（蜀葵子）。

【采收加工】蜀葵根：冬季采挖，刮去栓皮，洗净，切片，晒干。蜀葵苗：花期前采收，晒干。蜀葵花：夏秋季采收，晒干。蜀葵子：秋季果实成熟后摘取果实，晒干，打下种子，再晒干。

【临床应用】蜀葵根：甘、咸，微寒；归心、肺、大肠、膀胱经。清热利湿，凉血止血，解毒排脓；用于淋证，带下，痢疾，吐血，血崩，外伤出血，疮疡肿毒，烫伤烧伤。蜀葵苗：甘，凉。清热利湿，解毒；用于热毒下痢，淋证，无名肿毒，水炎烫伤，金疮。蜀葵花：甘，寒。和血润燥，通利二便；用于痢疾，吐血，血崩，带下，二便不通，疟疾，小儿风疹。蜀葵子：甘，寒。利尿通淋，解毒排脓，润肠；用于水肿，淋证，带下，乳汁不通，疮疥，无名肿毒。

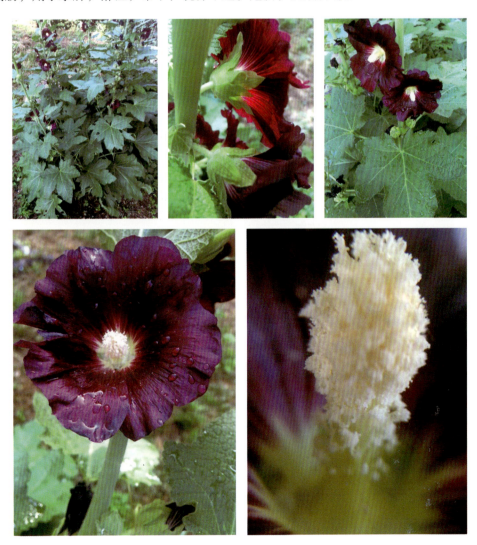

瑞香科

狼毒

【基　　原】瑞香科狼毒属植物狼毒 Stellera chamaejasme L.

【别　　名】瑞香狼毒、断肠草、拔萝卜、燕子花、馒头花。

【形态特征】多年生草本。**根**：根粗大，圆柱形，木质，外皮棕褐色，断面淡黄色。**茎**：茎直立，丛生，无分枝，光滑，褐色或淡红色。**叶**：叶互生；叶披针形至椭圆状披针形，基部钝圆或楔形，先端渐尖，全缘，两面无毛；叶无柄。**花**：头状花序顶生，总苞绿色；花被管状细瘦，基部稍膨大，先端5裂，裂片椭圆形，紫红色、粉红色、黄色或白色，裂片有紫红色网纹；雄蕊10，花丝极短，成2轮着生于花被管中；花柱极短，柱头头状。**果**：小坚果长梨形，褐色。花果期4—9月。

【生境分布】生于山坡草地、荒漠草原、河滩等处。分布于我国东北、西北及河北、内蒙古、西藏等地。

【药用部位（药材名称）】根（瑞香狼毒）。

【采收加工】秋季采挖，除去杂质，晒干。

【临床应用】辛，温；有毒。清热解毒，消肿，止溃疡，祛腐生肌；用于于疠病，疖痈，瘰疬；外用治顽癣，溃疡。

【编者之见】另有狼毒 Euphorbia fischeriana Steud. 为瑞香科大戟属植物。

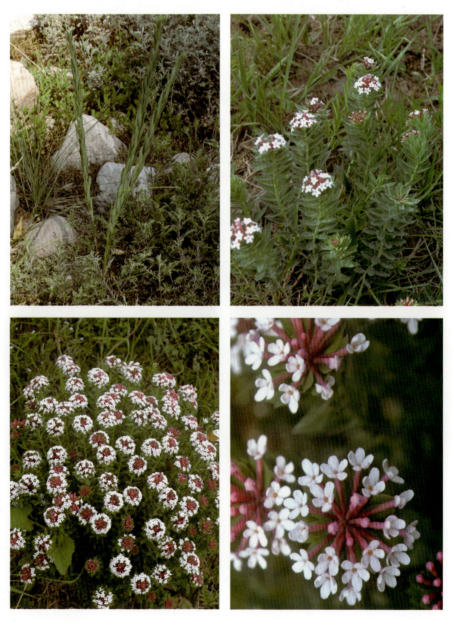

五加科

刺五加

【基　　原】五加科五加属植物刺五加 Acanthopanax senticosus (Rupr.Maxim.) Harms

【别　　名】刺拐棒、老虎镣（子）、坎拐棒子、一百针。

【形态特征】落叶灌木。**茎**：枝多分枝，1～2年生枝常密生刺，刺直而细长，针状，下向，基部不膨大，脱落后遗留圆形刺痕。**叶**：掌状复叶，叶柄常疏生细刺；小叶常为5，稀3或4，小叶椭圆状倒卵形或长圆形，先端渐尖，基部阔楔形，上面深绿色，脉上具粗毛，下面淡绿色，脉上有短柔毛，边缘有锐利重锯齿；小叶柄有棕色短柔毛，有时具细刺。**花**：伞形花序单个顶生，或数个伞形花序组成稀疏的复伞形花序；伞形花序有花多数，总花梗无毛，小花梗无毛或基部略有毛；萼无毛，边缘近全缘或有5小齿；花紫黄色，花瓣5，卵形，雄蕊5，子房5室，花柱全部合生成柱状。**果**：浆果状核果，近球形或卵球形，具5棱，熟时紫黑色。花果期6—10月。

【生境分布】生于山坡林中及路旁灌丛中。分布于我国东北及河北、山西等地；有栽培。

【药用部位（药材名称）】根、根茎或茎（刺五加）、叶（五加叶）。

【采收加工】刺五加：春秋季采收，洗净，干燥。五加叶：6—10月采摘，鲜用或晒干。

【临床应用】刺五加：辛、微苦，温；归脾、肾、心经。益气健脾，补肾安神；用于脾肺气虚，体虚乏力，食欲不振，肺肾两虚，久咳虚喘，肾虚腰膝酸痛，心脾不足，失眠多梦。五加叶：辛，平。散风除湿，活血止痛，清热解毒；用于皮肤风湿证，跌打肿痛，疝痛，丹毒。

【编者之见】按2020年版《中国药典》，中药材"五加皮"仅为五加科植物细柱五加 Acanthopanar gracilistylus W.W. Smith 的干燥根皮，刺五加的根皮并非"五加皮"。另外，中药材"五加叶"和"五加果"来源于五加科植物细柱五加和无梗五加，但也有资料记载刺五加的叶可作为"五加叶"使用。

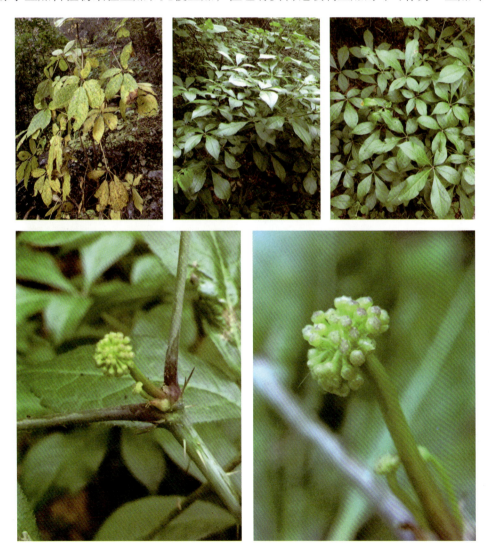

辽东楤木

【基　　原】五加科楤木属植物辽东楤木 *Aralia elata* (Miq.) Seem.
【别　　名】龙牙楤木、刺龙牙、刺老鸦、虎阳刺。
【形态特征】落叶小乔木。**茎**：树皮灰色，密生坚刺，老时渐脱落；小枝淡黄色，疏生细刺。**叶**：叶互生，2～3回奇数羽状复叶，常集生于枝端，叶柄有刺；小叶卵形或椭圆状卵形，先端渐尖，基部圆形、阔楔形或微心形，边缘具粗齿或细齿，上面绿色，下面灰绿色。**花**：由多数小伞形花序合成圆锥花序，大而密，主轴短，花轴及花梗上密生短柔毛；苞片披针形；萼杯状，先端5裂；花瓣5，淡黄白色；雄蕊5，花柱5，离生。**果**：浆果状核果，球形，黑色。花果期7—9月。
【生境分布】生于阔叶林中或林缘附近。分布于我国东北等地。
【药用部位（药材名称）】根皮或树皮（龙牙楤木、刺老鸦、刺龙牙）、嫩叶及芽（龙牙楤木叶）、果实（龙牙楤木果）。
【采收加工】根皮或树皮：春秋季挖根，剥取根皮或树皮，除去泥土杂质，切段或片，鲜用或晒干。龙牙楤木叶：春季采收，鲜用。龙牙楤木果：9—10月果熟时采收，鲜用或晒干。
【临床应用】根皮或树皮：甘、苦，平；有小毒。健胃，利水，祛风除湿，活血止痛，补气安神，强精滋肾，祛风活血；用于胃、十二指肠溃疡，慢性胃炎，肝炎，糖尿病，风湿性关节炎，水肿，神经衰弱，风湿性关节炎，糖尿病，阳虚气弱、肾阳不足等。龙牙楤木叶：微苦、甘，凉。清热利湿；用于湿热泄泻，痢疾，水肿。龙牙楤木果：辛，平。下乳；用于乳汁不足。

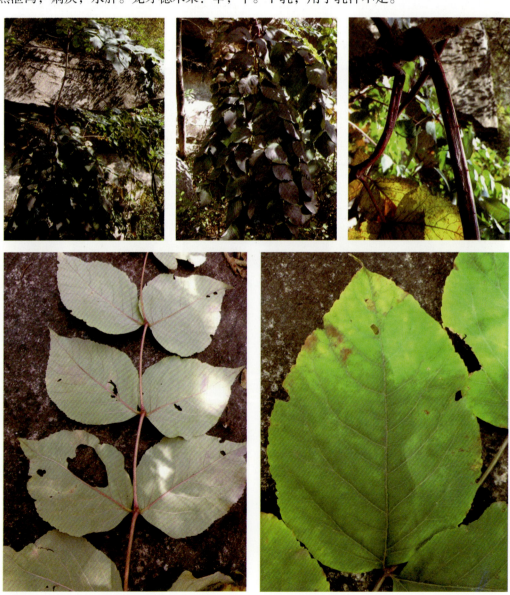

堇菜科

斑叶堇菜

【基　　原】堇菜科堇菜属植物斑叶堇菜 Viola variegate Fisch.

【别　　名】天蹄。

【形态特征】多年生草本。**根**：根细长，白色或黄白色。**茎**：根茎细短，无地上茎。**叶**：叶基生，呈莲座状；叶圆形或广卵圆形，先端圆，基部心形，边缘具圆齿，上面绿色至暗绿色，沿叶脉有明显的白色斑纹带，下面淡绿色常稍带紫红色，两面常被短毛；托叶近半与叶柄合生，披针形。**花**：花梗1或多个，紫色，高出叶，果梗比叶短；苞片线状，生于花梗中下部；萼片披针形或卵状披针形，常带紫色，具3脉；花紫红色或暗紫色，花瓣倒卵形，侧瓣有较多的白色须毛，下瓣基部白色并有堇色条纹，有1距，距筒状；雄蕊5，下方2枚雄蕊的距细而长；子房近球形，无毛，花柱棒状，花柱向上渐粗，柱头面略平。**果**：蒴果椭圆形，有紫斑。**种子**：种子淡褐色。花果期4—9月。

【生境分布】生于坡地、林下、灌丛或岩石缝中。分布于我国东北、华北及陕西、甘肃、安徽等地。

【药用部位（药材名称）】全草（斑叶堇菜）。

【采收加工】夏秋季采收，洗净，鲜用或晒干。

【临床应用】甘，凉。清热解毒，凉血止血；用于痈疮肿毒，创伤出血。

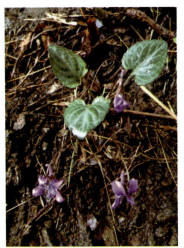
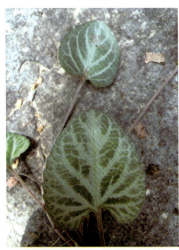
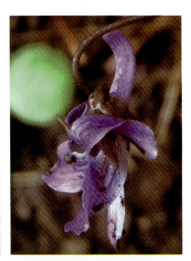
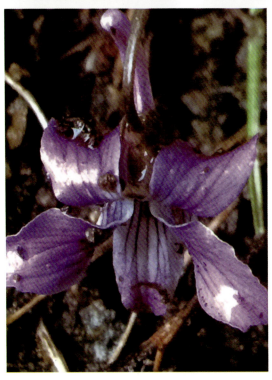
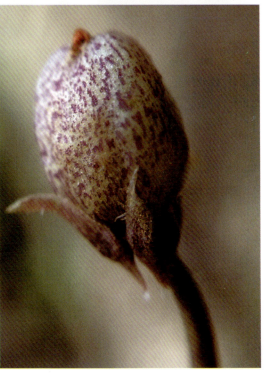

鸡腿堇菜

【基　　原】堇菜科堇菜属植物鸡腿堇菜 Viola acuminata Ledeb.

【别　　名】红铧头草。

【形态特征】多年生草本。**茎**：根茎短；茎直立，常数枚丛生；全体有白色短毛。**叶**：叶基生或茎生，基生叶具长梗；茎生叶互生，叶柄较基生者为短，叶心形或心状卵形，边缘具钝锯齿，两面密生锈色腺点，叶脉上有疏短柔毛；托叶草质，卵形，边缘有撕裂状长齿，先端尾尖。**花**：花两侧对称，具长梗；萼片5，条形或条状披针形；花瓣5，白色或淡紫色，距囊状；雄蕊5，子房上位，1室。**果**：蒴果椭圆形，先端尖，3瓣裂。花果期5—9月。

【生境分布】生于阔叶林下、林缘、山沟、路旁、灌丛、草地等处。分布于我国北部和东北各地。

【药用部位（药材名称）】叶（鸡腿堇菜、走边疆）。

【采收加工】夏秋季采收，鲜用或晒干。

【临床应用】淡，寒。清热解毒，消肿止痛；用于治肺热咳嗽，跌打肿痛，疮疖肿痛。

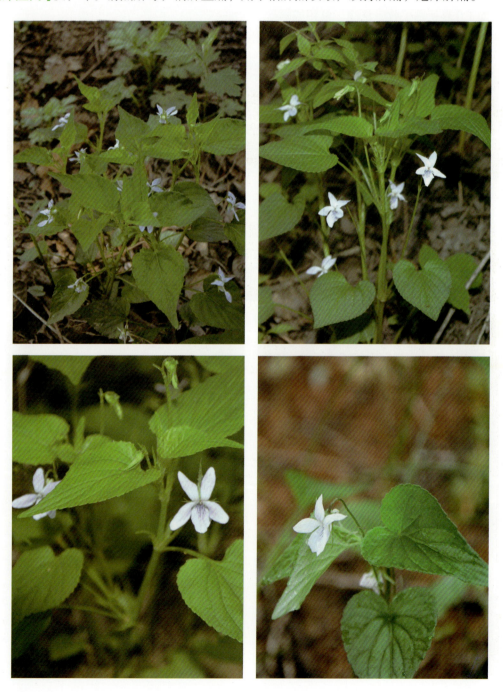

裂叶堇菜

【基　　原】堇菜科堇菜属植物裂叶堇菜 *Viola dissecta* Ledeb.

【别　　名】深裂叶堇菜。

【形态特征】多年生草本。根：根肥厚，淡黄色。茎：根状茎短直，无地上茎。叶：基生叶轮廓圆形、肾形或宽卵形，通常 3 全裂，两侧常 2 深裂，中裂片 3 深裂，裂片线形、长圆形或狭卵状披针形；下面叶脉明显隆起；托叶近膜质，先端渐尖，边缘疏生细齿。花：花淡紫色至紫堇色；花梗中部以下有 2 枚线形小苞片；萼片卵形，长圆状卵形或披针形，先端稍尖，边缘狭膜质，具 3 脉，基部附属物短，末端截形，全缘或具 1～2 个细齿；子房卵球形，花柱棒状。果：蒴果长圆形或椭圆形，先端尖，果皮坚硬。花果期 4—10 月。

【生境分布】生于山坡草地、林缘、灌丛、田边、路旁等地。分布于我国东北、华北及陕西、甘肃、山东、浙江、四川、西藏等地。

【药用部位（药材名称）】全草（裂叶堇菜、疔毒草）。

【采收加工】春秋季采挖，洗净，鲜用或晒干。

【临床应用】苦，寒；归心、脾、肾经。清热解毒，消痈肿；用于无名肿毒，疮疖。

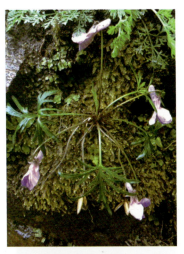
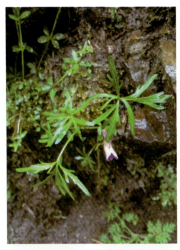
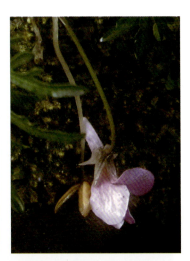
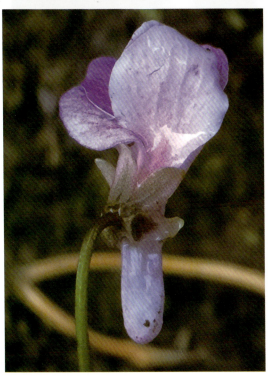
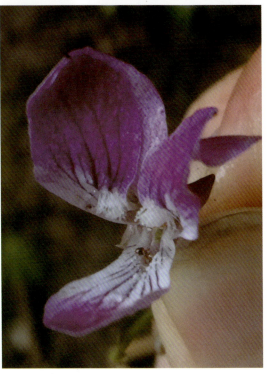

双花堇菜

【基　　原】堇菜科堇菜属植物双花堇菜 Viola biflora L.

【别　　名】短距黄堇、孪生堇菜、短距黄花堇菜。

【形态特征】多年生草本。**根**：根细，多数。**茎**：根茎细或稍粗，直伸或斜生，具结节；地上茎较细弱，2 或数条簇生，直立或斜生。**叶**：基生叶 2 至数枚，具长柄；叶肾形、宽卵形或近圆形，基部心形，边缘具钝齿；茎生叶具短柄，叶片较小；托叶与叶柄离生，卵形或卵状披针形，全缘或疏生细齿。**花**：花 1～2 朵生于茎上部叶腋；花梗细弱，中上部有 2 枚披针形小苞片；花瓣 5，圆状倒卵形，黄色或淡黄色，在花末期有时变淡白色，距短筒状；萼片 5，线状披针形或披针形。**果**：蒴果长圆状卵形。花果期 5—9 月。

【生境分布】生于高山草甸、灌丛、林缘、岩石缝隙、山沟等处。分布于我国东北、华北、西北、西南及山东、河南等地。

【药用部位（药材名称）】全草（双花堇菜）。

【采收加工】夏季采收全草，洗净，鲜用或晒干。

【临床应用】辛、微酸，平；归肺、肝经。活血散瘀，止血；用于跌打损伤，吐血，急性肺炎，肺出血。

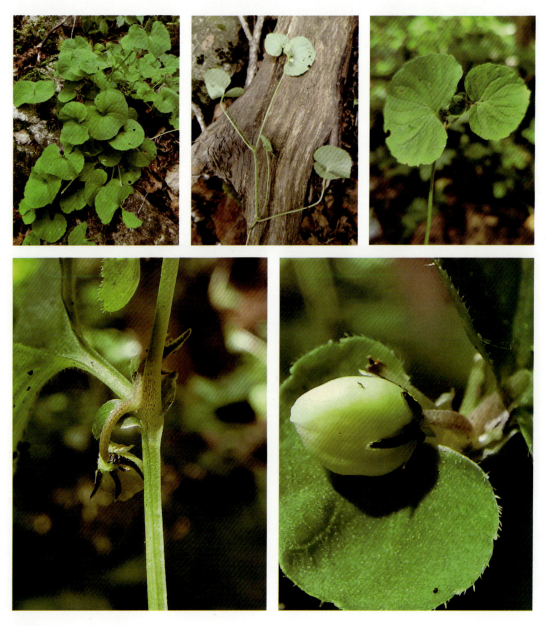

紫花地丁

【基　　原】堇菜科堇菜属植物紫花地丁 *Viola yedoensis* Makino

【别　　名】光瓣堇菜、堇堇菜、地丁草、紫地丁、羊角子、独行虎、箭（铧）头草、兔耳草等。

【形态特征】多年生草本。**茎**：根茎短，无地上茎。**叶**：叶基生，呈莲座状；下部叶常较小，三角状卵形或狭卵形；上部叶较长，长圆形、狭卵状披针形或长圆状卵形；叶先端圆钝，基部截形、楔形或微心形，边缘具平圆齿，两面无毛或被细短毛，有时仅下面沿叶脉被短毛；叶柄上部具狭翅，无毛或被细短毛；托叶膜质，苍白色或淡绿色，大部分与叶柄合生，离生部分线状披针形，边缘疏生细齿或近全缘。**花**：花紫堇色或淡紫色，稀呈白色，喉部色较淡并带有紫色条纹。**果**：蒴果长圆形。**种子**：卵球形，淡黄色。花果期3—9月。

【生境分布】生于田间、荒地、山坡草丛、林缘、灌丛等处。分布于全国大部分地区。

【药用部位(药材名称)】全草（紫花地丁）。

【采收加工】春秋季采收，除去杂质，晒干。

【临床应用】苦、辛，寒；归心、肝经。清热解毒，凉血消肿；用于疔疮肿毒，痈疽发背，丹毒，毒蛇咬伤。

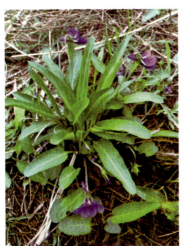
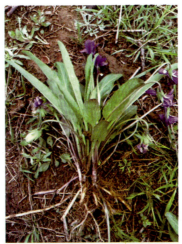
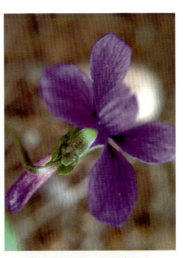
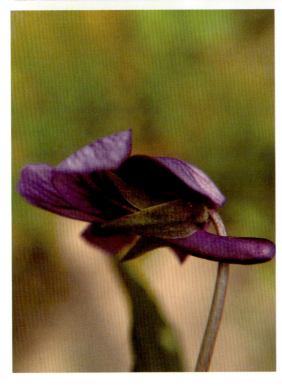
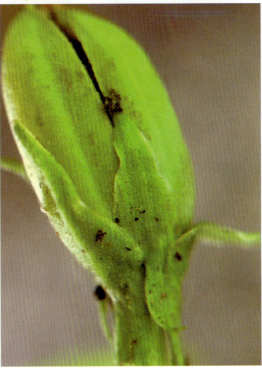

伞形科

白芷

【基　　原】伞形科当归属植物白芷 *Angelica dahurica* (Fisch. ex Hoffm.) Benth. et Hook.f.

【别　　名】芳香、香（祁、禹）白芷。

【形态特征】多年生草本。根：主根圆锥形，粗大，有支根，表面黄褐色，具皮孔样横向突起，断面灰白色，有浓烈特异气味。茎：茎常带紫色，有细纵沟纹，中空。叶：基生叶和茎下部叶具长柄；茎中部叶2～3回羽状分裂，叶柄下部为囊状膨大的膜质叶鞘，常带紫色，叶末回裂片椭圆状披针形至披针形，边缘有不规则的粗齿和白色软骨质，先端渐尖或锐尖，基部稍下延；茎上部叶有显著膨大的囊状叶鞘。花：复伞形花序顶生或侧生，花序梗、伞辐和花柄均有微短糙毛，伞辐18～40或更多，总苞片通常缺或有1～2；小伞形花序具多花，小总苞片5～10或更多；花白色，无萼齿，花瓣5，倒卵形，顶端内凹。果：双悬果，长圆形至卵圆形，黄棕色或带紫色。花果期7—10月。

【生境分布】生于林下、溪旁、灌丛、山谷和草地。分布于我国东北及河北、河南、山西等地；多有栽培。

【药用部位（药材名称）】根（白芷）、叶（白芷叶）。

【采收加工】白芷：夏秋季叶黄时采挖，除去须根和泥沙，晒干或低温干燥。白芷叶：春夏季采收，晒干。

【临床应用】白芷：辛，温；归胃、大肠、肺经。解表散寒，祛风止痛，宣通鼻窍，燥湿止带，消肿排脓；用于感冒头痛，眉棱骨痛，鼻塞流涕，鼻衄，鼻渊，牙痛，带下，疮疡肿痛。白芷叶：辛，平。清热凉血，祛风；用于瘾疹，丹毒，小儿发热。

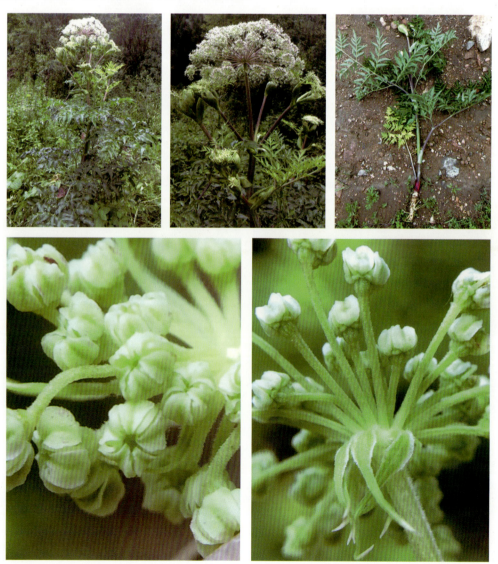

北柴胡

【基　　原】伞形科柴胡属植物北柴胡 *Bupleurum chinense* DC.

【别　　名】柴胡、硬苗（铁苗、狗头、竹叶、韭叶、黑、山）柴胡等。

【形态特征】多年生草本。**根**：主根粗壮，棕褐色，质坚硬。**茎**：茎单一或丛生，上部多回分枝，微呈"之"字形曲折，表面具细纵槽纹。**叶**：叶互生；基生叶倒披针形或狭椭圆形，先端渐尖，基部收缩成柄，早枯；茎中部叶倒披针形或广线状披针形，叶上面鲜绿色，背面淡绿色；茎上部叶同形，但更小。**花**：复伞形花序顶生或侧生，梗细，常稍水平伸出，形成疏松的圆锥状；总苞片狭披针形，甚小；伞辐3～8，纤细，不等长；小总苞片5，披针形，顶端尖锐，小伞形花序有花5～10朵，花瓣鲜黄色，萼齿不明显。**果**：双悬果椭圆形。花果期7—11月。

【生境分布】生于山坡、路边、林缘等处。分布于我国东北、华北、西北、华东、华中等地。

【药用部位（药材名称）】根（柴胡、北柴胡）。

【采收加工】春秋季采挖，除去茎叶和泥沙，干燥。

【临床应用】辛、苦，微寒；归肝、胆、肺经。疏散退热，疏肝解郁，升举阳气。用于感冒发热，寒热往来，胸胁胀痛，月经不调，子宫脱垂，脱肛。

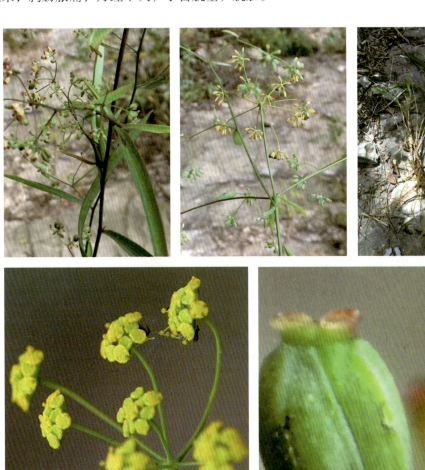
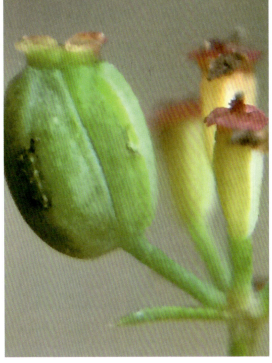

大齿山芹

【基　　原】伞形科山芹属植物大齿山芹 Ostericum grosseserratum (Maxim.) Yuan et Shan

【别　　名】大齿当归、朝鲜（大齿）独活、朝鲜羌活、碎叶山芹。

【形态特征】多年生草本。根：根细长，圆锥状或纺锤形。茎：茎直立，圆管状，具细纵棱，上部分枝。叶：基生叶和茎下部叶有柄，2～3回3出羽状全裂，轮廓三角形；末回裂片无柄或下延成短柄，阔卵形至菱状卵形，先端尖，基部楔形，边缘有粗大缺刻状锯齿，齿端圆钝，有白色小突尖；上部叶渐简化。花：复伞形花序，伞辐6～14，不等长，总苞片4～6，线状披针形；小伞形花序具花10～20朵，小总苞片5～10，线形；花白色，花瓣倒卵形，顶端内折；萼齿三角状卵形。果：双悬果广椭圆形，基部凹入，背棱突出，侧棱薄翅状。花果期7—10月。

【生境分布】生于山坡、草地、溪沟旁、林缘、灌丛等处。分布于我国华东及吉林、辽宁、河北、山西、陕西、河南等地。

【药用部位（药材名称）】根（山水芹菜）。

【采收加工】秋季采挖，除去茎叶，洗净，晒干。

【临床应用】辛、微甘，温。补中健脾，湿肺止咳；用于脾虚泄泻，虚寒咳嗽。

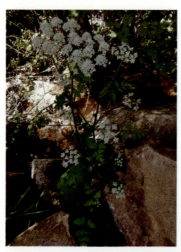
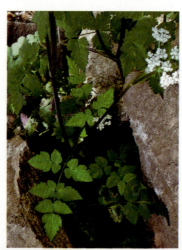
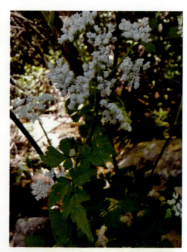
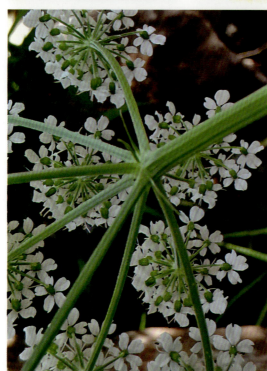
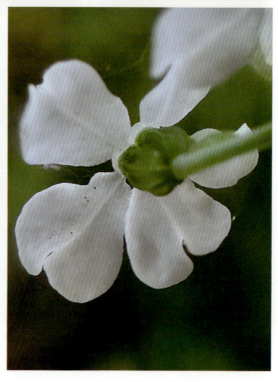

山芹

【基　　原】伞形科山芹属植物山芹 *Ostericum sieboldii* (Miq.) Nakai

【别　　名】山芹独活、小芹（背翅、秦陇、米格）当归、望天芹、山芹菜。

【形态特征】形态与植物"大齿山芹"相似。两者的主要区别：大齿山芹的小叶边缘具缺刻状且粗大的齿，齿裂常至主脉的 1/2～2/3，两面脉上及边缘具糙毛；双悬果侧棱具宽翅，翅的宽度与果体近等宽。山芹的小叶边缘具粗齿，但齿裂很浅，两面常无毛；双悬果侧棱具宽翅，与"大齿山芹"比较，翅的宽度明显较窄。

【生境分布】生于山坡、草地、山谷、林缘和林下等处。分布于我国东北、华东及内蒙古、河北、湖南等地。

【药用部位（药材名称）】全草（山芹）。

【采收加工】夏秋季采收，鲜用或晒干。

【临床应用】辛、苦，平。解毒消肿；用于乳痈，疮肿。

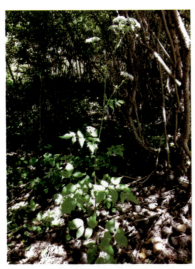
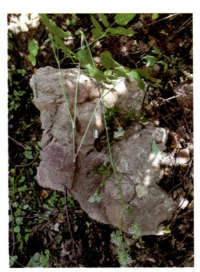
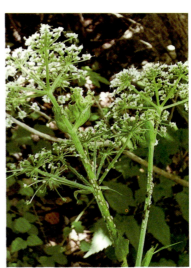
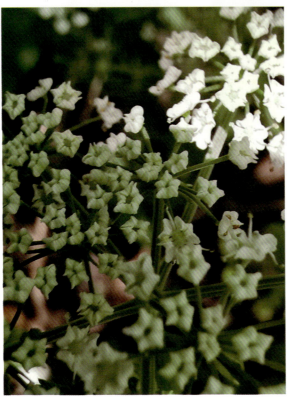
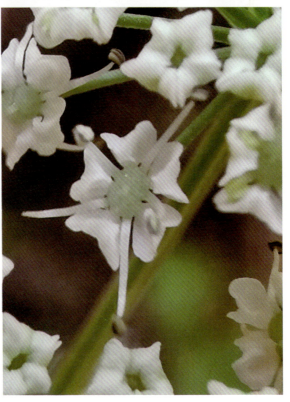

短毛独活

【基　　原】伞形科独活属植物短毛独活 *Heracleum moellendorffii* Hance

【别　　名】东北牛防风、短毛白芷、大叶芹、老山芹、大活、毛羌、臭（水）独活、独活等。

【形态特征】多年生草本。根：根圆锥形，粗大，有分枝，灰棕色。茎：茎直立，有棱槽，上部分枝开展；全株被短硬毛。叶：基生叶与茎下部叶具长柄和叶鞘，1回羽状复叶，小叶3～5，下面1对具小叶柄，其他小叶常无柄，顶生小叶大，宽卵形或卵形，3～5裂，边缘具粗大锯齿，齿端具小突尖；茎上部叶渐变小，同形，无叶柄，叶鞘显著膨大。花：复伞形花序顶生或腋生，总苞片无或1，线状披针形，伞辐12～35，不等长；小伞形花序具花20余朵，小总苞片5～10，狭披针形，萼齿不显著；花瓣白色，边缘辐射瓣2深裂；花柱叉开，子房被短毛。果：双悬果椭圆形至倒卵形，背棱不甚明显，侧棱具窄翅。花果期7—10月。

【生境分布】生于阴湿山坡、林下、沟旁、林缘或草甸。分布于我国华东、华中、东北及内蒙古、河北、陕西、四川、云南等地。

【药用部位（药材名称）】根（牛尾独活）。

【采收加工】秋季采收，除去茎叶和细根，洗净，晒干。

【临床应用】辛、苦，微温；归肺、肝经。祛风散寒，胜湿止痛；用于感冒，头痛，牙痛，风寒湿痹，腰膝疼痛，鹤膝风，痈疡湿肿。

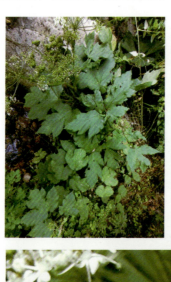
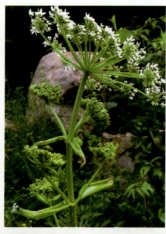
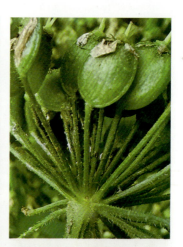
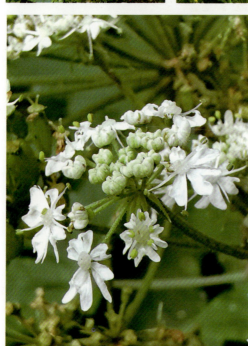
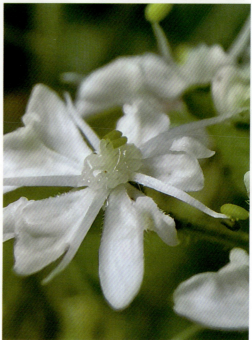

峨参

【基　　原】伞形科峨参属植物峨参 *Anthriscus syluestris* (L.) Hoffm. Gen.

【别　　名】(南、水、土、金山)田七、胡萝卜七、土白芷、广三七、土当归。

【形态特征】2年或多年生草本。根：主根粗大，柱状圆锥形。茎：茎直立，粗壮，上部分枝。叶：基生叶和茎下部叶具长柄，叶鞘抱茎；叶片轮廓卵形，2～3回羽状全裂；1回裂片有长柄，卵形至宽卵形；2回羽片3～4对，2回羽片有短柄，轮廓卵状披针形，羽状全裂或深裂，末回裂片卵形或椭圆状卵形，有粗锯齿。花：复伞形花序疏松，伞辐4～15；小伞形花序具花10余朵，小总苞片5～8，卵形至披针形，先端尖锐，反折；花瓣白色，常带绿或黄色，先端凹。果：双悬果长圆形，光滑或疏生小瘤点，先端短喙状，果柄顶端常有白色小刚毛。花果期4—8月。

【生境分布】生于山坡、林下、路旁、山谷溪边及石缝。分布于我国华中及河北、辽宁、四川、云南等地；亦有栽培。

【药用部位(药材名称)】叶(峨参叶)、根(峨参)。

【采收加工】峨参叶：夏秋间采收，鲜用或晒干。峨参：春秋季采挖，剪去须尾，刮去外皮，用沸水烫后晒干或微火烘干。

【临床应用】峨参叶：甘、辛，平。止血，消肿；用于外伤出血，肿痛。峨参：甘、辛，温；归胃、肺经。益气健脾，活血止痛；用于脾虚腹胀，乏力食少，肺虚咳嗽，体虚自汗，老人夜尿频数，气虚水肿，劳伤腰痛，头痛，痛经，跌打瘀肿。

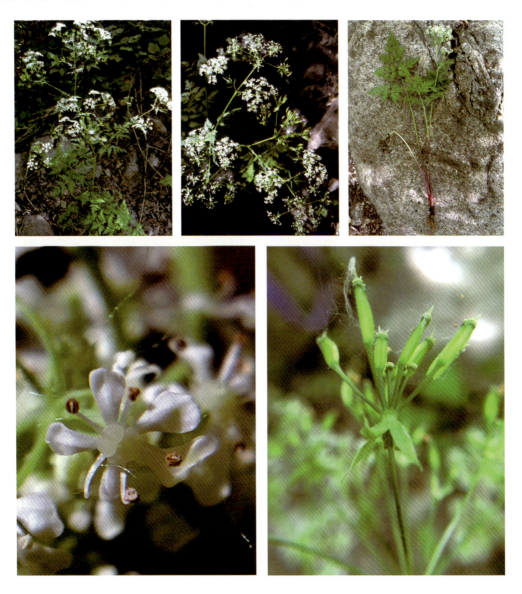

防风

【基　　原】伞形科防风属植物防风 Saposhnikovia divaricata (Turcz.) Schischk.

【别　　名】风肉、北（关）防风。

【形态特征】多年生草本。根：根粗壮，长圆柱形，外皮灰棕色。茎：根茎处有纤维状叶残基及明显的环纹；茎单生，直立，2叉状分枝，有细纵棱。叶：基生叶丛生，具长柄，叶柄基部成叶鞘，叶片2～3回羽状深裂，轮廓披针形或卵状披针形，末回裂片狭楔形，先端常具2～3缺刻状齿，齿端尖锐，两面均呈淡灰蓝绿色，稍厚，无毛；茎生叶与基生叶相似，但较小，极简化，具扩展叶鞘。花：复伞形花序多数，生于茎和分枝顶端，伞辐5～10，不等长，无总苞片；小伞形花序具花4～10朵，小总苞片4～6，线形或披针形，萼齿短三角形；花瓣倒卵形，白色，先端微凹，具内折小舌片。果：双悬果狭圆形或椭圆形，幼时有疣状突起，成熟时稍平滑。花果期7—10月。

【生境分布】生于草原、丘陵和多石砾山坡上。分布于我国华北、东北、西北及山东等地。

【药用部位（药材名称）】根（防风）、叶（防风叶）、花（防风花）。

【采收加工】防风：春秋季采挖未抽花葶植株的根，除去须根和泥沙，晒干。防风叶：夏季采收，晒干。防风花：8—9月花开时采收，阴干。

【临床应用】防风：辛、甘，微温；归膀胱、肝、脾经。祛风解表，胜湿止痛，止痉；用于感冒头痛，风湿痹痛，风疹瘙痒，破伤风。防风叶：用于中风热汗出。防风花：辛，微温；归脾、胃、肝经。理气通络止痛；用于脘腹痛，四肢拘挛，骨节疼痛。

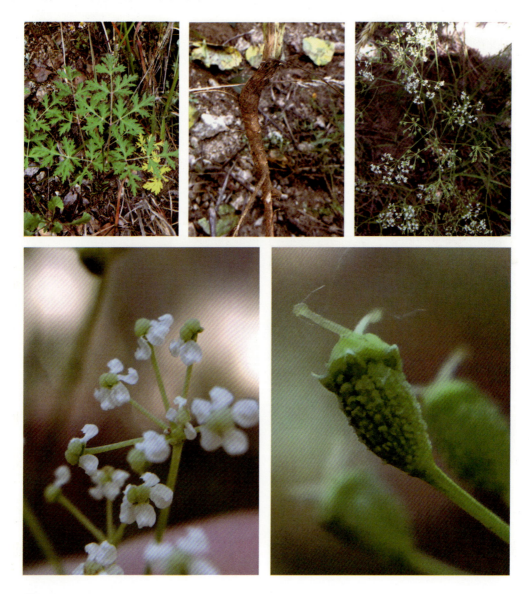

石防风

【基　　原】伞形科前胡属植物石防风 *Peucedanum terebinthaceum* (Fisch.) Fisch. ex Turcz.

【别　　名】前胡、山香菜、射香草、小芹菜。

【形态特征】多年生草本。根：主根长圆锥形，表皮灰黄色或黑褐色，质坚硬，木质化。茎：根茎部位稍粗，其上留存棕色叶鞘纤维；地上茎常为单茎，圆柱形，具纵条纹，茎基部有分枝。叶：叶互生；叶片2～3回羽状全裂，轮廓椭圆形至三角状卵形；1回裂片卵形至披针形，末回裂片披针形至卵状披针形，边缘具缺刻状齿；基生叶有长柄，下部叶具短柄；上部叶与基生叶同形，但较小，无叶柄，仅有宽阔叶鞘抱茎，边缘膜质。花：复伞形花序，伞辐10～16，不等长，总苞片通常无或仅1～2枚，花序梗顶端有短绒毛或糙毛；小总苞片7～10，线形；萼齿明显，狭三角形；花瓣白色。果：双悬果椭圆形或卵状椭圆形，有光泽，背部扁压，背棱和中棱线形突起，侧棱翅状。花果期7—10月。

【生境分布】生于山坡草地、林下及林缘。分布于我国东北及内蒙古、河北等地。

【药用部位（药材名称）】根（石防风）。

【采收加工】秋冬季采挖，洗净晒干。

【临床应用】苦、辛，凉；归肺、肝经。散风清热，降气祛痰；用于感冒咳嗽，痰喘，头风眩痛，支气管炎咳喘，妊娠咳嗽。

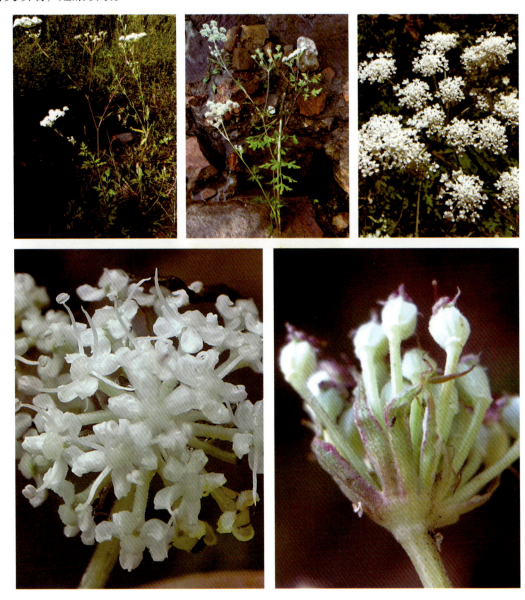

胡萝卜

【基　　原】伞形科胡萝卜属植物胡萝卜 Daucus carota L. var. sativa Hoffm.

【别　　名】红萝卜、甘荀。

【形态特征】2 年生草本，栽培种为 1 年生。根：主根肥厚肉质，长圆锥形，橙黄色或橙红色。茎：茎直立，表面具纵棱和沟槽，上部分枝，被长硬毛。叶：基生叶具长柄和叶鞘，叶片 2～3 回羽状全裂，轮廓三角状披针形或卵状披针形，末回裂片线形或披针形，顶端尖；茎生叶和基生叶相似，但较小，近无柄，有叶鞘，末回裂片小或细长。花：复伞形花序；总苞叶状，多数，羽状分裂，裂片线形；伞辐多数，不等长；小伞形花序具花多数，小总苞片多数，线形，不分裂或 2～3 裂，边缘白色膜质，具纤毛；花瓣白色或淡红色。果：双悬果圆卵形，具 5 主棱，棱上具刺毛，有翅。花果期 5—8 月。

【生境分布】生长于山坡路旁、旷野、田间。全国各地均有种植。

【药用部位(药材名称)】根（胡萝卜）、果实（胡萝卜子）、基生叶（胡萝卜叶）。

【采收加工】胡萝卜：冬季挖根，除去茎叶和须根，洗净。胡萝卜子：夏季果实成熟时采收，将全株拔起或摘取果核，打下果实，除净杂质，晒干。胡萝卜叶：冬季或春季采收，连根挖出，削取带根头部的叶，洗净，鲜用或晒干。

【临床应用】胡萝卜：甘、辛，平；归脾、肝、肺经。健脾和中，滋肝明目，化痰止咳，清热解毒；用于脾虚食少，体虚乏力，脘腹痛，泄痢，视物昏花，雀目，咳喘，百日咳，咽喉肿痛，麻疹，水痘，疖肿，汤火伤，痔漏。胡萝卜子：苦、辛，温；归脾、肾经。燥湿散寒，利水杀虫；用于久痢，久泻，虫积，水种，宫冷腹痛。胡萝卜叶：辛、甘，平。理气止痛，利水；用于脘腹痛，浮肿，小便不通，淋痛。

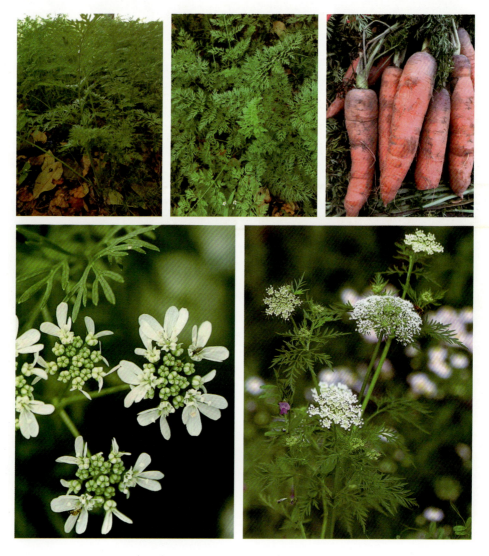

茴香

【基　　原】伞形科茴香属植物茴香 *Foeniculum vulgare* Mill.

【别　　名】小茴香。

【形态特征】1～2年生草本。根：根纺锤形，肥厚。茎：茎直立，灰绿色或苍白色，表面细纵沟槽，上部分枝开展。叶：茎生叶互生；基生叶和茎下部叶具长柄，中部和上部叶的叶柄短或成鞘状；叶轮廓阔三角形，3～4羽状全裂，末回裂片丝状。花：复伞形花序顶生或侧生，伞辐10～35，不等长；小伞形花序有花5～30，花柄纤细，不等长，花小，无萼齿，花瓣黄色，倒卵形或近倒卵形，淡黄色，中部以上向内弯曲，先端微凹；雄蕊5，花药卵圆形。果：双悬果长圆形，主棱5条，尖锐。花果期5—9月。

【生境分布】全国各地普遍栽培。

【药用部位（药材名称）】果实（小茴香）、茎叶（茴香茎叶）、根（茴香根）。

【采收加工】小茴香：秋季果实初熟时采割植株，晒干，打下果实，除去杂质。茴香茎叶：夏秋季采收，洗去泥土，晒干。茴香根：四季可采，洗去泥土，晒干。

【临床应用】小茴香：辛，温；归肝、肾、脾、胃经。散寒止痛，理气和胃；用于寒疝腹痛，睾丸偏坠，痛经，少腹冷痛，脘腹胀痛，食少吐泻，睾丸鞘膜积液。茴香茎叶：甘、辛，温。理气和胃，散寒止痛；用于恶心呕吐，疝气，腰痛，痈肿。茴香根：甘、辛，温。温肾和中，行气止痛，杀虫；用于寒疝，耳鸣，胃寒呕逆，腹痛，风寒湿痹，鼻疳，蛔虫病。

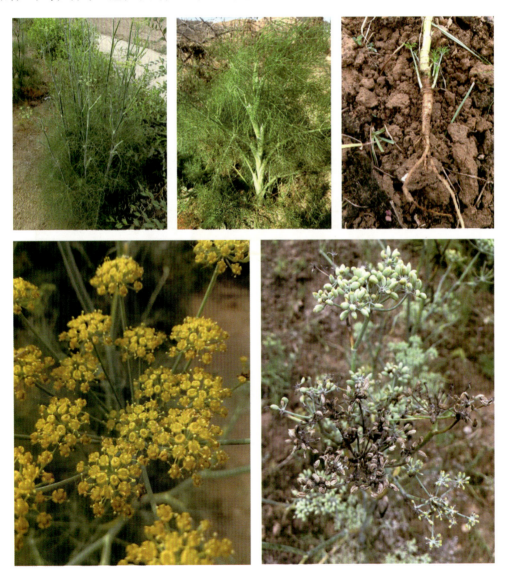

辽藁本

【基　　原】伞形科藁本属植物辽藁本 Ligusticum jeholense (Nakai et Kitagawa) Nakai et Kitagawa

【别　　名】家（水、北、热河）藁本。

【形态特征】多年生草本。**根**：主根直伸，长圆锥形，稍粗壮，红褐色。**茎**：根茎短；地上茎直立，常单一，中空，表面具纵棱和沟槽，常带紫色。**叶**：基生叶和茎下部叶具长柄，向上渐短；叶轮廓宽卵形，2～3回羽状全裂，羽片3～4对，末回裂片卵形，基部楔形，边缘具不整齐的深裂；茎上部叶渐简化，1～2回羽状全裂，裂片边缘有缺刻状牙齿。**花**：复伞形花序顶生或腋生，总苞片2～4，线形，伞辐6～20个或更多，不等长；小伞形花序有花15～20，小总苞片约10个，线形或狭披针形，萼齿不明显；花瓣5，白色，长椭圆形至倒卵形，雄蕊5，花药黑紫色，花柱2。**果**：双悬果长椭圆形，分果具5条果棱，果棱具狭翅。花果期7—10月。

【生境分布】生于山地林缘、水滩边及山坡林下。分布于我国华中及吉林、河北、山西、山东、陕西、甘肃、江西、四川、云南等地。

【药用部位（药材名称）】根茎和根（藁本、辽藁本）。

【采收加工】秋季茎叶枯萎或次春出苗时采挖，除去泥沙，晒干或烘干。

【临床应用】辛，温；归膀胱经。祛风，散寒，除湿，止痛；用于风寒感冒，巅顶疼痛，风湿痹痛。

【编者之见】按2020年版《中国药典》，中药材"藁本"基原为伞形科藁本 Ligusticum sinense Oliv. 或辽藁本；辽藁本为正品基原之一。

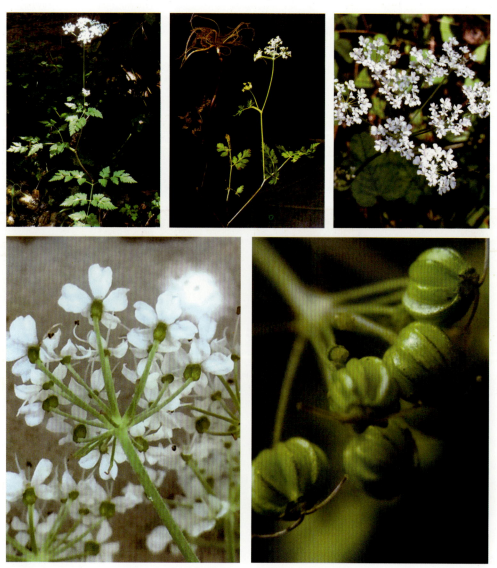

迷果芹

【基　　原】伞形科迷果芹属植物迷果芹 *Sphallerocarpus gracilis* (Bess.) K.-Pol.

【别　　名】小叶山红萝卜。

【形态特征】多年生草本。**根**：根块状或圆锥形，浅黄白色。**茎**：茎直立，圆柱形，多分枝，有细条纹，下部密被或疏生白毛，上部无毛或近无毛。**叶**：基生叶花时枯萎；茎生叶3～4回羽状全裂，末回羽片卵形或卵状披针形，顶端尖，边缘羽状缺刻或齿裂；叶柄长，基部有阔叶鞘，鞘棕褐色，边缘膜质，被白色柔毛，脉7～11条。**花**：复伞形花序顶生或侧生，伞辐6～13，不等长；小伞形花序有花15～25，不等长，小总苞片通常5，长卵形至广披针形，常向下反曲，边缘膜质，密生白色长柔毛；花瓣倒心形，顶端有内折的小舌片；萼齿细小。**果**：双悬果椭圆状长圆形，两侧微扁，背部有5条突起的棱。花果期7—10月。

【生境分布】生于山坡、路旁、村旁、菜地及荒草地上。分布于我国东北、华北、西北等地。

【药用部位（药材名称）】根及根茎（迷果芹根）。

【采收加工】秋季采挖，洗净泥土，晒干。

【临床应用】辛、苦、甘，温。祛肾寒，敛黄水；用于黄水病，腰肾寒症。

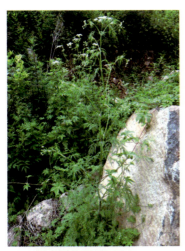
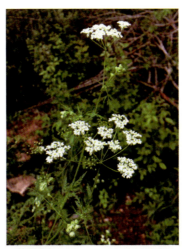
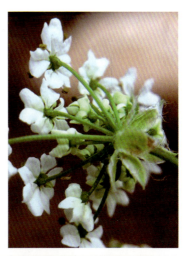
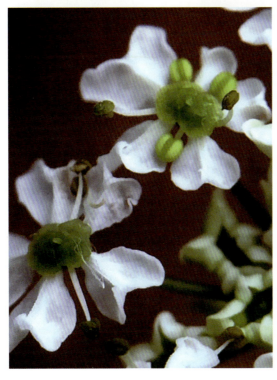
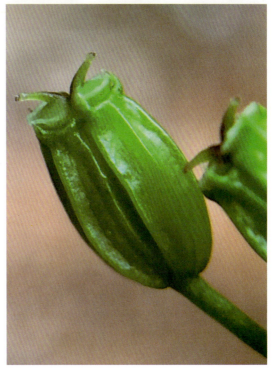

蛇床

【基　　原】伞形科蛇床属植物蛇床 *Cnidium monnieri* (L.) Cuss.

【别　　名】秃子花、野胡萝卜。

【形态特征】1年生草本。根：根圆锥状，细长。茎：茎直立或斜上，多分枝，中空，表面具深纵条纹，棱上常具短毛。叶：茎下部叶具短柄，叶鞘短宽，边缘膜质，上部叶柄全部鞘状；叶轮廓卵形至三角状卵形，2～3回3出羽状全裂，末回裂片线形至线状披针形，具小尖头，边缘及脉上粗糙。花：复伞形花序顶生，伞辐10～22，总苞片6～10，线形至线状披针形，边缘具白色细睫毛；小伞形花序具花15～20，小总苞片9～11，花瓣白色，先端具内折小舌片。果：双悬果宽椭圆形，主棱5，均扩展成翅状。花果期4—7月。

【生境分布】生于田边、路旁、草地、河边湿地等处。分布于全国各地。

【药用部位（药材名称）】果实（蛇床子）。

【采收加工】夏秋季果实成熟时采收，除去杂质，晒干。

【临床应用】辛、苦，温，有小毒；归肾经。温肾壮阳，燥湿，祛风，杀虫；用于阳痿，宫冷，寒湿带下，湿痹腰痛；外治外阴湿疹，妇人阴痒，滴虫性阴道炎。

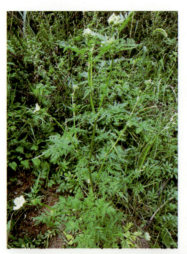
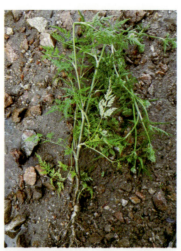
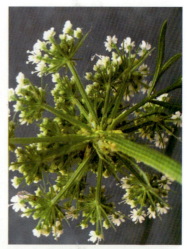
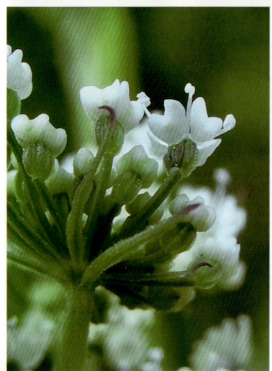
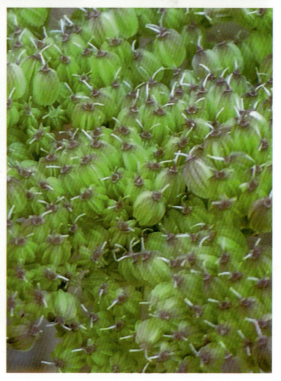

水芹

【基　　原】伞形科水芹菜属植物水芹 *Oenanthe javanica* (Blume) DC.

【别　　名】水（野）芹菜、细本山芹菜、刀（蜀、马、河、小叶）芹。

【形态特征】多年生草本。**根**：须根多数，浅黄白色。**茎**：茎基部匍匐，茎上部直立，圆管形，中空，有纵条纹。**叶**：基生叶具长柄，叶柄基部成鞘，抱茎，叶轮廓三角形，1～2回羽状复叶，末回裂片卵形至菱状披针形，边缘有齿；茎上部叶较小，叶柄渐短至无柄。**花**：复伞形花序顶生，伞辐6～16，不等长，总苞片1～3或缺；小伞形花序有花10～20朵，小总苞片2～8，线形；花瓣5，白色，倒卵形，先端向内凹入，基部具短爪。**果**：双悬果椭圆形，果棱肥厚钝圆，侧棱较背棱和中棱宽大。花果期5—9月。

【生境分布】生于浅水、低洼湿地、池沼、水沟中。分布于全国各地。

【药用部位（药材名称）】根及地上部分或全草（水芹）、花（芹花）。

【采收加工】根：夏秋季挖根，洗净，鲜用或晒干；地上部分：9—10月采割地上部分，晒干。芹花：6—7月花开时采收，晒干。

【临床应用】根：甘，平。清热利湿，止血，降血压；用于感冒发热，呕吐腹泻，尿路感染，崩漏，白带，高血压。地上部分：甘、辛，凉；归肺、胃经。清热，利水；用于暴热烦渴，黄疸，水肿，淋病，带下，瘰疬，痄腮。芹花：苦，寒，无毒；用于脉溢。

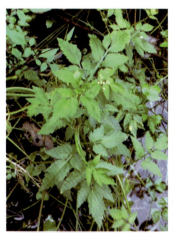 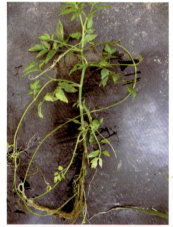 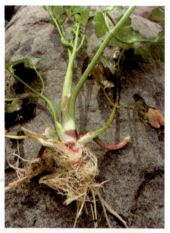

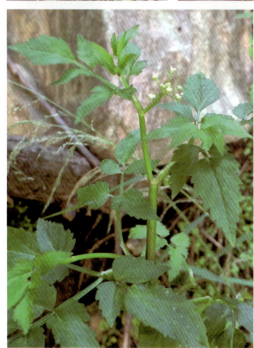 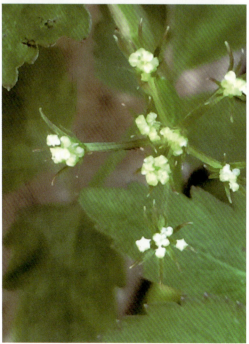

芫荽

【基　　原】伞形科芫荽属植物芫荽 Coriandrum sativum L.

【别　　名】香（胡、延）荽、香菜。

【形态特征】1～2年生草本。**根**：根圆锥形，有支根。**茎**：茎直立，多分枝，有纵棱。**叶**：基生叶和茎下部叶具长柄，叶1～2回羽状全裂，羽片广卵形或扇形半裂，边缘有钝锯齿、缺刻或深裂；茎中上部叶2～3回羽状全裂，末回裂片狭线形，先端钝，全缘。**花**：复伞形花序顶生或与叶对生，花序梗长，无总苞，伞辐3～8；小伞形花序有花3～10，小总苞片2～5，线形，全缘；花白色或带淡紫色，花瓣倒卵形，先端有内凹的小舌片；萼齿通常大小不等，卵状三角形或长卵形；**果**：果实近球形，背棱明显，腹面内凹。花果期4—11月。

【生境分布】全国各地均有栽培。

【药用部位（药材名称）】茎梗（芫荽茎）、全草（芫荽）、带根全草（胡荽）、果实（胡荽子）。

【采收加工】芫荽茎：春季采收，洗净，晒干。芫荽：春夏季采收，切段，晒干。胡荽：春季采收，洗净，晒干。胡荽子：8—9月果实成熟时采集果枝，晒干，打下果实，除净杂质，再晒干。

【临床应用】芫荽茎：辛，温；归肺、胃经。宽中健胃，透疹；用于脘腹胀闷，消化不良，麻疹不透。芫荽：温，辛。发表透疹，健胃；用于麻疹初期不易透发，食滞胃痛，痞闭。胡荽：辛，温；归肺、脾、肝经。发表透疹，消食开胃，止痛解毒；用于风寒感冒，麻疹，痘疹透发不畅，寒食积，脘腹胀痛，头痛，牙痛，脱肛，丹毒，疮肿初起，蛇伤。胡荽子：辛、酸，平；归肺、胃、大肠经。健胃消积，理气止痛，透疹解毒；用于食积，食欲不振，胸膈满闷，脘腹胀痛，呕恶反胃，泻痢，肠风便血，脱肛，疝气，麻疹，秃疮，头痛，牙痛，耳痈。

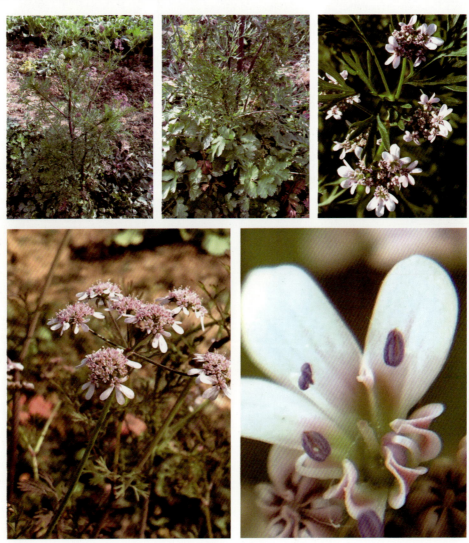

天南星科

半夏

【基　　原】天南星科半夏属植物半夏 *Pinellia ternata* (Thunb.) Breit.

【别　　名】三步跳、麻芋子、地慈姑、三叶（旱、尖叶、地珠）半夏、药狗丹等。

【形态特征】多年生草本。**根**：须根数条，环生于块茎中上部。**茎**：块茎近球形。**叶**：叶2型；幼苗叶1枚，叶卵圆形，基部深心形或戟形；成年植株叶1～5枚，叶3出全裂，叶柄基部具鞘，鞘部或叶基具有珠芽，裂片椭圆形至窄椭圆形，上面绿色，背面色淡，基部阔楔形，先端急尖或短急尖，边缘全缘或稍具浅波状圆齿。**花**：肉穗花序，具长柄；佛焰苞绿色或淡绿色，下部卷成细管状，上部呈长圆形，有时边缘青紫色，先端钝或锐尖；肉穗花序顶端具细长尾；雌花密生苞片喉部之上，雄蕊具顶端开裂的花药。**果**：浆果卵圆形，黄绿色。花果期5—8月。

【生境分布】生于沟谷、坡地、田间、树林等阴湿处。除内蒙古、新疆、青海、西藏外，分布于全国各地。

【药用部位（药材名称）】块茎（半夏）。

【采收加工】夏秋季采挖，洗净，除去外皮和须根，晒干。

【临床应用】辛，温，有毒；归脾、胃、肺经。燥湿化痰，降逆止呕，消痞散结；用于湿痰寒痰，咳喘痰多，痰饮眩悸，风痰眩晕，痰厥头痛，呕吐反胃，胸脘痞闷，梅核气；外治痈肿痰核。

【编者之见】按2020年版《中国药典》，中药材"半夏"为天南星科半夏的干燥块茎；商品名亦称"旱半夏"。中药材"水半夏"为天南星科鞭檐犁头尖（别名水半夏）的干燥块茎。

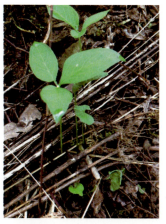
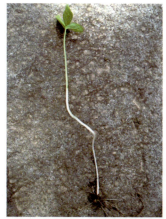
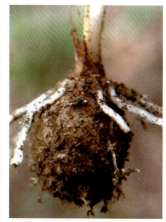
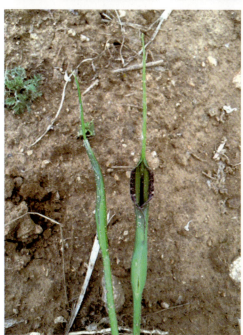
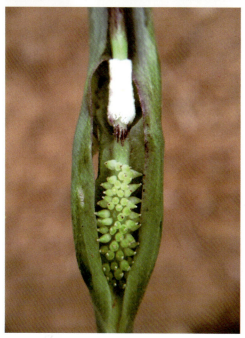

虎掌

【基　　原】天南星科半夏属植物虎掌 Pinellia pedatisecta Schot

【别　　名】掌叶（狗爪）半夏、麻芋果、天南星、麻芋子、独败家子、大三步跳、独脚莲等。

【形态特征】多年生草本。茎：块茎幼时近球形，渐变为扁球形，常具数个乳头状或瘤状小块茎，呈虎掌或狗爪形。叶：叶基生，1～3或更多，叶柄淡绿色，下部具鞘；叶1年生者全缘心形；叶2年生者呈鸟趾状分裂，裂片5～13，披针形，渐尖，基部渐狭呈楔形，中裂片大，两侧裂片渐短小。花：肉穗花序；花序柄长，直立；佛焰苞淡绿色，管部长圆形，向下渐收缩；檐部长披针形，锐尖，呈鼠尾状。果：浆果卵圆形，绿色至黄白色。花果期6—11月。

【生境分布】生于林下、山谷、河岸、荒地、草丛。分布于河北、河南、山东、安徽等地。

【药用部位（药材名称）】块茎（虎掌南星、掌叶半夏）。

【采收加工】白露前后采挖，去净须根，撞去外皮，晒干。

【临床应用】苦、辛，温；有小毒。燥湿化痰，祛风止痉，散结消肿；用于顽痰咳嗽，风痰眩晕，中风痰壅，口眼歪斜，半身不遂，癫痫，惊风，破伤风；生用外治痈肿，蛇虫咬伤。

【编者之见】2020年版《中国药典》在"治伤胶囊"项下说明，中药材"虎掌南星"为天南星科掌叶半夏（虎掌）的干燥块茎。

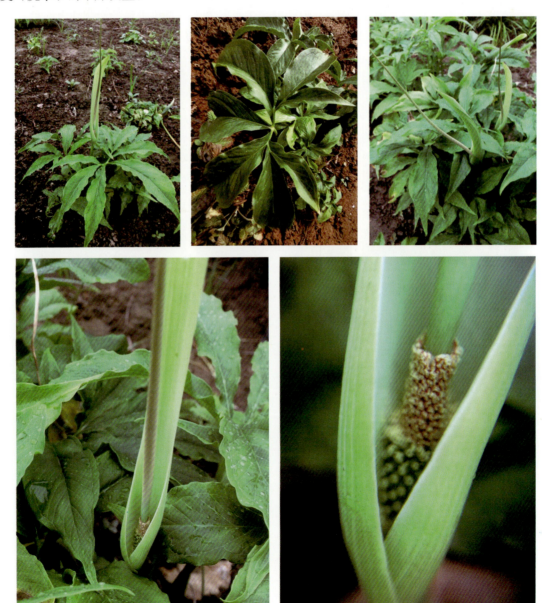

东北天南星

【基　　原】天南星科天南星属植物东北天南星 *Arfsaema amurense* Maxim.

【别　　名】东北南星、长虫苞米、山苞米、天南星、大参、大头参、天老星、虎掌、羹匙菜。

【形态特征】多年生草本。茎：块茎近球形。叶：鞘状低出叶1，口偏斜；叶1片，鸟足状全裂，裂片5，倒卵形、倒卵状披针形或椭圆形，先端短渐尖或锐尖，基部楔形，中裂片具长柄，侧裂片具稍短柄，全缘或有粗齿；叶柄长，下部具鞘，常带紫色。花：佛焰苞淡绿色或带紫色，具白色条纹，管部漏斗状，喉部边缘斜截形，外卷；肉穗花序，花单性异株，雄花序花疏松，雌花序花密生，柱头盘状。果：浆果红色。花果期5—9月。

【生境分布】生于林下和沟旁。分布于我国东北、华北及陕西、宁夏、山东、江苏、河南等地。

【药用部位（药材名称）】块茎（生天南星）。

【采收加工】秋冬季茎叶枯萎时采挖，除去须根及外皮，干燥。

【临床应用】苦、辛，温；有毒；归肺、肝、脾经。散结消肿；外用治痈肿，蛇虫咬伤。

【编者之见】按2020年版《中国药典》，中药材"天南星"为天南星科天南星、异叶天南星或东北天南星的干燥块茎。对于 *Arfsaema amurense* Maxim.，2020年版《中国药典》和《中国植物志》分别命名为"东北天南星"和"东北南星"；编者参考药典。

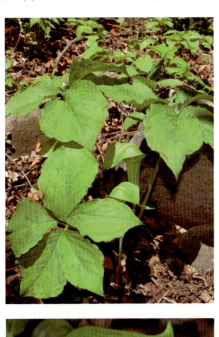
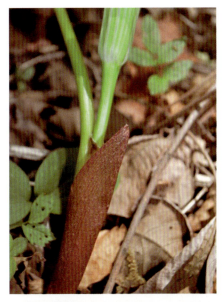
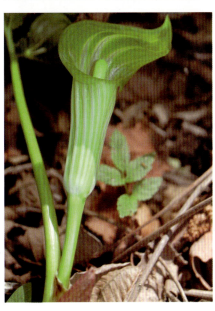
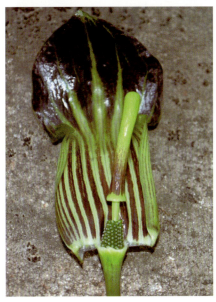

天南星

【基　　原】天南星科天南星属植物天南星 *Arisaema erubescens* (Wall.) Schott

【别　　名】一把伞南星、蛇六谷、山包谷、刀口药、闹狗药、麻芋杆、山棒子、麻芋子等。

【形态特征】多年生草本。茎：块茎扁球形，外皮黄褐色。叶：叶1片，基生；叶在叶柄顶端呈放射状全裂，小叶片7～23，叶柄着生于叶片背部中央裂片集合处，使叶成盾状或伞状；小叶片窄椭圆形、披针形至长披针形，先端渐尖，至末端呈细长尖尾，基部狭楔形，全缘，上面绿色，下面淡绿色。花：肉穗花序，花单性，雌雄异株，花序梗长；佛焰苞绿色，偶为紫色带白色纵向条纹，先端具细长尖尾；花序轴肥厚，肉穗花序顶端有棒状附肢，长度不超过佛焰苞；雄花序纤细，棒状附肢细长，雄蕊序多数，每2～4枚雄蕊聚成一簇，花药黑紫色，孔裂；雌花密聚，棒状附肢肥厚粗长，子房卵形，花柱短。果：浆果，红色。种子：种子球形，淡褐色。花果期5—9月。

【生境分布】生于山谷湿地、山坡林中、阴湿林中等阴湿处。分布于全国各地。

【药用部位（药材名称）】块茎（生天南星）。

【采收加工】同植物"东北天南星"项下。

【临床应用】同植物"东北天南星"项下。

【编者之见】拉丁名 *Arisaema erubescens* (Wall.) Schott. 在《中国植物志》为"一把伞南星"，在2020年版《中国药典》为"天南星"；编者参考药典。

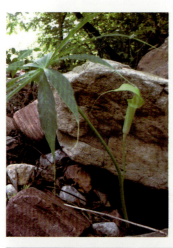
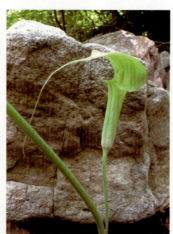
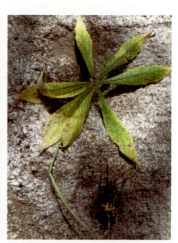
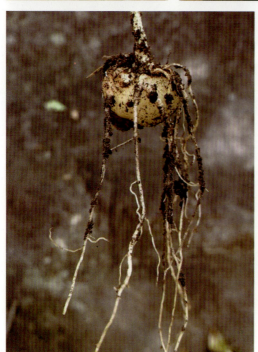
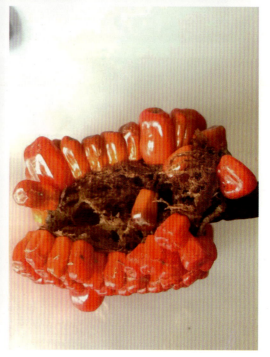

山茱萸科

红瑞木

【基　　原】山茱萸科梾木属植物红瑞木 Swida alba L.
【别　　名】凉子木、红瑞山茱萸。
【形态特征】落叶灌木。茎：树皮紫红色，老枝血红色，无毛，初时常被白粉。叶：叶对生；叶卵形至椭圆形，先端突尖，基部楔形或阔楔形，边缘全缘或波状反卷；侧脉 5～6 对。花：伞房状聚伞花序顶生；萼坛状，裂片 4，萼齿三角形；花小，花瓣 4，黄白色，卵状椭圆形；雄蕊 4，着生于花盘外侧，花丝微扁，花药淡黄色，柱头盘状，宽于花柱。果：核果斜卵圆形，成熟时白色或稍带蓝紫色。花果期 6—10 月。
【生境分布】生于杂木林或针阔叶混交林中。分布于我国东北、西北、华北、华东等地。
【药用部位（药材名称）】果实（红瑞木果）。
【采收加工】秋季果实成熟时采收，晒干。
【临床应用】酸、涩，平。滋肾强壮；用于肾虚腰痛，体弱羸瘦。

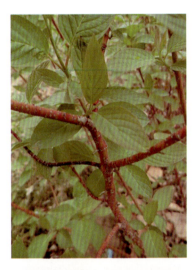
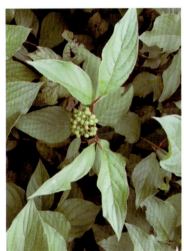
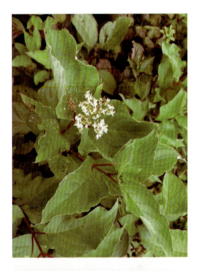
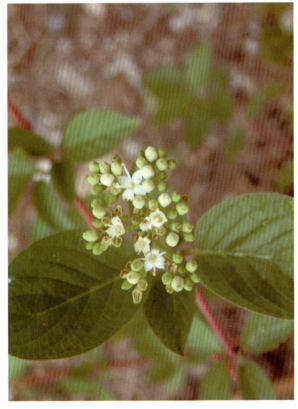
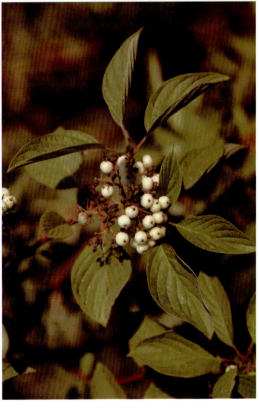

毛梾

【基　　原】山茱萸科梾木属植物毛梾 Swida walteri (Wanger.) Sojak

【别　　名】小六谷、车梁子（木）、椋子木。

【形态特征】落叶乔木。**茎**：树皮厚，黑灰色，纵裂成长条或横裂成片状；小枝黄绿色至红褐色。**叶**：叶对生；叶椭圆形至长椭圆形，先端渐尖，基部楔形，上面具贴伏的柔毛，下面密生贴伏的短柔毛；侧脉4～5对。**花**：伞房状聚伞花序顶生；花萼裂片4，萼齿三角形；花瓣白色，披针形；雄蕊4，稍长于花瓣，花丝线形；子房下位，密被灰色短柔毛，花柱棍棒形，柱头头状。**果**：核果球形，成熟时黑色。花果期5—9月。

【生境分布】生于杂木林或密林中。分布于我国华东、中南、西南及辽宁、河北、山西等地。

【药用部位（药材名称）】枝叶（毛梾枝叶）。

【采收加工】春夏季采收，鲜用或晒干。

【临床应用】解毒敛疮，用于漆疮。

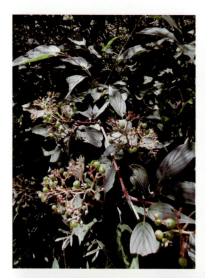
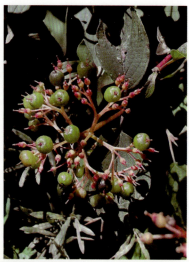
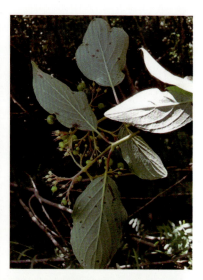
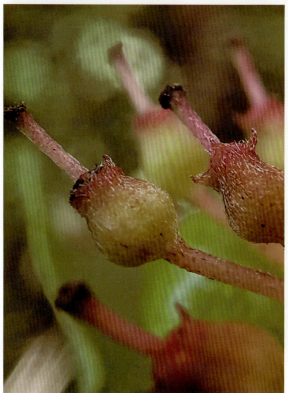
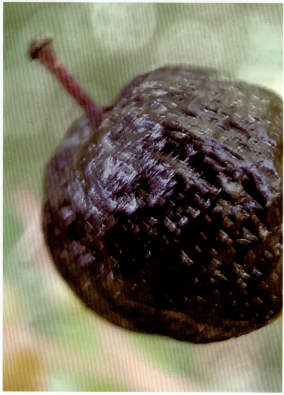

山茱萸

【基　　原】山茱萸科山茱萸属植物山茱萸 *Cornus officinalis* Sieb. Et Zucc.

【别　　名】药（肉）枣、实枣儿、（红）枣皮。

【形态特征】落叶乔木。茎：树皮和枝皮灰褐色；小枝细圆柱形，无毛或稀被贴生短柔毛。叶：叶对生；叶椭圆形或长椭圆形，先端渐尖，基部宽楔形或近圆形，全缘，上面绿色，无毛，下面浅绿色，稀被白色短柔毛，脉腋密生淡褐色丛毛，中脉在上面明显，下面凸起，侧脉 5～7 对，弧形平行排列；叶柄细圆柱形，上面有浅沟，下面圆形，稍被贴生疏柔毛。花：伞形花序簇生于小枝顶端，卵形总苞片 4；花序梗粗壮，微被灰色短柔毛；花萼 4，阔三角形；花小，两性，先叶开放，花瓣 4，舌状披针形，黄色，向外反卷，雄蕊 4，与花瓣互生，花丝钻形，花药椭圆形，花柱圆柱形，柱头截形；小花梗纤细，密被疏柔毛。果实：核果长椭圆形，成熟后红色至紫红色。种子：种子长椭圆形，两端钝圆，有肋纹。花果期 4—10 月。

【生境分布】生于山坡灌木林中。分布于陕西、河南、山西、山东、安徽、浙江、四川等地；多有栽培。

【药用部位（药材名称）】果肉（山茱萸）。

【采收加工】秋末冬初果皮变红时采收果实，用文火烘或置沸水中略烫后，及时除去果核，干燥。

【临床应用】酸、涩，微温；归肝、肾经。补益肝肾，收涩固脱；用于眩晕耳鸣，腰膝酸痛，阳痿遗精，遗尿尿频，崩漏带下，大汗虚脱，内热消渴。

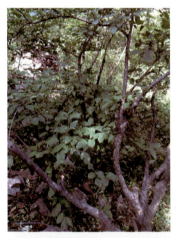
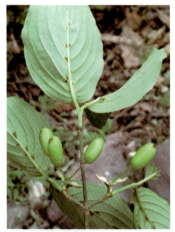
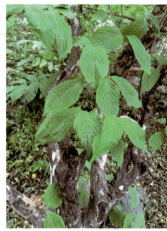
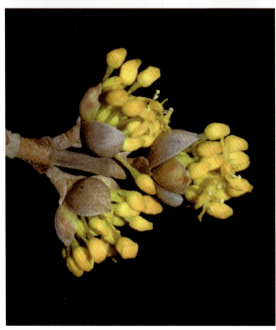
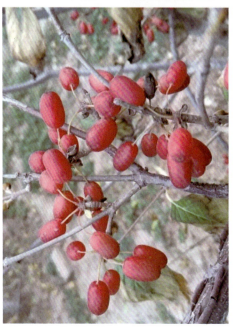

杜鹃花科

迎红杜鹃

【基　　原】杜鹃花科杜鹃属植物迎红杜鹃 Rhododendron mucronulatum Turcz.
【别　　名】迎山红、尖叶杜鹃。
【形态特征】落叶灌木。茎：分枝多；小枝细长，疏生鳞片。叶：叶散生，椭圆形或椭圆状披针形，顶端锐尖、渐尖或钝，基部楔形或钝，边缘全缘或有细圆齿，上面疏生鳞片，下面鳞片大小不等，褐色；叶柄长 3～5 mm。花：花序腋生或假顶生，1～3 花，先叶开放，伞形着生，花梗疏生鳞片；花萼 5 裂，被鳞片，无毛或疏生刚毛；花冠宽漏斗状，淡红紫色，外面被短柔毛；雄蕊 10，不等长，稍短于花冠，花丝下部被短柔毛；花柱光滑，长于花冠。果：蒴果长圆形，褐色，具密鳞片，先端 5 瓣开裂。花果期 4—7 月。
【生境分布】生于山地灌丛。分布于内蒙古、辽宁、河北、山东、江苏等地。
【药用部位（药材名称）】叶（迎红杜鹃）。
【采收加工】秋季采叶，鲜用或晒干。
【临床应用】苦，平。解表，化痰，止咳，平喘；用于感冒头痛，咳嗽，哮喘，支气管炎。

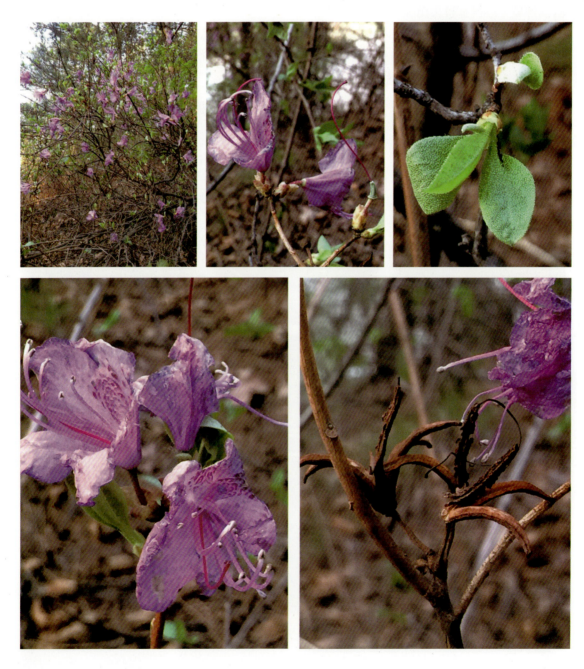

照山白

【基　　原】杜鹃花科杜鹃花属植物照山白 Rhododendron micranthum Turcz.
【别　　名】小花（照白）杜鹃、万斤、万经棵。
【形态特征】半常绿灌木。**茎**：小枝细瘦，黄褐色，疏生鳞片及柔毛；老枝灰色，纵裂。**叶**：叶互生；叶革质，椭圆状披针形或狭卵形，先端钝或稍尖，基部渐狭呈楔形，边缘略反卷，边缘有疏浅齿或不明显，上面绿色，下面密生淡棕色鳞片。**花**：总状花序顶生，花密集；花萼 5 深裂，裂片狭三角形至披针形，有缘毛；花小，花冠钟形乳白色，5 裂，裂片卵形，外侧有鳞片；雄蕊 10 枚，伸出花冠外；雌蕊 1，子房 5 室，有鳞片，花柱短于雄蕊。**果**：蒴果长圆柱形，褐色，成熟时 5 裂，花柱宿在。花果期 5—9 月。
【生境分布】生于山坡、山沟、石缝。分布于我国东北、华北及陕西、甘肃、山东、湖北、四川等地。
【药用部位（药材名称）】枝叶及花（照山白）。
【采收加工】夏秋季采收，鲜用或晒干。
【临床应用】酸、辛，温；有大毒；归心、肺、大肠经。祛风通络，调经止痛，化痰止咳；用于慢性气管炎，风湿痹痛，腰痛，痛经，产后关节痛。

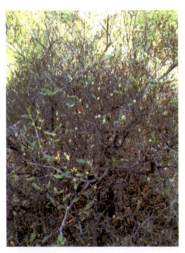
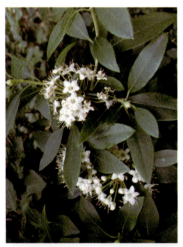
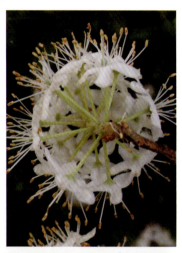
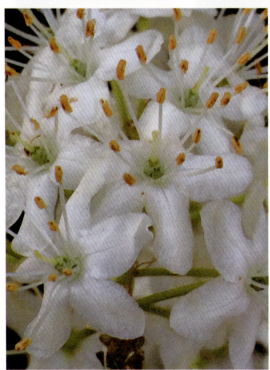
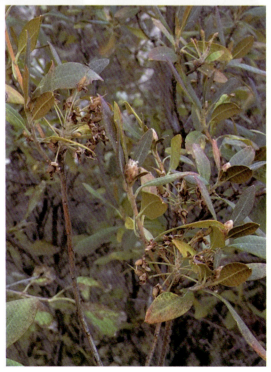

报春花科

点地梅

【基　原】报春花科点地梅属植物点地梅 Androsace umbellata (Lour.) Merr.

【别　名】顶珠草、白花草、清明花、天星花、喉咙草、白花珍珠草、铜钱草、小虎耳草等。

【形态特征】1年生草本，全株被柔毛。根：主根细圆柱状，黄白色，具长支根。叶：叶基生，多数，叶近圆形或卵圆形，先端钝圆，基部微凹或呈不明显的截形，边缘具多数三角状钝齿。花：花葶通常数条，自叶基部抽出，直立；伞形花序，有花4～15朵；苞片卵形至披针形，先端渐尖；花梗纤细，近等长；花萼杯状，5深裂，裂片菱状卵圆形，锐尖，具3～6纵脉；花冠白色，5深裂，裂片倒卵状长圆形，筒部短于花萼，花冠喉部黄色。果：蒴果近扁球形，成熟后顶端5瓣裂。种子：种子小，棕褐色，长圆状多面体形，种皮有网纹。花果期4—6月。

【生境分布】生于山野、草地、路旁、河滩、林缘和林下。分布于我国东北、华北、华中及秦岭以南地区。

【药用部位（药材名称）】全草（点地梅、喉咙草）。

【采收加工】清明前后采收全草，晒干。

【临床应用】苦、辛，微寒；归肺、肝、脾经。清热解毒，消肿止痛；用于咽喉肿痛，口疮，牙痛，头痛，赤眼，风湿痹痛，哮喘，淋浊，疔疮肿毒，烫火伤，蛇咬伤，跌打损伤。

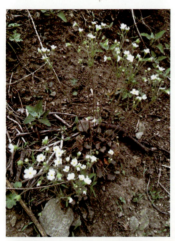
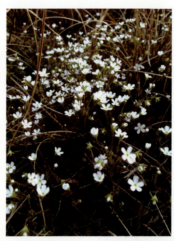
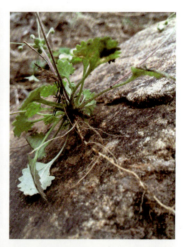
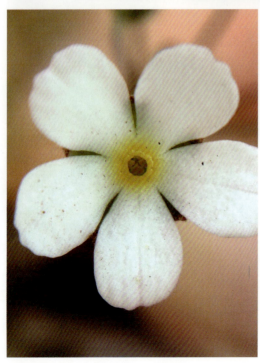
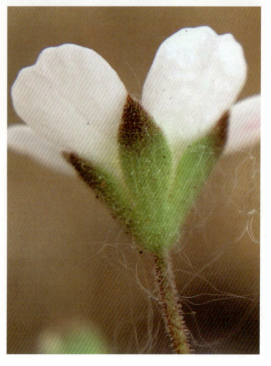

狼尾花

【基　　原】报春花科珍珠菜属植物狼尾花 *Lysimachia barystachys* Bunge

【别　　名】狼尾巴花、狼巴草、狼尾珍珠菜、虎尾草、重穗排草、重穗珍珠菜、红丝毛、酸溜子等。

【形态特征】多年生草本。茎：根茎横走；地上茎直立，全株密被卷曲柔毛。叶：叶互生或近对生，长圆状披针形、倒披针形以至线形，先端钝或锐尖，基部楔形，近无柄。花：总状花序顶生，花密集，花序轴常弯向一侧；苞片线状钻形；花萼分裂近达基部，裂片长圆形，周边膜质，顶端圆形，略呈啮蚀状；花冠白色，基部部分合生，裂片舌状狭长圆形，先端钝或微凹，常有暗紫色短腺条；雄蕊内藏，花药椭圆形；子房无毛，花柱短。果：蒴果球形。花果期5—10月。

【生境分布】生于草甸、山坡、路旁、灌丛等处。分布于我国东北、华北、西南、华东及陕西、甘肃、湖北、河南等地。

【药用部位（药材名称）】带根全草或根茎（狼尾巴花、血经草）。

【采收加工】夏季采全草，秋季挖根，鲜用或阴干、晒干。

【临床应用】苦、辛，平；归肺、肝、肾经。活血利水，解毒消肿；用于月经不调，风湿痹痛，水肿，小便不利，咽喉肿痛，乳痈，无名肿毒，跌打损伤。

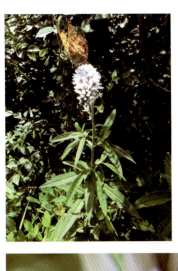
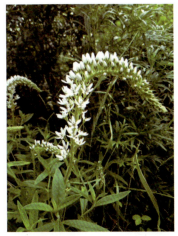
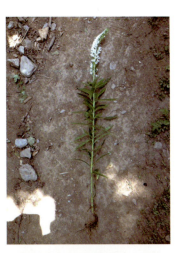
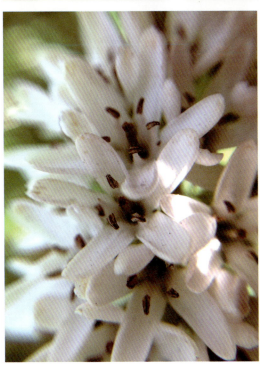
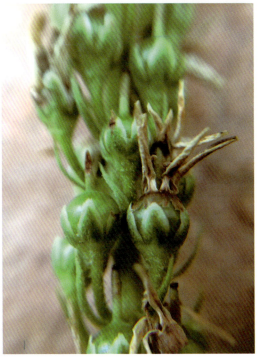

狭叶珍珠菜

【基　　原】报春花科珍珠菜属植物狭叶珍珠菜 Lysimachia pentapetala Bunge

【别　　名】珍珠菜。

【形态特征】1年生草本。**茎**：茎直立，单一或有分枝，圆柱形。**叶**：叶互生，狭披针形至线形，先端锐尖，基部楔形，边缘具白色透明的微齿，下面有锈褐色腺点；叶柄短。**花**：总状花序顶生，初时因花密集而成圆头状，果时伸长；花梗细；花萼下部合生至中部以上，萼片5，裂片披针形，边缘膜质；花冠白色，5深裂至基部，裂片近匙形，先端圆钝，中下部狭窄呈爪状；雄蕊5，对瓣，花丝基部合生，花药卵圆形；子房无毛；苞片钻形。**果**：蒴果球形，5瓣裂。**种子**：种子具翅。花果期7—9月。

【生境分布】生于山坡、荒地、路旁、田边和疏林下。分布于我国东北、华北及甘肃、陕西、河南、湖北、安徽、山东等地。

【药用部位（药材名称）】全草（狭叶珍珠菜）。

【采收加工】春夏季开花前采收，鲜用或晒干。

【临床应用】辛、涩，平。活血，调经；用于月经不调，白带过多，跌打损伤；外用治蛇咬伤。

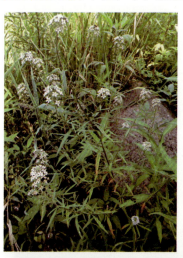
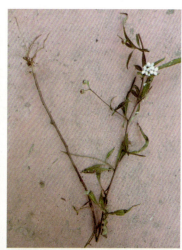
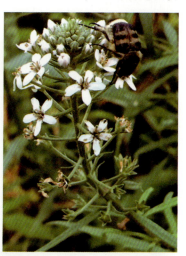
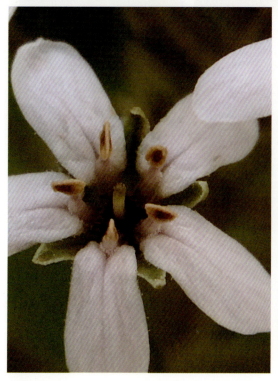
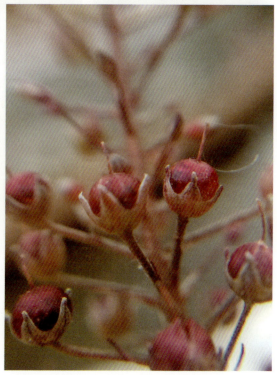

胭脂花

【基　　原】报春花科报春花属植物胭脂花 Primula maximowiczii Regel

【别　　名】假报春。

【形态特征】多年生草本。根：具多数长根。茎：根茎短。叶：叶基生；叶柄具膜质宽翅，通常甚短，有时与叶片近等长；叶倒卵状椭圆形、狭椭圆形至倒披针形，先端钝圆，基部渐狭下延成柄，边缘具细锯齿，稀近全缘。花：花葶粗壮，具伞形花序1～3轮，每轮有花6～20朵；苞片披针形，先端渐尖，基部相互连合；花梗无毛，通常下弯；花萼狭钟状，分裂达全长的1/3，裂片三角形，边缘具腺状小缘毛；花冠暗红色，冠筒管状，裂片长圆形，全缘，通常反折贴于冠筒上；长花柱花的冠筒长11～13 mm，雄蕊着生于冠筒中下部，距基部4～5 mm，花柱长近达冠筒口；短花柱花的冠筒长4～19 mm，雄蕊着生于冠筒上部，花药先端距筒口约2 mm，花柱长3～4 mm。果：蒴果圆柱形，伸出萼外。种子：种子黑褐色，具网纹。花果期5—8月。

【生境分布】生于亚高山草甸、山地林下、林缘潮湿处。分布于我国东北、华北、西北等地。

【药用部位（药材名称）】全草（胭脂花）。

【采收加工】5—6月采收，晒干。

【临床应用】辛，平。祛风定痫，止痛；用于癫痫，头痛。

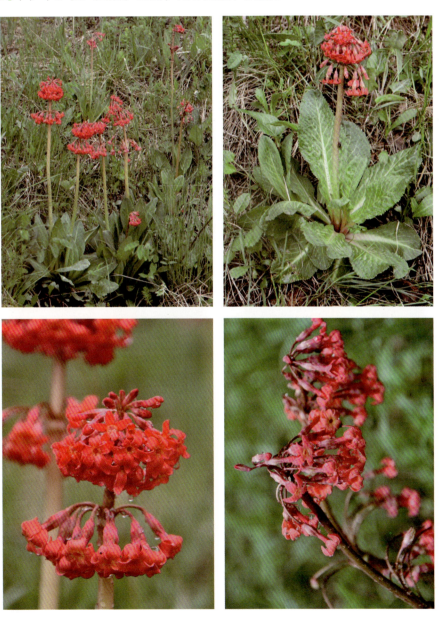

木犀科

● 暴马丁香

【基　　原】木犀科丁香属植物暴马丁香 *Syringa reticulate* (Blume) H.Hara var. *amurensis* (Rupr.) J.S.Pringle

【别　　名】暴马子、白（荷花、阿穆尔）丁香、棒棒木。

【形态特征】落叶灌木。茎：树皮灰褐色，有横纹；小枝灰褐色，有椭圆形皮孔。叶：叶对生，卵圆形，先端短尾尖至尾状渐尖或锐尖，基部常圆形、楔形、宽楔形至截形，全缘；叶上面侧脉和细脉明显凹入，叶面皱缩，叶下面中脉和侧脉凸起。花：圆锥花序顶生；萼钟状，4裂，宿存；花小，白色，花冠漏斗状，裂片4；雄蕊2，伸出花冠外，约为花冠2倍长。果：蒴果长椭圆形，先端常钝，或为锐尖、凸尖，光滑或具细小皮孔。种子：种子长圆形，具翅。花果期6—9月。

【生境分布】生于山坡灌丛、林缘或针阔叶混交林中。分布于我国东北、西北及内蒙古、河北等地，亦有栽培。

【药用部位（药材名称）】树皮、树干或茎枝（暴马子）。

【采收加工】全年可采，以10月至翌年3月采伐为好，切段，鲜用或晒干。

【临床应用】苦，微寒；归肺经。宣肺化痰，止咳平喘，利水；用于慢性支气管炎，哮喘，心源性浮肿。

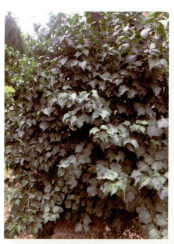
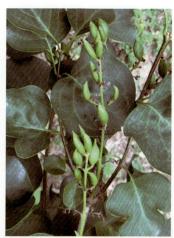
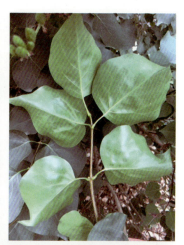
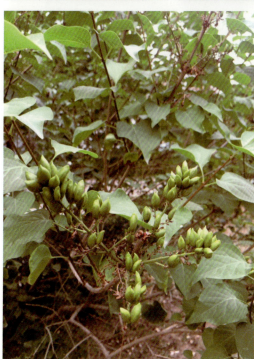
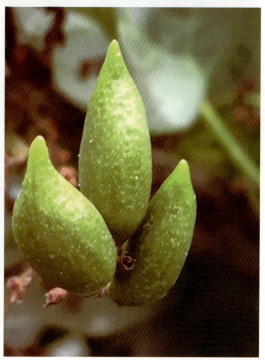

紫丁香

【基　　原】木犀科丁香属植物紫丁香 *Syringa oblata* Lindl.

【别　　名】华北紫丁香、紫丁白、丁香、百结、情客、龙梢子。

【形态特征】落叶灌木或小乔木。茎：树皮灰褐色；小枝粗，黄褐色，疏生皮孔。叶：叶对生，卵圆形至肾形，先端短凸尖、长渐尖或锐尖，基部心形、截形、近圆形或宽楔形，上面深绿色，下面淡绿色。花：圆锥花序直立，由侧芽抽出，轮廓近球形或长圆形；萼齿渐尖、锐尖或钝；花冠紫色，花冠管圆柱形，裂片呈直角开展，卵圆形、椭圆形至倒卵圆形，先端内弯略呈兜状或不内弯；花药黄色。果：果实卵形至长椭圆形，先端长渐尖，光滑。花果期4—10月。

【生境分布】生于山坡丛林、沟谷、溪边、路旁。分布于我国东北、华北、西北、西南等地；亦有栽培。

【药用部位（药材名称）】叶及树皮（紫丁香）。

【采收加工】夏秋季采收，鲜用或晒干。

【临床应用】苦，寒；归胃、肝、胆经。清热，解毒，利湿，退黄；用于急性泻痢，黄疸型肝炎，火眼，疮疡。

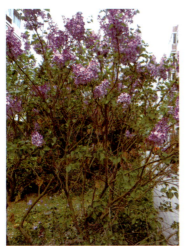
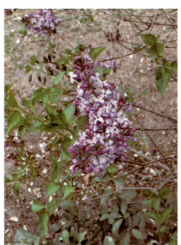
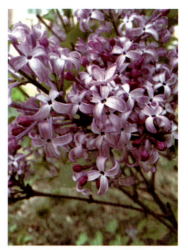
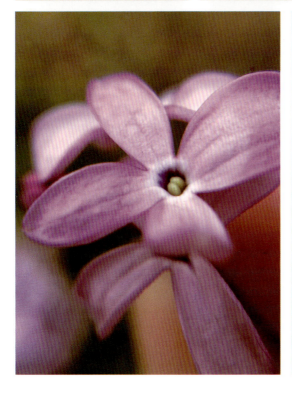
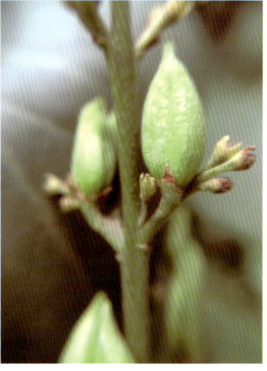

连翘

【基　　原】木犀科连翘属植物连翘 *Forsythia suspensa* (Thunb.) Vahl

【别　　名】黄花杆，黄寿丹。

【形态特征】落叶灌木。茎：小枝土黄色或灰褐色，略呈四棱形，疏生皮孔，节间中空，节部具实心髓。叶：叶常为单叶，或3裂至3出复叶；叶柄无毛；叶卵形、宽卵形或椭圆状卵形至椭圆形，先端锐尖，基部圆形至楔形，叶缘除基部外具锐锯齿或粗锯齿。花：花常单生，或2至数朵着生于叶腋，先于叶开放；花萼绿色，裂片4，长圆形或长圆状椭圆形，边缘具睫毛；花冠黄色，裂片4，倒卵状椭圆形；雄蕊2，着生在花冠管基部；花柱细长，柱头2裂。果：蒴果卵球形，先端喙状渐尖，表面疏生瘤点。花果期3—9月。

【生境分布】生于山坡灌丛、疏林及草丛中。分布于河北、山西、陕西、甘肃、山东、江苏、安徽、河南、湖北、四川等地；现有栽培。

【药用部位(药材名称)】果实（连翘）、根（连翘根）、嫩茎叶（连翘茎叶）。

【采收加工】连翘：秋季果实初熟尚带绿色时采收，除去杂质，蒸熟，晒干，习称"青翘"；果实熟透时采收，晒干，除去杂质，习称"老翘"。连翘根：秋冬季挖根，洗净，切段或片，晒干。连翘茎叶：夏秋季采集，鲜用或晒干。

【临床应用】连翘：苦，微寒；归肺、心、小肠经。清热解毒，消肿散结；用于痈疽，瘰疬，乳痈，丹毒，风热感冒，温病初起，温热入营，高热烦渴，神昏发斑，热淋尿闭。连翘根：苦，寒；归肺、胃经。清热，解毒，退黄；用于黄疸，发热。连翘茎叶：苦，寒；归心、肺经。清热解毒；用于心肺积热。

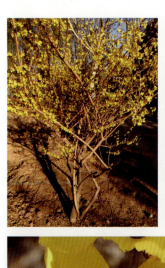
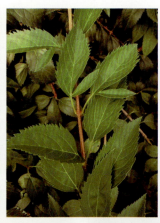
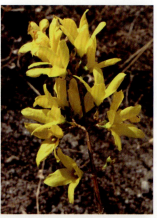
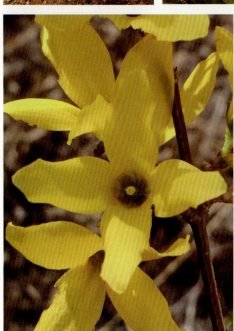
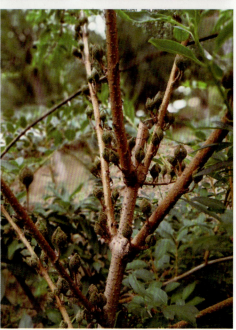

女贞

【基　　原】木犀科女贞属植物女贞 Ligustrum lucidum Ait.

【别　　名】大叶女贞、（青、白、大叶）蜡树。

【形态特征】常绿乔木或灌木。茎：树皮灰褐色；枝黄褐色、灰色或紫红色，圆柱形，疏生圆形或长圆形皮孔。叶：叶革质，卵形、长卵形或椭圆形至宽椭圆形，先端锐尖、渐尖或钝，基部圆形或近圆形，有时宽楔形或渐狭，中脉在上面凹入，下面凸起。花：圆锥花序顶生；花序轴及分枝轴紫色或黄棕色，果时具棱；花序基部苞片常与叶同型，小苞片披针形或线形；花无梗或近无梗，萼齿不明显或近截形；花冠管裂片反折，花药长圆形，柱头棒状。果：果实肾形或近肾形，深蓝黑色，成熟时呈红黑色，被白粉。种子：肾形，具纵沟槽。花果期5—7月至翌年5月。

【生境分布】生于疏林或密林中。分布于陕西、甘肃及长江以南各地；全国各地均有栽培。

【药用部位（药材名称）】果实（女贞子）、叶（女贞叶）、树皮（女贞皮）、根（女贞根）。

【采收加工】女贞子：12月果实变黑而有白粉时打下，除去杂质，晒干或置热水中烫过后晒干。女贞叶：全年可采，鲜用或晒干。女贞皮：全年或秋冬季剥取，切片，晒干。女贞根：全年或秋季采挖，洗净，切片，晒干。

【临床应用】女贞子：甘、苦，凉；归肝、肾经。补益肝肾，清虚热，明目；用于头昏目眩，腰膝酸软，遗精，耳鸣，须发早白，骨蒸潮热，目暗不明。女贞叶：苦，凉。清热明目，解毒散瘀，消肿止咳；用于头目昏痛，风热赤眼，口舌生疮，牙龈肿痛，疮肿溃烂，水火烫伤，肺热咳嗽。女贞皮：微苦，凉。强筋健骨；用于腰膝酸痛，两脚无力，水火烫伤。女贞根：苦，平；归肺、肝经。行气活血，止咳喘，祛湿浊；用于哮喘，咳嗽，经闭，带下。

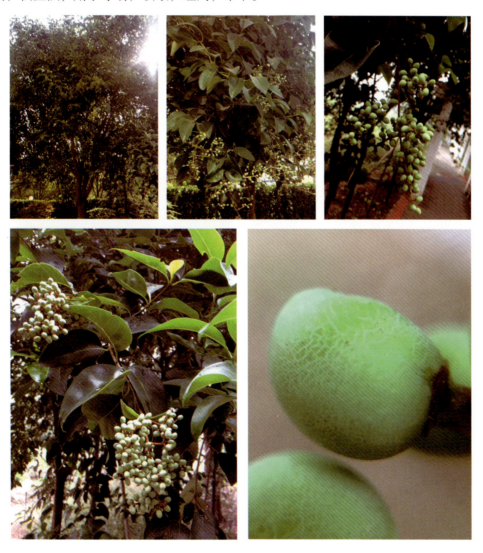

龙胆科

花锚

【基　　原】龙胆科花锚属植物花锚 *Halenia corniculata* (L.) Cornaz.
【别　　名】金锚、西伯利亚花锚。
【形态特征】1年生草本。**茎**：茎直立，四棱形，有分枝。**叶**：叶对生；基生叶具柄，叶倒卵形或椭圆形；茎生叶几无柄，叶椭圆状披针形或卵形，先端尖，基部宽楔形，全缘；叶主脉3条，在下面沿脉疏生短硬毛。**花**：聚伞花序顶生或腋生；萼筒短，花萼4深裂，裂片狭三角状披针形；花冠钟形，黄白色或淡绿色，4深裂，裂片基部有窝孔并延伸成长距，距内有蜜腺，形似船锚；雄蕊4，着生于花冠筒上，内藏，与裂片互生，花药丁字着生；雌蕊无柄，花柱短，柱头2裂，外卷。**果**：蒴果卵形或长圆形，先端2瓣裂。**种子**：种子褐色。花果期7—9月。
【生境分布】生于林下、林缘、山沟、水边湿草地等处。分布于我国东北、华北及陕西等地。
【药用部位（药材名称）】全草（花锚）。
【采收加工】夏秋季采收，晾干。
【临床应用】苦，寒；归心、肝经。清热解毒、凉血止血；用于肝炎，脉管炎，胃肠炎，外伤感染发热，外伤出血。

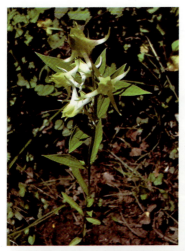
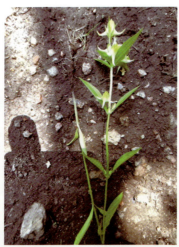
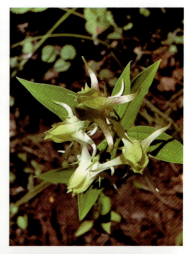
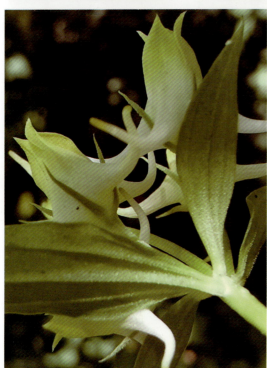
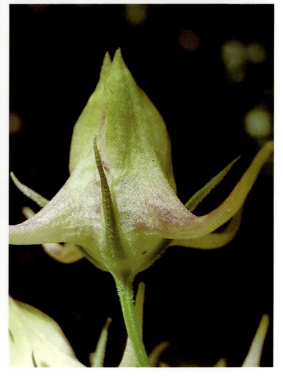

红直獐牙菜

【基　　原】龙胆科獐牙菜属植物红直獐牙菜 Swertia erythrosticta Maxim.

【别　　名】红直当药。

【形态特征】多年生草本。茎：茎直立，常带紫色，中空，具4棱，不分枝。叶：基生叶在花期枯萎；茎生叶对生，具柄，叶矩圆形、卵状椭圆形至卵形，先端钝，稀渐尖，基部渐狭成柄，叶脉3～5条茎上部叶渐小，柄渐无。花：圆锥状复聚伞花序，具花多数；花梗常弯垂，不等长；花5数，花萼长为花冠的1/2～2/3，裂片狭披针形，先端长渐尖，具狭窄的膜质边缘；花冠绿色或黄绿色，具红褐色斑点，裂片矩圆形或卵状矩圆形，先端钝，基部具1个腺窝，腺窝褐色，圆形，边缘具柔毛状流苏；花丝扁平，线状锥形，基部背面具流苏状柔毛，花药矩圆形；子房无柄，椭圆形，花柱短而明显，圆柱状，柱头小，2裂，裂片近圆形。果：蒴果无柄，卵状椭圆形。种子：种子黄褐色，矩圆形，周缘具宽翅。花果期8—10月。

【生境分布】生于河滩、草原、高山草甸及林下。分布于我国华北及陕西、青海、湖北、四川等地。

【药用部位（药材名称）】全草（红直当药）。

【采收加工】8—9月采收，洗净，切段，鲜用或晒干。

【临床应用】苦，凉；归心、肺、肝、脾经。清热解毒，利湿退黄，杀虫；用于风热咳喘，咽喉肿痛，黄疸，梅毒，疮痈肿毒，疥癣。

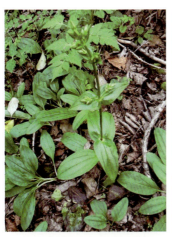
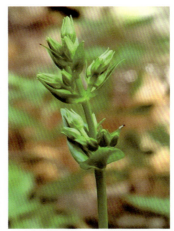
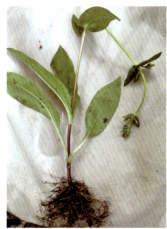
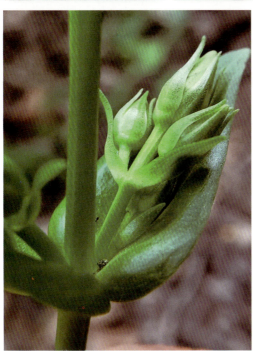
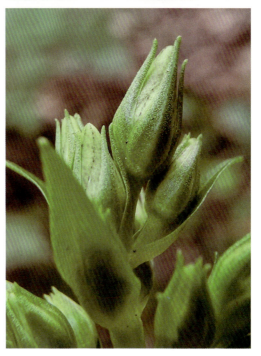

秦艽

【基　　原】龙胆科龙胆属植物秦艽 Gentiana macrophylla Pall.

【别　　名】大叶龙胆、大叶（西、左）秦艽、萝卜艽。

【形态特征】多年生草本。根：须根多条，扭结或粘结成圆柱形的根。茎：茎基部具纤维状残存叶基；地上茎直立或斜升，黄绿色或上部带紫红色，近圆柱形。叶：基生叶多丛生，无柄，叶披针形或长圆披针形，先端尖，全缘，主脉5条；茎生叶椭圆状披针形或狭椭圆形，先端钝或急尖，基部钝，边缘平滑，叶脉3～5条。花：轮伞花序顶生或腋生，有花多数，密集；花萼筒黄绿色或带紫色，一侧开裂呈佛焰苞状，先端截形或圆形，萼齿小，锥形；花冠筒部黄绿色，冠檐蓝色或蓝紫色，先端5裂，裂片间有5片短小褶片；雄蕊5，着生于花冠管中部；花柱线形，柱头2裂。果：蒴果卵状椭圆形。种子：种子椭圆形，褐色，有光泽。花果期7—10月。

【生境分布】生于山区草地、溪旁、坡地、灌丛等处。分布于我国东北、华北、西北及四川等地。

【药用部位（药材名称）】根（秦艽）。

【采收加工】春秋季采挖，除去泥沙，晒软，堆置"发汗"至表面呈红黄色或灰黄色时摊开晒干，或不经"发汗"直接晒干。

【临床应用】辛、苦，平；归胃、肝、胆经。祛风湿，清湿热，止痹痛；用于风湿痹痛，筋脉拘挛，骨节酸痛，日晡潮热，小儿疳积发热。

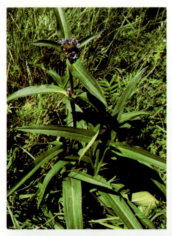
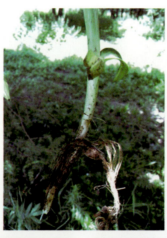
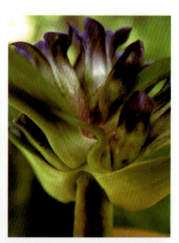
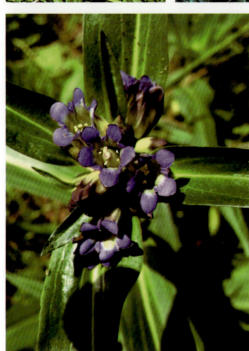
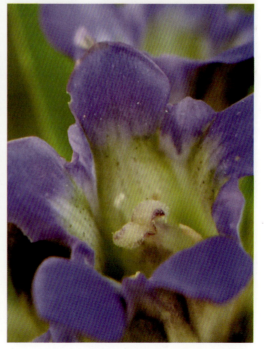

萝藦科

白首乌

【基　　原】萝藦科鹅绒藤属植物白首乌 *Cynanchum bungei* Decne.

【别　　名】泰山（山东）何首乌、地（山）葫芦、野山药、戟叶（大根）牛皮消。

【形态特征】多年生缠绕性草本。根：块根，肉质，间断性粗细。茎：茎细长柔韧，光滑或近无毛。叶：叶对生，戟形，顶端渐尖，基部心形，两面被粗硬毛，侧脉约5～6对。花：伞形聚伞花序腋生，比叶短，花多数；花萼近5全裂，裂片披针形，绿色，边缘白色，反卷；花冠白色，裂片长圆形，副花冠5深裂，裂片披针形，内面中间有舌状片；雄蕊5，每室有1个花粉块；柱头基部5角状，顶端全缘。果：蓇葖单生或双生，细锥形，向两端渐尖。种子：种子卵形，种毛白色绢质。花果期6—10月。

【生境分布】生于山地、河坝、灌丛、岩石隙缝中。分布于我国华北及辽宁、河南、山东、甘肃等地。

【药用部位(药材名称)】块根（白首乌）。

【采收加工】早春幼苗未萌发前或11月采收，以早春采收最好，采挖块根，洗净泥土，除去残茎和须根，晒干或切片晒干。

【临床应用】苦、甘、涩，微温，归肝、肾、脾、胃经。补肝肾，强筋骨，益精血，健脾消食，解毒疗疮；用于腰膝酸软，阳痿遗精，头晕耳鸣，心悸失眠，食欲不振，疳积，产后乳汁稀少，疮痈肿痛，毒蛇咬伤。

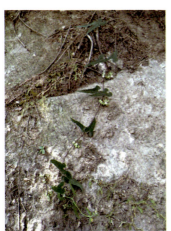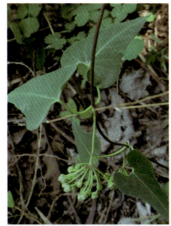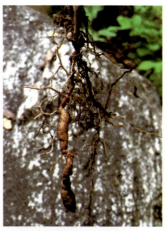
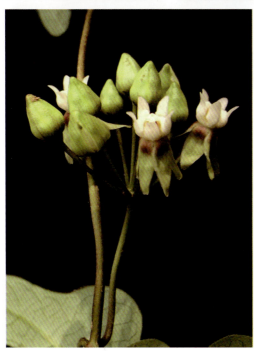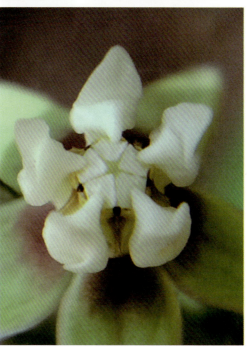

地梢瓜

【基　　原】萝藦科鹅绒藤属植物地梢瓜 Cynanchum thesioides (Freyn) K.Schum.

【别　　名】地梢花、砂（沙、马）奶奶、老（地）瓜瓢、细叶牛皮消、雀（奶）瓜等。

【形态特征】多年生半灌木。茎：根茎横走；茎多自基部分枝，直立或倾斜，密被白色细柔毛，分枝多，细圆柱状。叶：叶对生或近对生，线形，先端尖，基部楔形，全缘，叶缘向背面反卷，两面被短柔毛，中脉在背面明显隆起，近无柄。花：聚伞花序顶生或腋生，总花梗短；花萼外面被短柔毛，5深裂，裂片披针形，先端尖；花冠绿白色，5深裂，裂片椭圆状披针形，先端钝或微凹，外面疏被短柔毛；副花冠杯状，5深裂，裂片三角状披针形，渐尖，高过药隔的膜片；柱头扁平。果：蓇葖果单生，狭纺锤形，中部膨大，先端渐尖，被短硬毛。种子：种子卵圆形，扁平，暗褐色，顶端具白色绢质种毛。花果期5—10月。

【生境分布】生于山坡、沙丘、干旱山谷、荒地、田边等处。分布于我国华北、东北、西北等地。

【药用部位（药材名称）】全草或果实（地梢瓜）。

【采收加工】夏秋季采收全草及果实，洗净，晒干。

【临床应用】甘，平。清虚火，益气，生津，下乳；用于虚火上炎，咽喉肿痛，气阴不足，神疲健忘，虚烦口渴，头昏失眠，产后体虚，乳汁不足。

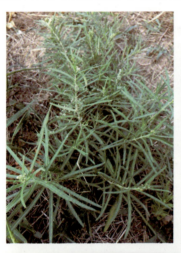
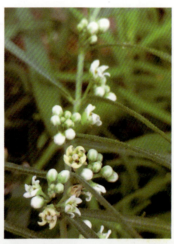
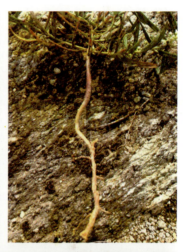
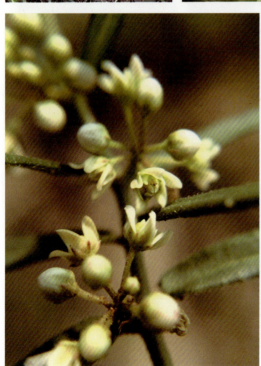
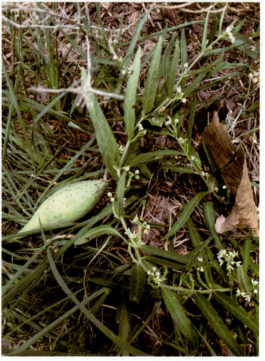

鹅绒藤

【基　　原】萝藦科鹅绒藤属植物鹅绒藤 Cynanchum chinense R. Br.

【别　　名】牛皮消、软毛牛皮消、老牛肿、羊奶角角。

【形态特征】多年生草本。**根**：主根圆柱形。**茎**：茎缠绕，多分枝；全株被短柔毛。**叶**：叶对生，宽三角状心形，顶端尖，基部心形；叶面深绿色，叶背苍白色，两面均被短柔毛；侧脉约10对，在叶背略为隆起。**花**：伞形聚伞花序腋生，2歧，具多花；花萼5深裂，裂片披针形，外面被柔毛；花冠白色，辐状，5深裂，裂片长圆状披针形；副花冠2型，杯状，上端裂成10个丝状体，分为两轮，外轮约与花冠裂片等长，内轮略短；花粉块每室1个，下垂；柱头略为突起，顶端2裂，近五角形。**果**：蓇葖果双生或仅1个发育，细圆锥形，两端渐尖。**种子**：种子长圆形，种毛白色绢质。花果期6—10月。

【生境分布】生于山坡、路旁、河畔、田边。分布于我国华北、西北、华东及辽宁、河南等地。

【药用部位（药材名称）】地上部分（活络草、鹅绒藤）、根（鹅绒藤根）、乳汁（藤茎浆、鹅绒藤）。

【采收加工】地上部分：秋季采收地上部分，除去杂质，晒干。鹅绒藤根：秋季采挖，除去残茎，洗净泥土，晒干。乳汁：夏秋间随采随用。

【临床应用】地上部分：苦，凉；活络，止泻。鹅绒藤根：苦，寒。祛风解毒，健胃止痛；用于小儿食积。乳汁：甘，凉；归肝经。化瘀解毒；外用于寻常疣赘。

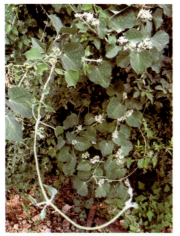
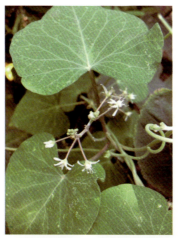
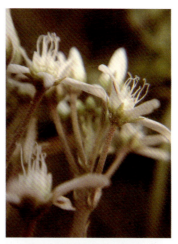
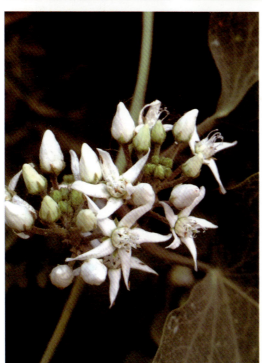
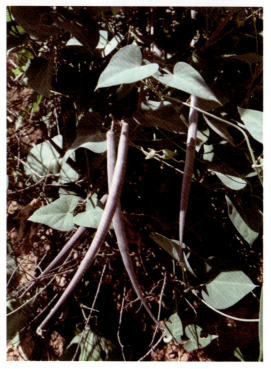

华北白前

【基　　原】萝藦科鹅绒藤属植物华北白前 Cynanchum hancockianum (Maxim.) Al.Iljinski

【别　　名】牛心朴子。

【形态特征】多年生草本。**根**：须根。**茎**：根茎短；地上茎直立，丛生，光滑无毛，下部稍木质化。**叶**：叶对生，卵状披针形，顶端渐尖，基部宽楔形；侧脉约4对，在边缘网结，有时有边毛。**花**：伞形聚伞花序腋生，比叶为短，着花不到10朵；花萼5深裂，内面基部有小腺体5个；花冠紫红色，裂片卵状长圆形；花粉块每室1个，下垂；副花冠肉质，裂片龙骨状，在花药基部贴生；柱头圆形，略为突起。**果**：蓇葖果双生，梭形，两端长渐尖，外果皮有细直纹。**种子**：种子黄褐色，扁平，长圆形，种毛白色绢质。花果期5—8月。

【生境分布】生于山岭、旷野。分布于我国华北及四川、甘肃、陕西等地。

【药用部位(药材名称)】全草（对叶草）。

【采收加工】夏秋季采收，切段，晒干。

【临床应用】苦，温，有毒。活血，止痛，消炎。

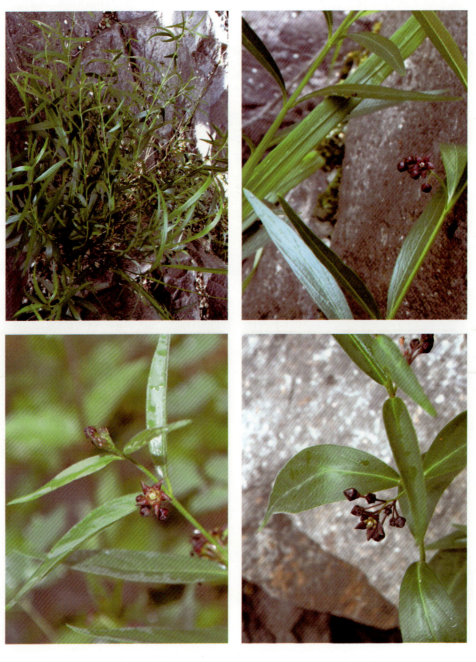

雀瓢

【基　　原】萝藦科鹅绒藤属植物雀瓢 *Cynanchum thesioides* (Freyn) K.Schum.var.*australe* (Maxim.) Tsiang et P.T.Li

【别　　名】南地梢瓜、地梢花。

【形态特征】形态与"地梢瓜"相似。雀瓢是地梢瓜的变种，两者的主要区别：雀瓢的茎细弱，分枝少，茎常匍匐地面或缠绕其他植物；地梢瓜的茎下部直立，茎上部直立或倾斜，茎不作缠绕状，分枝少。

【生境分布】生于水沟旁、河岸、山坡、路旁、灌丛、草地等处。分布于我国辽宁、内蒙古、河北、河南、山东、陕西、江苏等地。

【药用部位（药材名称）】全草或果实（地梢瓜）。

【采收加工】同植物"地梢瓜"项下。

【临床应用】同植物"地梢瓜"项下。

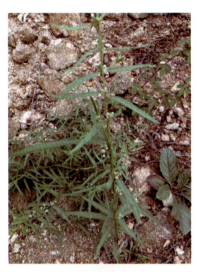
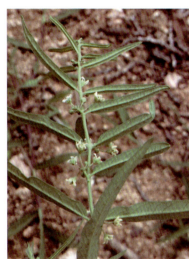
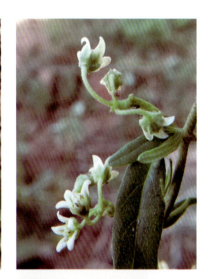
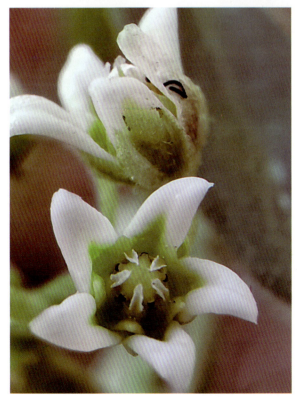
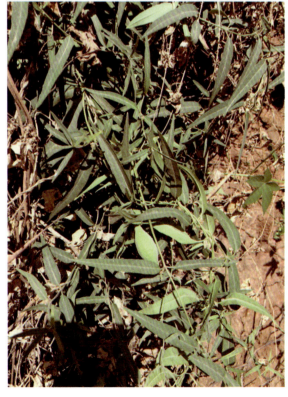

蔓生白薇

【基　　原】萝藦科鹅绒藤属植物蔓生白薇 Cynanchum versicolor Bunge
【别　　名】变色白前、白龙须、白马尾、半蔓白薇、白花牛皮消。
【形态特征】多年生半灌木。**茎：**茎上部缠绕，下部直立，全株被绒毛。**叶：**叶对生；叶宽卵形或椭圆形，顶端锐尖，基部圆形或近心形，两面被黄色绒毛，边缘具绿毛；侧脉6～8对。**花：**伞形状聚伞花序腋生，近无总花梗，着花10余朵，花序梗被绒毛；花萼外面被柔毛，内面基部5枚腺体极小，裂片狭披针形，渐尖；花冠初呈黄白色，渐变为黑紫色，钟状辐形；副花冠极低，比合蕊冠为短，裂片三角形；花药近菱状四方形；花粉块每室1个，长圆形，下垂；柱头略为凸起，顶端不明显2裂。**果：**蓇葖果单生，宽披针形，向端部渐尖。**种子：**种子宽卵形，暗褐色，种毛白色绢质。花果期5—9月。
【生境分布】生于灌丛、溪旁。分布于我国华东及吉林、辽宁、河北、河南、四川等地。
【药用部位（药材名称）】根及根茎（白薇）。
【采收加工】春秋季采挖，洗净，干燥。
【临床应用】苦、咸，寒；归胃、肝、肾经。热凉血，利尿通淋，解毒疗疮；用于温邪伤营发热，阴虚发热，骨蒸劳热，产后血虚发热，热淋，血淋，痈疽肿毒。
【编者之见】按2020年版《中国药典》，中药材"白薇"为萝藦科白薇或蔓生白薇的干燥根及根茎。拉丁名 Cynanchum versicolor Bunge 按《中国植物志》为"变色白前"，按2020年版《中国药典》为"蔓生白薇"；编者参考药典。

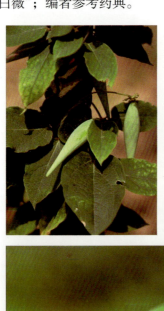
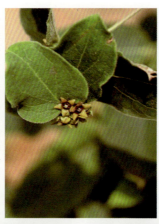
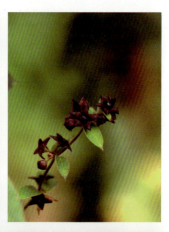
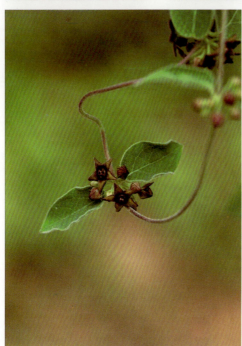
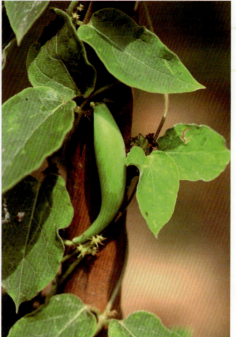

杠柳

【基　　原】萝藦科杠柳属植物杠柳 *Periploca sepium* Bunge

【别　　名】臭（香）加皮、北五加皮、狭叶萝藦、羊角桃（槐）、羊奶条、羊交叶、钻墙柳等。

【形态特征】木质藤本。**根**：主根圆柱状，外皮灰棕色，内皮浅黄色。**茎**：小枝灰褐色，具乳汁，常对生，有细条纹，皮孔明显。**叶**：叶对生；叶披针形或卵状披针形，顶端渐尖，基部楔形，全缘，叶面深绿色，叶背淡绿色。**花**：聚伞花序腋生，有花数朵；花萼裂片卵圆形，顶端钝，边缘膜质，花萼内面基部有10个小腺体；花冠辐状，5裂，裂片长圆形，先端钝且外折，淡紫红色，中间加厚呈纺锤形，内面被长柔毛，背面紫红色；副花冠环状，10裂，其中5裂伸长成丝状，被短柔毛，顶端向内弯；雄蕊与副花冠合生，花丝短，花药卵圆形，彼此粘连并包围柱头，柱头盘状凸起。**果**：蓇葖果2，细长圆柱状，微弯，具细纵条纹。**种子**：种子长圆形，黑褐色，顶端具白色绢毛。花果期5—9月。

【生境分布】生于干燥山坡、砂质地、砾石山坡上。分布于我国东北、西北、华北等地。

【药用部位（药材名称）】根皮（香加皮）。

【采收加工】春秋季采挖，剥取根皮，晒干。

【临床应用】辛、苦，温；有毒；归肝、肾、心经。利水消肿，祛风湿，强筋骨；用于下肢浮肿，心悸气短，风寒湿痹，腰膝酸软。

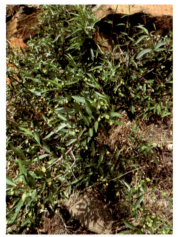
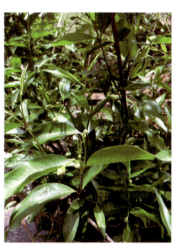
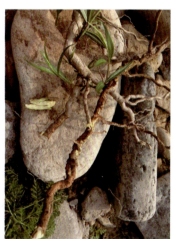
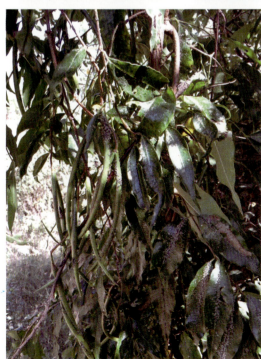
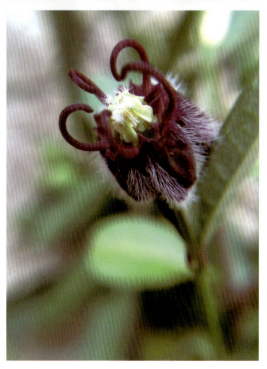

徐长卿

【基　　原】萝藦科鹅绒藤属植物徐长卿 Cynanchum paniculatum (Bunge) Kitag.

【别　　名】尖刀儿苗、铜锣草、黑薇、线香草、牙蛀消、一枝香、土（柳叶）细辛等。

【形态特征】多年生草本。**根**：根须状，多数。**茎**：茎直立，细长，单一或稍分枝。**叶**：叶对生，有短柄；叶披针形至线形，先端窄急尖，基部窄楔形，两面无毛或叶面具疏柔毛，全缘，叶缘具缘毛；侧脉不明显。**花**：伞房状聚伞花序顶生或腋生，着花 10 余朵；花萼 5 裂，裂片披针形，有毛；花冠淡黄绿色，近辐状，裂片卵状椭圆形，向外反卷；副花冠肉质，裂片 5，基部增厚，顶端钝；花粉块每室 1 个，下垂；子房椭圆形，柱头 5 角形，顶端略为突起。**果**：蓇葖果单生，细圆锥形，先端长渐尖。**种子**：种子长圆形，种毛白色绢质。花果期 5—12 月。

【生境分布】生于山坡、路旁。分布于我国大部分地区。

【药用部位（药材名称）】根、根茎或带根全草（徐长卿）。

【采收加工】根及根茎：秋季采挖，除去杂质，阴干。带根全草：夏季连根掘起，洗净，晒至半干，扎把阴干。

【临床应用】根及根茎：辛，温；归肝、胃经。祛风化湿，止痛止痒；用于风湿痹痛，胃痛胀满，牙痛，腰痛，跌扑损伤，荨麻疹、湿疹。带根全草：辛，温。镇痛，止咳，利水消肿，活血解毒；用于胃痛，牙痛，风湿疼痛，经期腹痛，慢性气管炎，腹水，水肿，痢疾，肠炎，跌打损伤，湿疹，荨麻疹，毒蛇咬伤。

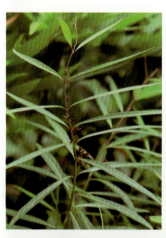
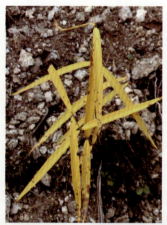
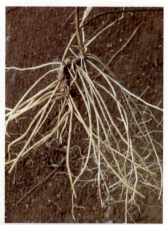
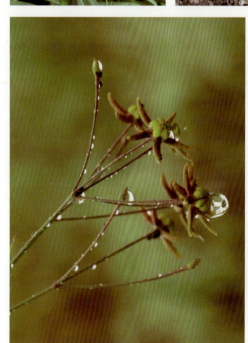
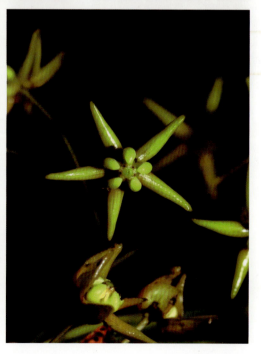

竹灵消

【基　　原】萝藦科鹅绒藤属植物竹灵消 Cynanchum inamoenum (Maxim.) Lose.

【别　　名】直立白前、大羊角瓢、白龙须、老君须、雪里蟠桃、婆婆针线包、川白薇、牛角风等。

【形态特征】多年生草本。根：根须状；茎：茎丛生，中空，被单列柔毛。叶：叶薄膜质，广卵形，顶端急尖，基部近心形，侧脉约 5 对。花：伞形聚伞花序，近顶部互生，着花 8～10 朵，花黄色；花萼裂片披针形，急尖，近无毛；花冠辐状，无毛，裂片卵状长圆形，钝头；副花冠较厚，裂片三角形，短急尖；花药在顶端具 1 圆形的膜片，柱头扁平。果：蓇葖双生，稀单生，狭披针形，先端长渐尖。花果期 5—10 月。

【生境分布】生于山地疏林、灌丛、山坡、草地。分布于我国华北、西南、西北、华东、华中及辽宁等地。

【药用部位（药材名称）】根及根状茎（大羊角瓢）。

【采收加工】夏秋采挖，除去地上部分，抖净泥沙，晒干。

【临床应用】苦、咸，凉。清热凉血，退热除烦；用于阴虚发热，久热不退，产后发热，虚烦失眠。

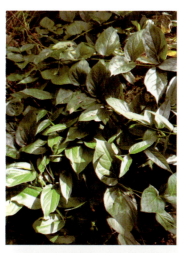
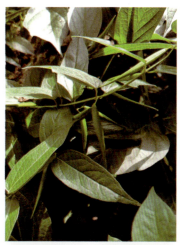
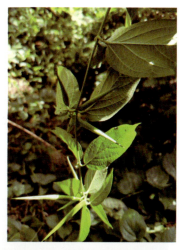
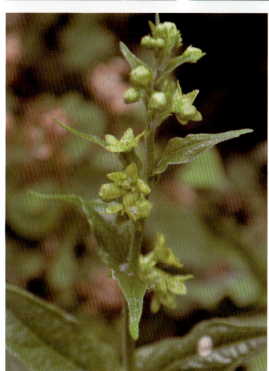
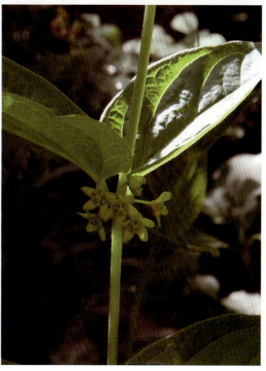

旋花科

● 北鱼黄草

【基　　原】旋花科鱼黄草属植物北鱼黄草 Merremia sibirica (L.) Hall. f.

【别　　名】西伯利亚（牵牛、鱼黄草、甘薯）、铃当子、北茉栾藤、钻之灵。

【形态特征】多年生缠绕草本。**茎**：茎圆柱状，具细棱。**叶**：叶卵状心形，顶端长渐尖或尾状渐尖，基部心形，全缘或稍呈波状，侧脉 7～9 对，叶柄基部具小耳状假托叶。**花**：聚伞花序腋生，有花（1）3～7 朵，花序梗具棱或狭翅；苞片小，2 枚，线形；萼片 5，椭圆形，近相等，顶端具尖头；花冠淡红色，钟状，5 浅裂；雄蕊 5，花丝基部具毛；柱头头状，2 裂。**果**：蒴果近球形，顶端圆，4 瓣裂。**种子**：种子黑色，椭圆状三棱形，顶端钝圆。花果期 7—9 月。

【生境分布】生于路边、田边、山地草丛、山坡灌丛等处。分布于我国华东、西南及吉林、河北、山西、陕西、甘肃、湖南、广西等地。

【药用部位（药材名称）】全草（北鱼黄草）、种子（铃当子）。

【采收加工】北鱼黄草：夏季采收，洗净，鲜用或晒干。铃当子：秋季采收果实，晒干，打下种子。

【临床应用】北鱼黄草：辛、苦，寒；归脾、肾经。活血解毒；用于劳伤疼痛，疔疮。铃当子：甘，寒；归脾经。泻下消积；用于大便秘结，食积腹胀。

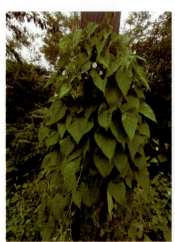
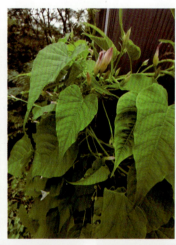
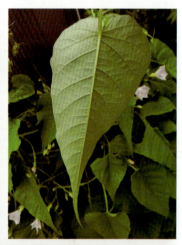
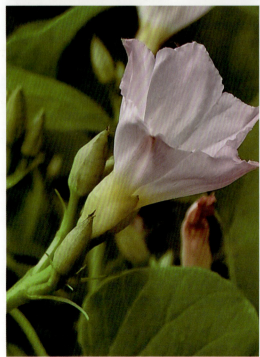
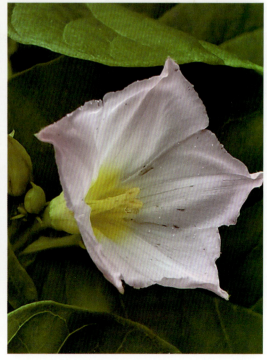

打碗花

【基　　原】旋花科打碗花属植物打碗花 *Calystegia hederacea* Wall. ex. Roxb.

【别　　名】面根藤、兔儿苗、狗儿秧、燕覆子、兔耳草、富苗秧、扶七秧子、小旋花、喇叭花等。

【形态特征】1年生草木。**茎**：根茎横走，细长，白色；地上茎自基部分枝，缠绕或平卧，有细棱。**叶**：叶互生；基部叶长圆形，先端圆，基部戟形；上部叶三角状卵形，全缘或2～3裂，中裂片长圆形或长圆状披针形，侧裂片近三角形，叶基心形成戟形。**花**：花单一，腋生，花梗长于叶柄；苞片2，宽卵形；萼片5，长圆形；花冠淡紫色或淡红色，钟状，冠檐近截形中微裂，雄蕊5。**果**：蒴果卵球形，外包宿存萼片。**种子**：种子黑褐色，表面有小疣。花果期5—8月。

【生境分布】生于农田、荒地、路旁等处。分布于我国大部分地区。

【药用部位（药材名称）】根茎或花（打碗花）、根茎或全草（面根藤）。

【采收加工】根茎：秋季采挖，洗净，鲜用或晒干。花：夏秋采花，鲜用。全草：夏秋季采收，洗净，鲜用或晒干。

【临床应用】根茎：甘、淡，平。健脾益气，利尿，调经，止带；用于脾虚消化不良，月经不调，白带，乳汁稀少。花：甘、淡，平。止痛；外用治牙痛。全草：甘、微苦，平；归肝、肾经。健脾，利湿，调经；用于脾胃虚弱，消化不良，小儿吐乳，疳积，五淋，带下，月经不调。

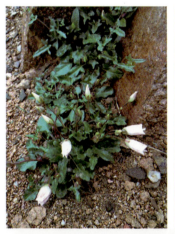
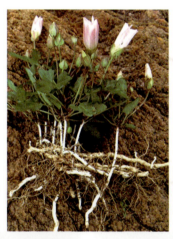
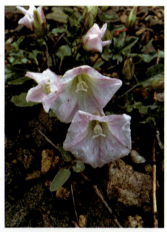
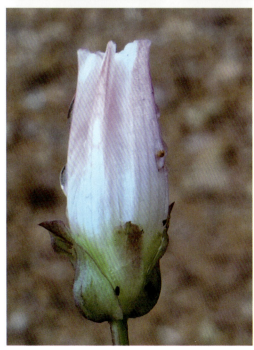
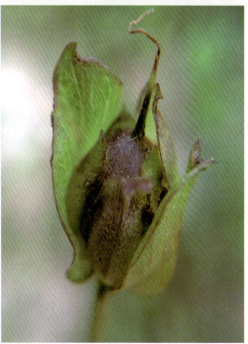

田旋花

【基　　原】旋花科旋花属植物田旋花 Convolvulus arvensis L.

【别　　名】拉拉菀、野牵牛、车子蔓、曲节藤、箭叶旋花、猪草、鸡儿弯、中国旋花。

【形态特征】多年生缠绕草本。**根**：须根，生于根茎节结处。**茎**：根状茎横走，细长圆柱状，具节结，白色；地上茎平卧或缠绕，有棱。**叶**：叶互生；叶戟形或箭形，全缘或3裂，先端近圆或微尖，基部心形或箭形，中裂片卵状椭圆形、披针状椭圆形或线性，侧裂片开展或呈耳形。**花**：花腋生，有1～3朵，花梗细长；苞片2，线形；萼片倒卵状圆形，无毛或被疏毛；花冠漏斗形，粉红色或白色；雄蕊花丝基部肿大，有小鳞毛；子房2室，有毛，柱头2，狭长。**果**：蒴果球形，无毛。**种子**：种子椭圆形，无毛。花果期5—9月。

【生境分布】生于田野及村边草地。分布于我国东北、华北、西北及山东、江苏、河南、四川、西藏等地。

【药用部位（药材名称）】地上部分、花及根（田旋花）。

【采收加工】地上部分：夏秋季采收，鲜用。花：夏季花期采摘，阴干。根：秋季采挖，晒干。

【临床应用】辛、微咸，温，有毒；归肾经。祛风止痒，止痛；用于风湿痹痛，牙痛，神经性皮炎。

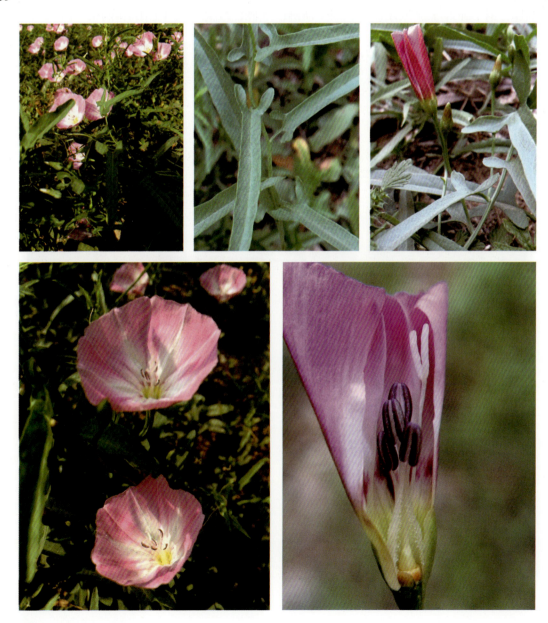

金灯藤

【基　　原】旋花科菟丝子属植物金灯藤 Cuscuta japonica Choisy

【别　　名】日本（大）菟丝子、无娘（根）藤、金灯笼、无根草、金丝藤、红无根藤等。

【形态特征】1年生寄生缠绕草本。**茎**：茎较粗壮，肉质，米黄色至橘红色，常带紫红色瘤状斑点，多分枝。**叶**：叶无。**花**：花无柄或近无柄，形成穗状花序，基部常多分枝；苞片及小苞片鳞片状，卵圆形，顶端尖，全缘，沿背部增厚；花萼碗状，肉质，5裂几达基部，裂片卵圆形或近圆形，顶端钝尖，背面常有紫红色瘤状突起；花冠钟状，淡红色或绿白色，顶端5浅裂，裂片卵状三角形，钝尖，直立或稍反折；雄蕊5，着生于花冠喉部裂片之间，花药卵圆形，黄色，花丝无或近无；花柱细长，合生为1，柱头2裂。**果**：蒴果卵圆形，近基部周裂。**种子**：种子光滑，褐色。花果期8—9月。

【生境分布】寄生于草本或灌木上。分布于我国大部分地区。

【药用部位（药材名称）】种子（菟丝子）、全草（菟丝）。

【采收加工】菟丝子：9—10月采收成熟果实，晒干，打出种子，簸去果壳和杂质。菟丝：秋季采收全草，晒干。

【临床应用】菟丝子：辛、甘，平；归肝、肾、脾经。补肾益精，养肝明目，固胎止泄；用于腰膝酸痛，遗精，阳痿，早泄，不育，消渴，淋浊，遗尿，目昏耳鸣，胎动不安，流产，泄泻。菟丝：甘、苦，平。清热，凉血，利水，解毒；用于吐血，衄血，便血，血崩，淋浊，带下，痢疾，黄疸，痈疽，疔疮，热毒痱疹。

【编者之见】按2020年版《中国药典》中药材"菟丝子"的来源为旋花科南方菟丝子和菟丝子的种子。按《中药大辞典》和《中华本草》，中药材"菟丝子"基原还包括金灯藤，但其种子并非"菟丝子"正品。

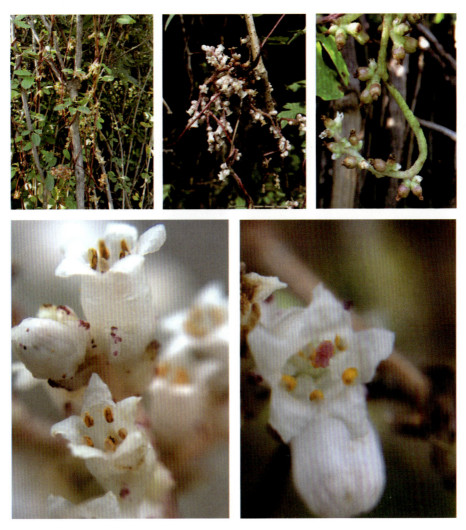

菟丝子

【基　　原】旋花科菟丝子属植物菟丝子 Cuscuta chinensis Lam.

【别　　名】豆寄生、无娘藤、豆阎王、黄丝、黄（金）丝藤、鸡血藤。

【形态特征】1年生寄生缠绕草本。**茎**：茎纤细，线状，左旋缠绕，多分枝，类黄色。**叶**：无绿色叶，具三角状卵形的鳞片叶。**花**：花序侧生，少花或多花簇生呈小伞形或小团伞花序，近无总花序梗；苞片及小苞片小，鳞片状；花梗稍粗壮；花萼杯状，中部以下连合，裂片三角状，先端5裂，顶端钝；花冠白色，壶状或钟状，顶端5浅裂，裂片三角形，顶端锐尖或钝，向外反折，宿存；雄蕊5，着生于花冠裂片弯缺下处，花药长卵圆形，花丝几无；雌蕊短，花柱2，外伸，柱头头状。**果**：蒴果扁球形，褐色，成熟时整齐周裂。**种子**：种子卵圆形或扁球形，黄褐色，表面粗糙。花果期7—10月。

【生境分布】生于田边、荒地及灌丛，寄生于豆科、菊科、藜科等草本植物。分布于我国大部分地区。

【药用部位(药材名称)】种子（菟丝子）、全草（菟丝、菟丝子藤）。

【采收加工】菟丝子：秋季果实成熟时采收全草，晒干，打下种子，除去杂质。全草：秋季采收，晒干。

【临床应用】菟丝子：辛、甘、平；归肝、肾、脾经。补益肝肾，固精缩尿，安胎，明目，止泻；外用消风祛斑；用于肝肾不足，腰膝酸软，阳痿遗精，遗尿尿频，肾虚胎漏，胎动不安，目昏耳鸣，脾肾虚泻；外治白癜风。全草：甘、苦、平；归肝、肾、膀胱经。清热解毒，凉血止血，健脾利湿；用于吐血，衄血，便血，血崩，淋浊，带下，痢疾，黄疸，便溏，目赤肿痛，咽喉肿痛，痈疽肿毒，痱子。

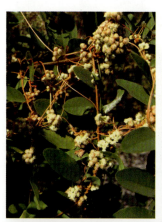
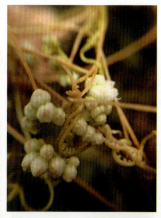
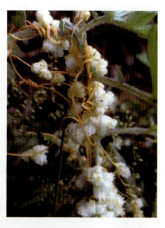
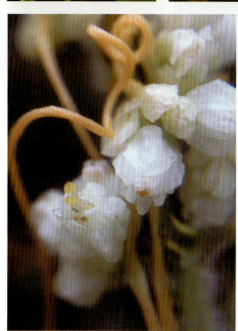
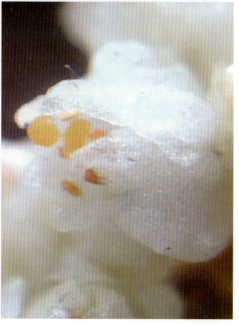

裂叶牵牛

【基　　原】旋花科牵牛属植物裂叶牵牛 Pharbitis nil (L.) Choisy.

【别　　名】牵牛、喇叭花子、喇叭花、牵牛花。

【形态特征】1年生攀缘草本。**茎**：茎细长，缠绕，分枝；植物具刺毛。**叶**：叶心状卵形，3～5裂，裂片达中部或超过中部，先端裂片卵形，基部向中脉凹入或不凹入，被硬毛；掌状叶脉，叶柄较花梗长。**花**：花序腋生，有花1～3朵，总花梗被长柔毛；苞片2，披针形；萼片5，宽披针形，先端向外反卷，基部被柔毛；花冠漏斗状，天蓝色或淡紫色，花冠筒常白色；雄蕊5，不等长，花丝基部稍大，被柔毛；雌蕊无毛，较雄蕊长。**果**：蒴果无毛，球形。**种子**：种子三棱形，微皱。花果期6—10月。

【生境分布】生于田边、路旁、宅旁或山谷林内。分布于我国大部分地区。

【药用部位（药材名称）】种子（牵牛子、黑丑、白丑）。

【采收加工】秋末果实成熟、果壳未开裂时采割植株，晒干，打下种子，除去杂质。

【临床应用】苦，寒，有毒；归肺、肾、大肠经。泻水通便，消痰涤饮，杀虫攻积；用于水肿胀满，二便不通，痰饮积聚，气逆喘咳，虫积腹痛。

【编者之见】按《河北植物志》，叶有裂片的包括裂叶牵牛 Pharbitis nil (L.) Choisy.、牵牛 Pharbitis nil (L.) Choisy.；按《中国植物志》，牵牛的拉丁名为 Pharbitis nil (L.) Choisy.，没有收载裂叶牵牛；因此拉丁名 Pharbitis nil (L.) Choisy. 是指裂叶牵牛（牵牛），裂叶牵牛和牵牛已合并。按2020年版《中国药典》，中药材"牵牛子"为旋花科植物裂叶牵牛 Pharbitis nil (L.) Choisy 或圆叶牵牛 Pharbitis purpurea (L.) Voigt 的干燥成熟种子；本书命名参考药典。

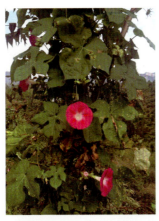
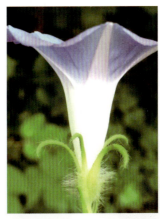
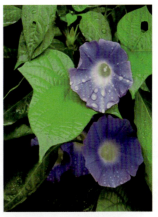
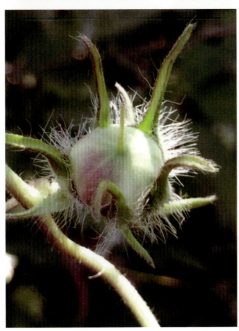
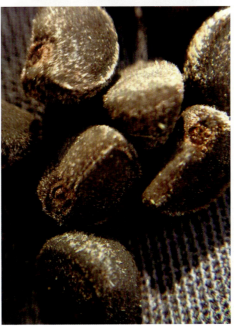

圆叶牵牛

【基　　原】旋花科牵牛属植物圆叶牵牛 *Pharbitis purpurea* (L.) Voigt

【别　　名】圆叶旋花、小花（紫花）牵牛、牵牛花、喇叭花、连簪簪、打碗花。

【形态特征】形态与植物"裂叶牵牛"相似。圆叶牵牛与前两者的主要区别：圆叶牵牛的叶片为圆心形，全缘，叶缘不裂；萼片为椭圆形。"裂叶牵牛"的叶宽卵形或近圆形，通常3裂；萼片狭长披针形。

【生境分布】生于路旁、田间、墙脚、灌丛等处。分布于我国大部分地区。

【药用部位（药材名称）】种子（牵牛子、黑丑、白丑）。

【采收加工】同植物"裂叶牵牛"项下。

【临床应用】同植物"裂叶牵牛"项下。

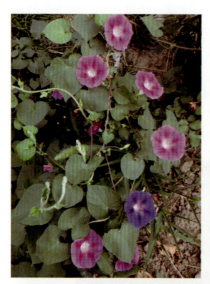
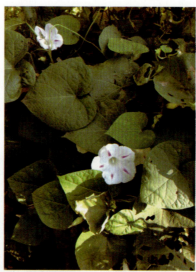
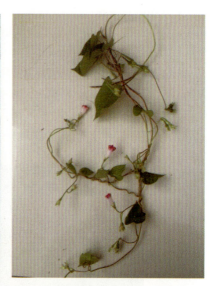
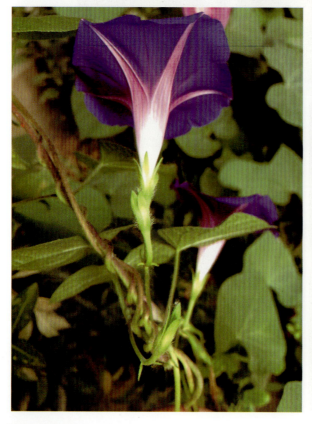
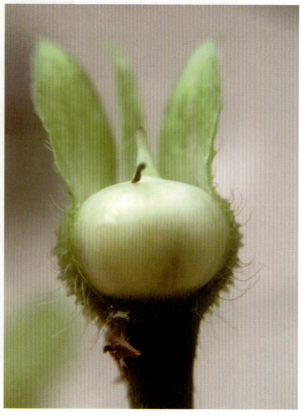

紫草科

斑种草

【基　　原】紫草科斑种草属植物斑种草 Bothriospermum chinense（Turcz.）Bunge

【别　　名】细叠子草。

【形态特征】2年生草本。**根**：根直伸。**茎**：茎斜升或直立，全株有开展的硬毛。**叶**：基生叶和茎下部叶有长柄，叶匙形或倒披针形，先端钝，基部狭窄，边缘皱波状，叶质较厚，两面有短硬毛。**花**：总状花序顶生，有苞片，花生于苞腋；苞片卵形或狭卵形，有硬毛；花萼5深裂，裂片狭长，果期宿存；花冠淡蓝色，5裂，裂片钝，筒部短，喉部有5个附属物，呈10裂；雄蕊5，花丝短内藏；子房4裂，花柱内藏。**果**：小坚果肾形，着生在基部，果背面有网状皱褶，腹面有横向的凹陷。花果期4—8月。

【生境分布】生于丘陵、草坡、荒地。分布于我国东北、西北、华中、华东等地。

【药用部位（药材名称）】全草（蛤蟆草）。

【采收加工】夏季采集，去净泥土，晒干。

【临床应用】微苦，凉。解毒消肿，利湿止痒；用于痔疮，肛门肿痛，湿疹。

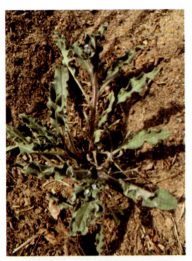
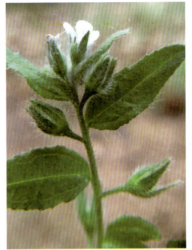
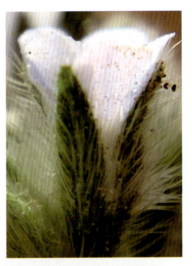
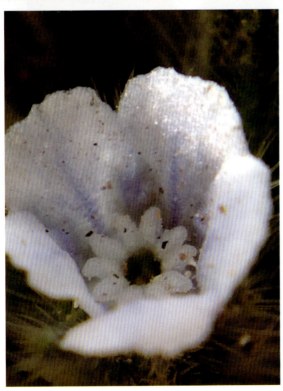
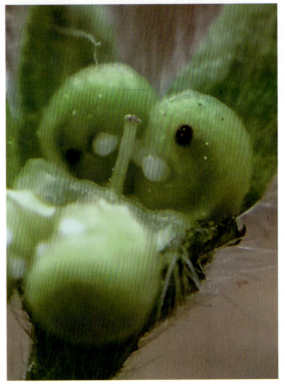

紫筒草

【基　　原】紫草科斑种草属植物紫筒草 Stenosolenium saxatile (Pall.) Turcz.
【别　　名】白毛草、伏地蜈蚣草。
【形态特征】多年生草本。**根**：根细锥形，直伸，根皮紫褐色。**茎**：茎斜升或直立；全株有开展的硬长毛。**叶**：基生叶和茎下部叶有长柄，匙形或倒披针形，先端钝，基部狭窄，边缘皱波状，叶质较厚，两面有粗糙毛；茎上部叶狭披针形或线状披针形。**花**：总状花序顶生，有粗糙毛；苞片叶型，较叶狭窄，有硬毛；花萼5深裂，裂片狭卵状披针形或近线形，有糙毛；花冠淡紫色或淡红色，5裂，裂片近卵形，钝，筒部细长；雄蕊5，生筒部上方，于花冠管内螺旋状着生，着生面不在同一平面；子房4裂，花柱长，顶端2裂。**果**：小坚果偏卵状三角形，有小瘤状突起。花果期5—9月。
【生境分布】生于低山、丘陵、平原草地、路旁、田边等处。分布于我国东北、华北、西北等地。
【药用部位（药材名称）】根（紫筒草根）、全草（白毛草、紫筒草）。
【采收加工】根或全草：夏季采收，晒干。
【临床应用】根：甘、微苦，凉。清热凉血，止血，止咳；用于吐血，肺热咳嗽，感冒。全草：苦，温。祛风除湿；用于治小关节疼痛。

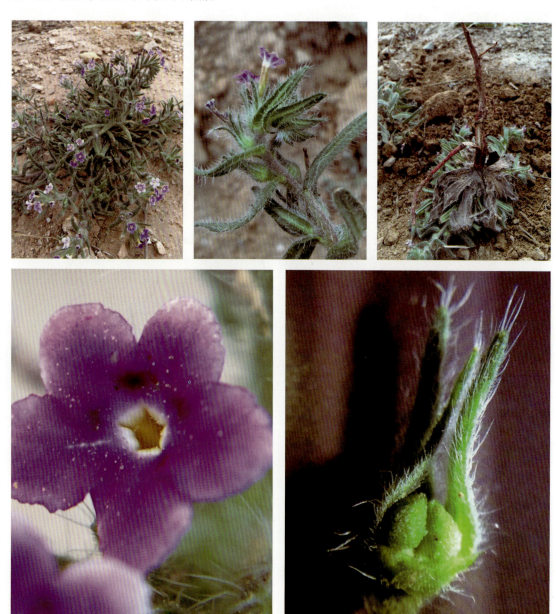

附地菜

【基　　原】紫草科附地菜属植物附地菜 *Trigonotis peduncularis*（Trev.）Benth.

【别　　名】搓不死、豆瓣子棵、地胡椒、伏地菜（草）、山苦菜、地瓜香。

【形态特征】1年生草本。**茎**：茎细弱，常单一或多数，被短糙伏毛，铺散，基部有分枝。**叶**：基生叶呈莲座状，具长柄，叶匙形或卵状椭圆形，先端圆钝，基部楔形或渐狭，两面被糙伏毛；茎生叶长圆形或椭圆形，上部叶渐无柄，茎下部叶具短柄。**花**：总状花序顶生，花少数，常无苞片或下部有2～3叶状苞片；花梗细短，花后伸长；花萼5深裂，裂片卵形，先端急尖，有疏毛；花冠淡蓝色，筒部甚短，檐部5裂，花冠裂片先端圆钝，倒卵形，平展，喉部白色或带黄色，有5附属物；雄蕊5，花药卵形，花丝短，内藏，子房4裂，花柱短。**果**：小坚果四面体形，顶面有光泽，背面三角状卵形，具3锐棱，下部具短柄。花果期4—9月。

【生境分布】生于田野、路旁、荒地、丘陵、灌丛等处。分布于我国东北、华北、西南及福建、江西、西藏等地。

【药用部位（药材名称）】全草（附地菜）。

【采收加工】6月采收，鲜用或晒干。

【临床应用】苦、辛，平；归心、肝、脾、肾经。健胃止痛，解毒消肿，摄小便；用于胃痛吐酸，手脚麻木，遗尿，热毒痈肿，湿疮。

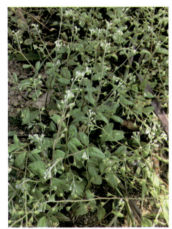
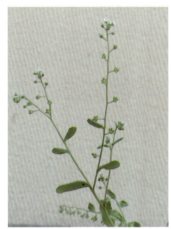
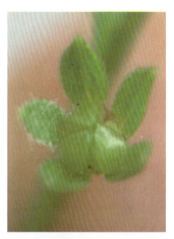
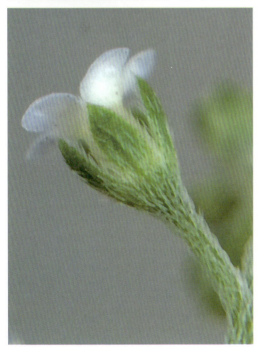
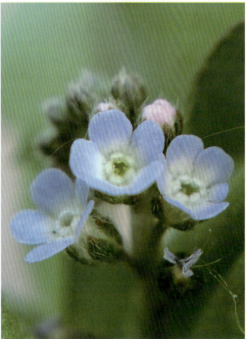

马鞭草科

单花莸

【基　原】马鞭草科莸属植物单花莸 Caryopteris nepetaefolia (Benth.) Maxim.

【别　名】荆芥叶莸、莸、边兰、方梗金钱草、野苋草、半枝莲、倒挂金钟。

【形态特征】多年生草本。茎：茎方形，被下曲柔毛，有时蔓生，基部木质化。叶：叶对生；叶宽卵形至近圆形，顶端钝，基部阔楔形至圆形，边缘具钝齿，两面均被柔毛及腺点；叶柄被柔毛。花：花单生于叶腋，花梗细长，近花梗中部具两枚锥形细小苞片；花萼杯状，两面被柔毛和疏生腺点，先端5裂，裂片卵状三角形，有明显脉纹；花冠淡红色或淡蓝色，外面疏生细毛和腺点，喉部通常被柔毛，顶端5裂，下唇中裂片较大，全缘；雄蕊4枚，与花柱均伸出花冠管外，子房密生绒毛，柱头2裂。果：蒴果4瓣裂，果瓣倒卵形，无翅，表面被粗毛，不明显凹凸成网纹，淡黄色。花果期5—9月。

【生境分布】生于阴湿山坡、林边、路旁、水沟边。分布于我国华东及河北、内蒙古等地。

【药用部位（药材名称）】全草（莸、荆芥叶莸）。

【采收加工】夏秋季采收，切段，鲜用或晒干。

【临床应用】微甘，凉；归脾、膀胱经。清暑解表，利湿解毒；用于夏季感冒，中暑，热淋，带下，外伤出血。

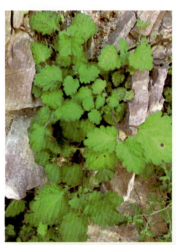
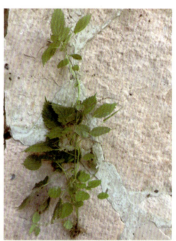
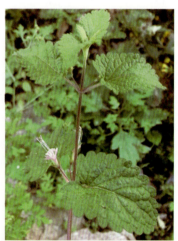
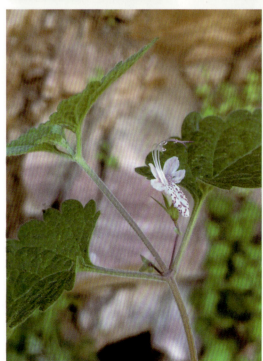
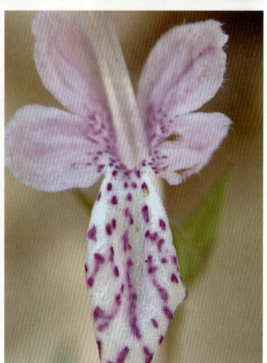

三花莸

【基　　原】马鞭草科莸属植物三花莸 *Caryopteris terniflora* Maxim.

【别　　名】六月寒、野荆芥、黄刺泡、大风寒草、蜂子草、金线风、风寒草等。

【形态特征】形态与"单花莸"相似。两者的主要区别：单花莸为草本，仅基部木质化；花单个，花萼裂片卵状三角形。三花莸为小灌木，分枝也显木质化；花1～5（通常3），花萼裂片披针形。

【生境分布】生于山地、杂木林下、平地或水沟河边等处。分布于我国河北、山西、陕西、甘肃、江西、湖北、四川、云南等地。

【药用部位（药材名称）】全草（六月寒）。

【采收加工】夏季采收，鲜用或晒干。

【临床应用】辛、微苦，平；归肺经。疏风解表，宣肺止咳；用于感冒，咳嗽，百日咳，外障目翳，水火烫伤。

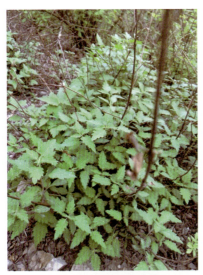
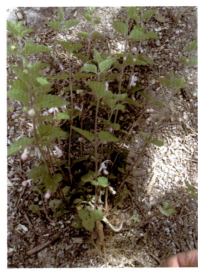
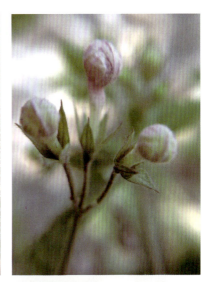
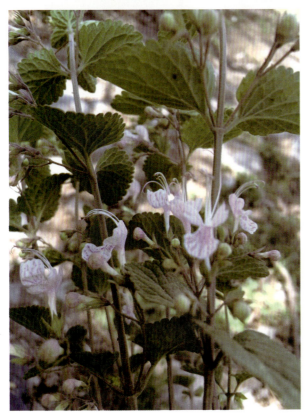
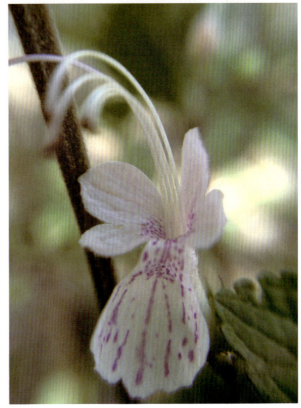

唇形科

白苞筋骨草

【基　　原】唇形科筋骨草属植物白苞筋骨草 Ajuga lupulina Maxim.
【别　　名】白毛夏枯草、忽布（轮花）筋骨草、甜格缩缩草。
【形态特征】多年生草本。茎：根茎横走；地上茎粗壮，直立，四棱形，沿棱及节上被白色长柔毛。叶：叶对生；叶柄短，具狭翅，基部抱茎，边缘具缘毛；叶披针状长圆形，先端钝或稍圆，基部楔形下延，两面疏被疏柔毛，边缘疏生波状圆齿或全缘，具缘毛。花：轮伞花序6至多花，密集成穗状花序；苞片大，向上渐小，白色、黄白色或绿紫色，卵形或宽卵形；花萼钟状，萼齿5；花冠白色、白绿色或白黄色，具紫斑，冠筒狭漏斗状，冠檐2唇形，上唇2裂，下唇3裂；雄蕊4，2强，花柱先端2浅裂。果：小坚果倒卵状或长圆状三棱形，背部具网状皱纹，腹面具1大果脐。花果期7—10月。
【生境分布】生于河滩沙地、高山草地。分布于河北、山西、甘肃、青海、四川、西藏。
【药用部位（药材名称）】全草（忽布筋骨草、白苞筋骨草）。
【采收加工】7—9月花期采收，洗净，晒干。
【临床应用】苦、辛，寒；归肺、胃、肝经。清热解毒，凉血消肿；用于外感风热，高热神昏，吐衄，面皱口喝，高血压，肺热咳喘，肺痈，泻痢腹痛，肝炎，尿路结石，肠痈，目赤肿痛，咽喉肿痛，梅毒，疮疖肿毒，跌打瘀肿，外伤出血，毒蛇咬伤。

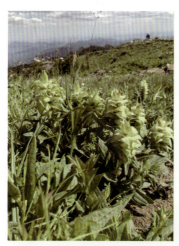
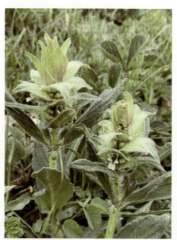
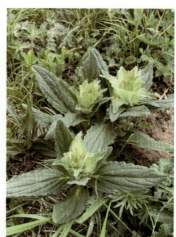
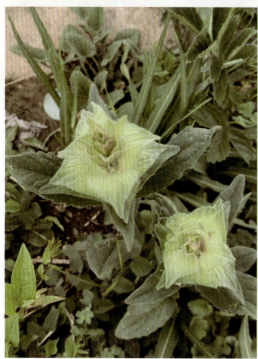
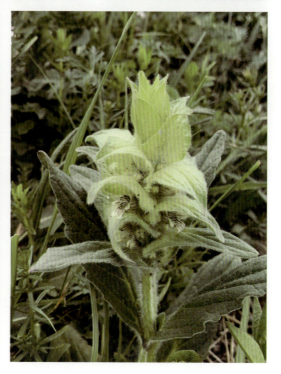

筋骨草

【基　　原】唇形科筋骨草属植物筋骨草 *Ajuga ciliata* Bunge.

【别　　名】毛缘（缘毛）筋骨草、白毛夏枯草、散血草、金疮小草、青鱼胆草、苦草、苦地胆。

【形态特征】多年生草本。**茎**：根部膨大，直立；茎四棱形，基部略木质化，紫红色或绿紫色。**叶**：叶对生，具短柄；叶卵状椭圆形至狭椭圆形，先端钝或急尖，基部楔形下延，两面略被糙伏毛，边缘具不整齐的重锯齿。**花**：轮伞花序具多花，密集成顶生的穗状花序；苞片大，叶状，卵圆形，有时呈紫红色；花萼漏斗状钟形，具10脉，萼齿5，整齐；花冠紫色，具蓝色条纹，筒近基部有一毛环，2唇形，上唇短，直立，2裂，下唇增大，3裂；雄蕊4，2强，伸出。**果**：小坚果长圆状三棱形，背部具网状皱纹，果脐大，几占整个腹面。花果期4—9月。

【生境分布】生于草地、林下或山谷溪旁。分布于河北、山西、陕西、甘肃、山东、浙江、河南、四川等地。

【药用部位（药材名称）】全草（筋骨草）。

【采收加工】5—8月花开时采收，洗净，鲜用或晒干。

【性味归经】苦，寒。清热解毒，凉血消肿；用于咽喉肿痛，肺热咯血，跌打肿痛。

【编者之见】按2020年版《中国药典》，中药材"筋骨草"为唇形科筋骨草 *Ajuga decumbens* Thunb. 的干燥全草；拉丁名 *Ajuga decumbens* Thunb. 在《中国植物志》为"金疮小草"。筋骨草 *Ajuga ciliata* Bunge. 与药典中的筋骨草 *Ajuga decumbens* Thunb. 同科同属，但非"筋骨草"正品。

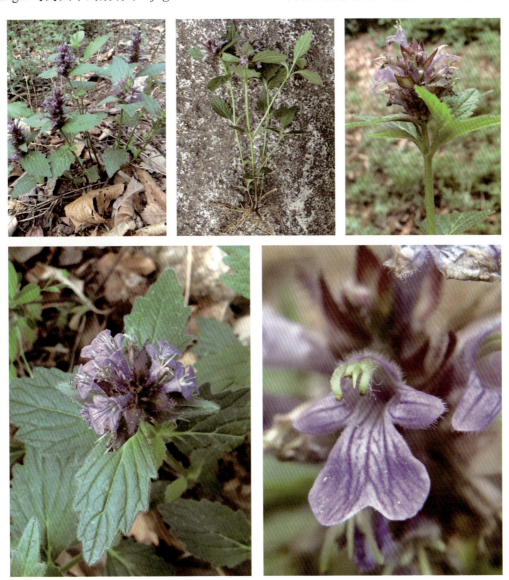

百里香

【基　　原】唇形科百里香属植物百里香 *Thymus mongolicus* Ronn.

【别　　名】地椒（薑）、千里香、地角花、地花椒、地椒叶、山（胡）椒、麝香草。

【形态特征】多年生半灌木。茎：茎匍匐或斜升，常有不育枝从基部生出，多分枝，下部木质化，红棕色，被柔毛；全株具强烈芳香气味。叶：叶对生；叶长椭圆形或卵形，全缘或有小锯齿，先端钝或稍锐尖，基部楔形或渐狭，具短柄。花：花序头状，簇集枝端，形成轮伞花序；花冠紫色、紫红色或粉红色；花萼钟形，下部有毛，上唇齿短，齿不超过上唇全长1/3，三角形。果：小坚果椭圆形，扁平，光滑。花果期6—8月。

【生境分布】生于多石山地、沟谷、路旁等处。分布于我国东北、西北、华北等地。

【药用部位（药材名称）】地上部分或全草（百里香、地椒）。

【采收加工】7—8月枝叶茂盛时采收，洗净，切段，鲜用或晒干。

【临床应用】辛，微温；有小毒。祛风解表，温中散寒，驱风止痛；用于吐逆，腹痛，泄泻，食少痞胀，风寒咳嗽，咽肿，牙疼，身痛，肌肤瘙痒。

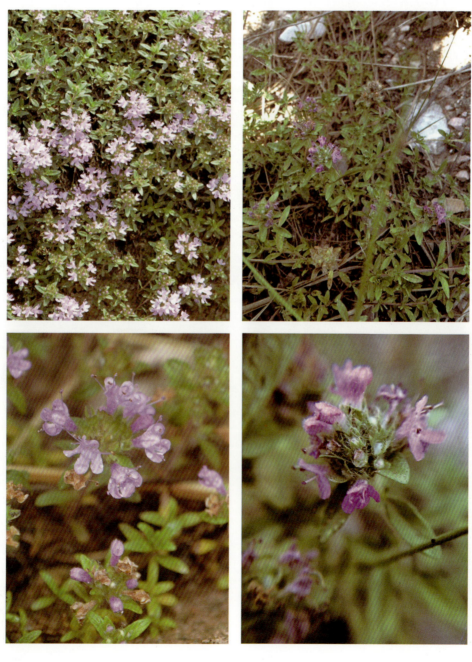

半枝莲

【基　　原】唇形科黄芩属植物半枝莲 *Scutellaria barbata* D.Don

【别　　名】赶山鞭、瘦黄芩、牙刷草、田基草、水黄芩、狭叶韩信草。

【形态特征】多年生草本。根：须根，簇生。茎：根茎短粗；地上茎直立，四棱形。叶：叶具短柄或近无柄；叶三角状卵圆形、卵圆状披针形或卵圆形，先端急尖，基部宽楔形或近截形，边缘具疏而钝的浅齿，上面绿色，下面淡绿或带紫色。花：花单生于叶腋；苞片叶状，较叶小；花梗被微柔毛，中部有一对针状小苞片；花萼外面沿脉被微柔毛，边缘具短缘毛；花冠紫蓝色，外被短柔毛，内在喉部疏被疏柔毛，花冠筒基部囊大，冠檐2唇形，上唇盔状，半圆形，下唇裂片梯形，全缘，侧裂片三角状卵圆形；雄蕊4，前对较长，微露出，后对较短，内藏，具全药，药室裂口具髯毛，花丝扁平；花柱细长，先端微裂。果：小坚果褐色，扁球形，具小疣状突起。花果期4—7月。

【生境分布】生于水田边、溪边、湿润草地。分布于我国华东、西南、华中、华南及河北、山东、陕西等地。

【药用部位（药材名称）】全草（半枝莲）。

【采收加工】夏秋季茎叶茂盛时采挖，洗净，晒干。

【临床应用】辛、苦，寒；归肺、肝、肾经。清热解毒，散瘀止血，利尿消肿；用于热毒痈肿，咽喉疼痛，肺痈，肠痈，瘰疬，毒蛇咬伤，跌打损伤，吐血，衄血，血淋，水肿，腹水，癌症。

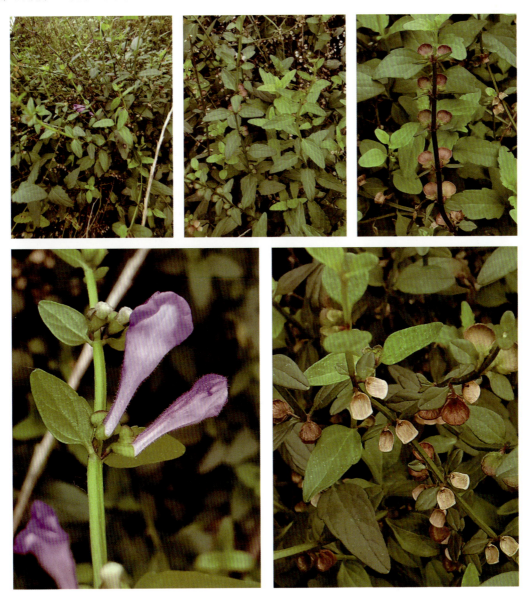

并头黄芩

【基　　原】唇形科黄芩属植物并头黄芩 *Scutellaria scordifolia* Fisch.ex Schrank

【别　　名】头巾草、山麻子。

【形态特征】多年生草本。根：须根。茎：根茎斜升或近直伸，节上生须根；地上茎直立，基部常带紫色，四棱形，茎棱上疏被上曲的微柔毛或无毛。叶：叶三角状卵形或披针形，先端钝或稀微尖，基部浅心形至近截形，边缘具浅锐齿或不明显的波状齿，少数近全缘；叶上面绿色，下面较淡；叶具短柄或近无柄。花：花单生于叶腋，2朵一簇，偏向一侧；花梗被短柔毛，近基部有一对针状小苞片；花冠蓝紫色，外面被短柔毛，内面无毛，冠筒基部浅囊状膝曲，向上渐宽，冠檐2唇形；雄蕊4，花丝扁。果：小坚果黑色，椭圆形，具瘤状突起。花果期6—9月。

【生境分布】生于草地及湿草甸。分布于我国东北、华北及甘肃、青海等地。

【药用部位（药材名称）】全草（头巾草）。

【采收加工】7—9月采收，鲜用或晒干。

【临床应用】微苦，凉；归肺、膀胱经。清热解毒、泻热利尿；用于热毒病症，疮痈，丹毒，斑疹，咽喉肿痛，湿热淋症。

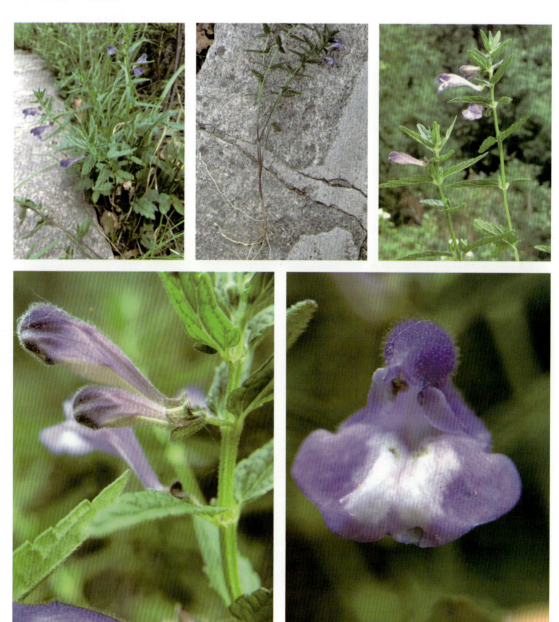

黄芩

【基　　原】唇形科黄芩属植物黄芩 *Scutellaria baicalensis* Georgi

【别　　名】空心草、黄金茶、黄芩茶、香水水草。

【形态特征】多年生草本。根：主根长，略呈圆柱形，外皮黄褐色。茎：茎四棱形，基部多分枝。叶：叶对生；叶卵状披针形、披针形或线状披针形，先端钝或急尖，基部圆形，全缘，上面光滑或被短毛，下面光滑或仅在中肋有短毛，无柄或有短柄。花：总状花序腋生，花偏向一侧；萼钟形，被白色长柔毛，先端5裂；花冠唇形，上唇比下唇长，筒状，上部膨大，基部甚细，蓝紫色，表面被白色短柔毛；雄蕊4，2强；雌蕊1，子房4深裂，花柱基底着生。果：小坚果近圆形，黑色。花果期7—9月。

【生境分布】生于草原、干燥砾质的山坡。分布于我国东北、华北及河南、山东、四川、云南、陕西、甘肃等地。

【药用部位（药材名称）】根（黄芩）、果实（黄芩子）。

【采收加工】黄芩：春秋季采挖，除去须根及泥沙，晒后撞去粗皮，晒干。黄芩子：夏秋季果实成熟后采摘，晒干。

【临床应用】黄芩：苦，寒；归肺、胆、脾、大肠、小肠经。清热燥湿，泻火解毒，止血，安胎；用于湿温、暑温胸闷呕恶，湿热痞满，泻痢，黄疸，肺热咳嗽，高热烦渴，血热吐衄，痈肿疮毒，胎动不安。黄芩子：止痢，用于痢下脓血。

【编者之见】中药材"黄芩"的基原按《中华本草》还包括同属植物滇黄芩、粘毛黄芩和丽江黄芩，按《中药大辞典》包括滇黄芩、粘毛黄芩、丽江黄芩、甘肃黄芩、薄叶黄芩、川黄芩；但非药典正品。

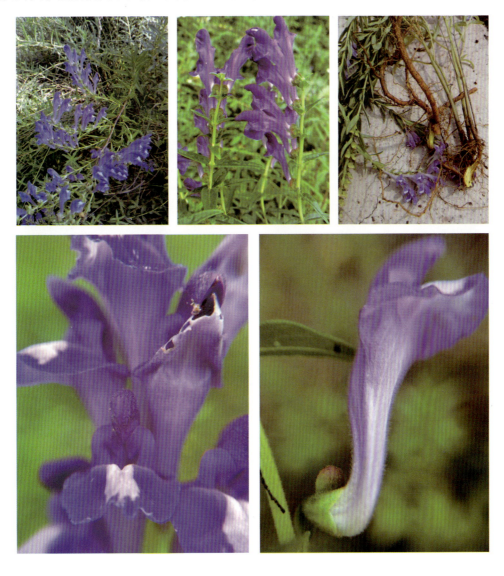

薄荷

【基　　原】唇形科薄荷属植物薄荷 Mentha haplocalyx Briq.

【别　　名】野（水、土、南）薄荷、夜息香、野仁丹草、见肿消、接骨草、鱼香草，等。

【形态特征】多年生草本。根：须根，纤细。茎：根状茎匍匐；地上茎直立，茎下部生须根，茎四棱形，具四槽，被倒向微柔毛，多分枝。叶：叶披针形、椭圆形或卵状披针形，先端锐尖，基部楔形至近圆形，边缘在基部以上疏生粗大锯齿；叶柄腹凹背凸，被微柔毛；叶脉具微柔毛。花：轮伞花序腋生，花梗纤细；花萼管状钟形，外被疏毛及腺点，萼齿5，狭三角状钻形，先端长锐尖；花冠淡紫色，外面略被柔毛，内面在喉部以下被柔毛，冠檐5裂，上裂片先端2裂，其余3裂片近等大，长圆形，先端钝；雄蕊4，前对较长，伸出于花冠之外，花丝丝状，花药卵圆形，花柱略超出雄蕊，先端近相等2浅裂，裂片钻形。果：小坚果卵球形，黄褐色，具腺窝。花果期7—10月。

【生境分布】生于山野、湿地、河旁等处。分布于全国各地。

【药用部位（药材名称）】地上部分（薄荷）。

【采收加工】夏秋季茎叶茂盛或花开至三轮时，选晴天，分次采割，晒干或阴干。

【临床应用】辛，凉；归肺、肝经。疏散风热，清利头目，利咽，透疹，疏肝行气；用于风热感冒，风温初起，头痛，目赤，喉痹，口疮，风疹，麻疹，胸胁胀闷。

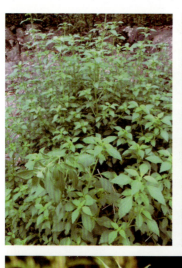
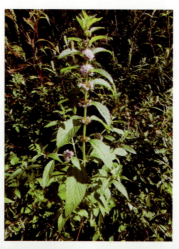
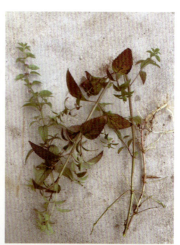
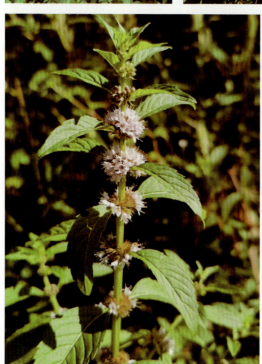
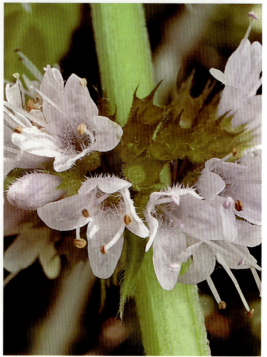

皱叶留兰香

【基　　原】唇形科薄荷属植物皱叶留兰香 *Mentha Crispata* Schrad ex Willd.

【别　　名】无。

【形态特征】形态与"薄荷"相似。两者的主要区别：薄荷的轮伞花序生于茎叶的叶腋内，轮伞花序之间彼此远离；茎叶高出轮伞花序，叶面平展；苞叶与叶同形，花冠喉部有毛。皱叶留兰香的轮伞花序顶生（不生于茎叶的叶腋内），花序之间密集（彼此不甚远离），常为无叶的穗状花序；茎叶低于轮伞花序，叶面皱泡状、叶缘皱波状（叶面不平展）；苞叶线性或披针形（常不与叶同形），花冠喉部无毛。

【生境分布】河北、江苏、浙江、广东、广西、四川、贵州、云南等地有栽培，有时逸为野生。

【药用部位（药材名称）】全草（留兰香、香花菜）。

【采收加工】7—9月采收，多为鲜用。

【临床应用】辛，微温。解表，和中，理气；用于感冒，咳嗽，头痛，咽痛，目赤，鼻衄，胃腹痛。

【编者之见】唇形科植物留兰香 *Mentha spicata* L. 的干燥全草入药也称为"留兰香"或"香花菜"。

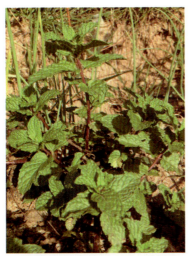
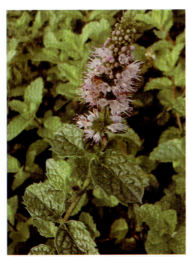
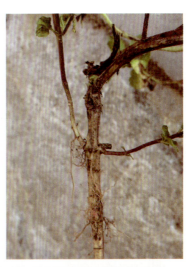
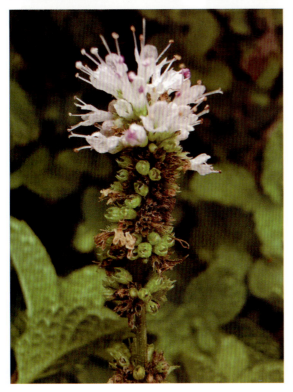
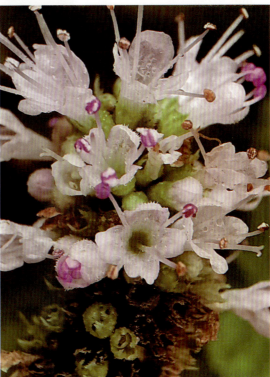

糙苏

【基　　原】唇形科糙苏属植物糙苏 Phlomis umbrosa Turcz.

【别　　名】山苏子。

【形态特征】多年生草本。**根**：根长圆锥形或纺锤形，红褐色，肥大，常数个集生。**茎**：茎直立，四棱形，疏被向下的短硬毛。**叶**：叶对生，叶柄密被短硬毛；叶卵圆形或卵状长圆形，先端短尖，基部浅心形或圆形，边缘具粗齿，两面被疏柔毛及星状柔毛。**花**：轮伞花序，常4～8花一簇；苞片披针形或狭披针形，较坚硬，常呈紫红色，被星状毛；花萼筒状，外面被星状毛，萼齿5，先端具小刺尖，边缘被丛毛；花冠白色或粉红色，2唇形，长于萼筒，喉部之上密布多数白色茸毛或星状毛，上唇2裂，下唇3裂，外面密生茸毛；雄蕊4，前对较长，后对基部无附属物，花丝无毛，花药2室；花柱单一，柱头2裂。**果**：小坚果卵状三棱形。花果期6—10月。

【生境分布】生于山林、灌丛、河岸、山谷。分布于东北、西北、华东及河北、河南、湖北、四川、云南、广东等地。

【药用部位(药材名称)】根或全草（糙苏）。

【采收加工】春秋季采挖，去净泥土，晒干。

【临床应用】辛，平。祛风化痰，利湿除痹，祛痰，解毒消肿；用于感冒，咳嗽痰多，风湿痹痛，跌打损伤，疮痈肿毒。

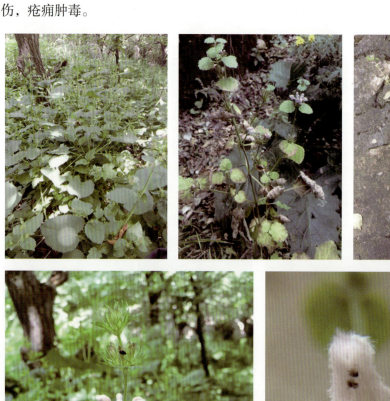

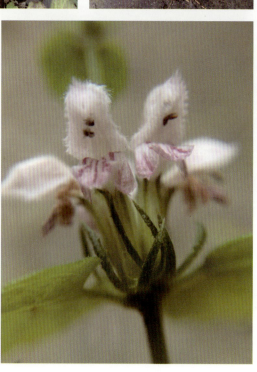

大叶糙苏

【基　　原】唇形科糙苏属植物大叶糙苏 *Phlomis maximowiczii* Regel

【别　　名】山（野）苏子、丁黄草、大丁黄、苏木帐子。

【形态特征】多年生草本。**茎**：茎直立，多分枝，四棱形，疏生向下的短硬毛。**叶**：基生叶阔卵形，先端渐尖，基部浅心形，边缘锯齿状或牙齿状；茎生叶对生，与基生叶同形；所有叶片上面疏被短硬毛，下面具中枝较长的星状柔毛；茎下部和茎上部叶小，茎中部叶大；茎下部叶柄长，向上叶柄渐短，苞叶近无柄。**花**：轮伞花序多花；苞片披针形或狭披针形，边缘被具节缘毛；花萼管状，外面脉上具节刚毛，具5齿，具极短的小刺尖；花冠粉红色，唇形，冠筒外面上部具白色疏柔毛，内面具毛环，上唇外面具节绵毛和中枝特长的星状绒毛，边缘具小齿，下唇外面被柔毛，3裂，中裂片较大，阔卵形，侧裂片较小，卵形；雄蕊4，2强，前对较长，后对基部具短距状附属物，花丝上部具长毛；花柱单一，柱头2裂。**果**：小坚果卵状三棱形，先端被短毛。花果期7—10月。

【生境分布】生于林缘、河岸。分布于吉林、辽宁、河北等地。

【药用部位（药材名称）】根（山苏子根）。

【采收加工】初夏及秋季采挖，洗净，鲜用或切片晒干。

【临床应用】苦、辛，凉。清热解毒；用于疮疖，无名肿毒。

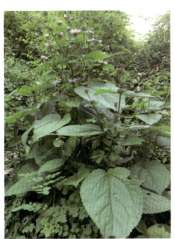
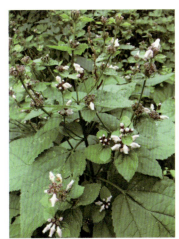
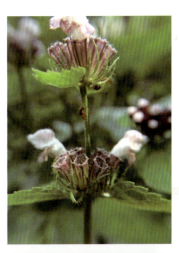
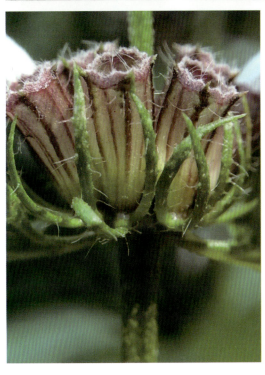
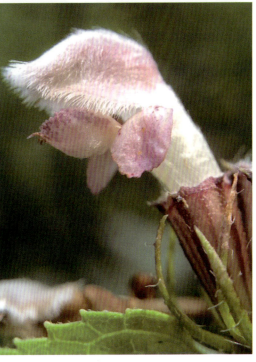

丹参

【基　　原】唇形科鼠尾草属植物丹参 *Salvia miltiorrhiza* Bge.

【别　　名】紫丹参、红根、山红萝卜、活血根、靠山红、野苏子根、大红袍、血参根、蜂蜜罐，等。

【形态特征】多年生草本。**根**：根肥厚，外皮朱红色。**茎**：茎直立，四棱形，被长柔毛，上部多分枝。**叶**：奇数羽状复叶对生；叶柄密被长柔毛；小叶3～7枚，顶端小叶较侧生叶大，小叶卵圆形、椭圆状卵形或披针形，先端尖，基部圆形或偏斜，边缘具圆齿，两面具柔毛。**花**：轮伞花序6至多花，组成顶生或腋生的总状花序；苞片披针形；花萼钟形，带紫色，2唇形，上唇阔三角形，下唇长于上唇，深裂成2齿；花冠大，蓝紫色，外被粘毛，冠檐2唇形，上唇镰刀形，向上竖立，下唇较上唇短，3裂，中裂片最大；能育雄蕊2，伸出上唇片，退化雄蕊线形；花柱远外伸，先端不等2裂。**果**：小坚果长圆形，成熟时暗棕色或黑色。花果期5—10月。

【生境分布】生于山坡向阳处。分布于我国华东及辽宁、河北、山西、河南、山东、湖北、四川、贵州、陕西、甘肃、广西等地。

【药用部位（药材名称）】根和根茎（丹参）。

【采收加工】春秋季采挖，除去泥沙，干燥。

【临床应用】苦，微寒；归心、肝经。活血祛瘀，通经止痛，清心除烦，凉血消痈；用于胸痹心痛，脘腹胁痛，癥瘕积聚，热痹疼痛，心烦不眠，月经不调，痛经经闭，疮疡肿痛。

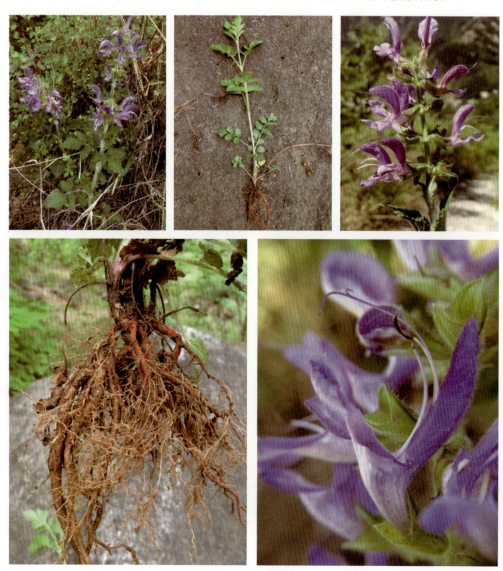

荔枝草

【基　　原】唇形科鼠尾草属植物荔枝草 *Salvia plebeia* R. Brown.

【别　　名】雪见草、沟香薷、膨胀草、土荆芥、内红消、麻麻草、青蛙草、野猪菜、癞蛤蟆草，等。

【形态特征】1—2 年生草本。根：主根肥厚，直伸，支根多数。茎：茎直立，粗壮，多分枝，疏被向下的灰白色柔毛。叶：叶对生，卵圆形或椭圆状披针形，先端钝或急尖，基部圆形或楔形，边缘具圆齿，上面疏被微硬毛，下面疏被短柔毛，上面散布黄褐色腺点；叶柄腹凹背凸，疏被柔毛。花：轮伞花序 2～6 朵，在茎枝顶端密集组成总状花序；苞片披针形；花萼钟形，外面疏被柔毛，散布黄褐色腺点，唇裂约为花萼长的 1/3；花冠淡蓝紫色至蓝色，冠筒内面中部有毛环，冠檐 2 唇形，上唇长圆形，先端微凹，下唇 3 裂，中裂片最大，阔倒心形，顶端微凹或呈浅波状，侧裂片近半圆形；能育雄蕊 2，略伸出花冠外；花柱和花冠等长，先端不等 2 裂。果：小坚果倒卵圆形，成熟时光滑。花果期 4—7 月。

【生境分布】生于山坡、路旁、荒地、河边。除新疆、甘肃、青海及西藏外，分布于全国各地。

【药用部位(药材名称)】全草（荔枝草、雪见草）、根（雪见草根）。

【采收加工】全草：6—7 月采收地上部分，扎成小把，鲜用或晒干。雪见草根：4—6 月采收，晒干。

【临床应用】全草：苦、辛，凉；归肺、胃经。清热解毒，凉血散瘀，利水消肿，杀虫；用于感冒发热，咽喉肿痛，肺热咳嗽，咳血，吐血，尿血，崩漏，痔疮出血，肾炎水肿，白浊，痢疾，痈肿疮毒，湿疹瘙痒，跌打损伤，蛇虫咬伤。雪见草根：苦、辛，凉；无毒。凉血，活血，消肿；用于吐血，衄血，崩漏，跌打伤痛，腰痛，肿毒。

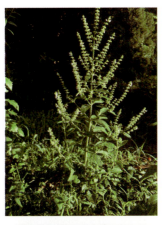
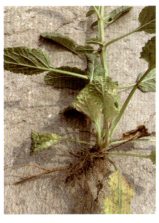
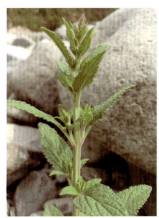
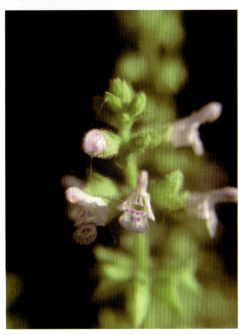
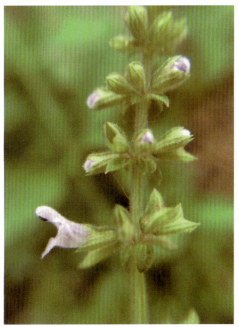

地笋

【基　　原】唇形科地笋属植物地笋 Lycopus lucidus Turcz.

【别　　名】地瓜儿苗、泽兰、提娄、地参。

【形态特征】多年生草本。**根**：须根，生于根茎节间处。**茎**：根茎横走，具节，先端肥大呈圆柱形；地上茎直立，常不分枝，四棱形，具槽，节上多少带紫红色，无毛或在节上疏生小硬毛。**叶**：叶具极短柄或近无柄，叶长圆状披针形，多少弧弯，先端渐尖，基部渐狭，边缘具锐尖粗齿，下面具凹陷的腺点，侧脉6～7对。**花**：轮伞花序腋生，花小，多数；小苞片卵圆形至披针形，先端刺尖；花萼钟形，萼齿5；花冠白色，上唇近圆形，下唇3裂，中裂片较大；前对雄蕊超出于花冠，花丝丝状，花药卵圆形，后对雄蕊退化；花柱伸出花冠，先端2浅裂。**果**：小坚果倒卵圆状四边形，基部略狭，褐色。花果期6—11月。

【生境分布】生于山野、溪流沿岸、灌丛、草丛，分布于我国东北、西南及河北等地。

【药用部位（药材名称）】地上部分（泽兰）、根茎（地笋）。

【采收加工】泽兰：夏秋季枝叶茂盛时采割，晒干。地笋：9—10月采挖，晒干。

【临床应用】泽兰：苦、辛，微温；归肝、脾经。活血调经，祛瘀消痈，利水消肿；用于月经不调，经闭，痛经，产后瘀血腹痛，疮痈肿毒，水肿腹水。地笋：甘、辛，平。化瘀止血，益气利水；用于衄血，吐血，产后腹痛，黄疸，水肿，带下，气虚乏力。

【编者之见】按2020年版《中国药典》，中药材"泽兰"的基原仅为毛叶地瓜儿苗 Lycopus lucidus Tilrcz.var.hirtus Regel.，地笋并非中药材"泽兰"正品基原。

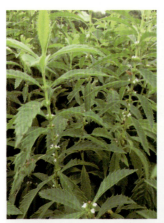
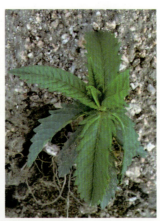
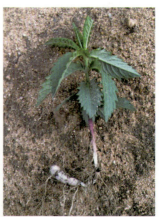
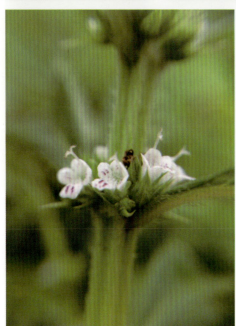
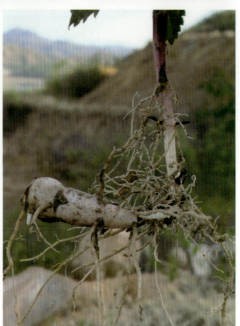

藿香

【基　　原】唇形科藿香属植物藿香 Agastache rugosa (Fisch. et Mey.) O. Ktze.

【别　　名】合香、山茴香、排香草、香荆芥花、土（野）藿香、兜娄婆香，等。

【形态特征】多年生草本。**根**：须根多数，灰白色。**茎**：茎直立，四棱形，上部多分枝。**叶**：叶对生；叶椭圆状卵形或卵形，先端尖，基部圆形或略心形，边缘具不整齐的钝齿，上面无毛或近无毛，下面被短柔毛；叶柄长 1～4 cm。**花**：轮伞花序多花，在茎顶和分枝顶端密集组成顶生的穗状花序；苞片线形或披针形，被微柔毛；萼 5 裂，多少带紫色，裂片三角形，具纵脉及腺点；花冠淡紫蓝色，冠檐 2 唇形，上唇先端微凹，下唇 3 裂，两侧裂片短，中间裂片宽大，边缘波状；雄蕊 4，伸出花冠管外，柱头 2 裂。**果**：小坚果卵状长圆形。花果期 6—11 月。

【生境分布】生于山坡、草地、路旁等处。分布于我国东北、华东、华中、西南及河北、陕西、广东等地；多有栽培。

【药用部位（药材名称）】全草（藿香）、茎（藿梗）、根（藿香根）。

【采收加工】藿香：第 1 次在 6—7 月当花序抽出而未开花时，择晴天齐地割取全草，薄摊晒至日落后，收回堆叠过夜，次日再晒；第 2 次在 10 月收割，迅速晾干、晒干或烤干。藿梗：当花落后，采收地上部分，去除叶，留取老茎，切段阴干。藿香根：未见记载。

【临床应用】藿香和藿梗：辛，微温；归肺、脾、胃经。祛暑解表，化湿和胃；用于夏令感冒，寒热头痛，胸脘痞闷，呕吐泄泻，妊娠呕吐，鼻渊，手足癣。藿香根：用于霍乱吐泻，血气痛，发散表证。

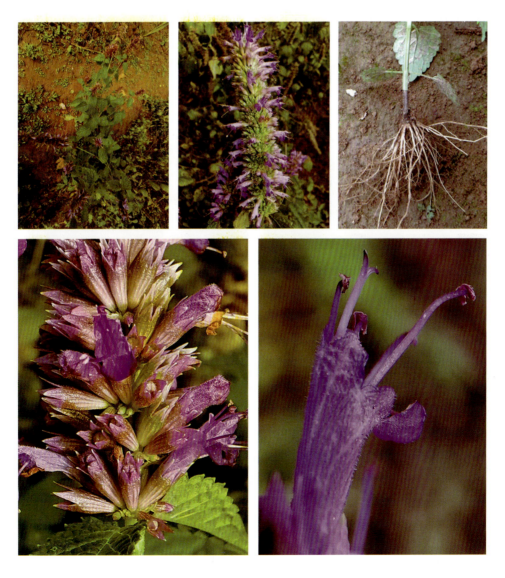

活血丹

【基　　原】唇形科活血丹属植物活血丹 *Glechoma longituba* (Nakai) Kupr

【别　　名】连钱草、金钱艾、透（接）骨消、透骨风、穿墙草、对叶金钱草、疳取草、钻地风等。

【形态特征】多年生草本。**茎**：茎四棱形，初时直立，后匍匐，节处生根。**叶**：叶对生；叶柄长，被长柔毛；叶心形或近肾形，先端急尖或钝，边缘具圆齿，两面被柔毛或硬毛。**花**：轮伞花序腋生，每轮2～6花，苞片刺芒状；花萼钟状，萼齿狭三角状披针形，顶端芒状，外面有毛和腺点；花冠2唇形，淡蓝色至紫色，下唇具深色斑点，中裂片肾形；雄蕊4，药室叉开，花柱伸出，先端2裂。**果**：小坚果长圆状卵形，顶端圆，基部略呈三棱形，褐色。花果期3—6月。

【生境分布】生于林缘、疏林下、草地、溪边等处。全国除甘肃、青海、新疆及西藏外，均有分布。

【药用部位（药材名称）】地上部分（连钱草）、全草（活血丹）。

【采收加工】连钱草：春夏秋季采收，除去杂质，晒干。活血丹：4—5月采收全草，鲜用或晒干。

【临床应用】地上部分或全草：辛、微苦、微寒；归归肝、肾、膀胱经。利湿通淋，清热解毒，散瘀消肿；用于热淋，石淋，湿热黄疸，疮痈肿痛，跌扑损伤。

【编者之见】按2020年版《中国药典》，植物活血丹地上部分的药材名称为"连钱草"；《中华本草》等资料将其全草称为"活血丹"。两药的性味归经和功效相同。

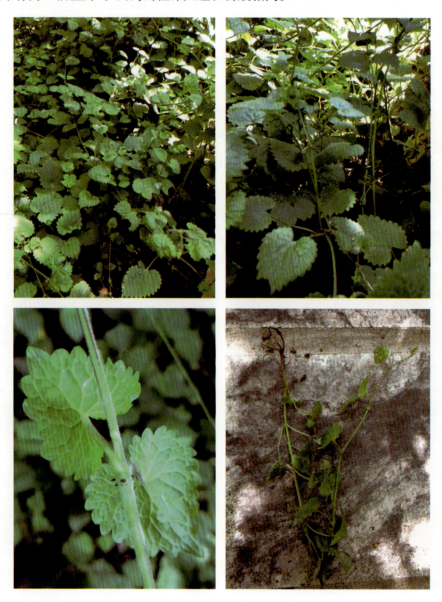

狭萼白透骨消

【基　　原】唇形科活血丹属植物狭萼白透骨消 *Glechoma biondiana* (Diels) C.Y.Wu var.*angustituba* C.Y.Wu et C.Chen

【别　　名】见肿消、透骨消、补血丹。

【形态特征】多年生草本。根：直根数条，支根多数，黄白色。茎：茎基部匍匐，着地生根，带紫色；茎上部直立，四棱形。叶：叶对生；叶先端钝，基部心形，边缘具圆锯齿。花：轮伞花序多花，通常为9花，稀为6花，小苞片线形；花萼细筒状，圆柱形，口部与基部等宽，外面被微柔毛，萼齿5，上唇3齿较长，下唇2齿稍短，先端芒状，具缘毛；花冠粉红色或淡紫色，钟形，冠檐2唇形，上唇宽卵形，先端凹，下唇3裂；雄蕊4，柱头2裂。果：小坚果深褐色，具小凹点。花果期4—6月。

【生境分布】生于山谷林下、水沟边、阴湿肥沃处。分布于河北、湖北、四川等地。

【药用部位(药材名称)】全草（白透骨消）。

【采收加工】春秋季采收，除去杂质，晒干。

【临床应用】辛，温。祛风活血，利湿解毒；用于风湿痹痛，跌打损伤，肺痈，黄疸，急性肾炎，尿道结石，痄腮。

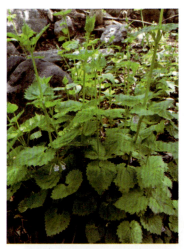
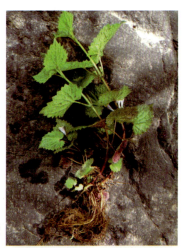
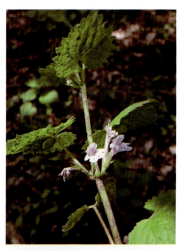
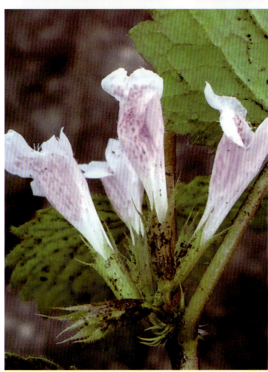
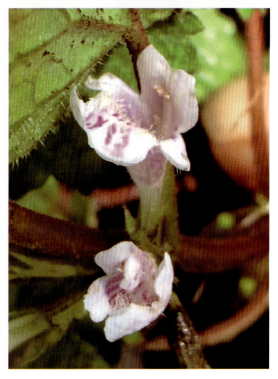

蓝萼香茶菜

【基　　原】唇形科香茶菜属蓝萼香茶菜 Rabdosia japonica (Burm.f.) Hara var.glaucocalyx (Maxim.) Hara

【别　　名】香茶菜、山苏子、回菜花、倒根野苏。

【形态特征】多年生草本。**茎**：根茎木质，粗大；茎直立，钝四棱形，多分枝。**叶**：叶对生，卵形或阔卵形，先端具顶齿，基部阔楔形，边缘有粗齿，上面绿色，下面暗绿色，两面疏被短柔毛及腺点；叶柄上部有狭翅。**花**：圆锥花序顶生，疏松而开展，由3～7花组成聚伞花序，聚伞花序总梗及序轴均被微柔毛及腺点；苞片卵形，小苞片线形，被微柔毛；花萼筒状钟形，淡紫色之中常带蓝色，外面被柔毛，萼齿5，三角形，为花萼长的1/3，前2齿稍宽大；花冠淡紫色、蓝紫色至蓝色，花冠筒基部上方浅囊状，冠檐2唇形，上唇反折，先端4圆裂，具深色斑点，外被短柔毛，下唇阔卵圆形，内凹；雄蕊4，伸出，花丝中部以下具髯毛，花药黄色，花柱先端相等2浅裂，伸出花冠外；花盘环状。**果**：小坚果卵状三棱形，黄褐色，顶端具疣状凸起。花果期6—9月。

【生境分布】生于山坡、路旁、林缘、林下、草丛等处。分布于我国东北、华北及山东等地。

【药用部位（药材名称）】全草（蓝萼香茶菜、香茶菜、倒根野苏）。

【采收加工】夏秋季采收，去除杂质，晒干，切段。

【临床应用】苦、甘，凉。清热解毒，活血化瘀；用于感冒，咽喉肿痛，扁桃体炎，胃炎，肝炎，乳腺炎，癌症初起，闭经，跌打损伤，关节痛，蛇虫咬伤。

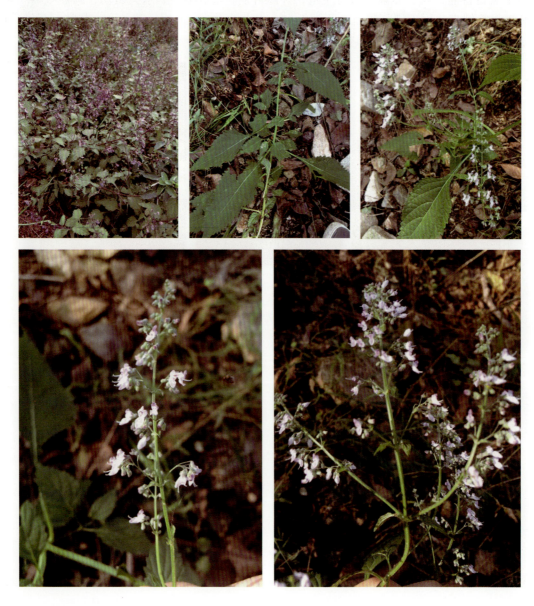

毛建草

【基　　原】唇形科青兰属植物毛建草 *Dracocephalum rupestre* Hance

【别　　名】岩青兰、毛尖（茶）。

【形态特征】多年生草本。茎：根茎粗壮；茎多数，不分枝，斜升，四棱形，疏被倒向的短柔毛，常带紫色。叶：基生叶多数，叶柄长，被长柔毛，叶三角状卵形，先端钝，基部心形，边缘具圆锯齿，两面疏被柔毛；茎生叶叶柄短，叶片似基生叶，花序处的叶更小。花：轮伞花序密集成头状或疏离成穗状，苞片倒卵形或倒披针形，疏被短柔毛及睫毛，具带刺小齿；花萼常带紫色，上唇3裂，中裂片倒卵状椭圆形，下唇2裂，裂片披针形；花冠紫蓝色，下唇宽大，下唇中裂片短而宽，无深色斑点及白色长柔毛。果：小坚果。花果期7—10月。

【生境分布】生于草地、山坡湿润处。分布于辽宁、内蒙古、河北、青海等地。

【药用部位（药材名称）】全草（岩青兰）。

【采收加工】7—8月采收，切段，晒干。

【临床应用】辛、苦，凉。疏风清热，凉肝止血；用于风热感冒，头痛，咽喉肿痛，咳嗽，黄疸，痢疾，吐血，衄血。

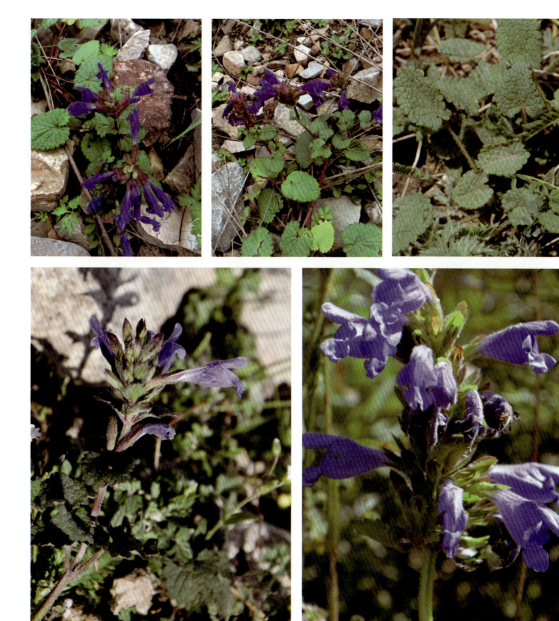

香青兰

【基　　原】唇形科青兰属植物香青兰 *Dracocephalum moldavica* L.

【别　　名】摩眼子、山薄荷、蓝秋花、玉米草、香花子、臭仙欢、臭蒿、青蓝（兰）、野青兰。

【形态特征】1年生草本。根：根直伸，圆柱形。茎：茎数个，直立或渐升，中部以下常分枝，稍四棱形，常带紫色。叶：基生叶卵圆状三角形，具长柄，先端圆钝，基部心形，叶缘具疏圆齿；茎下部叶与基生叶近似，具与叶片等长的柄；茎中部以上叶具短柄，叶披针形至线状披针形，先端钝，基部圆形或宽楔形，两面只在脉上疏被小毛及黄色小腺点，边缘常具三角形齿或疏锯齿，有时基部的齿成小裂片状，分裂较深，常具长刺。花：轮伞花序，常具4花；苞片长圆形，疏被伏毛；花萼被金黄色腺点及短毛，脉常带紫色，2裂近中部，上唇3浅裂，下唇2裂；花冠淡蓝紫色，喉部以上宽展，外面被白色短柔毛，冠檐2唇形，上唇短舟形，先端微凹，下唇3裂，中裂片扁，2裂，具深紫色斑点；雄蕊微伸出，花柱先端2等裂。果：小坚果长圆形，顶平截，光滑。花果期6—10月。

【生境分布】生于干燥山地、山谷、河滩多石处。分布于我国东北、华北、西北及河南等地。

【药用部位（药材名称）】地上部分（香青兰）。

【采收加工】夏秋采割地上部分，除去杂质，切段，晒干。

【临床应用】辛、苦，凉。清肺解表，凉肝止血；用于感冒，头痛，喉痛，气管炎哮喘，黄疸，吐血，衄血，痢疾，心脏病，神经衰弱，狂犬咬伤。

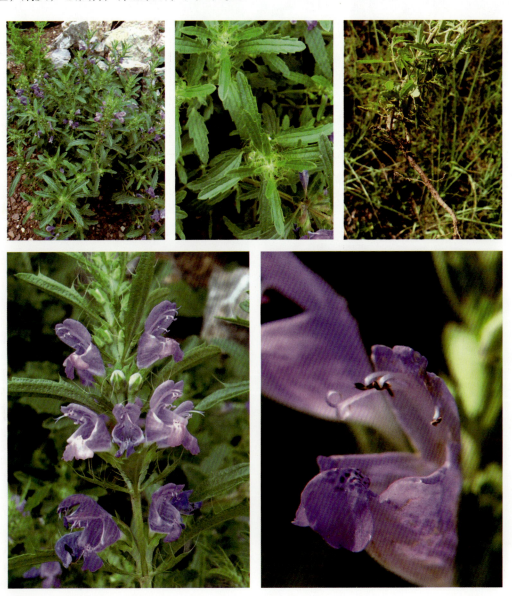

木香薷

【基　　原】唇形科香薷属植物木香薷 *Elsholtzia stauntoni* Benth.

【别　　名】紫（柴、野）荆芥、华北香薷、鸡爪花。

【形态特征】多年生半灌木。**茎**：茎上部多分枝；小枝木质化，下部近圆柱形，上部钝四棱形，具槽及细条纹，带紫红色，被灰白色微柔毛。**叶**：叶对生；叶披针形至椭圆状披针形，先端渐尖，基部楔形，边缘除基部及先端全缘外具圆锯齿，上面绿色，下面白绿色；叶柄常带紫色，被微柔毛。**花**：穗状花序生于茎顶，花序偏向一侧；总花梗、花序轴被灰白微柔毛；苞片披针形或线状披针形，常带紫色；花萼管状钟形，外面密被灰白色绒毛，内面仅在萼齿上被灰白色绒毛，萼齿5，近等大；花冠红紫色，外面被白色柔毛及稀疏腺点，冠筒中部有毛环，冠檐2唇形，上唇直立，先端微缺，下唇开展，3裂；雄蕊4，前对较长，伸出，花丝丝状；花柱与雄蕊等长或略超出，先端2深裂。**果**：小坚果椭圆形，光滑。花果期7—10月。

【生境分布】生于山谷、溪边、河岸、山坡。分布于河北、山西、河南、陕西、甘肃等地。

【药用部位（药材名称）】地上部分（木香薷）。

【采收加工】夏季于茎叶茂盛、花盛开时，择晴天采割，除去杂质，阴干。

【临床应用】辛、微温。发汗解表，祛暑化湿，利尿消肿；用于外感暑热，身热，头痛发热，伤暑霍乱吐泻，水肿。

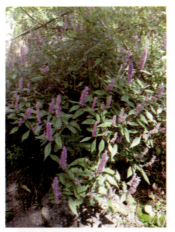
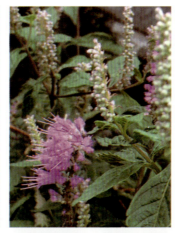
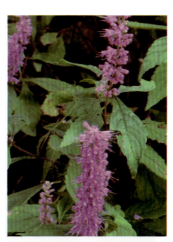
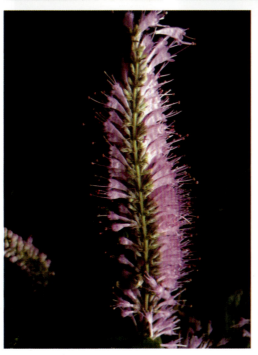
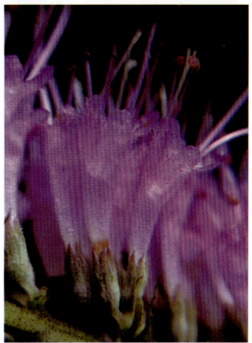

密花香薷

【基　　原】唇形科香薷属植物密花香薷 *Elsholtzia densa* Benth.

【别　　名】咳嗽草、野紫苏、臭香茹。

【形态特征】1年生草本。根：须根，多数。茎：茎直立，基部多分枝，茎枝四棱形，具槽，被短柔毛。叶：叶圆状披针形至椭圆形，先端急尖或微钝，基部宽楔形或近圆形，边缘在基部以上具锯齿，上面绿色，下面较淡，两面被短柔毛；叶柄背腹扁平，被短柔毛。花：密集的轮伞花序组成穗状花序，长圆柱形，密被紫色串珠状长柔毛；最下一对苞叶与叶同形，向上呈苞片状，卵圆状圆形，外面及边缘被具节长柔毛；花萼钟状，外面及边缘密被紫色串珠状长柔毛，萼齿5，后3齿稍长，近三角形；花冠淡紫色，外面及边缘密被紫色串珠状长柔毛，内面疏柔毛环，冠檐2唇形，上唇直立，先端微缺，下唇稍开展，3裂，中裂片较侧裂片短；雄蕊4，前对较长，微露出，花药近圆形；花柱微伸出，先端近相等2裂。果：小坚果卵珠形，暗褐色，被极细微柔毛，腹面略具棱，顶端具小疣突起。花果期7—10月。

【生境分布】生于林缘、高山草甸、林下、河边、山坡荒地。分布于我国西北、西南及河北、山西等地。

【药用部位（药材名称）】全草（咳嗽草、密香薷）。

【采收加工】7—9月采收，割取地上部分，阴干，扎把，切碎；或鲜用。

【临床应用】辛，微温。发汗解表，化湿和中；用于暑天感冒，头痛身重，大汗恶寒，腹痛吐泻，水肿，疮痈肿毒，蛲虫病，阴道滴虫。

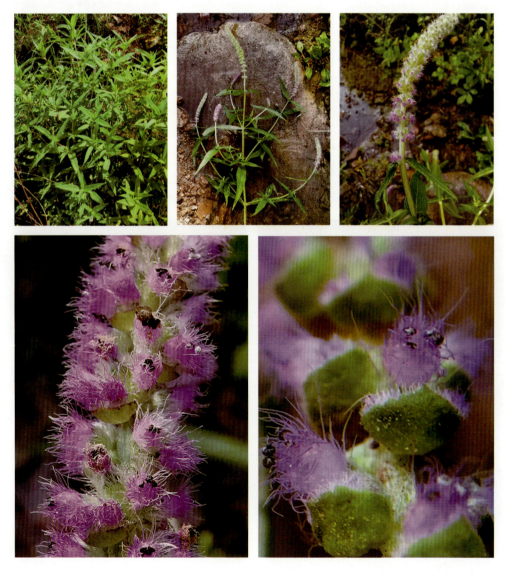

香薷

【基　　原】唇形科香薷属植物香薷 *Elsholtzia ciliata* (Thunb.) Hyland.

【别　　名】山（小叶）苏子、臭荆芥、排香草、野紫苏、香茹（薷）草、野芝麻、野香薷，等。

【形态特征】形态与植物"密花香薷"相似。两者的主要区别：密花香薷的穗状花序完全，呈长圆柱形，花序不偏向一侧；花萼外的毛多（密被紫色串珠状长柔毛）；叶矩圆状椭圆形。香薷的穗状花序不完全，花序偏向花序轴的一侧；花萼外的毛稀少；叶卵形或椭圆状披针形，叶型与密花香薷相比显宽圆。

【生境分布】生于路旁、山坡、荒地、林下、河岸。除新疆、青海外，分布于全国各地。

【药用部位（药材名称）】全草（土香薷）。

【采收加工】夏秋抽穗开花时采割，去净杂质，鲜用或晒干。

【临床应用】辛，微温。发汗，解暑，利尿；用于夏季感冒，发热无汗，中暑，急性胃肠炎，胸闷，口臭，小便不利。

【编者之见】按 2020 年版《中国药典》，中药材"香薷"为唇形科石香薷和江香薷的干燥地上部分。在四川、陕西、山东等地以香薷干燥全草代作"香薷"使用。

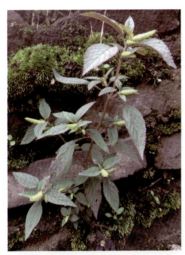
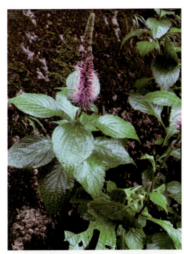
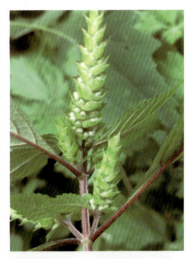
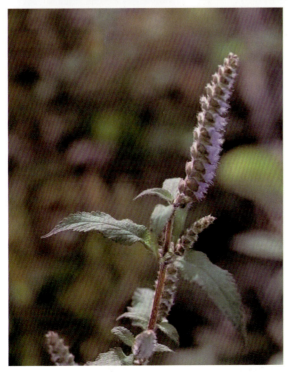
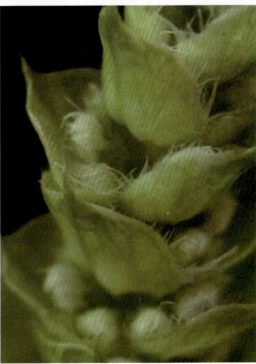

水棘针

【基　　原】唇形科水棘针属植物水棘针 *Amethystea caerulea* L.
【别　　名】山油子、土荆芥、细叶山紫苏。
【形态特征】1年生草本。**茎**：茎直立，多分枝，茎四棱形，紫色或紫蓝色，疏被柔毛。**叶**：叶对生；叶柄紫色或紫绿色，具狭翅；叶三角形或近卵形，3深裂，裂片披针形，边缘具粗齿；叶上面绿色或紫绿色，微被柔毛，下面色淡。**花**：聚伞花序组成圆锥花序，顶生或腋生；苞叶与茎生叶同形，较小，小苞片线形；花萼钟形，外面被乳头状突起及腺毛，内面无毛，具10脉，中脉隆起，萼齿5，三角形，边缘具缘毛；花冠蓝色或紫蓝色，冠檐2唇形，外面被腺毛，上唇2裂，长圆状卵形或卵形，下唇略大，3裂，中裂片近圆形；雄蕊4，花丝细弱，花柱细弱，先端不相等2浅裂。**果**：小坚果倒卵状三棱形，背面具网状皱纹，腹面具棱，果脐大。花果期8—10月。
【生境分布】生于田边、旷野、沙地、河滩、路边、溪旁。分布于我国华北、东北、西北及山东、安徽、河南、湖北、四川、云南等地。
【药用部位（药材名称）】全草（水棘针）。
【采收加工】夏季采收，切段，晒干。
【临床应用】辛，平；归肺经。疏风解表，宣肺平喘；用于感冒，咳嗽气喘。

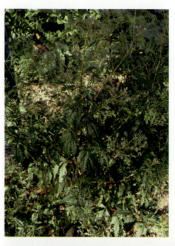
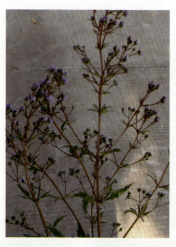
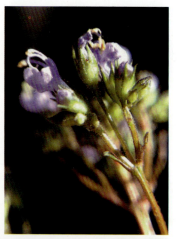
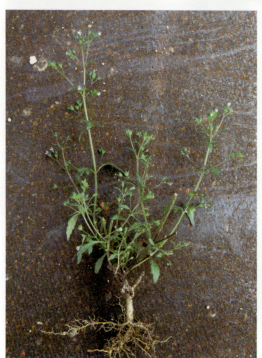
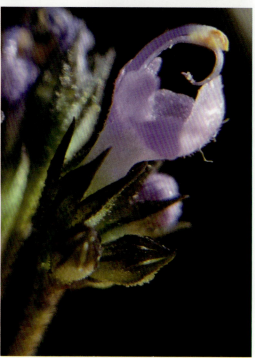

细叶益母草

【基　　　原】唇形科益母草属植物细叶益母草 *Leonurus sibiricus* L.

【别　　　名】茺蔚、四美草、风葫芦草、龙串彩、红龙串彩、石麻、益母草、风车草。

【形态特征】1—2 年生草本。根：主根圆锥形。茎：茎直立，钝四棱形，微具槽，有短糙毛。叶：茎下部叶早落，中部叶卵形，基部宽楔形，掌状 3 全裂，裂片狭长圆状菱形，其上再羽状分裂；花序最上部的苞叶轮廓近菱形，3 全裂成狭裂片，中裂片通常再 3 裂，小裂片线形。花：轮伞花序腋生，花多数；小苞片刺状，向下反折，被短糙伏毛；花萼管状钟形，外面被疏柔毛，萼齿 5；花冠粉红至紫红色，冠檐 2 唇形，上唇长圆形，直伸，内凹，下唇 3 裂，中裂片倒心形，先端微缺；雄蕊 4，花丝丝状，花柱丝状，先端相等 2 浅裂，裂片钻形。果：小坚果长圆状三棱形，顶端截平，基部楔形，褐色。花果期 7—9 月。

【生境分布】生于草地、山坡、路边。分布于我国华北及陕西等地。

【药用部位（药材名称）】果实（茺蔚子）、地上部分（益母草）、花（益母草花、茺蔚花）。

【采收加工】茺蔚子：秋季果实成熟时采割地上部分，晒干，打下果实，除去杂质。益母草：鲜品于春季幼苗期至初夏花前期采割；干品于夏季茎叶茂盛、花未开或初开时采割，晒干或切段晒干。花：夏季花初开时采收，去杂质，晒干。

【临床应用】茺蔚子：辛、苦，微寒；归心包、肝经。活血调经，清肝明目；用于月经不调，经闭痛经，目赤翳障，头晕胀痛。益母草：苦、辛，微寒；归肝、心包、膀胱经。活血调经，利尿消肿，清热解毒；用于月经不调，痛经经闭，恶露不尽，水肿尿少，疮疡肿毒。花：甘、微苦，凉。养血，活血，利水；用于贫血，疮疡肿毒，血滞经闭，痛经，产后瘀阻腹痛，恶露不下。

【编者之见】按 2020 年版《中国药典》，中药材"茺蔚子"和"益母草"的正品基原仅有益母草一种；细叶益母草的种子和地上部分并非"茺蔚子"和"益母草"正品。

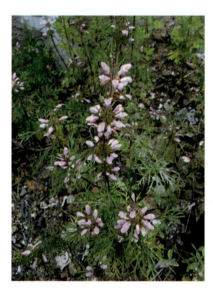 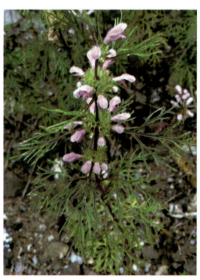 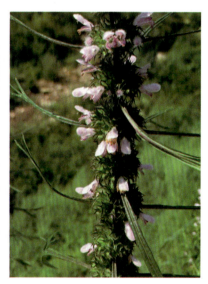

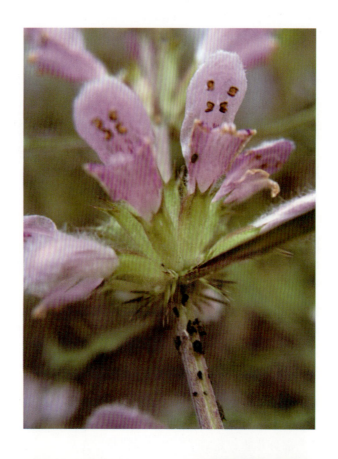
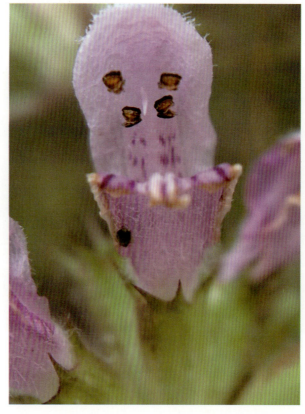

340 太行本草图谱之五岳寨

益母草

【基　　原】唇形科益母草属植物益母草 *Leonurus japonicus* Houtt.

【别　　名】坤（枯、苦）草、田芝麻棵、小暑草、益母蒿、陀螺艾、益母艾、红花艾。

【形态特征】形态与"细叶益母草"相似。两者的主要区别：细叶益母草最上部的叶 3 全裂；花冠显大（长 15～18 mm），下唇比上唇短。益母草的最上部叶不分裂；花冠相对显小（长 9～12 mm），下唇上唇近等长。

【生境分布】生于山野荒地、田埂、草地、溪边等处。分布于我国大部分地区。

【药用部位（药材名称）】同植物"细叶益母草"。

【采收加工】同植物"细叶益母草"。

【临床应用】同植物"细叶益母草"。

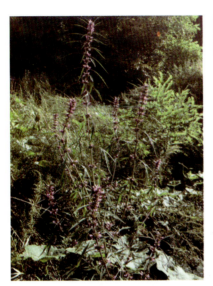
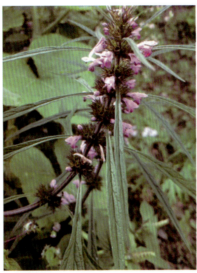
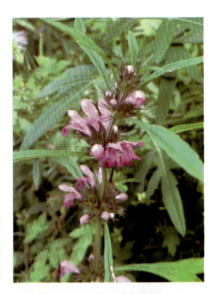
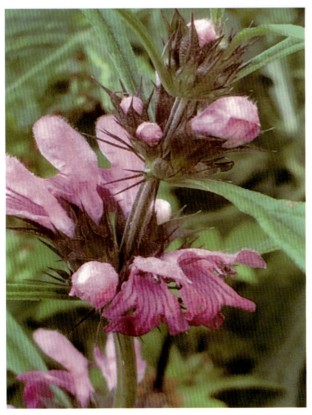
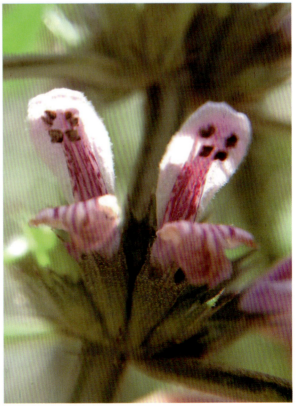

夏至草

【基　　原】唇形科夏至草属植物夏至草 Lagopsis supine (Steph.) Ik. Gal

【别　　名】(小花)夏枯草、白花益母、灯笼棵、风轮(车)草、风䪨辘、小益母草。

【形态特征】多年生草本。**根**：主根圆锥形。**茎**：茎四棱形，具沟槽，常带紫红色，密被微柔毛，常在基部分枝，斜升。**叶**：叶类圆形，先端圆，基部楔形，3深裂，裂片有圆齿，叶上面疏生微柔毛，下面沿脉上被长柔毛，边缘具纤毛；基生叶柄长，茎生叶柄较短。**花**：轮伞花序，下疏上密；花萼管状钟形，外密被微柔毛，萼齿5，5脉，齿不等大，三角形，先端刺尖，边缘有细纤毛；小苞片长刺状；花冠白色，稀粉红色，外面被长柔毛，内面被微柔毛，冠檐2唇形，上唇直伸，比下唇长，长圆形，全缘，下唇斜展，3浅裂，中裂片扁圆形，2侧裂片椭圆形；雄蕊4，着生于冠筒中部稍下，不伸出，后对较短，花药卵圆形，花柱先端2浅裂。**果**：小坚果长卵形，褐色，有鳞秕。花果期3—6月。

【生境分布】生于路旁、旷地。分布于我国东北、华北、华东、西南等地。

【药用部位(药材名称)】全草(夏至草)。

【采收加工】3—6月花叶茂盛时采收，鲜用或晒干。

【临床应用】辛、微苦，寒，有小毒；归肝经。养血活血，清热利湿；用于月经不调，产后瘀滞腹痛，血虚头晕，半身不遂，跌打损伤，水肿，小便不利，目赤肿痛，疮痈，冻疮，牙痛，皮肤瘙痒。

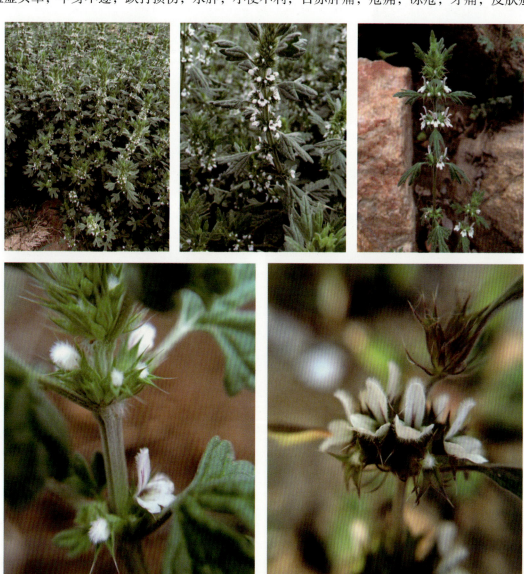

紫苏

【基　　原】唇形科紫苏属植物紫苏 Perilla frutescens (L.) Britt.

【别　　名】桂荏、白（赤、红、黑、青）苏、白紫苏、苏麻、水升麻，等。

【形态特征】1年生草本。**茎**：茎钝四棱形，具沟槽，绿色或紫色，密被长柔毛。**叶**：叶阔卵形或圆形，先端短尖或突尖，基部圆形或阔楔形，边缘在基部以上有粗锯齿，两面绿色或紫色，或仅下面紫色，上面被疏柔毛，下面被贴生柔毛；叶柄长，密被长柔毛。**花**：轮伞花序2花，组成偏向一侧的顶生或腋生总状花序，苞片宽卵圆形或近圆形，花梗密被柔毛；花萼钟形，10脉，萼檐2唇形；花冠白色至紫红色，冠檐近2唇形，上唇微缺，下唇3裂，中裂片较大，侧裂片与上唇相近似；雄蕊4，几不伸出，前对稍长，离生，花丝扁平；雌蕊1，花柱基底着生，柱头2浅裂。**果**：坚果近球形，灰褐色，具网纹。花果期8—12月。

【生境分布】生于山地、路旁、荒地、村边。分布于我国华北、华中、华南、西南等地；有栽培。

【药用部位（药材名称）】叶（紫苏叶）、茎（紫苏梗）、果实（紫苏子）、带枝嫩叶（紫苏）。

【采收加工】紫苏叶：夏季枝叶茂盛时采收，除去杂质，晒干。紫苏梗：秋季果实成熟后采割，除去杂质，晒干；或趁鲜切段，晒干。紫苏子：秋季果实成熟时采收，除去杂质，晒干。紫苏：9月上旬花序将长出时，割下全株，倒挂通风处阴干。

【临床应用】紫苏叶：辛，温；归肺、脾经。解表散寒，行气和胃；用于风寒感冒，咳嗽呕恶，妊娠呕吐，鱼蟹中毒。紫苏梗：辛，温；归肺、脾经。理气宽中，止痛，安胎；用于胸膈痞闷，胃脘疼痛，嗳气呕吐，胎动不安。紫苏子：辛，温；归肺经。降气消痰，平喘，润肠；用于痰壅气逆，咳嗽气喘，肠燥便秘。紫苏：辛，温。散寒解表，理气宽中；用于风寒感冒，头痛，咳嗽，胸腹胀满。

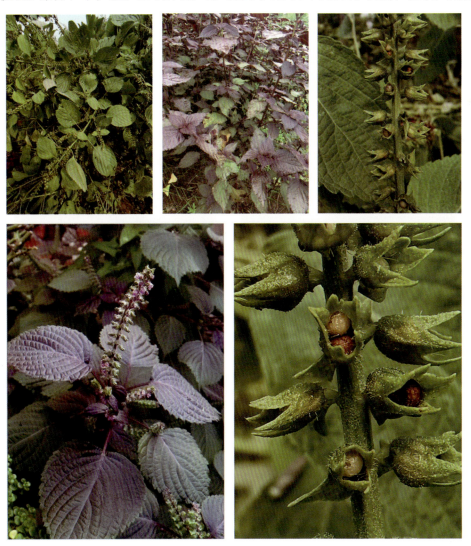

茄科

龙葵

【基　　原】茄科茄属植物龙葵 Solanum nigrum L.

【别　　名】七粒扣、乌疔草、黑天天、野（黑）茄子、野辣子、黑姑娘、野海椒、龙眼草，等。

【形态特征】1年生草本。茎：茎直立或下部斜升，稍具棱，绿色或带紫色，近无毛或微被毛。叶：叶互生，卵形，先端尖或长尖，基部宽楔形或近截形，叶缘具波状疏锯齿。花：伞房状聚伞花序侧生，花柄下垂，每花序有4～10花；花萼圆筒形，外疏被细毛，裂片5，裂片卵状三角形；花冠白色，花瓣5，裂片轮状伸展；雄蕊5，着生花冠筒口，花丝分离，内面有细柔毛；雌蕊1，花柱下半部密生长柔毛，柱头圆形。果：浆果球状，有光泽，成熟时紫红色或黑色。种子：种子扁圆形。花果期6—10月。

【生境分布】生于路旁、田野。分布于全国各地。

【药用部位（药材名称）】全草（龙葵）、根（龙葵根）、果实（龙葵果）、种子（龙葵子）。

【采收加工】龙葵：夏秋季采收，鲜用或晒干。龙葵根：夏秋季采收，鲜用或晒干。龙葵果：秋季果实成熟时采收，鲜用或晒干。龙葵子：秋季果实成熟时采收，打下种子，鲜用或晒干。

【临床应用】龙葵：苦，寒；有小毒。清热解毒，利水消肿；用于感冒发烧，牙痛，慢性支气管炎，痢疾，泌尿系感染，乳腺炎，白带，癌症；外用治痈疖疔疮，天疱疮，蛇咬伤。龙葵根：苦、微甘，寒；无毒。清热利湿，活血解毒；用于痢疾，淋浊，尿路结石，白带，风火牙痛，跌打损伤，痈疽肿毒。龙葵果：甘、微苦，寒；镇咳，祛痰。龙葵子：苦，寒。清热解毒，化痰止咳；用于咽喉肿痛，疔疮，咳嗽痰喘。

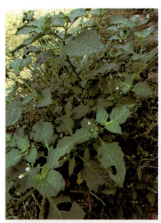
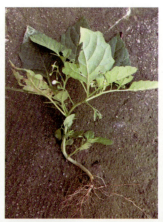
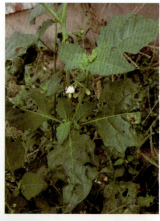
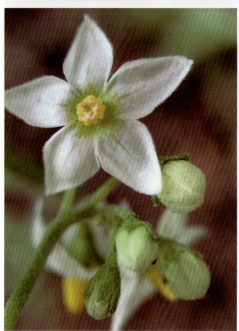
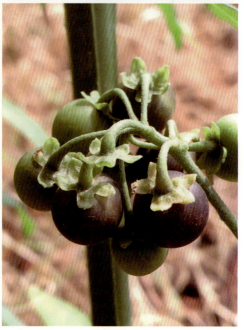

茄

【基　　原】茄科茄属植物茄 Solanum melongena L.

【别　　名】矮瓜、吊菜子、茄子、落苏、紫（白）茄。

【形态特征】1 年生草本或亚灌木。茎：茎直立，上部分枝，绿色或紫色。叶：叶互生，有长柄，叶卵形至长圆状卵形，先端钝，基部不相等，边缘波状或深波状圆裂，两面疏被星状绒毛。花：能孕花单生，花柄在花后常下垂，不孕花蝎尾状，与能孕花并出；萼近钟形，外面密被星状绒毛及小皮刺，萼裂片披针形，先端锐尖；花冠辐状，蓝紫色，常 5 裂；雄蕊 5，花药黄色，柱头浅裂。果：浆果大型，形状及大小变异极大，常为白绿或暗紫色，长圆形或近球形。花果期 6—9 月。

【生境分布】全国各地均有栽培。

【药用部位(药材名称)】果实（茄子）、宿萼（茄蒂）、根和茎（茄根、茄子根）、叶（茄叶）、花（茄花）。

【采收加工】茄子：夏秋季果熟时采收。茄蒂：夏秋季采收，鲜用或晒干。茄根（茄子根）：9—10 月植物枯萎时采挖，洗净泥土，晒干。茄叶：夏季采收，鲜用或晒干。茄花：夏秋季采收，晒干。

【临床应用】茄子：甘，凉；归脾、胃、大肠经。清热，活血，消肿；用于肠风下血，热毒疮痈，皮肤溃疡。茄蒂：凉血，解毒；用于肠风下血，痈肿，口疮，牙痛。茄根（茄子根）：甘、辛，寒。祛风利湿，清热止血；用于风湿热痹，齿痛，脚气，血痢，便血，痔血，血淋，妇女阴痒，皮肤瘙痒，冻疮。茄叶：甘、辛，平。散血消肿；用于血淋，下血，血痢，肠风下血，痈肿，冻伤。茄花：甘，平。敛疮，止痛，利湿；用于创伤，牙痛，妇女白带过多。

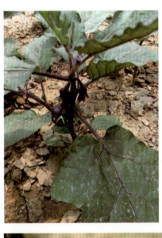
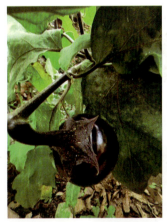
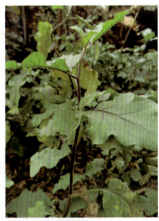
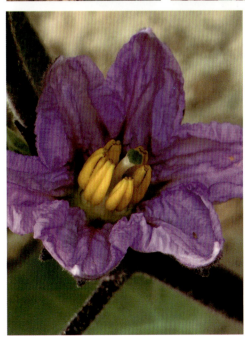
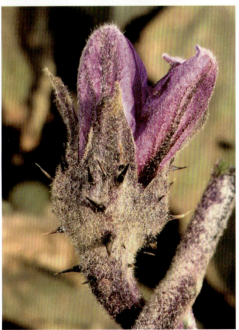

阳芋

【基　　原】茄科茄属植物阳芋 *Solanum tuberosum* L.

【别　　名】马铃（荷兰、番仔）薯、洋芋、土豆、地蛋、山药蛋（豆）、薯仔，等。

【形态特征】1年生草本。**茎**：地下茎块状，扁圆形或长圆形，外皮黄白色、淡红色或紫色。**叶**：奇数羽状复叶，小叶常大小相间；小叶6～8对，卵形至长圆形，先端尖，基部稍不相等，全缘，两面均被白色疏柔毛，侧脉每边6～7条，先端略弯。**花**：伞房花序顶生，后侧生，花白色或蓝紫色；萼钟形，外面被疏柔毛，5裂；花冠辐状，花冠筒隐于萼内，裂片5，三角形，柱头头状。**果**：浆果圆球状，光滑。花果期6—9月。

【生境分布】全国各地均有栽培。

【药用部位（药材名称）】块茎（马铃薯、洋芋）。

【采收加工】夏秋季采收，洗净，鲜用或晒干。

【临床应用】甘，平。和胃健中，解毒消肿；用于胃痛，痈肿，湿疹，烫伤。

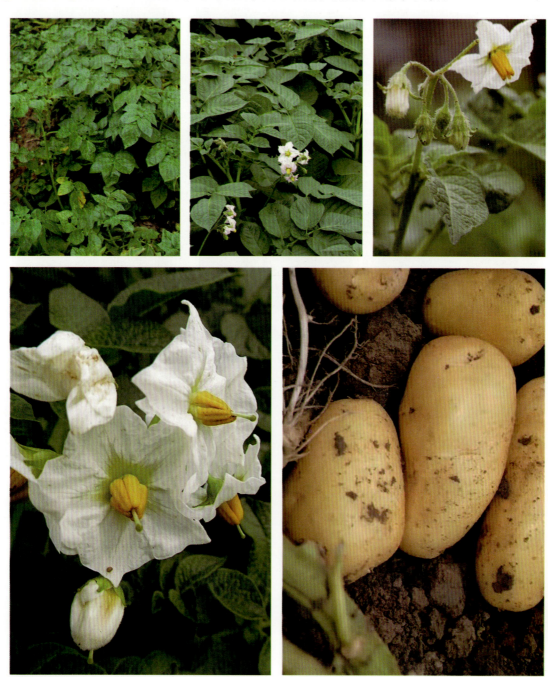

番茄

【基　　原】茄科番茄属植物番茄 *Lycopersicon esculentum* Mill.

【别　　名】蕃柿、西红柿。

【形态特征】1年生草本。**茎：** 茎直立，易倒伏；全株具粘质腺毛，有强烈气味。**叶：** 奇数羽状复叶或羽状深裂；叶互生；小叶大小不等，卵形或矩圆形，先端渐尖，边缘有不规则锯齿或裂片，基部歪斜，有小柄。**花：** 聚伞花序侧生，常有花3～7朵；花盛开时柄稍下垂；花萼辐状，裂片披针形，果时宿存；花冠辐状，直径约2 cm，黄色；雄蕊5～6，花丝短，柱头头状。**果：** 浆果形状、大小及颜色不一，通常为球形或扁球形，肉质而多汁，橘黄色或鲜红色，光滑。**种子：** 种子黄色。花果期5—10月。

【生境分布】全国大部分地区有栽培。

【药用部位（药材名称）】果实（西红柿）。

【采收加工】夏秋季果实成熟时采收，洗净，鲜用。

【临床应用】酸、甘，微寒。生津止渴，健胃消食；用于口渴，食欲不振。

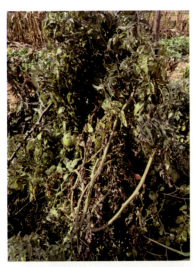
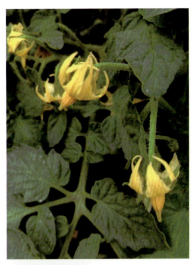
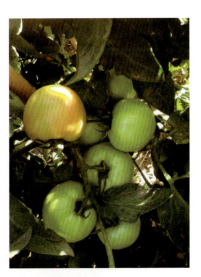
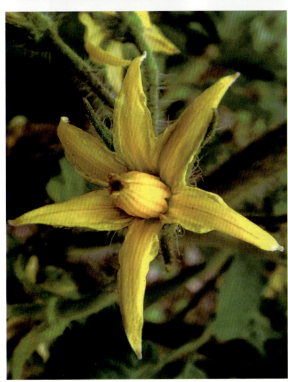
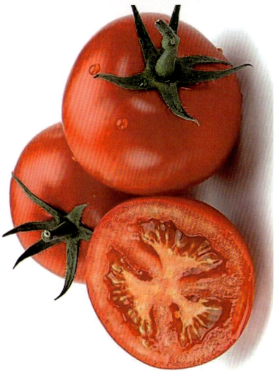

辣椒

【基　　原】茄科辣椒属植物辣椒 Capsicum annuum L.
【别　　名】牛角椒、长辣椒、番椒，等。
【形态特征】1年生草本。茎：茎直立，具分枝，分枝稍呈之字形弯曲。叶：叶互生；叶矩圆状卵形、卵形或卵状披针形，全缘，顶端短渐尖或急尖，基部狭楔形。花：花单生，俯垂；花萼杯状，不显著5齿；花冠白色，裂片卵形，花药灰紫色；果梗较粗壮，俯垂。果：果实长指状或长圆锥状，顶端渐尖且常弯曲，未成熟时绿色，成熟后红色、橙色或紫红色，味辛辣。种子：种子扁肾形，淡黄色。花果期5—11月。
【生境分布】全国各地普遍栽培。
【药用部位（药材名称）】茎（辣椒茎）、根（辣椒头）、叶（辣椒叶）、果实（辣椒）。
【采收加工】辣椒茎：9—10月将倒苗前采收，切段，晒干。辣椒头：秋季采挖，洗净，晒干。辣椒叶：夏秋季枝叶茂盛时采叶，鲜用或晒干。辣椒：6—7月果红时采收，晒干。
【临床应用】辣椒茎：辛、甘，热。散寒除湿，活血化瘀；用于风湿冷痛，冻疮。辣椒头：辛、甘，热。散寒除湿，活血消肿；用于手足无力，肾囊肿胀，冻疮。辣椒叶：苦，温。消肿涤络，杀虫止痒；用于水肿，顽癣，疥疮，冻疮，痈肿。辣椒：辛，热；归脾、胃经。温中散寒，下气消食；用于胃寒气滞，脘腹胀痛，呕吐，泻痢，风湿痛，冻疮。
【临床应用】辣椒具有较多的杂交育种品种，常根据果实生长的状态、形状、大小和辛辣程度划分为若干个变种；常见的栽培变种：菜椒（灯笼椒）、朝天椒、簇生椒、长辣椒，等。

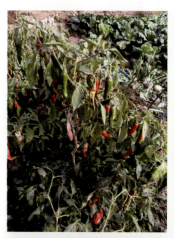 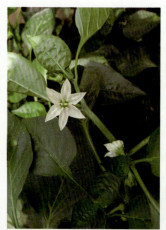 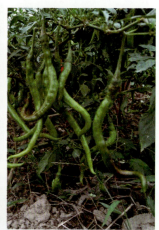

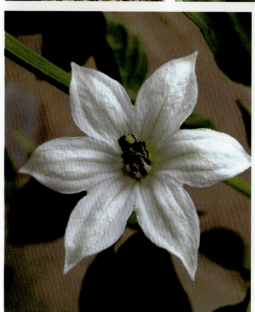 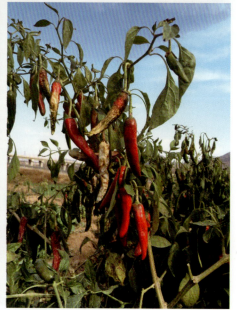

酸浆

【基　　原】茄科酸浆属植物酸浆 *Physalis alkekengi* L.

【别　　名】锦（金、鬼）灯笼、挂金灯、灯笼果、天泡果、菇蔫儿、红姑娘、叶下灯，等。

【形态特征】多年生草本。茎：根茎横走；地上茎直立，基部略带木质，多单生，常不分枝，略扭曲，表面具棱。叶：叶互生或假对生；叶卵形至广卵形，先端急尖或渐尖，基部楔形或广楔形，下延至叶柄，全缘，边缘波状或具疏齿。花：花单生于叶腋；花萼绿色，阔钟状，密生柔毛，先端5裂，萼齿三角形，花后萼筒膨大，变为橙红或深红色，呈灯笼状将浆果包裹；花冠钟形，5裂，裂片广卵形，先端急尖，花白色；雄蕊5，花药长圆形，黄色；花柱线形，柱头细小。果：浆果球形，光滑无毛，初时绿色或浅黄色，成熟时橙红色；宿存花萼厚膜质，果期膨大如灯笼，具5棱角，橙红色或深红色，无毛，疏松地包围在浆果外面。种子：种子细小，肾形，淡黄色。花果期5—10月。

【生境分布】生于村旁、路边、旷野、山坡及林缘等处。除西藏外，全国各地均有分布；亦有栽培。

【药用部位（药材名称）】全草（酸浆）、根（酸浆根）、宿萼或带果实的宿萼（锦灯笼、挂金灯）。

【采收加工】酸浆：夏秋季采收，鲜用或晒干。酸浆根：夏秋季采挖，洗净，鲜用或晒干。锦灯笼（挂金灯）：秋季果实成熟、宿萼呈红色或橙红色时采收，干燥。

【临床应用】酸浆：酸、苦，寒；归肺、脾经。清热毒，利咽喉，通利二便；用于咽喉肿痛，肺热咳嗽，黄疸，痢疾，水肿，小便淋涩，大便不通，黄水疮，湿疹，丹毒。酸浆根：苦，寒，无毒；归肺、脾经。清热，利水；用于疟疾，黄疸，疝气。宿萼：苦，寒；归肺经。清热解毒，利咽化痰，利尿通淋；用于咽痛音哑，痰热咳嗽，小便不利，热淋涩痛；外治天疱疮，湿疹。

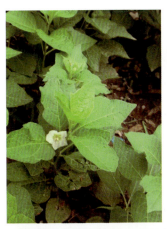
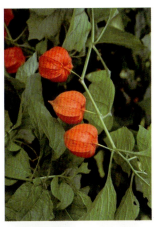
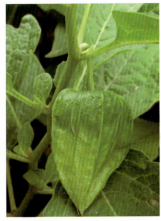
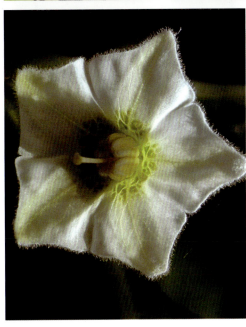
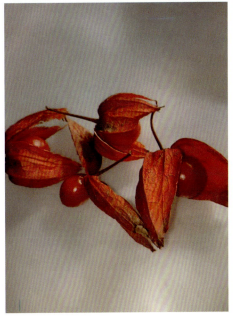

小酸浆

【基　　原】茄科酸浆属植物小酸浆 *Physalis minima* L.

【别　　名】天泡子（草）、挂金灯、灯笼果、打额泡、黄姑娘。

【形态特征】形态与植物"酸浆"相似。两者的主要区别：小酸浆的植株矮小，分枝不直立，横卧地上或斜升；花冠黄色，辐状钟形；果萼较小，果萼成熟时绿色或黄绿色。酸浆的植株直立，高大，常不分枝；花冠白色，辐状；果萼大，果萼成熟时橘红色或红色。

【生境分布】生于田野、土坎、坡地。分布于全国各地。

【药用部位（药材名称）】全草或果实（灯笼泡、天泡子）。

【采收加工】6—7月采摘果实或带果全草，洗净，鲜用或晒干。

【临床应用】苦，凉。清热利湿，祛痰止咳，软坚散结；用于湿热黄疸，小便不利，慢性咳喘，疟疾，瘰疬、天疱疮、湿疹、疖肿。

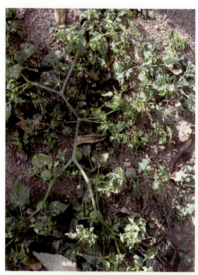
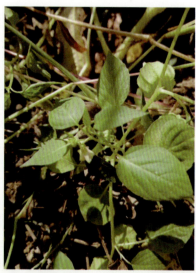
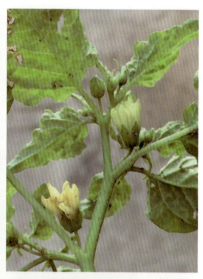
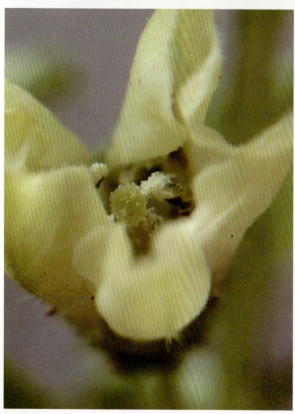
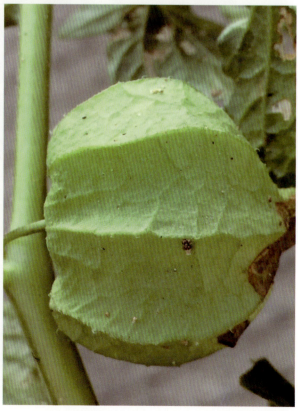

枸杞

【基　　原】茄科枸杞属植物枸杞 Lycium chinense Mill.

【别　　名】中华枸杞、狗棘、苟起子、红耳坠、红铃坠。

【形态特征】落叶灌木。茎：枝干多分枝，具纵条纹，常呈弓状弯曲或俯垂，淡灰色，具刺，小枝顶端锐尖成刺状。叶：叶互生或数枚簇生，叶卵状菱形、长椭圆形或卵状披针形，顶端渐尖，基部楔形。花：花在长枝上单生或双生于叶腋，在短枝上则同叶簇生；花梗向顶端渐增粗；花萼常3中裂或4～5齿裂，裂片多少有缘毛；花冠漏斗状，淡紫色，5深裂，裂片卵形，顶端圆钝，平展或稍向外反曲，裂片边缘有缘毛；雄蕊较花冠稍短或伸出花冠，花丝丝状，多数；花柱稍伸出雄蕊，柱头淡绿色。果：浆果红色、卵状、长矩圆状或长椭圆状。种子：种子扁肾形，黄色。花果期6—11月。

【生境分布】生于山坡、荒地、丘陵地、盐碱地、路旁、村边、宅旁。分布于全国各地；多有栽培。

【药用部位(药材名称)】果实（枸杞）、根（地骨皮）、叶（枸杞叶）。

【采收加工】枸杞：夏秋季果实呈红色时采收，热风烘干，除去果梗；或晾至皮皱后，晒干，除去果梗。地骨皮：早春或晚秋采挖，剥取皮部，晒干。枸杞叶：3—6月采摘，鲜用或晒干。

【临床应用】枸杞：甘，平；归肝、肾经。滋补肝肾，益精明目；用于虚劳精亏，腰膝酸痛，眩晕耳鸣，阳痿遗精，内热消渴，血虚萎黄，目昏不明。地骨皮：甘，寒；归肺、肝、肾经。凉血除蒸，清肺降火；用于阴虚潮热，骨蒸盗汗，肺热咳嗽，咯血，衄血，内热消渴。枸杞叶：苦、甘，凉；归肝、脾、肾经。补虚益精，清热明目；用于虚劳发热，烦渴，目赤昏痛，障翳夜盲，崩漏带下，热毒疮肿。

【编者之见】按2020年版《中国药典》，中药材"枸杞子"仅为茄科宁夏枸杞的干燥成熟果实，枸杞果实并非正品"枸杞子"。2020年版《中国药典》收载"地骨皮"的基原植物包括枸杞 Lycium chinense Mill.

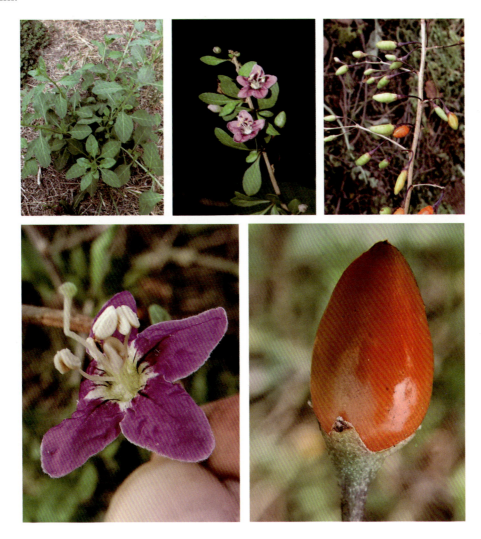

曼陀罗

【基　　原】茄科曼陀罗属植物曼陀罗 Datura stramonium Linn.

【别　　名】曼荼罗、洋金花、闹羊花、大喇叭花、山茄子。

【形态特征】1年生草本或半灌木。**茎**：茎粗壮，下部木质化，圆柱状，淡绿色或带紫色。**叶**：叶互生；叶卵形或宽卵形，顶端渐尖，基部不对称楔形，边缘具不规则波状浅裂。**花**：花单生于枝杈间或叶腋，直立，有短梗；花萼筒状，筒部有5棱角，两棱间稍向内陷，基部稍膨大，顶端紧围花冠筒，5浅裂，裂片三角形；花冠漏斗状，下半部带绿色，上部白色、淡紫色或紫色，檐部5浅裂，裂片有短尖头；雄蕊不伸出花冠，子房密生柔针毛，花柱长约6cm。**果**：蒴果直挺，卵状，表面具坚硬的针刺，成熟后淡黄色，规则4瓣裂。**种子**：种子卵圆形，稍扁，黑色。花果期6—11月。

【生境分布】生于田间、沟旁、道边、河岸、山坡。分布于全国各地。

【药用部位（药材名称）】茎（风茄梗、枫茄梗）、叶（曼陀罗叶）、果实或种子（曼陀罗子）。

【采收加工】茎：秋季果实采摘时同时收集，除去杂质，晒干。曼陀罗叶：7—8月采收，晒干或烘干。曼陀罗子：夏秋季果实成熟时采收，亦可晒干后倒出种子。

【临床应用】茎：辛，温；有毒。止痛，定喘；用于胃痛，风湿痛，寒哮气喘；外用治冻疮。曼陀罗叶：苦，辛；用于喘咳，痹痛，脚气，脱肛。曼陀罗子：辛、苦，温，有毒；归肝、脾经。平喘，祛风，止痛；用于喘咳，惊痫，风寒湿痹，泻痢，脱肛，跌打损伤。

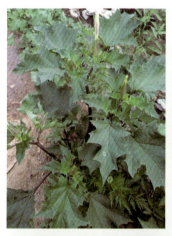
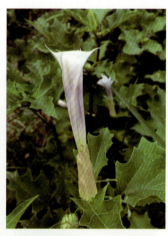
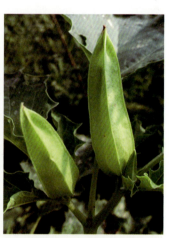
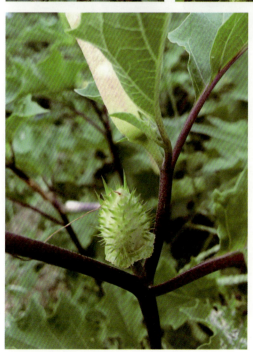
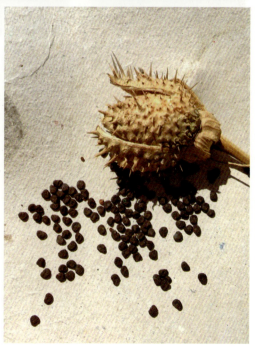

毛曼陀罗

【基　　原】茄科曼陀罗属植物毛曼陀罗 Datura innoxia Mill.

【别　　名】凤茄花、串筋花。

【形态特征】形态与植物"曼陀罗"相似。两者的主要区别：毛曼陀罗的全株密被短绒毛或腺毛，花萼长 8～10 cm；曼陀罗的全株无毛或稍被疏毛，花萼长 3～6.5 cm。

【生境分布】生于山坡、村边、路旁等处。分布于新疆、河北、山东、河南、湖北、江苏等地；有栽培。

【药用部位（药材名称）】花（洋金花）、果实或种子（曼陀罗子）、叶（曼陀罗叶）、根（曼陀罗根）。

【采收加工】洋金花：4—11 月花初开时采收，晒干或低温干燥。曼陀罗子：夏秋季果实成熟时采收，亦可晒干后倒出种子。曼陀罗叶：7—8 月间采收，晒干或烘干。曼陀罗根：夏秋季挖取，洗净，鲜用或晒干。

【临床应用】洋金花：辛，温，有毒；归肺、肝经。平喘止咳，镇痛，解痉；用于哮喘咳嗽，脘腹冷痛，风湿痹痛，小儿慢惊，外科麻醉。曼陀罗子：辛、苦，温，有毒；归肝、脾经。平喘，祛风，止痛；用于喘咳，惊痫，风寒湿痹，脱肛，跌打损伤，疮疖。曼陀罗叶：苦、辛，温；有毒。镇咳平喘，止痛拔脓；用于喘咳，痹痛，脚气，脱肛，痈疽疮疖。曼陀罗根：辛、苦，温；有毒。镇咳，止痛，拔脓；用于喘咳，风湿痹痛，疥癣，恶疮，狂犬咬伤。

【编者之见】按 2020 年版《中国药典》，中药材"洋金花"为白花曼陀罗的花；因此，毛曼陀罗及其同属其他品种的花并非"洋金花"正品。按《中药大辞典》等资料，中药材"曼陀罗根""曼陀罗叶""曼陀罗子"的基原均指白花曼陀罗和毛曼陀罗；按部分地方药材标准，中药材"曼陀罗叶""曼陀罗子"的基原还包括曼陀罗。

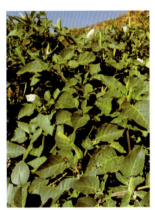
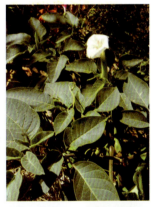
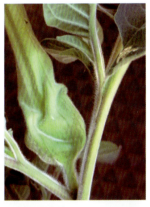
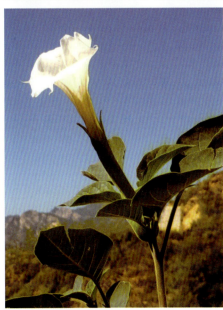
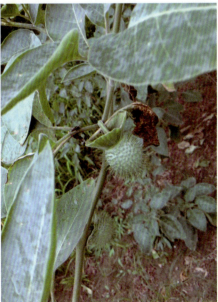

玄参科

阿拉伯婆婆纳

【基　　原】玄参科婆婆纳属植物阿拉伯婆婆纳 Veronica persica Poir.
【别　　名】波斯婆婆纳。
【形态特征】2 年生草本。茎：茎密生两列多细胞柔毛。叶：叶 2～4 对，具短柄，卵形或圆形，基部浅心形、平截或浑圆，边缘具钝齿，两面疏生柔毛。花：总状花序长；苞片互生，与叶同形且几乎等大；花梗明显比苞片长，有的超过 1 倍；花萼花期时短，果期时增大，裂片卵状披针形，有睫毛，3 出脉；花冠蓝色、紫色或蓝紫色，裂片卵形至圆形，喉部疏被毛；雄蕊短于花冠。果：蒴果肾形，被腺毛，成熟后几乎无毛，网脉明显，凹口角度超过 90 度，裂片钝，宿存花柱超出凹口。种子：种子背面具深的横纹。花果期 3—7 月。

【生境分布】生于路边、荒野、杂草中。分布于华东、华中及新疆、贵州、云南、西藏等地。
【药用部位(药材名称)】全草（肾子草）。
【采收加工】夏季采收，鲜用或晒干。
【临床应用】辛、苦、咸，平。祛风除湿，壮腰，截疟；用于风湿痹痛，肾虚腰痛，外疟。

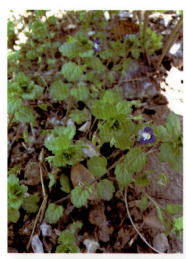
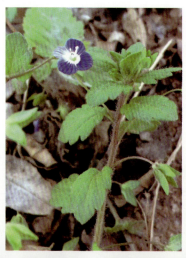
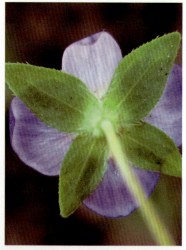
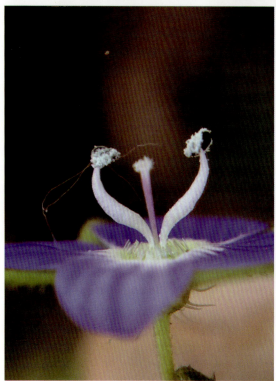
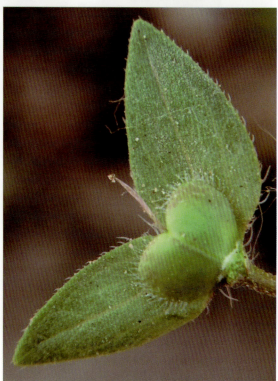

北水苦荬

【基　　原】玄参科婆婆纳属植物北水苦荬 *Veronica anagallis* aquatica L.
【别　　名】仙人对座草、仙桃草。
【形态特征】1年或多年生草本。根：须根多数，黄白色。茎：根茎斜走；地上茎直立或基部倾斜，有时分枝。叶：叶无柄；茎上部叶半抱茎，椭圆形或长卵形，稀为卵状矩圆形或披针形，全缘或有疏小锯齿。花：总状花序腋生，花序比叶长，多花；花梗与苞片近等长，与花序轴成锐角，果期弯曲向上，使蒴果靠近花序轴；花萼裂片卵状披针形，急尖，果期直立或叉开；花冠浅蓝色、浅紫色或白色，裂片宽卵形；雄蕊短于花冠。果：蒴果近圆形，长宽近相等，几乎与萼等长，顶端钝凹。花果期4—9月。
【生境分布】生于水边湿地及浅水沟中。分布于长江以北及西南、西北各地。
【药用部位（药材名称）】全草或地上部分（水苦荬）。
【采收加工】夏季采收，洗净泥土，鲜用或切段晒干。
【临床应用】苦，寒。清热利湿，活血止血，消肿解毒；用于咽喉肿痛，痢疾，血淋，劳伤咳血，月经不调，跌打损伤，痈疮肿毒。

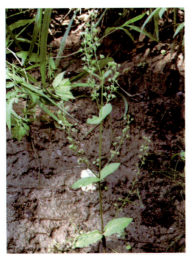
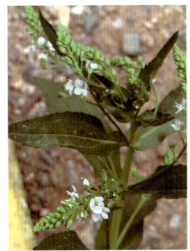
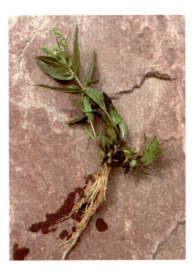
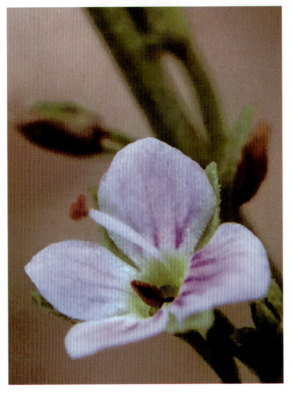
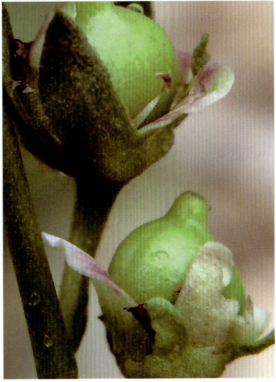

水蔓菁

【基　　原】玄参科婆婆纳属植物水蔓菁 Veronica linariifolia Pall.ex Link subsp. Dilatata（Nakai et Kitag.）Hong

【别　　名】勒马回、斩龙剑、蜈蚣草、追风草、一支香、狼尾拉花、气管炎草、哮喘草。

【形态特征】多年生草本。根：须根多数，细长，灰白色。茎：根状茎短；地上茎直立，常被白色柔毛。叶：下面的叶常对生，上部的叶多互生；叶宽线形、椭圆状披针形至椭圆状卵形，先端钝或尖，基部楔形，渐窄成短柄或无柄，边缘具锯齿。花：总状花序顶生，细长，单生或复出，长穗状；花梗被柔毛；花萼4深裂，裂片卵圆形或楔形，有睫毛；花冠蓝色、紫色或白色，喉部有柔毛，裂片宽度不等，后1枚卵圆形，其余3枚卵形；花丝无毛，伸出花冠，柱头头状。果：蒴果卵球形，稍扁，先端微凹。花果期6—10月。

【生境分布】生于草甸、草地、灌丛、疏林下。分布于甘肃至云南以东，陕西、山西和河北以南。

【药用部位（药材名称）】地上部分（水蔓菁、勒马回）。

【采收加工】夏秋季茎叶繁茂时采收全草，除去杂质，切段，鲜用或晒干。

【临床应用】苦，寒。清肺，化痰，止咳，解毒；用于慢性气管炎，肺化脓症，咳吐脓血，外用治痔疮，皮肤湿疹，风疹瘙痒，疖痈疮疡。

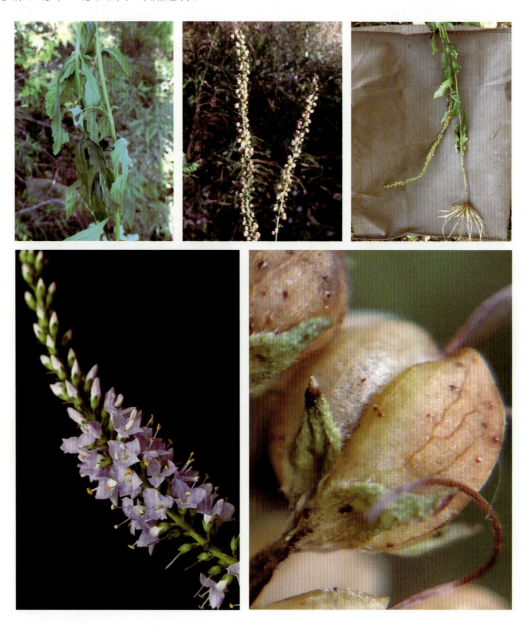

地黄

【基　　原】玄参科地黄属植物地黄 *Rehmannia glutinosa* Libosch.

【别　　名】生地、怀庆地黄、小鸡喝酒。

【形态特征】多年生草本。根：块根肉质肥厚，黄色。茎：茎单一，有分枝，带紫红色。叶：叶常基生，呈莲座状，叶卵形至长椭圆形，叶面有皱纹，上面绿色，下面略带紫红色，边缘具不规则圆齿或钝齿，基部渐狭成柄。茎上部叶互生，较少，渐小；花：总状花序顶生或腋生；花梗细弱，弯曲而后上升；花萼钟状，具10脉，萼齿5裂，裂片三角状；花冠筒状而弯曲，外面紫红色，内面黄色而有紫色斑纹，花冠下部渐狭，上部2唇形，上唇两裂片反折，下唇三裂片直伸，裂片先端钝或微凹；雄蕊4，花柱细长，柱头2裂。果：蒴果卵球形，先端具喙。种子：种子卵形，黑褐色，表面有蜂窝状网眼。花果期4—7月。

【生境分布】生于荒地、山脚、墙边、路旁等处。分布于华北及辽宁、河南、山东、陕西、甘肃、江苏、湖北等省区；全国各地均有栽培。

【药用部位（药材名称）】块根（地黄）、叶（地黄叶）、花蕾（地黄花）、种子（地黄实）。

【采收加工】地黄：秋季采挖，除去芦头、须根及泥沙，鲜用或焙干；分别习称鲜地黄、生地黄。地黄叶：未见记载。地黄花：花未开时采摘，阴干或曝干。地黄实：果实成熟时采收，打下种子，阴干。

【临床应用】鲜地黄：甘、苦，寒。清热生津，凉血，止血；用于热病伤阴，舌绛烦渴，温毒发斑，吐血，衄血，咽喉肿痛。生地黄：甘，寒；归心、肝、肾经。清热凉血，养阴生津；用于热入营血，温毒发斑，吐血衄血，热病伤阴，舌绛烦渴，津伤便秘，阴虚发热，骨蒸劳热，内热消渴。地黄叶：用于恶疮，手足癣。地黄花：用于消渴，肾虚腰痛。地黄实：功效同地黄。

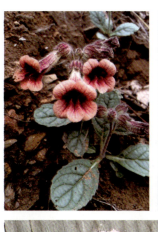
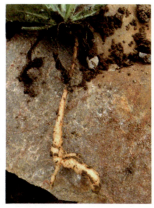
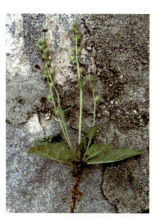
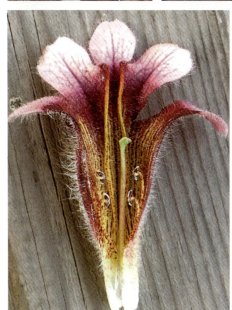
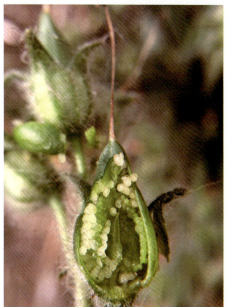

357

返顾马先蒿

【基　　原】玄参科马先蒿属植物返顾马先蒿 *Pedicularis resupinata* L.

【别　　名】马屎（新）蒿、烂（练）石草、虎麻、马尿泡、芝麻七。

【形态特征】多年生草本。根：根多数，细长。茎：茎常单生，直立，上部分枝，粗壮，中空，方形有棱。叶：叶互生或对生；叶卵形至长圆状披针形，先端渐窄，基部楔形或圆形，边缘有钝圆重锯齿，齿上有胼胝或刺状尖头，且常反卷，两面无毛或有疏毛。花：总状花序，花单生于枝顶叶腋，苞片叶状；萼长圆卵形，前方深裂，萼齿2，宽三角形，全缘或略有齿，光滑或有微缘毛；花冠淡紫红色，上唇盔状，自基部起向右扭旋，使下唇及盔部成为回顾之状，下唇大，有缘毛，3裂；雄蕊花丝前面1对有毛，花柱伸出喙端。果：蒴果斜长圆状披针形。花果期6—9月。

【生境分布】生于草地、林缘。分布于东北、华北及陕西、甘肃、山东、安徽、四川、贵州等地。

【药用部位（药材名称）】根（返顾马先蒿）。

【采收加工】秋季采挖，去净茎叶及泥土，晒干。

【临床应用】苦，平。祛风湿，利小便；用于风湿关节疼痛，尿路结石，小便不利，妇女白带，大风癞疾，疥疮。

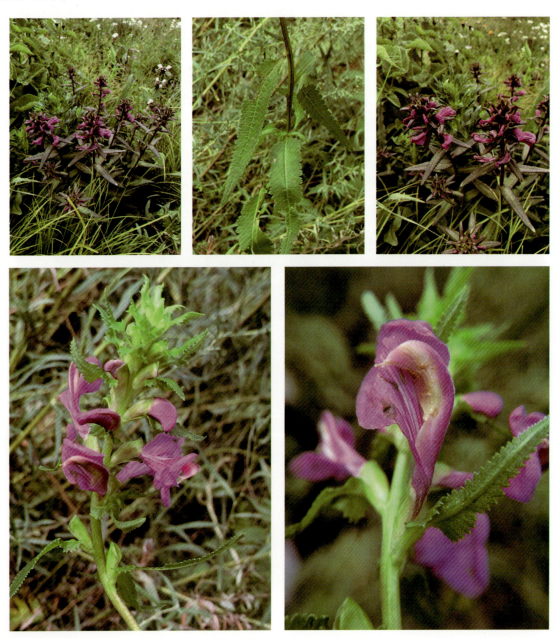

红纹马先蒿

【基　　原】玄参科马先蒿属植物红纹马先蒿 Pedicularis striata Pall.

【别　　名】细叶（黄花）马先蒿。

【形态特征】多年生草本。根：根粗壮，有分枝。茎：茎直立，单一或下部分枝，老时木质化，粗壮，密被短卷毛。叶：叶互生；基生叶成丛，花期枯萎；茎生叶自下往上叶型渐小，至花序中变为苞片，叶轮廓披针形，羽状深裂至全裂，裂片线形，边缘具胼胝质浅齿，叶轴有翅；基生叶叶柄较短，与叶片近等长，茎生叶叶柄较短。花：穗状花序稠密，花期逐渐伸长，花序轴被密毛；苞片三角形或披针形，下部者多少叶状而有齿，上部者全缘，短于花，无毛或被卷曲缘毛；萼钟形，被疏毛，萼齿5；花冠黄色，具绛红色脉纹，管在喉部以下向右扭旋，使花冠稍偏向右方，其长约等于盔，盔强大，先端作镰形弯曲。果：蒴果卵圆形，稍扁平，有短凸尖，含种子多数。种子：种子极小，近扁平，长圆形或卵圆形，黑色。花果期6—8月。

【生境分布】生于山坡、林缘、草甸及高山草原。分布于我国东北、华北、西北等地。

【药用部位（药材名称）】全草（红纹马先蒿）。

【采收加工】秋季采收，洗净泥土，切段，晒干。

【临床应用】酸，温；归肝、肾经。清热，解毒，利水，涩精；用于肾阳虚衰症，毒蛇咬伤，创伤，耳鸣，口干，痈肿。

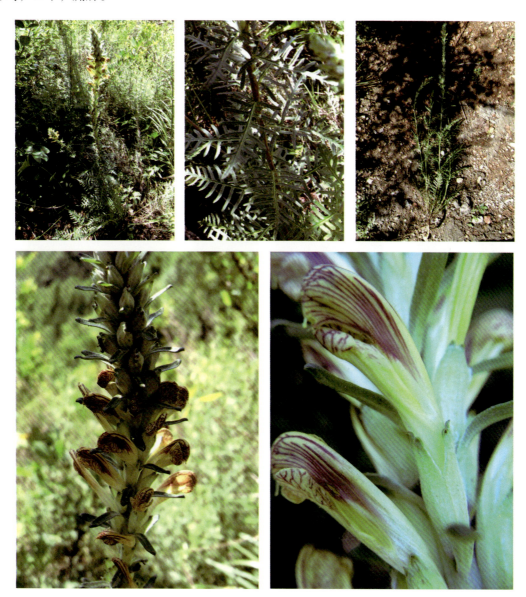

疗齿草

【基　　原】玄参科疗齿草属植物疗齿草 Odontites serotina (Lam.) Dum.

【别　　名】齿叶草。

【形态特征】1年生草本。**茎**：茎四棱形，上部分枝；全株被贴伏而倒生的白色硬毛。**叶**：叶对生，有时上部的互生，叶无柄；叶披针形至条状披针形，先端渐尖，基部渐窄，边缘疏生锯齿。**花**：总状花序顶生；花梗极短；花萼钟状，果期略增大，4裂，萼片狭三角形，被毛；花冠紫红色、紫色或淡红色，外被白色柔毛，上唇直立，略呈盔状，微凹或2浅裂，下唇开展，3裂，中裂片先端微凹；雄蕊和上唇近等长，花药箭形，药室下边延成短芒。**果**：蒴果长圆形，微扁，先端微凹，有细硬毛。**种子**：种子椭圆形，有数条纵向狭翅。花果期7—10月。

【生境分布】生于草原、沙质地、河岸、湿草地。分布于我国东北、华北、西北等地。

【药用部位（药材名称）】地上部分（齿叶草）。

【采收加工】夏秋季开花时采收，阴干。

【临床应用】苦，凉；有小毒。清热泻火，活血止痛；用于温病发热，肝火头痛，肋痛，瘀血疼痛。

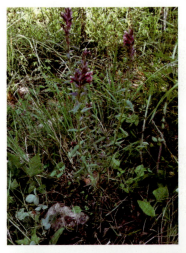
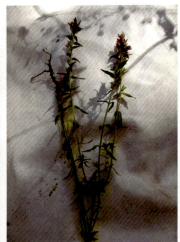
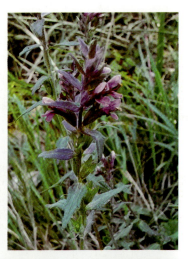
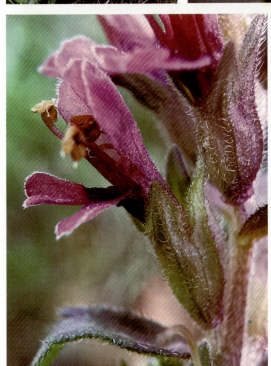
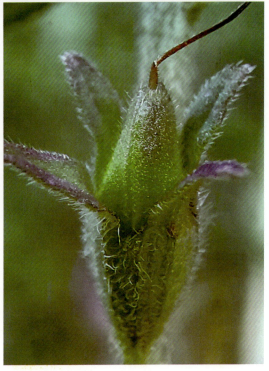

松蒿

【基　　原】玄参科松蒿属植物松蒿 *Phtheirospermum japonicum* (Thunb.) Kanitz

【别　　名】糯蒿、细绒蒿、土（草、铃）茵陈、小盐灶菜、大叶蓬蒿、红壶瓶、鸡冠草。

【形态特征】1年生草本。**茎**：茎直立或弯曲而后上升，多分枝；全株被腺毛。**叶**：叶对生；具带狭翅的柄；叶轮廓长三角状卵形至卵状披针形，下部羽状全裂，向上渐变深裂至浅裂，裂片长卵形，边缘具细齿。**花**：花单生于茎上部叶腋，花稀疏，萼钟状，5裂，果期增大，裂片长卵形，上端羽状齿裂，边缘有细齿；花冠紫红色或淡紫红色，筒状，2唇形，下唇有两条横的大皱褶，上有白色长柔毛；雄蕊4。**果**：蒴果卵状圆锥形，密被腺毛和短毛。**种子**：种子卵圆形，扁平。花果期7—10月。

【生境分布】生于山坡、沙质地、草地。除新疆、青海以外，全国各地均有分布。

【药用部位（药材名称）】全草（松蒿）。

【采收加工】夏秋季采收，鲜用或晒干。

【临床应用】微辛，凉；归肺、脾、胃经。清热利湿，解毒；用于黄疸，水肿，风热感冒，口疮，鼻炎，疮疖肿毒。

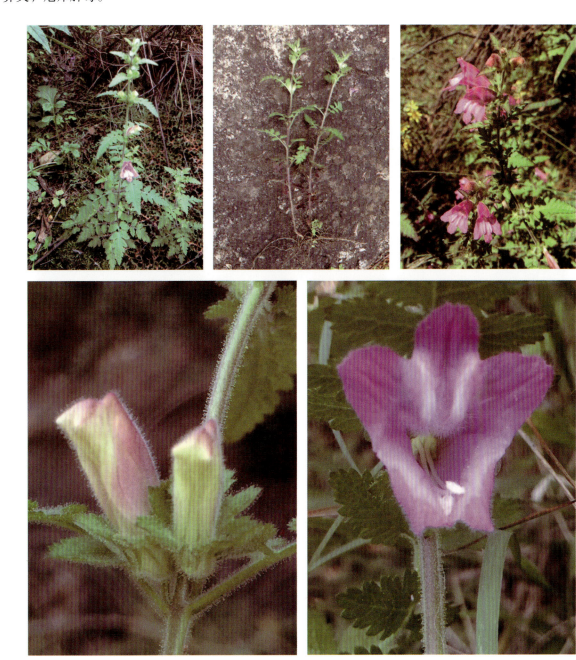

弹刀子菜

【基　　原】玄参科通泉草属植物弹刀子菜 *Mazus stachydifolius* (Turcz.) Maxim.

【别　　名】水苏叶通泉草、四叶细辛、地菊花、山刀草、大叶山油麻、毛曲菜。

【形态特征】多年生草本。茎：根状茎短；地上茎粗壮，常直立，圆柱形，不分枝或在基部分枝；全株被白色长柔毛。叶：基生叶匙形，有短柄，常早枯萎；茎生叶对生，上部的常互生，无柄，叶长椭圆形至倒卵状披针形，边缘具不规则锯齿。花：总状花序顶生，花稀疏；苞片三角形；花萼漏斗状，比花梗长，萼齿略长于筒部，先端长锐尖；花冠紫色，花冠筒与唇部近等长，上唇短，2裂，裂片狭长三角形，先端尖，下唇宽大，开展，3裂，中裂片较侧裂片小，近圆形，稍突出，有两条着生腺毛的皱褶直达喉部；雄蕊4，2强。果：蒴果扁卵球形。花果期4—9月。

【生境分布】生于山坡、田野、路旁、草地、林缘等处。分布于我国东北、华东及河北、湖北、四川等地。

【药用部位(药材名称)】全草（弹刀子菜）。

【采收加工】植株开花结果时采收，鲜用或晒干。

【临床应用】微辛，凉。清热解毒，凉血散瘀；用于便秘下血，疮疖肿毒，毒蛇咬伤，跌打损伤。

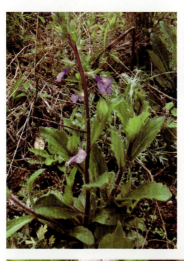
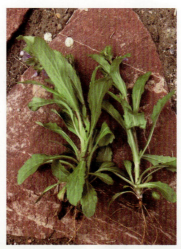
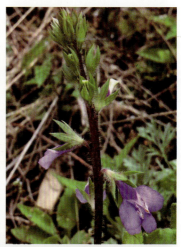
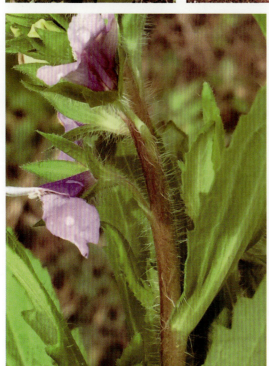
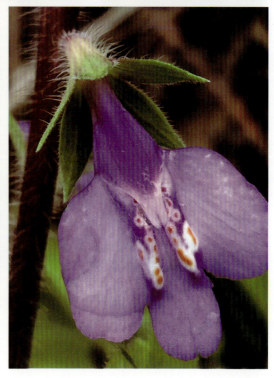

通泉草

【基　　原】玄参科通泉草属植物通泉草 *Mazus japonicus* (Thunb.) O. Kuntze
【别　　名】绿兰（蓝）花、脓泡药、汤湿草、猪胡椒、野田菜、鹅肠草、五瓣梅、猫脚迹，等。
【形态特征】1年生草本。根：主根直伸，灰白色；须根纤细，多数。茎：茎直立或斜升，着地部分于节上常生出不定根；常基部分枝，茎1～5或更多，分枝披散；茎上部略具四棱形，具纵向沟槽。叶：基生叶倒卵状匙形至卵状倒披针形，顶端全缘或有不明显的疏齿，边缘具不规则的粗齿，基部楔形，下延成带翅的叶柄；茎生叶对生或互生，少数，近似基生叶。花：总状花序生于茎枝顶端，常在近基部即生花，花通常3～20朵，疏稀；花萼钟状，萼片5，与萼筒近等长，卵形，先端急尖，萼片沿缘略带紫褐色；花冠白色、淡紫色或蓝色，2唇形，上唇裂片卵状三角形，下唇中裂片较小，稍突出，倒卵圆形。果：蒴果球形，无毛。种子：种子小，黄色，种皮上有不规则网纹。花果期4—10月。
【生境分布】生于沙质河岸、湿草地、草坡、沟边、路旁、林缘。除内蒙古、宁夏、青海及新疆外，分布于全国各地。
【药用部位（药材名称）】全草（通泉草）。
【采收加工】春夏秋季采收，洗净，鲜用或晒干。
【临床应用】苦，平。止痛，健胃，解毒；用于偏头痛，消化不良；外用治疗疮，脓疱疮，烫伤。

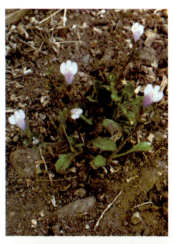
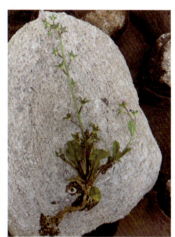
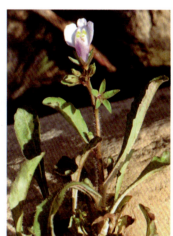
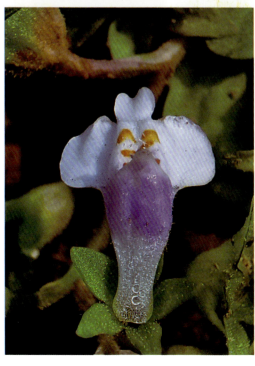
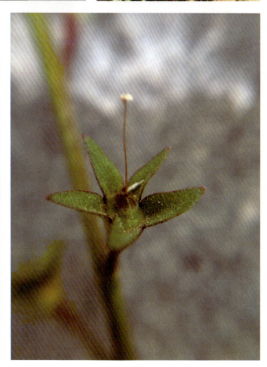

阴行草

【基　　原】玄参科阴行草属植物阴行草 Siphonostegia chinensis Benth.

【别　　名】刘寄奴、土（金钟、铃、黄花）茵陈、芝麻蒿、鬼麻油、阴阳连。

【形态特征】1年生草本。根：主根不发达，支根多数。茎：茎单一，中空，直立，上部多分枝，分枝对生，细长，具棱角；全株密被锈色短毛。叶：叶对生；基部叶早期枯萎；中部和上部叶2回羽状全裂，裂片狭线形，全缘或有1～3裂片。花：总状花序，花疏稀，对生于茎枝顶端；苞片叶状，羽状深裂或全裂，密被短毛；花梗短，纤细，密被短毛，有1对小苞片，线形；花萼细筒状，密被短毛，10脉明显突出，裂片5，披针形，全缘或偶有1～2锯齿；花冠2唇形，上唇盔状，微带紫色，前方下角有1对小齿，下唇3裂，黄色，外面密被长纤毛，皱褶高隆起呈瓣状；雄蕊花丝被柔毛，子房长卵形，柱头头状，常伸出于盔外。果：蒴果披针形。种子：种子小，黑色，长卵圆形。花果期6—10月。

【生境分布】生于山坡、草地。分布于我国东北、华北、华中、华南、西南等地。

【药用部位（药材名称）】全草（北刘寄奴）。

【采收加工】秋季采收，除去杂质，晒干。

【临床应用】苦，寒；归脾、胃、肝胆经。活血祛瘀，通经止痛，凉血，止血，清热利湿；用于跌打损伤，外伤出血，瘀血经闭，月经不调，产后腹痛，癥瘕积聚，血痢，血淋，湿热黄疸，水肿腹胀，白带过多。

【编者之见】按2020年版《中国药典》，中药材"北刘寄奴"为玄参科植物阴行草的干燥全草；中药材"刘寄奴"为菊科植物奇蒿的全草。

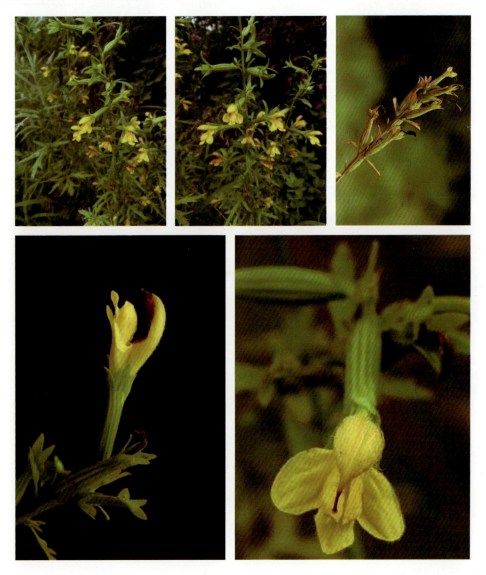

车前科

车前

【基　　原】车前科车前属植物车前 *Plantago asiatica* L.

【别　　名】地胆头、白贯草、五根草、蟾蜍草、灰盆草、车轮草、饭匙草、猪耳草、牛耳朵草等。

【形态特征】多年生草本。**根**：须根多数。**茎**：根茎短，稍粗。**叶**：叶基生，呈莲座状，具长柄，叶宽卵形至宽椭圆形，先端钝或尖，边缘波状、全缘或有锯齿，基部下延成宽楔形或近圆形；弧形脉5～7条。**花**：花葶多数，具棱，有疏毛，直立或弓曲上升；穗状花序圆柱状，下部常间断，花序梗长约为花茎的2/5～1/2，有纵条纹，疏生白色短柔毛；花淡绿色，苞片1枚，苞片长三角形；花萼4，基部稍合生，椭圆形或卵圆形；花冠小，花冠筒先端4裂，裂片三角形，向外反卷；雄蕊1，明显外伸，花药卵状椭圆形，花丝线形；花柱1，明显外伸。**果**：蒴果卵球形或圆锥状卵形，于基部上方周裂。**种子**：种子近椭圆形，具角，黑褐色至黑色，背腹面微隆起。花果期4—10月。

【生境分布】生于山野、路旁、草地、田边、河边湿地等处。分布于全国各地。

【药用部位（药材名称）】种子（车前子）、全草（车前草）。

【采收加工】车前子：夏秋季种子成熟时采收果穗，晒干，搓出种子，除去杂质。车前草：夏季采挖，除去泥沙，晒干。

【临床应用】车前子：甘，寒；归肝、肾、肺、小肠经。清热利尿通淋，渗湿止泻，明目，祛痰；用于热淋涩痛，水肿胀满，暑湿泄泻，目赤肿痛，痰热咳嗽。车前草：甘，寒；归肝、肾、肺、小肠经。清热利尿通淋，祛痰，凉血，解毒；用于热淋涩痛，水肿尿少，暑湿泄泻，痰热咳嗽，吐血衄血，痈肿疮毒。

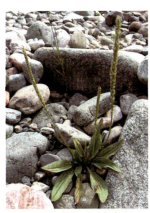 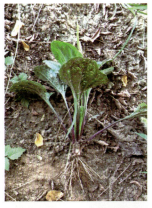 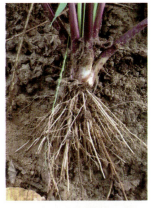

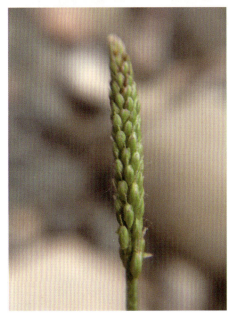 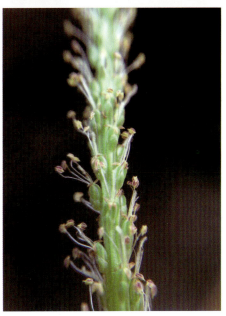

大车前

【基　　原】车前科车前属植物大车前 *Plantago major* L.

【别　　名】钱贯草、大猪耳朵草。

【形态特征】2年或多年生草本。**根**：须根多数。**茎**：根茎粗短。**叶**：叶片卵形或宽卵形，长6～10 cm，宽3～6 cm，先端圆钝，基部圆宽楔形；叶柄基部常扩大或鞘状。**花**：穗状花序长3～10 cm，花排列紧密。**种子**：种子7～15颗，黑色。其余与植物"车前"相似。

【生境分布】生于路边、沟旁、田边潮湿处。分布于全国各地。

【药用部位(药材名称)】种子（车前子）、全草（车前草）。

【采收加工】车前子：夏秋季剪下黄色成熟果穗，晒干，搓出种子，去掉杂质。车前草：秋季采收，挖起全株，洗净泥沙，鲜用或晒干。

【临床应用】车前子：甘、淡，微寒；归肺、肝、肾、膀胱经。清热利尿，渗湿止泻，明目，祛痰；用于小便不利，淋浊带下，水肿胀满，暑湿泻痢，目赤障翳，痰热咳喘。车前草：甘，寒；归肝、肾、膀胱经。清热利尿，凉血，解毒；用于热结膀胱，小便不利，淋浊带下，暑湿泻痢，衄血，尿血，肝热目赤，咽喉肿痛，痈肿疮毒。

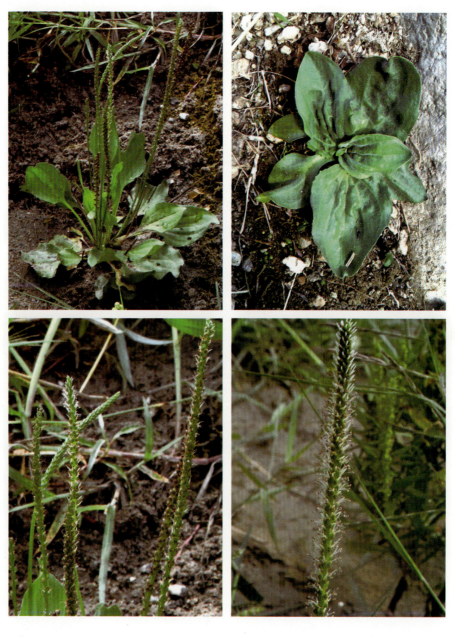

平车前

【基　　原】车前科车前属植物平车前 *Plantago depressa* Willd.
【别　　名】车前草（菜）、车茶草、蛤蟆叶。
【形态特征】形态与植物"车前"相似。两者的主要区别：平车前具主根；植株较小（高 5～20 cm）；叶形显窄长，叶椭圆形、长圆形、披针形或倒披针形，基部狭楔形。车前具须根；植株较大（高 20～60 cm）；叶片显短圆，叶狭卵形、广卵形或广椭圆形，基部圆形或阔楔形。
【生境分布】生于山野、路旁、田埂、河边。分布于我国东北、西北及河北、山东、山西等地。
【药用部位（药材名称）】种子（车前子）、全草（车前草）。
【采收加工】同植物"车前"项下。
【临床应用】同植物"车前"项下。
【编者之见】按 2020 年版《中国药典》，中药材"车前子"和"车前草"来源于车前科车前、平车前；大车前的全草和种子并非"车前草"和"车前子"正品。

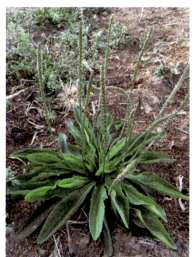
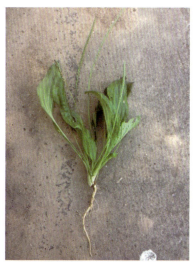
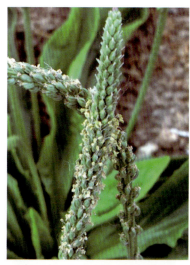
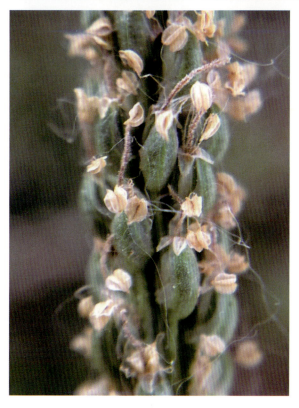
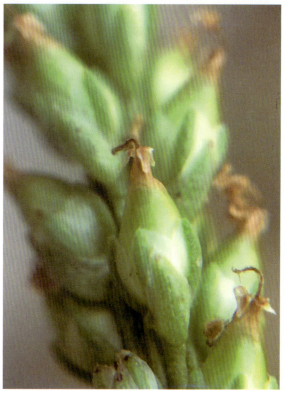

茜草科

蓬子菜

【基　　原】茜草科猪殃殃属植物蓬子菜 Galium verum L.

【别　　名】铁尺草、月经草、黄牛尾、柳夫绒蒿、疗毒蒿、鸡肠草、黄米花。

【形态特征】多年生草本。**根**：根细长圆柱形，表皮棕褐色，稍显木质。**茎**：根茎圆柱形，粗长而弯曲，横走，显木质，表皮棕褐色；地上茎多数，丛生，直立，基部略带木质，四棱形，嫩时微有柔毛。**叶**：叶6～10枚轮生，狭线形，无柄，上面嫩时有毛疏生，边缘向外反卷，下面有柔毛，中脉隆起。**花**：聚伞花序集成顶生的圆锥花序，花序梗有灰白色细毛，花具短柄；萼筒全部与子房愈合；花冠辐状，淡黄色，花冠筒极短，裂片4，卵形；雄蕊4，伸出；子房2室，花柱2，柱头头状。**果**：双悬果2，扁球形。花果期6—9月。

【生境分布】生于山坡灌丛、旷野、草地。分布于我国东北、西北至长江流域。

【药用部位(药材名称)】全草及根(蓬子菜)。

【采收加工】夏秋季采收全草，秋季挖根，洗净，鲜用或晒干。

【性味归经】微辛、苦，微寒。清热解毒，活血通经，祛风止痒；用于肝炎，喉蛾肿痛，疗疮疖肿，稻田皮炎，荨麻疹，跌打损伤，妇女血气痛。

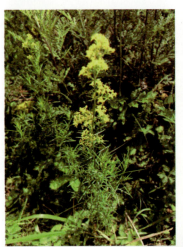
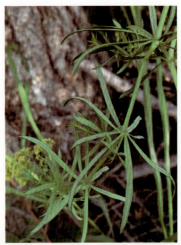
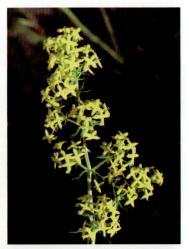
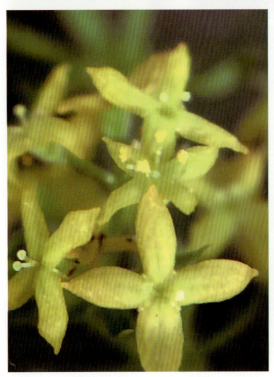
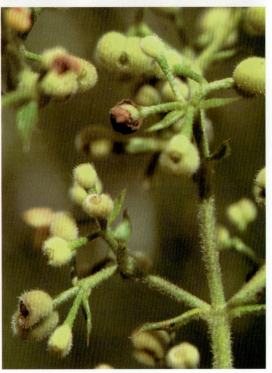

茜草

【基　　原】茜草科茜草属植物茜草 *Rubia cordifolia* L.

【别　　名】涩涩（锯锯）草、拉拉藤（秧）、金线草、锯子草、红茜、活血草、红根草等。

【形态特征】多年生攀缘草本。根：支根簇生，细长，外皮黄赤色。茎：茎四棱形，蔓生，多分枝；全株多处具倒刺。叶：叶通常4片轮生，叶披针形、长圆状披针形、三角状卵形或宽卵形，先端通常急尖，基部心形，上面粗糙，全缘，基出脉5。花：聚伞花序圆锥状，腋生或顶生，多回分枝，有花多数；花小，淡黄色，花萼不明显；花冠辐状，5裂，裂片卵形或卵状披针形，基部联合；雄蕊5，2室，花柱上部2裂，柱头头状。果：浆果双头球形，肉质，绿色至红色，成熟时紫红色至紫黑色。花果期6—10月。

【生境分布】生于山坡、路旁、沟沿、田边、灌丛、林缘。分布于全国大部分地区。

【药用部位（药材名称）】地上部分（茜草藤）、茎叶（茜草茎）、根和根茎（茜草）。

【采收加工】茜草藤：夏秋季采收，切段，鲜用或晒干。茜草茎：夏秋季采收，晒干。茜草：春秋季采挖，除去泥沙，干燥。

【临床应用】茜草藤：苦，凉，无毒；归心、肝、肾、大肠、小肠、心包经。止血，行瘀；用于吐血，血崩，跌打损伤，风痹，腰痛，痈毒，疔肿。茜草茎：苦，寒；无毒。止血，行瘀；用于吐血，血崩，跌打损伤，风痹，腰痛，痈毒，疔肿。茜草：苦，寒；归肝经。凉血，祛瘀，止血，通经；用于吐血，衄血，崩漏，外伤出血，瘀阻经闭，关节痹痛，跌扑肿痛。

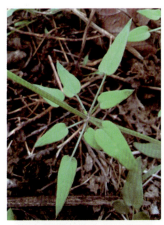
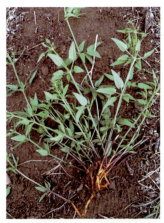
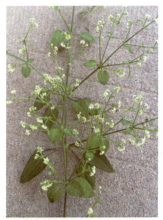
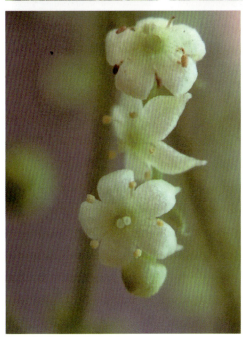
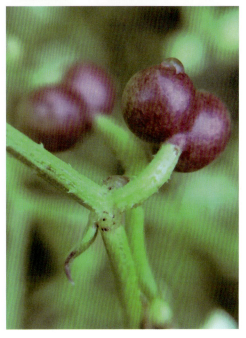

四叶葎

【基　　原】茜草科拉拉藤属植物四叶葎 Galium bungei Steud.
【别　　名】散血丹、小拉马藤、四叶草（七）、红蛇儿、天良草、蛇舌癀、四棱香草。
【形态特征】多年生草本。**根：**根红色，丝状。**茎：**茎丛生，直立或依附直立，具4棱，不分枝或稍有分枝，常无毛或节上有微毛。**叶：**叶4枚轮生；叶卵状长圆形、卵状披针形、披针状长圆形或线状披针形，顶端尖或稍钝，基部楔形，中脉和边缘常有刺状硬毛，有时两面亦有糙伏毛，1脉，近无柄或有极短柄。**花：**聚伞花序顶生或腋生，总花梗纤细，常3歧分枝，再形成圆锥状花序；花小，花冠黄绿色或白色，辐状，花冠裂片卵形或长圆形。**果：**果爿近球状，通常双生，有小疣点、小鳞片或短钩毛，稀无毛；果柄纤细，常比果长。花期4月至翌年1月。
【生境分布】生于田畔、沟边等湿地。分布于我国华北、长江流域及福建等地。
【药用部位（药材名称）】全草（四叶葎、四叶草）。
【采收加工】夏秋采集，鲜用或晒干。
【临床应用】甘、苦，平；归肝、脾经。清热，利尿，解毒，消肿；用于尿路感染，癌肿，赤白带下，痢疾，痈肿，跌打损伤，咳血，妇女赤白带下，小儿疳积，痈肿疔毒，毒蛇咬伤。

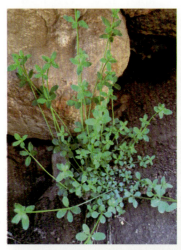
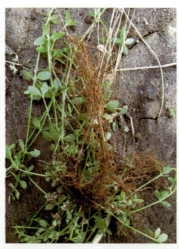
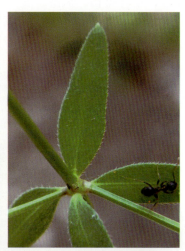
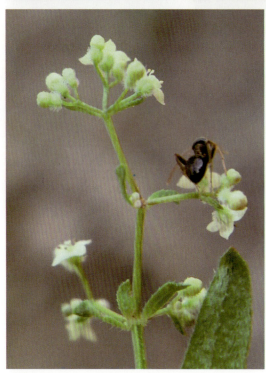
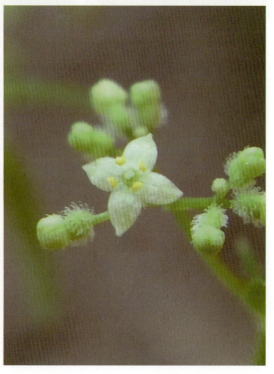

猪殃殃

【基　　原】茜草科拉拉藤属植物猪殃殃 Galium aparine L.var.（Gren.et Godr.）Reichb.

【别　　名】齿蛇草、锯子草、细叶茜草、锯耳草、麦筛子、拉拉（锯锯）藤、八仙草、活血草等。

【形态特征】多年生蔓生或攀缘草本。**茎**：茎四棱形，多分枝，茎棱、叶缘及叶背面中脉上均有倒生钩刺。**叶**：叶6～8片轮生，稀为4～5片，近无柄；叶纸质或近膜质，线状倒披针形，先端有刺状凸尖，干时常卷缩，边缘有刺毛；叶脉1。**花**：有花3～10朵，呈腋生或顶生疏散的聚伞花序；花小，白色、淡黄色、黄绿色或先端带紫红色，花梗纤细；花冠4裂；雄蕊4，子房下位。**果**：果小，稍肉质；2心皮稍分离，各成一半球形，形成双头形，被密集钩状刺。**种子**：种子小，平凸。花果期7—9月。

【生境分布】生于山坡、旷野、沟边、河滩、田中、林缘、草地。除海南外，分布于全国各地。

【药用部位（药材名称）】全草（猪殃殃、八仙草、锯锯藤）。

【采收加工】夏季花果期采收，除去泥沙，鲜用或晒干。

【临床应用】辛、苦，凉。清热解毒，消肿止痛，利尿，散瘀；用于淋浊，尿血，跌打损伤，肠痈，疖肿，中耳炎等。

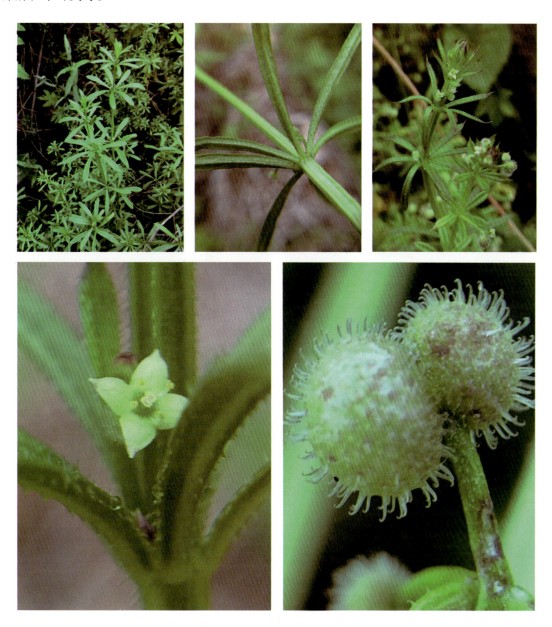

忍冬科

接骨木

【基　　原】忍冬科接骨木属植物接骨木 Sambucus williamsii Hance var. williamsii

【别　　名】戳（蒴）树、公道老树、大叶接骨木、大叶蒴藋、舒筋树、樟木树、九节风。

【形态特征】落叶灌木或小乔木。**茎：**老枝具皮孔，表皮灰褐色，髓芯淡黄棕色；多分枝。**叶：**奇数羽状复叶对生，常具小叶 7；侧生小叶长卵圆形、椭圆形至卵状披针形，先端渐尖，基部偏斜阔楔形，边缘具锯齿，两面无毛；顶生小叶卵形或倒卵形，先端渐尖，基部楔形；托叶狭带形或退化成带蓝色的突起。**花：**圆锥聚伞花序顶生，具总花梗，花序分枝多成直角开展；花萼钟形，裂片 5，裂片三角状披针形；花小而密，花蕾时带粉红色，开后白色至淡黄色，花瓣 5，倒卵形；雄蕊 5，花药黄色，花柱短，柱头 3 裂。**果：**浆果状核果近球形，黑紫色或红色。花果期 4—10 月。

【生境分布】生于向阳山坡。分布于东北、华北、华中、华东及甘肃、四川、云南等地；有栽培。

【药用部位（药材名称）】全株或茎枝（接骨木）、花（接骨木花）、根或根皮（接骨木根）、叶（接骨木叶）。

【采收加工】接骨木：全年可采，鲜用或切段晒干。接骨木花：4—5 月采收整个花序，加热后花即脱落，除去杂质，晒干。接骨木根：9—10 月采挖，切片，鲜用或晒干。接骨木叶：春夏季采收，鲜用或晒干。

【临床应用】接骨木：甘、苦，平；归肝经。接骨续筋，活血止痛，祛风利湿；用于骨折，跌打损伤，风湿性关节炎，痛风，大骨节病，急慢性肾炎；外用治创伤出血。接骨木花：辛、温。发汗利尿；用于感冒，小便不利。接骨木根：苦、甘，平。祛风除湿，活血舒筋，利尿消肿；用于风湿疼痛，痰饮，黄疸，跌打瘀痛，骨折肿痛，急慢性肾炎，烫伤。接骨木叶：辛、苦，平。活血，舒筋，止痛，利湿；用于跌打骨折，筋骨疼痛，风湿疼痛，痛风，脚气，烫火伤。

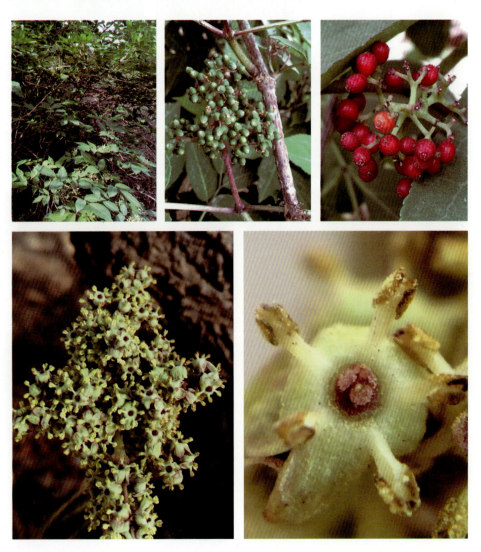

金花忍冬

【基　　原】忍冬科忍冬属植物金花忍冬 Lonicera chrysantha Turcz.

【别　　名】黄花忍冬。

【形态特征】落叶灌木。**茎**：幼枝、叶柄和总花梗常被开展的糙毛和腺毛。**叶**：叶菱状卵形、菱状披针形、倒卵形或卵状披针形，顶端渐尖或急尾尖，基部楔形至圆形，两面脉上被直或稍弯的糙伏毛，中脉毛较密，有直缘毛。**花**：总花梗细长；苞片条形或狭条状披针形，常高出萼筒；小苞片分离，卵状矩圆形、宽卵形、倒卵形至近圆形，为萼筒的 1/3 ～ 2/3；相邻两萼筒分离，常无毛而具腺，萼齿圆卵形、半圆形或卵形，顶端圆或钝；花冠先白色后变黄色，外面疏生短糙毛，唇形，唇瓣长 2 ～ 3 倍于筒，筒内有短柔毛，基部有 1 深囊或有时囊不明显；雄蕊和花柱短于花冠，花丝中部以下有密毛，药隔上半部有短柔伏毛；花柱全被短柔毛。**果**：果实红色，球形。花果期 5—9 月。

【生境分布】生于山谷、沟谷灌丛中。分布于我国东北、华北、西北及山东、江西、河南、湖北、四川等地。

【药用部位（药材名称）】花（黄花忍冬）。

【采收加工】5—6 月在晴天清晨露水刚干时摘取花蕾，鲜用或阴干。

【临床应用】苦，凉。清热解毒，散痈消肿；用于疗疮痈肿。

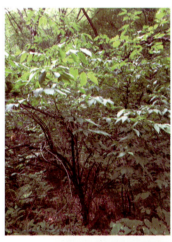
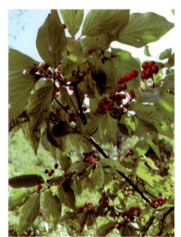
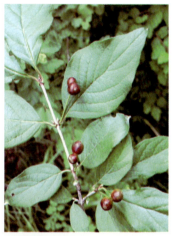
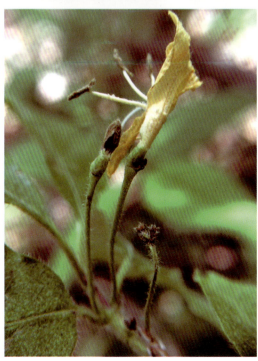
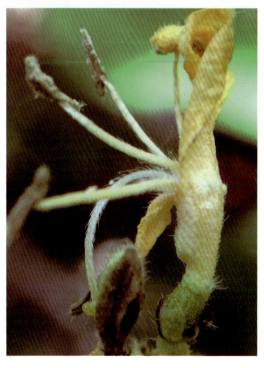

金银忍冬

【基　　原】忍冬科忍冬属植物金银忍冬 *Lonicer maackii* (Rupr.) Maxim.

【别　　名】金银木（藤）、树金银、木银花、王八（鸡）骨头、千层皮、北金银花。

【形态特征】落叶灌木。茎：树皮灰白色至灰褐色，不规则纵裂；小枝中空，稍具短柔毛。叶：叶对生，叶柄有腺毛及柔毛；叶卵状椭圆形至卵状披针形，先端长渐尖，基部阔楔形，全缘，两面脉上有毛。花：花腋生，总花梗具腺毛；苞片条形，小苞片合生成对；花萼钟形，萼齿与萼筒近等长；花冠先白色后黄色，花冠筒长约为唇瓣的1/2；雄蕊与花柱均短于花冠。果：浆果暗红色，球形。种子：种子椭圆形，具细凹点。花果期5—9月。

【生境分布】生于林下、林缘、山坡、路旁。分布于我国东北、华中、华东、西南及河北、山西、陕西、甘肃等地。

【药用部位（药材名称）】茎叶及花（金银忍冬）。

【采收加工】5—6月采花，夏秋季采茎叶，鲜用或切段晒干。

【临床应用】甘、淡，寒。祛风，清热，解毒；用于感冒，咳嗽，咽喉肿痛，目赤肿痛，肺痈，乳痈，湿疮。

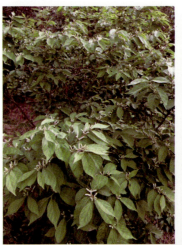
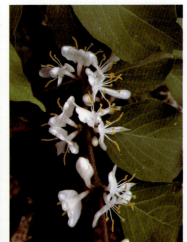
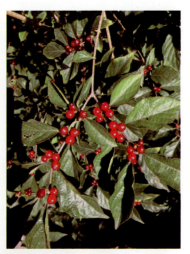
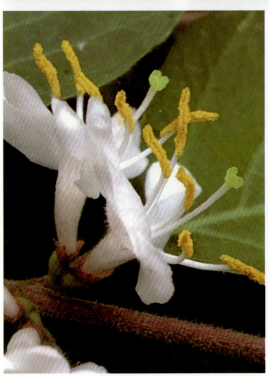
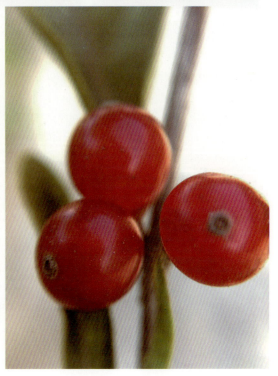

六道木

【基　　原】忍冬科六道木属植物六道木 *Abelia biflora* Turcz.

【别　　名】六条木、降龙木、二花六道木。

【形态特征】落叶灌木。茎：主干和老枝常具 6 条纵棱，幼枝被倒生硬毛。叶：叶矩圆形至矩圆状披针形，顶端尖至渐尖，基部钝至渐狭成楔形，全缘或中部以上具 1～4 对粗齿，两面疏被柔毛，脉上密被长柔毛，边缘有睫毛；叶柄基部膨大且成对相连，被硬毛。花：花单生于小枝叶腋，无总花梗；花梗被硬毛；小苞片 3 齿状，齿 1 长 2 短；萼筒圆柱形，疏生短硬毛，萼齿 4，狭椭圆形或倒卵状矩圆形；花冠白色、淡黄色或带浅红色，狭漏斗形或高脚碟形，外面被短柔毛，有倒向硬毛，4 裂，裂片圆形，筒为裂片长的 3 倍，内密生硬毛；雄蕊 4，2 强，花药长卵圆形，柱头头状。果：核果瘦果状，微弯曲，具疏柔毛。种子：种子圆柱形。花果期 4—9 月。

【生境分布】生于山坡灌丛、林下、沟边。分布于辽宁、河北、山西等地。

【药用部位（药材名称）】果实（六道木、交翅木）。

【采收加工】秋季采收，鲜用或晒干。

【临床应用】微苦，涩，平。祛风湿，消肿毒；用于风湿筋骨疼痛，痈毒红肿。

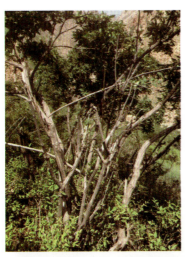
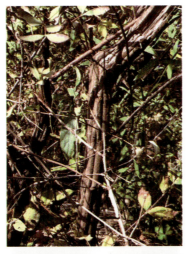
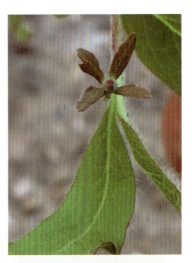
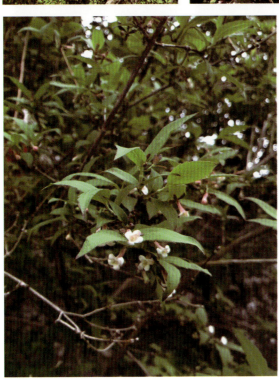
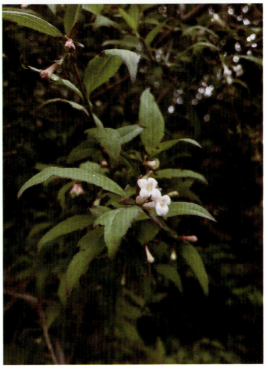

败酱科

糙叶败酱

【基　　原】败酱科败酱属植物糙叶败酱 Patrinia scabra Bge.

【别　　名】山败酱、墓头灰、箭头风、摆子草、鸡粪草、木头回、追风箭、脚汗草、臭脚根，等。

【形态特征】多年生草本。根：根粗壮，圆柱形，具特殊臭气。茎：根茎粗短；地上茎1至数个，直立，上部多分枝，被细密短毛。叶：基生叶倒披针形或倒窄卵形，先端急尖，边缘具锯齿，2～4对羽状浅裂或深裂，叶两面及叶缘被白糙毛；茎生叶对生，多窄卵形，1～4对羽状深裂至全裂，中间裂片最大，倒披针形，全缘或具稀疏大锯齿，两侧裂片镰状线形，全缘或齿裂，两面被白糙毛。花：聚伞花序顶生，呈伞房状，总花梗和分枝被糙毛；苞片对生，线形；花黄色，花萼不明显，花冠管状，先端5裂，雄蕊4。果：瘦果长圆柱形。花果期7—10月。

【生境分布】生于山坡、丘陵、沟谷、草丛。分布于我国华北、东北等地。

【药用部位（药材名称）】根或全草（墓头回）。

【采收加工】9—11月采挖，鲜用或晒干。

【性味归经】苦、微酸，涩，凉；归心、肝经。清热解毒，止血，止带；用于赤白带下，崩漏，泄泻痢疾，黄疸，疟疾，肠痈，疮疡肿毒，跌打损伤，子宫颈癌，胃癌。

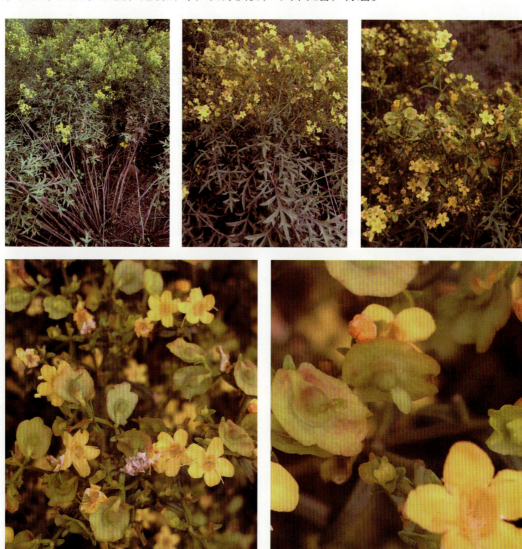

岩败酱

【基　　原】败酱科败酱属植物岩败酱 *Patrinia rupestris* Juss.

【别　　名】鹿肠（首、酱）、败酱草、野苦菜。

【形态特征】多年生草本。根：根直伸，具支根；有浓烈的特异气味。茎：根茎短，粗壮；地上茎直立，多数丛生，连同花序梗被短糙毛，带紫色，下部常稍弯曲。叶：基生叶丛生，具明显的叶柄；茎生叶对生，具短柄或无柄，羽状深裂至全裂，裂片披针形至线状披针形，全缘或再成齿牙状缺刻，无毛。花：伞房状聚伞花序顶生，具3～7级对生分枝，最下分枝处总苞叶羽状全裂，上部分枝总苞叶较小；萼齿5，截形、波状或卵圆形；花冠黄色，漏斗状钟形，花冠裂片长圆形、卵状椭圆形或卵圆形，花药长圆形，花柱柱头盾头状。果：瘦果倒卵圆柱状，膜质苞椭圆形至近菱状椭圆形。花果期7—9月。

【生境分布】生于干燥山坡、山沟、丘陵等处。分布于我国东北、华北等地。

【药用部位（药材名称）】全草（岩败酱）。

【采收加工】夏季采收，切段，晒干。

【临床应用】辛、苦，寒。清热解毒，活血，排脓；用于痢疾，泄泻，黄疸，肠痛。

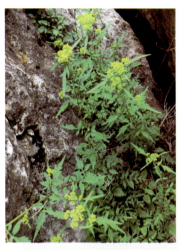
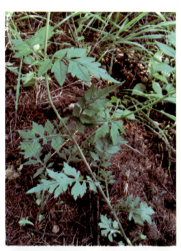
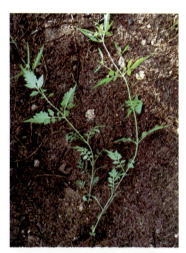
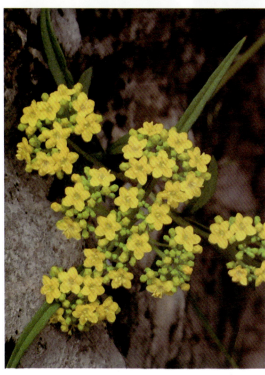
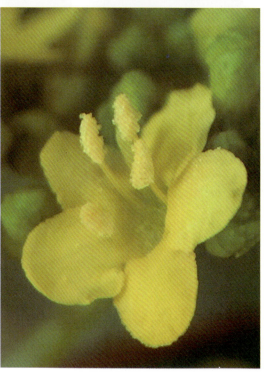

异叶败酱

【基　　原】败酱科败酱属植物异叶败酱 Patrinia heterophylla Bunge
【别　　名】墓头回、追风箭、脚汗草、铜班道、虎牙草、摆子草。
【形态特征】多年生草本。茎：根茎横走，黄白色，具特异臭气。叶：基生叶丛生，叶卵形或3裂，有长柄；茎生叶对生，叶形多变，由茎下部的2～4对羽状全裂至上部的3全裂或浅裂，中央裂片最大；最上部叶较窄，有时不裂，近无柄。花：伞房状聚伞花序顶生，被糙毛；总花梗下苞叶常具线形裂片；萼齿5；花黄色，花冠钟形，裂片5；雄蕊4，花丝2长2短，花药长圆形。果：瘦果长圆形或倒卵形，顶端平截；翅状果苞倒卵状长圆形或倒卵状椭圆形，顶端钝圆，有时极浅3裂，或仅一侧有1浅裂。花果期7—10月。
【生境分布】生于干燥山坡。除西藏、青海、新疆外，分布于全国大部分地区。
【药用部位（药材名称）】根或全草（墓头回）、带根全草（败酱）。
【采收加工】墓头回：同植物"糙叶败酱"项下。败酱：多在夏季采收，将全株拔起，除去泥沙，晒干。
【临床应用】墓头回：同植物"糙叶败酱"项下。败酱：苦，平；归肝、胃、大肠经。清热解毒，排脓破瘀；用于肠痈，下痢，赤白带下，产后瘀滞腹痛，目赤肿痛，痈肿疥癣。
【编者之见】异叶败酱与糙叶败酱均为中药材"墓头回"的基原。

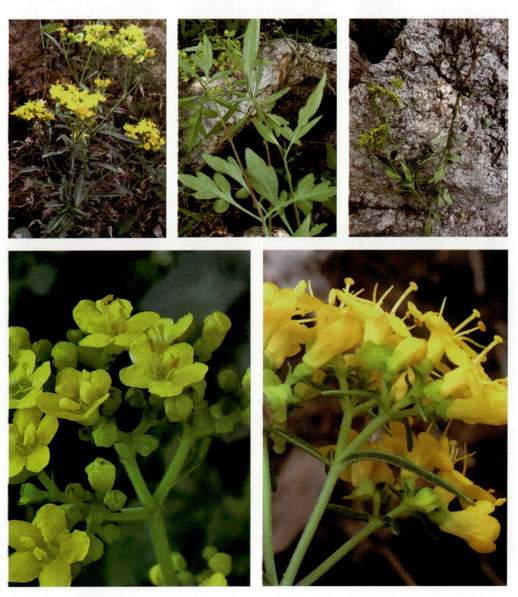

葫芦科

冬瓜

【基　　原】葫芦科冬瓜属植物冬瓜 *Benincasa hispida* (Thunb.) Cogn.
【别　　名】白（濮、东、枕）瓜、水芝、白冬瓜、地芝。
【形态特征】1年生藤本。茎：茎被硬毛及柔毛，有棱沟。叶：叶互生；叶柄粗壮，被硬毛及柔毛；叶肾状近圆形，基部深心形，5～7浅裂或中裂，裂片宽卵形，先端急尖，边缘有小齿，两面均被粗毛；卷须生于叶腋，常2～3分叉。花：雌雄同株，花单生；花冠黄色，5裂。果：果实大型，肉质，长圆柱状或近球形。种子：种子扁卵形，白色或淡黄色。花果期5—8月。
【生境分布】全国各地均有栽培。
【药用部位（药材名称）】藤茎（冬瓜藤）、外果皮（冬瓜皮）、果瓤（冬瓜瓤）、成熟种子（冬瓜子）、叶片（冬瓜叶）、果实（冬瓜）。
【采收加工】冬瓜藤：夏秋季采收。冬瓜皮：食用冬瓜时，洗净，削取外层果皮，晒干。冬瓜瓤：食用冬瓜时，收集瓜瓤，鲜用。冬瓜子：食用冬瓜时，收集种子，洗净，选成熟者，晒干。冬瓜叶：夏季采取，阴干或鲜用。冬瓜：夏末秋初果实成熟时采摘。
【临床应用】冬瓜藤：苦，寒，无毒；归肺、肝经。清肺化痰，通经活络；用于肺热咳痰，关节不利，脱肛。冬瓜皮：甘，凉；归脾、小肠经。利尿消肿；用于水肿胀满，小便不利，暑热口渴，小便短赤。冬瓜瓤：甘，平；归肺、膀胱经。清热止渴，利水消肿；用于热病烦渴，消渴，淋证，水肿，痈肿。冬瓜子：甘，凉；归肺、大肠经。清肺化痰，消痈排脓，利湿；用于痰热咳嗽，肺痈，肠痈，白浊，带下，脚气，水肿，淋证。冬瓜叶：苦，凉；归肺、大肠经。清热，利湿，解毒；用于消渴，暑湿泻痢，疟疾，疮毒，蜂蜇。冬瓜：甘，淡，微寒；归肺、大小肠、膀胱经。清热，化痰，生津，解毒；用于水肿胀满，淋病，脚气，痰喘，暑热烦闷，消渴，痈肿，痔漏，并解丹石毒、鱼毒、酒毒。

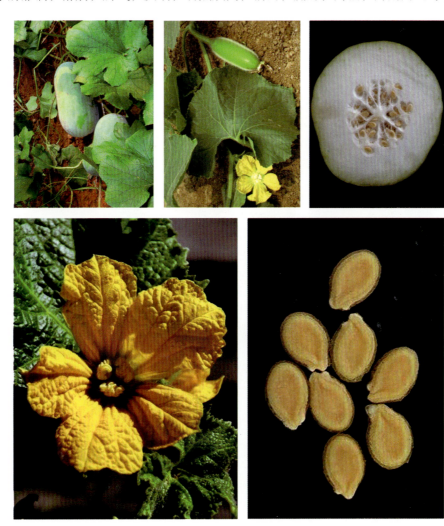

栝楼

【基　　原】 葫芦科栝楼属植物栝楼 *Trichosanthes kirilowii* Maxim.

【别　　名】 瓜（栝）蒌、瓜楼、药瓜。

【形态特征】 多年生攀缘藤本。根：块根圆柱状，粗大肥厚，淡黄褐色。茎：茎较粗，多分枝，具纵棱及槽，被白色柔毛。叶：叶近圆形，常3～5浅裂至中裂，裂片菱状倒卵形、长圆形，先端钝或急尖，基部心形，基出掌状脉5条；卷须3～7歧。花：雌雄异株；雄总状花序单生或并生，小苞片倒卵形或阔卵形，中上部具粗齿，花萼筒状，被短柔毛，裂片披针形；花冠白色，裂片倒卵形，顶端中央具1绿色尖头，两侧具丝状流苏；雌花单生，花萼圆筒形，裂片和花冠同雄花，花柱柱头3。果：果实椭圆形或圆形，成熟时黄褐色或橙黄色。种子：种子卵状椭圆形，压扁，淡黄褐色，边缘具棱线。花果期5—10月。

【生境分布】 生于山坡林下、灌丛、草地、村旁、田边等处。全国各地均有栽培。

【药用部位（药材名称）】 根（天花粉）、果实（瓜蒌）、种子（瓜蒌子、栝楼子）、果皮（栝楼皮、瓜蒌皮）、茎叶（栝楼茎叶）。

【采收加工】 天花粉：秋冬季采挖，洗净，除去外皮，切段或纵剖成瓣，干燥。果实：霜降至立冬果皮表面开始有白粉并为淡黄色时采收，阴凉通风处晾干。种子：秋季果实成熟时采摘，剖开，取出种子，洗净，晒干。果皮：9—10月采收果实，剥取果皮，晒干。茎叶：夏季采收。

【临床应用】 天花粉：甘、微苦，微寒。归肺、胃经。清热生津，消肿排脓；用于热病烦渴，肺热燥咳，内热消渴，疮疡肿毒。果实：甘、微苦，寒；归肺、胃、大肠经。清热化痰，宽胸散结，润燥滑肠；用于肺热咳嗽，胸痹，消渴，便秘，痈肿疮毒。种子：甘，寒；归肺、胃、大肠经。润肺化痰，滑肠通便；用于燥咳痰黏，肠燥便秘。果皮：甘、微苦，寒；归肺、胃经。清肺化痰，利气宽胸散结；用于肺热咳嗽，胸胁痞痛，咽喉肿痛，乳癖，乳痈。茎叶：酸，寒，无毒；用于中热伤暑。

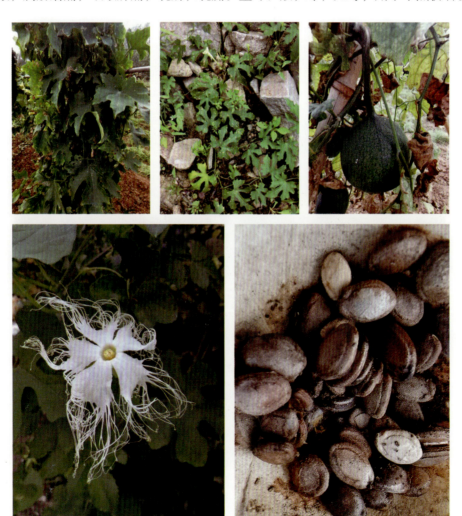

苦瓜

【基　　原】葫芦科苦瓜属植物苦瓜 Momordica charantia L.

【别　　名】癞葡萄、凉瓜、锦荔枝、癞瓜。

【形态特征】1年生攀缘草本。茎：茎多分枝，被柔毛；卷须纤细，不分歧。叶：叶肾状圆形，常5～7深裂，裂片卵状椭圆形，边缘具波状齿，上面绿色，背面淡绿色，叶脉掌状，叶柄细长。花：雌雄同株；雄花单生，花梗纤细被微柔毛，苞片肾状圆心形，萼钟形，5裂，花冠黄色，裂片被柔毛，雄蕊离生；雌花单生，花梗被微柔毛，子房纺锤形，柱头膨大。果：果实纺锤形或长椭圆形，多褶皱，成熟后橙黄色。种子：种子扁长圆形，两面有刻纹。花果期5—10月。

【生境分布】全国各地均有栽培。

【药用部位（药材名称）】茎（苦瓜藤）、花（苦瓜花）、根（苦瓜根）、种子（苦瓜子）、叶（苦瓜叶）、果实（苦瓜）、果实汁液（苦瓜汁）。

【采收加工】苦瓜藤：夏秋季采取，洗净，切段，鲜用或晒干。苦瓜花：夏季开花时采收，鲜用或烘干。苦瓜根：夏秋季采挖根部，洗净，切段，鲜用或晒干。苦瓜子：秋后采收成熟果实，剖开，收取种子，洗净，晒干。苦瓜叶：夏秋季采收，洗净，鲜用或晒干。苦瓜：秋季采收果实，切片晒干或鲜用。苦瓜汁：夏秋季采收，洗净，榨汁，鲜用。

【临床应用】苦瓜藤：苦，寒。清热解毒；用于痢疾，疮毒，胎毒，牙痛。苦瓜花：苦，寒。清热止痢，和胃；用于痢疾，胃气痛。苦瓜根：苦，寒。清湿热，解毒；用于湿热泻痢，便血，疔疮肿毒，风火牙痛。苦瓜子：苦、甘，温。温补肾阳；用于肾阳不足，小便频数，遗尿，遗精，阳痿。苦瓜叶：苦，凉。清热解毒；用于疮痈肿毒，梅毒，痢疾。苦瓜：苦，寒；归心、脾、肺经。清暑涤热，明目，解毒；用于暑热烦渴，消渴，赤眼疼痛，痢疾，疮痈肿毒。苦瓜汁：苦，寒；除邪热。

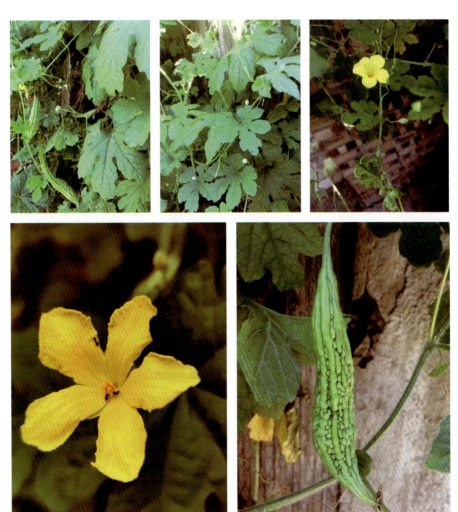

棱角丝瓜

【基　　原】葫芦科丝瓜属植物棱角丝瓜 Luffa cylindrical (L.) Robx.

【别　　名】（粤、广东、有棱）丝瓜。

【形态特征】1年生攀缘藤本。**茎**：茎枝粗糙，有棱沟，被微柔毛；卷须稍粗壮，被短柔毛，常2～4分叉。**叶**：叶柄粗糙，近无毛；叶三角形或近圆形，常掌状5～7裂，裂片三角形，上面深绿色，下面浅绿色。**花**：雌雄同株，花冠橘黄色；雄花生于总状花序上部，雄蕊常5；雌花单生，子房长圆柱状，柱头膨大。**果**：果实圆柱状，直或稍弯，表面平滑，通常有深色纵条纹，未熟时肉质，成熟后干燥，里面呈网状纤维。**种子**：种子多数，黑色，卵形，平滑，边缘狭翼状。花果期6—10月。

【生境分布】全国各地均有栽培。

【药用部位（药材名称）】藤（丝瓜藤）、瓜蒂（丝瓜蒂）、花（丝瓜花）、果皮（丝瓜皮）、根（丝瓜根）、种子（丝瓜子）、叶（丝瓜叶）、鲜嫩果实（丝瓜）、霜后干枯的老熟果实（天骷髅）、茎中的汁（天萝水）。

【采收加工】丝瓜藤：夏秋季采收，洗净，鲜用或晒干。丝瓜蒂：食用丝瓜时，收集瓜蒂，鲜用或晒干。丝瓜花：夏季开花时采收，鲜用或晒干。丝瓜皮：食用丝瓜时，收集刨下的果皮，鲜用或晒干。丝瓜根：夏秋季采挖，洗净，鲜用或晒干。丝瓜子：秋季果实老熟后，在采制丝瓜络时收集种子，晒干。丝瓜叶：夏秋季采收，鲜用或晒干。丝瓜：嫩丝瓜于夏秋间采摘。天骷髅：秋后采收。天萝水：取丝瓜地上茎切断，将切口插入瓶中，放置一昼夜，收集茎枝液。

【临床应用】丝瓜藤：苦，微寒；归心、脾、肾经。舒筋活血，止咳化痰，解毒杀虫；用于腰膝酸痛，肢体麻木，月经不调，咳嗽痰多。丝瓜蒂：苦，微寒。清热解毒，化痰定惊；用于痘疮不起，咽喉肿痛，癫狂，痫证。丝瓜花：甘、微苦，寒。清热解毒，化痰止咳；用于肺热咳嗽，咽痛，鼻窦炎，疔疮肿毒，痔疮。丝瓜皮：甘，凉。清热解毒；用于金疮，痈肿，疔疮，坐板疮。丝瓜根：甘、微苦，寒。活血通络，清热解毒；用于偏头痛，腰痛，痹证，乳腺炎，鼻炎，鼻窦炎，喉风肿痛，肠风下血，痔漏。丝瓜子：苦，寒。清热，利水，通便，驱虫；用于水肿，石淋，肺热咳嗽，肠风下血，痔漏，便秘，蛔虫病。丝瓜叶：苦，微寒。清热解毒，止血，祛暑；用于痈疽，疔肿，疮癣，蛇咬，汤火伤，咽喉肿痛，创伤出血，暑热烦渴。丝瓜和天骷髅：甘，凉；归肝、胃经。清热，化痰，凉血，解毒；用于热病身热烦渴，痰喘咳嗽，肠风痔漏，崩带，血淋，疔疮，乳汁不通，痈肿。天萝水：消痰火，解毒，清内热，治肺痈、肺痿。

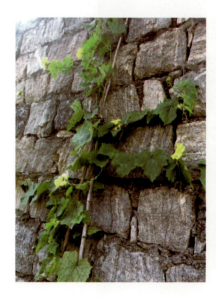 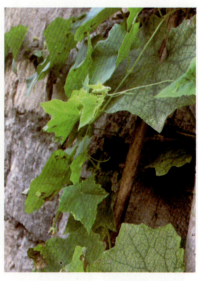 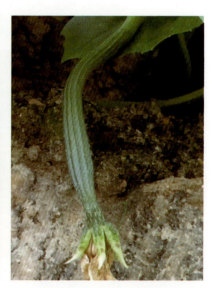

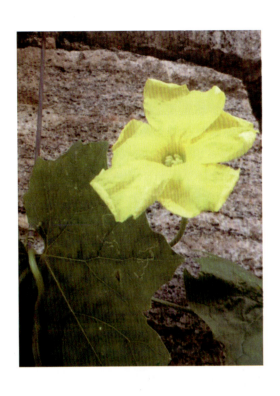

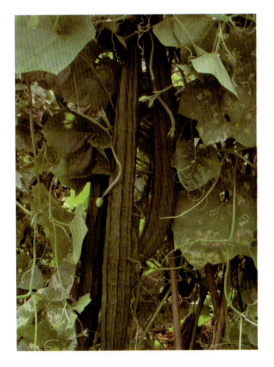

丝瓜

【基　　原】葫芦科丝瓜属植物丝瓜 Luffa cylindrica (L.) Roem.

【别　　名】胜（菜）瓜、无棱（光皮）丝瓜。

【形态特征】形态与植物"棱角丝瓜"相似。两者的主要区别：丝瓜的果实不具棱，通常圆筒形，有绒毛；叶多深裂。棱角丝瓜的果实具棱，多较短，如棒槌状，不具绒毛；叶不深裂。

【生境分布】全国各地均有栽培。

【药用部位（药材名称）】成熟果实的维管束（丝瓜络），其他药用部位及药材名称均同植物"棱角丝瓜"。

【采收加工】丝瓜络：夏秋季果实成熟、果皮变黄、内部干枯时采摘，除去外皮及果肉，洗净，晒干，除去种子。其余均同植物"棱角丝瓜"项下。

【临床应用】丝瓜络：甘，平；归肺、胃、肝经。通络，活血，祛风；用于痹痛拘挛，胸胁胀痛，乳汁不通。其余均同植物"棱角丝瓜"项下。

【编者之见】按 2020 年版《中国药典》，中药材"丝瓜络"仅为丝瓜果实的维管束；棱角丝瓜的维管束并非"丝瓜络"正品。

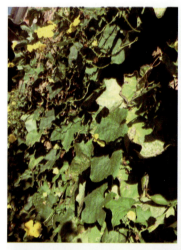
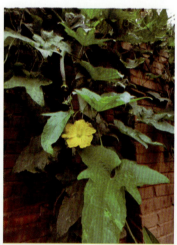
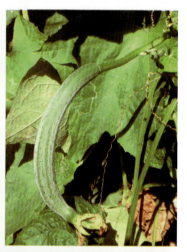
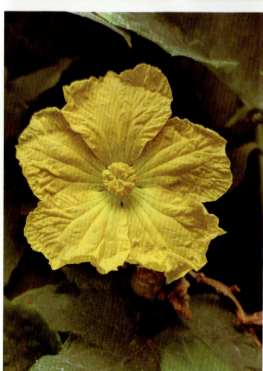
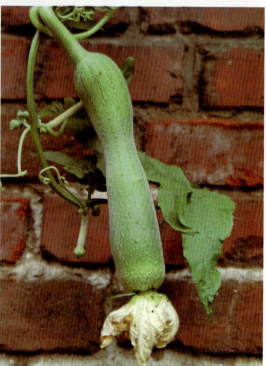

南瓜

【基　　原】葫芦科南瓜属植物南瓜 *Cucurbita moschata* (Duch.ex Lam.) Duch. ex Poiret

【别　　名】倭（番、饭、北）瓜、番南瓜。

【形态特征】1年生蔓生草本。**茎：**茎铺地生长，密被白色短刚毛，常节处生根。**叶：**叶宽卵形或卵圆形，5浅裂，两面被茸毛，常有白斑，边缘有细齿。**花：**雌雄同株，单生；花萼筒钟形，裂片条形，上部扩大成叶状；花冠黄色，钟状，5中裂，裂片边缘反卷，具皱褶；雄蕊3，柱头3，顶端2裂。**果：**果梗有棱和槽，瓜蒂扩大成喇叭状；瓠果形状多样，因品种而异，外面常有数条纵沟或无。**种子：**种子长卵形或长圆形，灰白色，边缘薄。花果期6—9月。

【生境分布】常见于屋边、菜园及河滩边。全国各地均有栽培。

【药用部位（药材名称）】果实（南瓜）、种子（南瓜子）、茎（南瓜藤）、花（南瓜花）、根（南瓜根）、卷须（南瓜须）、瓜蒂（南瓜蒂）、叶（南瓜叶）、果瓤（南瓜瓤）。

【采收加工】南瓜：夏秋果实成熟时采收。南瓜子：食用南瓜时，收集成熟种子，除去瓤膜，洗净，晒干。南瓜藤：夏秋季采收，鲜用或晒干。南瓜花：花开时采收，鲜用或晒干。南瓜根：夏秋季采挖，洗净，晒干或鲜用。南瓜须：夏秋季采收，鲜用。南瓜蒂：秋季采收成熟的果实，切取瓜蒂，晒干。南瓜叶：夏秋采收，晒干或鲜用。南瓜瓤：将成熟的南瓜剖开，取出瓜瓤，除去种子，鲜用。

【临床应用】南瓜：甘，平；归肺、脾、胃经。解毒消肿；用于肺痈，哮证，痈肿，烫伤，毒蜂螫伤。南瓜子：甘，平；归大肠经。杀虫，下乳，利水消肿；用于绦虫、蛔虫、血吸虫、钩虫、蛲虫病，产后缺乳，手足浮肿，百日咳，痔疮。南瓜藤：甘、苦，微寒；归肝、胃、肺经。清肺，平肝，和胃，通络；用于肺痨低热，肝胃气痛，月经不调，火眼赤痛，水火烫伤。南瓜花：甘，凉。清湿热，消肿毒；用于黄疸，痢疾，咳嗽，痈疽肿毒。南瓜根：甘、淡，平；归肝、膀胱经。利湿热，通乳汁；用于湿热淋证，黄疸，痢疾，乳汁不通。南瓜须：微苦，平；归肝经。用于妇人乳缩疼痛。南瓜蒂：苦、微甘，平；归肺、肝经。解毒，利水，安胎；用于痈疽肿毒，疔疮，烫伤，疮溃不敛，水肿腹水，胎动不安。南瓜叶：甘、微苦，凉。清热，解暑，止血；用于暑热口渴，热痢，外伤出血。南瓜瓤：甘，凉；归脾经。解毒，敛疮；用于痈疮，烫伤，创伤。

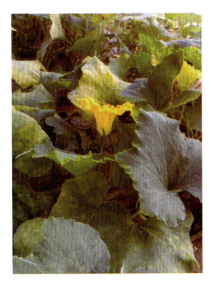
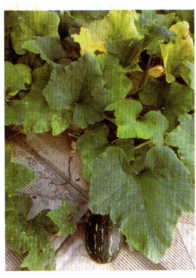
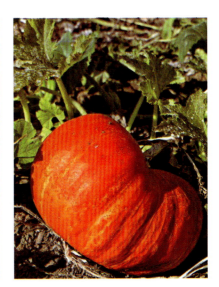

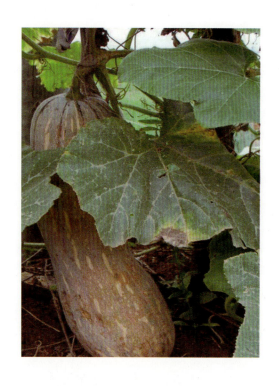
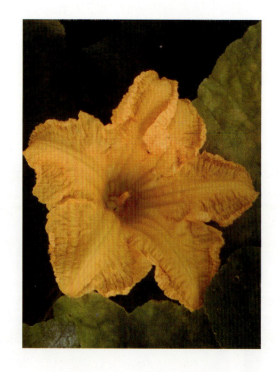

西葫芦

【基　　原】葫芦科南瓜属植物西葫芦 Cucurbita pepo L.

【别　　名】北（熊、雄、白、番、小、菜、荨、熏）瓜、西葫、美洲南瓜。

【形态特征】1年生蔓生草本。**茎**：茎有棱沟，具短刚毛和半透明糙毛。**叶**：叶柄粗壮，被短刚毛；叶三角形或卵状三角形，先端锐尖，基部心形，边缘具不规则锐齿，上面深绿色，下面浅绿色，叶脉在背面稍凸起，两面均被糙毛；卷须稍粗壮，具柔毛，分多歧。**花**：雌雄同株；雄花单生，花梗粗壮，有棱角，被短刚毛，花萼筒5裂，裂片线状披针形，花冠黄色，呈钟状，雄蕊3；雌花单生，子房卵形，1室。**果**：果梗粗壮，具棱沟，果蒂稍扩大；果实形状因品种而异，常为圆柱形，两端钝圆。**种子**：种子卵形，白色。花果期5—10月。

【生境分布】我国各地均有栽培。

【药用部位（药材名称）】果实（西葫芦、北瓜）。

【采收加工】夏秋季果实成熟时采摘，鲜用。

【临床应用】除烦止渴，润肺止咳，清热利尿，消肿散结；用于烦渴，水肿腹胀，疮毒，肾炎，肝硬化腹水，抗病毒，抗肿瘤。

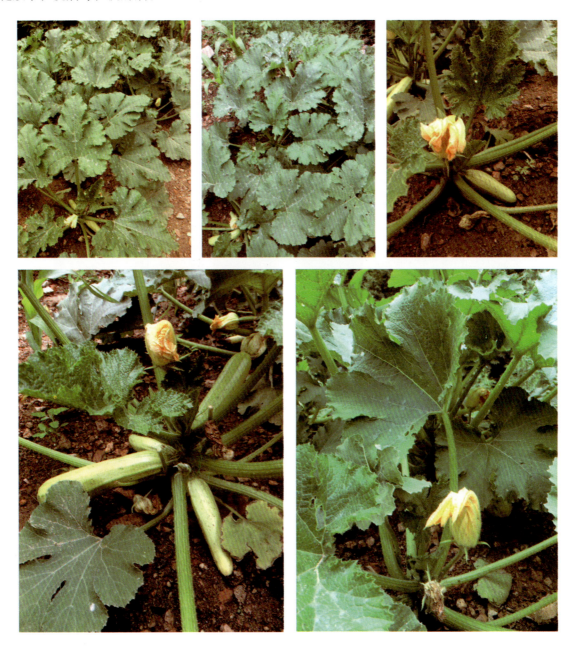

西瓜

【基　　原】葫芦科西瓜属植物西瓜 *Citrullus lanatus* (Thunb.) Matsum. et Nakai

【别　　名】夏（寒）瓜。

【形态特征】1年生蔓生草本。**茎**：茎枝粗壮，具棱；卷须粗壮，具短柔毛。**叶**：叶柄粗，密被柔毛；叶轮廓三角状卵形，带白绿色，两面具短硬毛，叶基部心形。**花**：雌雄同株，雌雄花均单生于叶腋，花萼筒宽钟形，花冠淡黄色。**果**：果实大型，近球形或椭圆形，肉质，多汁，果皮光滑，色泽及纹饰因品种而异。**种子**：种子卵形，颜色各异，常为黑色，两面平滑，基部钝圆，边缘常稍拱起。花果期7—10月。

【生境分布】全国各地均有栽培。

【药用部位（药材名称）】外果皮（西瓜皮）、根、叶或藤茎（西瓜根叶）、种皮（西瓜子壳）、种仁（西瓜子仁）、果瓤（西瓜）。

【采收加工】西瓜皮：食用时收集西瓜皮，去除内层柔软部分，洗净，晒干；也有将外面青皮削去，仅取其中间部分者。西瓜根叶：夏季采收，鲜用或晒干。西瓜子壳：剥取种仁时收集，晒干。西瓜子仁：食用西瓜时收集瓜子，洗净晒干，去壳取仁。西瓜：夏季采收成熟果实，一般鲜用。

【临床应用】西瓜皮：甘，凉；归心、胃、膀胱经。清热，解渴，利尿；用于暑热烦渴，小便短少，水肿，口舌生疮。西瓜根叶：微苦、淡，凉；归大肠经。清热利湿；用于水泻，痢疾，烫伤，萎缩性鼻炎。西瓜子壳：淡，平；归胃、大肠经。止血；用于呕血，便血。西瓜子仁：甘，平；归肺、大肠经。清肺化痰，和中润肠；用于久嗽，咯血，便秘。西瓜：甘，寒；归心、胃、膀胱经。清热除烦，解暑生津，利尿；用于暑热烦渴，热盛津伤，小便不利，喉痹，口疮。

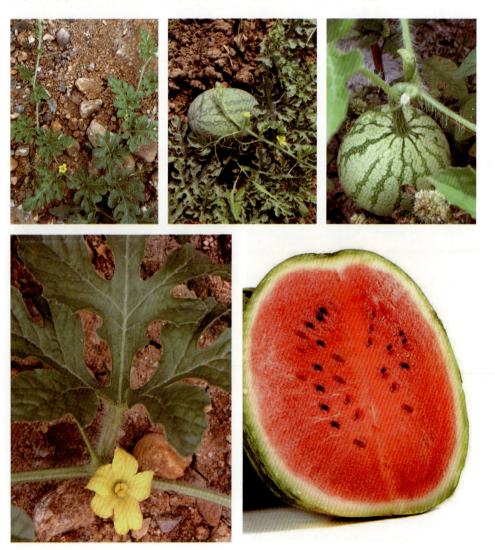

桔梗科

党参

【基　　原】桔梗科党参属植物党参 *Codonopsis pilosula* (Franch.) Nannf.

【别　　名】中灵草。

【形态特征】多年生草本。**根**：长圆柱形或纺锤状圆柱形，较少分枝或中部以下略有分枝，表面黄褐色，根上端有细密环纹。**茎**：茎基具多数瘤状茎痕；茎缠绕，有分枝。**叶**：叶互生或近对生；叶卵形或狭卵形，先端钝或微尖，基部近心形，边缘具波状疏锯齿；分枝上叶片渐趋狭窄，叶基圆形或楔形；叶上面绿色，下面灰绿色，两面被毛。**花**：花常单生于枝端，与叶柄互生或近对生，有梗；花萼筒半球状，5 裂，裂片宽披针形或狭矩圆形；花冠阔钟状，淡黄绿色，内面有紫斑，5 浅裂，裂片正三角形，先端尖，全缘；花丝基部宽，花药长形，柱头短，柱头 3，有白色刺毛。**果**：蒴果圆锥状，萼宿存。**种子**：种子长卵形，细小，棕黄色，光滑。花果期 7—10 月。

【生境分布】生于山地阴坡、林边、灌丛。分布于我国华北、东北、西南、西北及河南等地。

【药用部位（药材名称）】根（党参）。

【采收加工】秋季采挖，洗净，切段，晒干。

【临床应用】甘，平；归脾、肺经。健脾益肺，养血生津；用于脾肺气虚，食少倦怠，咳嗽虚喘，气血不足，面色萎黄，心悸气短，津伤口渴，内热消渴。

【编者之见】在各级药材标准中，中药材"党参"的基原曾包括：党参、素花党参、球花党参、川党参、管花党参；2020 年版《中国药典》规定的来源仅党参、素花党参和川党参。另有中药材"明党参"为伞形科明党参的干燥根。

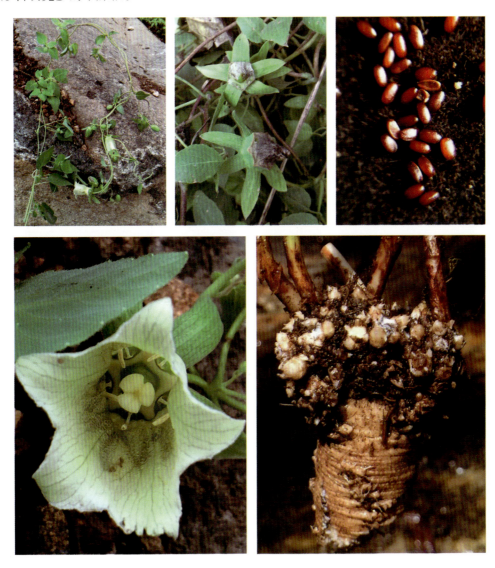

桔梗

【基　　原】桔梗科桔梗属植物桔梗 *Platycodon grandiflorum* (Jacq.) A. DC.

【别　　名】包袱花、铃当花、僧帽花、四叶菜、沙油菜、山铃铛花。

【形态特征】多年生草本。根：根肉质肥厚，圆柱形，或有分枝，黄褐色。茎：茎直立，不分枝或上部有分枝。叶：茎中下部叶对生或3～4片轮生，茎上部叶或为互生；叶卵形、卵状椭圆形至披针形，先端尖，基部楔形或近圆形，边缘具细锯齿，上面绿色，下面被白粉，有时脉上有短毛或瘤突状毛；叶无柄或近无柄。花：花单个或数朵生于枝顶；花萼钟状，被白粉，先端5裂，裂片三角形或齿状；花冠钟状，花冠大，蓝色、紫色或白色，5浅裂，裂片宽三角形；雄蕊5，花丝短，基部扩大，花药线形，黄色；柱头5裂，裂片反卷，有短毛。果：蒴果倒卵形，熟时顶部5瓣裂。种子：种子卵形，扁平，黑褐色，有光泽，有3棱。花果期7—10月。

【生境分布】生于山坡草丛中。分布于我国大部分地区，主产安徽、河南、湖北、辽宁、吉林、河北、内蒙古等地；全国各地均有栽培。

【药用部位（药材名称）】根（桔梗）、根茎（桔梗芦头）。

【采收加工】桔梗：春秋季采挖，洗净，除去须根，趁鲜剥去外皮或不去外皮，干燥。桔梗芦头：春秋季采挖，留取根茎部位，晒干。

【临床应用】桔梗：苦、辛，平；归肺经。宣肺，利咽，祛痰，排脓；用于咳嗽痰多，胸闷不畅，咽痛音哑，肺痈吐脓。桔梗芦头：辛，寒；归肺、胃经。用于胃热呕吐，热咳痰稠，咳逆胸闷，风热痰实。

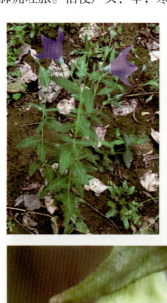
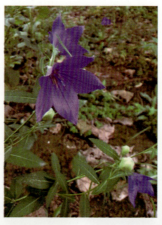
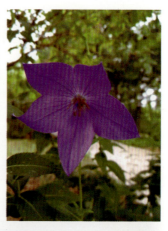
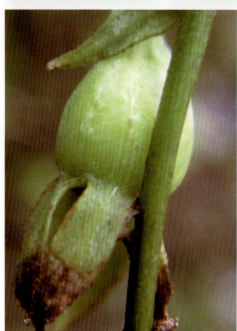
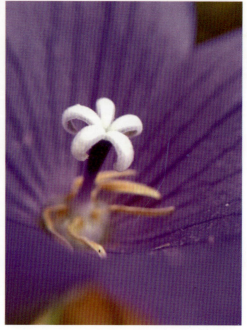

多歧沙参

【基　　原】桔梗科沙参属植物多歧沙参 *Adenophora wawreana* Zahlbr.

【别　　名】无。

【形态特征】多年生草本。**根**：根粗厚。**茎**：茎直立，中上部分枝多或少。**叶**：基生叶圆形、心形或圆肾形，有长柄，早枯萎；茎生叶互生，叶卵形、卵状披针形或披针形，先端尖或近尾状，基部浅楔形、宽楔形或近截形，边缘具疏齿或全缘，通常至少中下部叶具或长或短的叶柄。**花**：大型圆锥花序顶生，花序分枝多或少，分枝长，且常横向伸展，常有 2～3 级分枝；花萼裂片 5，裂片边缘有小齿；花冠钟状，蓝紫色或淡紫色，5 浅裂；雄蕊 5，花药黄色，花柱伸出或稍伸出花冠。**果**：蒴果宽椭圆状。**种子**：种子棕黄色，矩圆状，有一条宽棱。花果期 7—10 月。

【生境分布】生于山坡草丛、林下、砾石、岩石缝等处。分布于我国华北及辽宁、河南等地。

【药用部位（药材名称）】根（沙参）。

【采收加工】秋季采挖，除去地上部分及须根，刮去粗皮，即时晒干。

【临床应用】甘，凉。清热养阴，润肺止咳；用于气管炎，百日咳，肺热咳嗽，咯痰黄稠。

【编者之见】按《中华本草》或《全国中草药汇编》，中药材"沙参（南沙参）"为桔梗科沙参属植物沙参及其同属数种植物的根。按 2020 年版《中国药典》，中药材"北沙参"为伞形科珊瑚菜的干燥根，中药材"南沙参"为桔梗科轮叶沙参或沙参的干燥根。

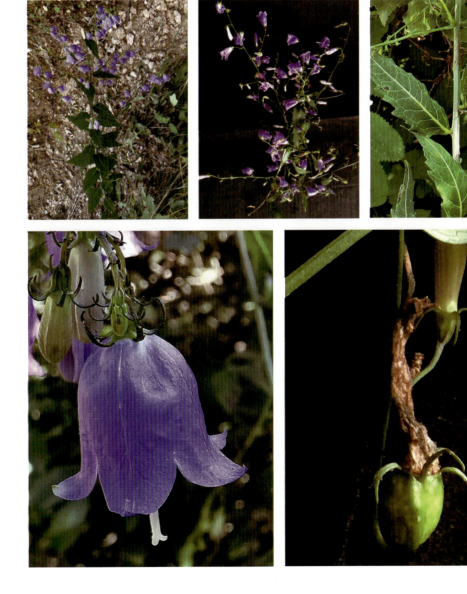

轮叶沙参

【基　　原】桔梗科沙参属植物轮叶沙参 *Adenophora tetraphylla* (Thunb.) Fisch.

【别　　名】四叶沙参、泡参、南沙参。

【形态特征】多年生草本。**茎**：茎直立，常不分枝，无毛或稍有细短毛。**叶**：基生叶花期枯萎；茎生叶3～6枚（常4枚）轮生，叶腋生出的分枝上的叶互生，叶无柄或有不明显叶柄，叶卵圆形、长圆状披针形至线形，先端渐尖或锐尖，有时较钝，基部楔形，边缘1/3以上部位有锯齿，两面疏生短柔毛或无毛。**花**：圆锥花序顶生，花序分枝轮生；花萼5裂，裂片细钻形；花常下垂，花梗短，有小苞片，花冠筒状细钟形，口部稍窄缩，蓝色或蓝紫色，裂片短，三角形；雄蕊5，与花冠约等长或稍伸出；花柱明显伸出花冠，有短毛，柱头3裂。**果**：蒴果倒卵球形。**种子**：黄棕色，矩圆状圆锥形，稍扁，有一条棱，并由棱扩展成一条白带。花果期7—10月。

【生境分布】生于山坡草地、山沟阴湿处。分布于我国东北、华北、华中、华东、华南及陕西、四川、贵州等地。

【药用部位（药材名称）】根（南沙参）。

【采收加工】春秋季采挖，除去须根，趁鲜刮去粗皮，洗净，干燥。

【临床应用】苦，寒；归心、胃经。清热解毒，凉血消斑；用于温疫时毒，发热咽痛，温毒发斑，丹毒。

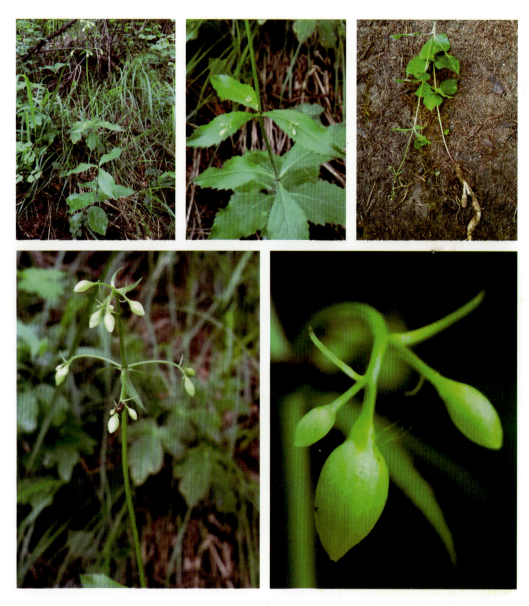

荠苨

【基　　原】桔梗科沙参属植物荠苨 *Adenophora trachelioides* Maxim.

【别　　名】心叶沙参、杏叶菜、老母鸡肉。

【形态特征】多年生草本。根：根较粗，白色。茎：茎直立，单生，常稍呈"之"字形曲折，上部有分枝，下部较粗。叶：基生叶心形或肾形，宽超过长；茎生叶互生，具长柄，叶基部稍心形或茎上部的叶基近平截形，通常叶基不向叶柄下延成翅，先端钝至短渐尖，边缘具不等的锯齿。花：圆锥花序顶生，花序分枝平展；花萼光滑，5裂，裂片长椭圆形或披针形；花冠钟状，蓝色、蓝紫色或白色，5浅裂，裂片宽三角状半圆形，先端急平，先端急尖；花柱与花冠近等长。果：蒴果卵状圆锥形。花果期7—9月。

【生境分布】生于山坡草地、林缘。分布于我国华东及辽宁、河北等地。

【药用部位（药材名称）】根（荠苨）。

【采收加工】春季采挖，除去茎叶，洗净，晒干。

【临床应用】甘，寒；归肺、脾经。润燥化痰，清热解毒；用于肺燥咳嗽，咽喉肿痛，消渴，疗痈疮毒，药物中毒。

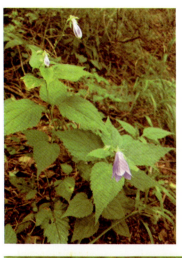
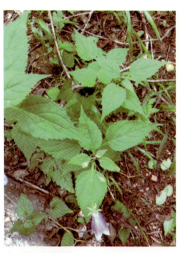
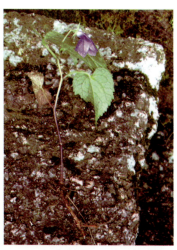
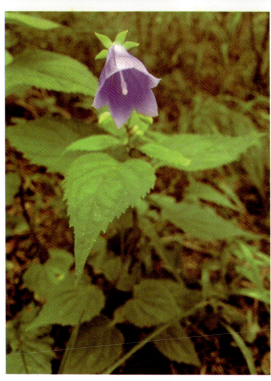
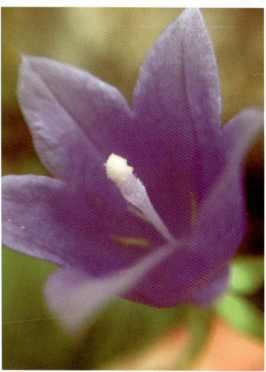

石沙参

【基　　原】桔梗科沙参属植物石沙参 Adenophora polyantha Nakai

【别　　名】无。

【形态特征】多年生草本。**根**：根肉质粗厚，稍显松泡，近胡萝卜形。**茎**：茎直立，单一或2茎，不分枝或上部分枝。**叶**：基生叶卵圆形，具长柄，边缘具不规则粗锯齿，花期枯萎；茎生叶互生，无柄，卵形至披针形，稀为披针状条形，先端钝尖，基部楔形或广楔形，边缘具疏齿。**花**：花序总状或圆锥状，不分枝或有分枝；花萼裂片5，狭披针形，全缘；花冠蓝紫色，钟状，5浅裂；雄蕊5，花药黄色，花盘筒状，顶部被柔毛，花柱常稍伸出花冠或与花冠近等长。**果**：蒴果卵状椭圆形。**种子**：种子黄棕色，卵状椭圆形，稍扁，有一条带翅的棱。花果期6—10月。

【生境分布】生于山坡、林下、草地。分布于我国华北、西北及辽宁、山东、江苏、安徽、河南等地。

【药用部位（药材名称）】根（沙参）。

【采收加工】秋季采挖，除去茎叶及须根，洗净泥土，刮去栓皮，晒干或烘干。

【临床应用】甘、微苦，凉；归肺、肝经。养阴清肺，祛痰止咳；用于肺热燥咳，虚痨久咳，阴伤咽干喉痛。

【编者之见】按2020年版《中国药典》，石沙参的根并非中药材"南沙参""北沙参"正品。

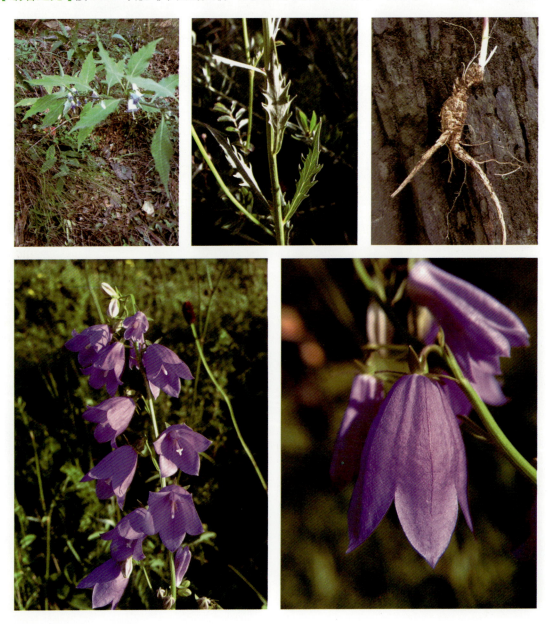

细叶沙参

【基　　原】桔梗科沙参属植物细叶沙参 *Adenophora paniculata* Nannf.

【别　　名】紫沙参。

【形态特征】多年生草本。**根**：根直伸，稍粗。**茎**：茎直立，常单一不分枝，高大粗壮，绿色或带紫色。**叶**：基生叶心形；茎生叶互生，卵状椭圆形、线形或披针状线形，先端渐尖或锐尖，基部楔形，全缘或三分之一以上有疏齿。**花**：圆锥花序或假总状花序顶生，花序有或无分枝；花梗细长，常弯曲；花萼筒部球状，裂片 5，裂片丝状；花冠浅蓝色、淡紫色或近白色，近筒状，口部稍缢缩，5 浅裂；雄蕊稍伸出花冠外，花柱伸出花冠很长，柱头 3 裂，上部颜色较深。**果**：蒴果卵状至卵状矩圆形。**种子**：种子椭圆状，棕黄色。花果期 6—10 月。

【生境分布】生于山坡草地。分布于我国华北及山东、河南、陕西等地。

【药用部位（药材名称）】根（沙参）。

【采收加工】同植物"多歧沙参"项下。

【临床应用】同植物"多歧沙参"项下。

【编者之见】按 2020 年版《中国药典》，细叶沙参的根并非中药材"南沙参""北沙参"正品。

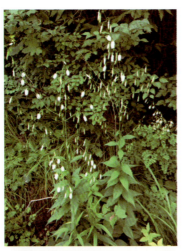
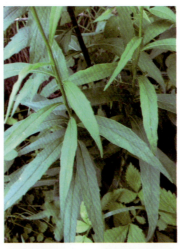
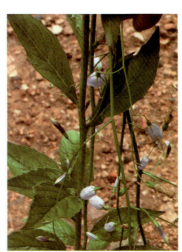
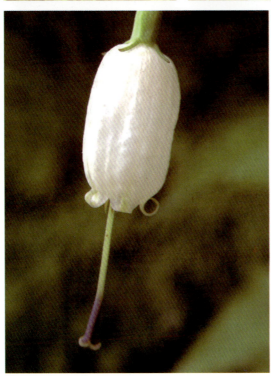
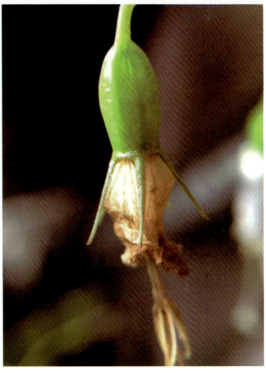

狭长花沙参

【基　　原】桔梗科沙参属植物狭长花沙参 Adenophora elata Nannf.

【别　　名】沙参。

【形态特征】多年生草本。根：根细或稍粗。茎：茎直立，光滑，常单一不分枝。叶：叶互生，偶有近对生，无柄，有时下部叶有带翅的短柄，叶卵形、狭卵形、条状披针形或倒披针形，先端尖，基部钝或楔形，边缘具稀疏的钝齿或尖锯齿。花：花少数，常仅数朵集成假总状花序，或1～2朵顶生，极少有花序分枝；花萼裂片5，裂片狭三角状钻形至长钻形，全缘或有小齿；花冠狭长钟形，蓝紫色，5浅裂；雄蕊5，花丝下部宽，花柱比花冠稍短。果：蒴果椭圆状。种子：种子黄棕色，椭圆状，有1条带狭翅的棱。花果期8—9月。

【生境分布】生于山坡草地。分布于我国华北等地。

【药用部位（药材名称）】根（沙参）。

【采收加工】同植物"多歧沙参"项下。

【临床应用】同植物"多歧沙参"项下。

【编者之见】按2020年版《中国药典》，狭长花沙参的根并非中药材"南沙参""北沙参"正品。

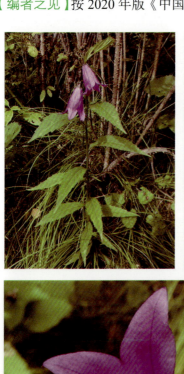
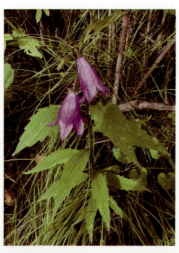
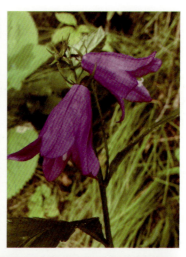
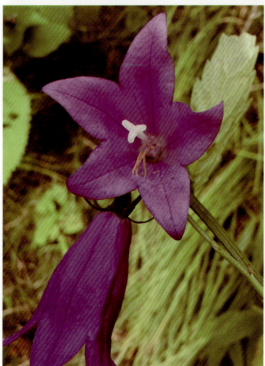
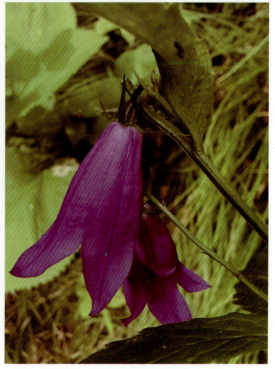

菊科

阿尔泰狗娃花

【基　　原】菊科狗娃花属植物阿尔泰狗娃花 Heteropappus altaicus (Willd.) Novopokr.
【别　　名】阿尔泰紫菀（狗哇花）、燥原蒿、铁杆蒿。
【形态特征】多年生草本。根：支根多数。茎：茎直立或斜升，基部多分枝；全株被上曲短毛。叶：叶互生，无柄；基部叶在花期枯萎；茎下部叶条形或长圆状披针形，上部叶渐变狭小。花：头状花序，直径 2～3.5 cm，单生于枝端或排列成伞房状；总苞半球形，苞片 2～3 层，近等长或内部稍长，长圆状披针形或条形，顶端渐尖；舌状花 1 轮，雌性，约 20 个，舌片浅蓝紫色；管状花多数，两性，黄色。果：瘦果扁，浅褐色，被绢毛；冠毛污白色或红褐色，糙毛状。花果期 5—10 月。
【生境分布】生于草原、荒地、干旱山地。分布于我国东北、华北、西北及湖南、四川等地。
【药用部位（药材名称）】根、花或地上部分（阿尔泰紫菀）。
【采收加工】春秋季挖根，洗净晒干，切段，晒干；7—10 月份花开时采收花或地上部分，鲜用或阴干。
【临床应用】苦，凉；归肝、肺、心经。清热降火，排脓止咳；用于肝胆火旺，肺痈吐脓，咳嗽，淋证，疱疹疮疖。

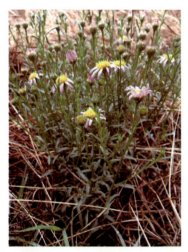
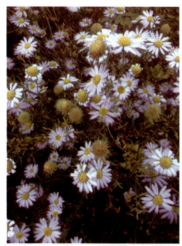
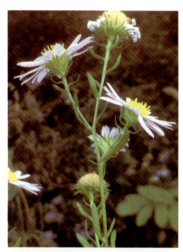
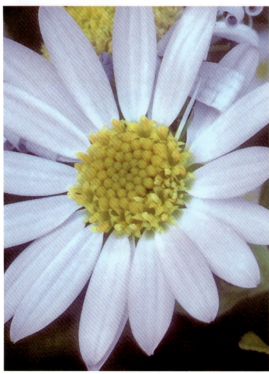
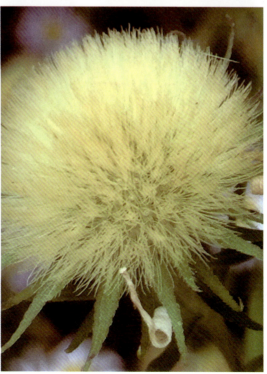

狗娃花

【基　　原】菊科狗娃花属植物狗娃花 *Heteropappus hispidus* (Thunb.) Less

【别　　名】狗哇花、斩龙戟。

【形态特征】形态与"阿尔泰狗娃花"相似。两者的主要区别：狗娃花为1—2年生植物；根直伸呈纺锤状；下部叶有叶柄；头状花序大（直径3～5 cm），总苞片为线形，舌状花多（约30朵），舌片淡红色或白色。阿尔泰狗娃花为多年生植物；根分叉多且不呈纺锤形；叶无柄，头状花序小（径2～3.5 cm），总苞片为狭卵状披针形，舌状花少（约20朵），舌片淡蓝紫色。

【生境分布】生于山野、荒地、林缘、草地。分布于我国东北、华北、西北等地。

【药用部位（药材名称）】根（狗娃花、狗哇花）。

【采收加工】夏秋季采挖，洗净晒干，切段。

【临床应用】苦，凉。清热解毒，消肿；用于疮肿，蛇咬伤。

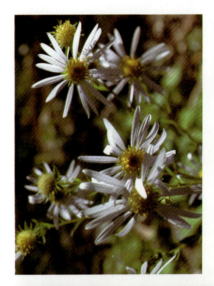
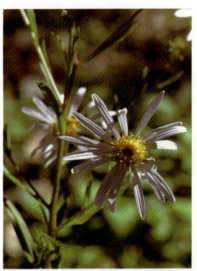
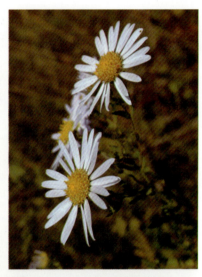
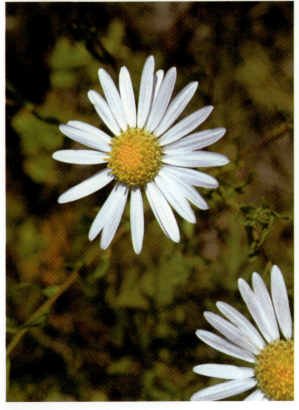
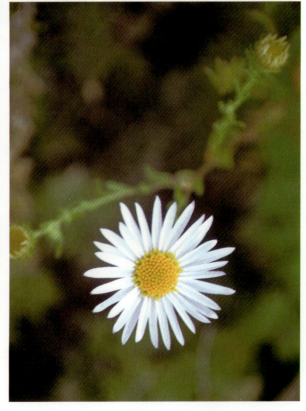

艾

【基　　原】菊科蒿属植物艾 *Artemisia argyi* Levl.et Vant.

【别　　名】艾叶（蒿、绒、蓬）、家（陈、大、祁、红、火）艾、大叶艾、五月艾等。

【形态特征】多年生草本。**茎：**茎直立，上部有分枝，被灰白色柔毛。**叶：**叶互生；茎下部叶花期枯萎；中部叶具柄，叶卵状椭圆形，先端尖基部楔形，1～2回羽状深裂或全裂，侧裂片2～3对，裂片菱形、椭圆形或披针形，边缘具粗锯齿，上面暗绿色，被蛛丝状毛，密布白色腺点，下面灰绿色，密被灰白色或灰黄色蛛丝状毛；上部叶渐小，无柄，3裂或全缘，裂片披针形或线状披针形。**花：**头状花序顶生，集合成复总状花序；总苞钟形或长圆状钟形，苞片4～5层，密被灰白色或灰黄色蛛丝状毛；花冠管状钟形，红紫色，顶端5裂；雄蕊5，花柱细长，顶端2分叉。**果：**瘦果长圆形。花果期7—10月。

【生境分布】生于路旁、草地、荒野。分布于我国大部分地区；亦有栽培。

【药用部位（药材名称）】叶（艾叶）、嫩叶（艾绒）、地上部分（艾把）、果实（艾实）。

【采收加工】艾叶：夏季花未开时采摘，晒干。艾绒：5—6月采摘嫩叶，晒干，捣成绒团状，筛去灰尘及杂质梗。艾把：5—6月割取地上部分，阴干。艾实：9—10月果实成熟后采收。

【临床应用】艾叶、艾绒和艾把：辛，苦，温，有小毒；归肝、脾、肾经。温经止血，散寒止痛；用于吐血，衄血，崩漏，月经过多，胎漏下血，少腹冷痛，经寒不调，宫冷不孕；外用祛湿止痒。艾实：苦，辛，温。温肾壮阳；用于肾虚腰酸，阳虚内寒。

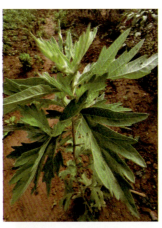
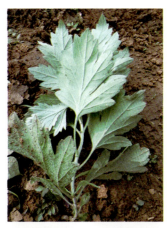
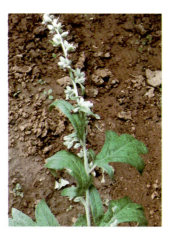
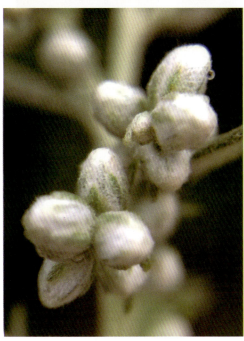
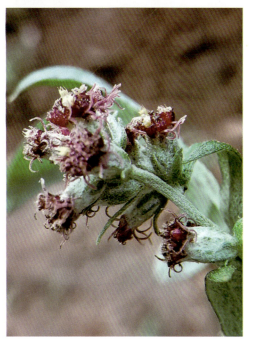

野艾蒿

【基　　原】菊科蒿属植物野艾蒿 Artemisia lavandulaefolia DC.

【别　　名】荫地蒿、野（小叶、狭叶、苦、陈）艾、艾叶。

【形态特征】形态与植物"艾"相似。两者的主要区别：艾的叶片大，羽状深裂或全裂，侧裂片2～3对，裂片菱形、卵形、椭圆形或披针形；头状花序钟形或长圆状钟形，直径2～2.5 cm，长3～4 mm，密被灰白色或灰黄色蛛丝状毛；野艾蒿的叶片小，羽状全裂，侧裂片1～2对，裂片线状披针形；头状花序筒形或狭筒状钟形，直径1.5～2 cm，长2.5～3 mm，疏被蛛丝状毛。概言之：艾的叶宽大且裂浅，侧裂片多且宽圆，花苞稍大且被毛稠密；野艾蒿的叶窄小且裂深，侧裂片少且窄狭，花苞稍小且被毛稀疏。

【生境分布】生于山坡、路旁、草地、灌丛。分布于我国东北、华北、西南等地。

【药用部位（药材名称）】叶（野艾、艾叶）。

【采收加工】夏季花未开时采收，晒干。

【临床应用】苦、辛，微温；归肝、脾、肾经。理气血，逐寒湿，温经，止血，安胎；用于心腹冷痛，泄泻转筋，久痢，吐衄，下血，月经不调，崩漏，带下，胎动不安，痈疡，疥癣。

【编者之见】①《古今医统大全》描述"野艾蒿"与"艾"的区别：（野艾蒿）苗叶类艾而细，又多花叉。②古代典籍对两者功效的描述：《药性切用》记载野艾"但能灸火，不入汤剂"；《本草新编》记载"世人俱以蕲艾为佳，然野艾佳于蕲艾……夫蕲艾依种而生者，野艾则天然自长于野者也，得天地至阳之气，故能逐鬼而辟邪，祛寒而散湿，其功实胜于蕲艾药，何舍此而取彼哉"。③据2020年版《中国药典》，中药材"艾叶"的基原仅为艾一种，野艾蒿的叶并非正品"艾叶"。

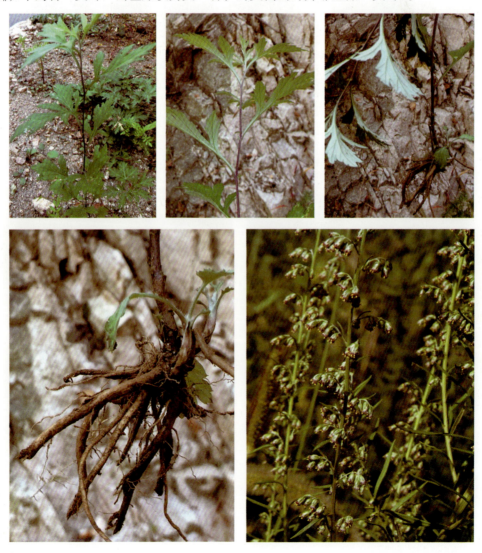

滨蒿

【基　　原】菊科蒿属植物滨蒿 Artemisia scoparia Waldst. et Kit.

【别　　名】猪毛蒿、山（土）茵陈、扫帚艾、香（臭、米、黄、绒）蒿、东北茵陈蒿等。

【形态特征】1—2年或多年生草本。**根**：主根狭纺锤形，直伸，半木质化。**茎**：根状茎粗短；地上茎常单生，褐色，有纵纹，常自下部分枝，幼时被灰白色或灰黄色绢毛。**叶**：基生叶长卵形，2～3回羽状全裂，具长柄，花期叶凋谢；茎下部叶初时两面密被灰白色或灰黄色短柔毛，后脱落，叶长卵形或椭圆形，2～3回羽状全裂，裂片3～4对，再次羽状全裂，小裂片1～2对，小裂片狭线形，具叶柄；中部叶初时两面被短柔毛，后脱落，叶长圆形或长卵形，1～2羽状全裂，小裂片丝线形或毛发状，多少弯曲；茎上部叶全裂或不裂。**花**：头状花序近球形，极多数，直径1～2 mm，具极短梗或无梗，排成复总状或复穗状花序，在茎上再组成大型开展的圆锥花序；总苞片3～4层，外层总苞片卵形，中内层总苞片长卵形或椭圆形；花序托小，凸起；雌花花冠狭圆锥状或狭管状，冠檐具2齿裂，花柱线形，伸出花冠外，先端2叉；两性花花冠管状，花药线形，花柱先端膨大，2裂。**果**：瘦果倒卵形或长圆形，褐色。花果期7—10月。

【生境分布】生于山坡、林缘、路旁、草原、黄土高原、荒漠等处。分布于全国各地。

【药用部位（药材名称）】幼苗或嫩茎叶（茵陈）、老枝（花茵陈、茵陈蒿）。

【采收加工】茵陈：春季采收，除去老茎及杂质，洗净泥土，晒干。老枝：秋季采收，切段，晒干。

【临床应用】苦、辛，微寒。清热利湿，利胆退黄；用于黄疸型肝炎，胆囊炎，小便色黄不利，湿疮瘙痒，湿温初起。

【编者之见】按2020年版《中国药典》，中药材"茵陈"为菊科植物滨蒿 Artemisia scoparia Waldst. et Kit. 或茵陈蒿的干燥地上部分；《河北植物志》和《中国植物志》将 Artemisia scoparia Waldst. et Kit. 记载为"猪毛蒿"。编者参考药典命名。

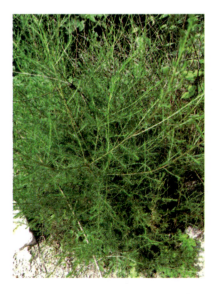
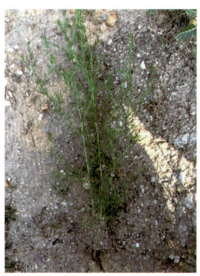
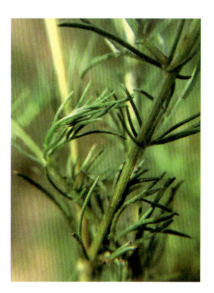

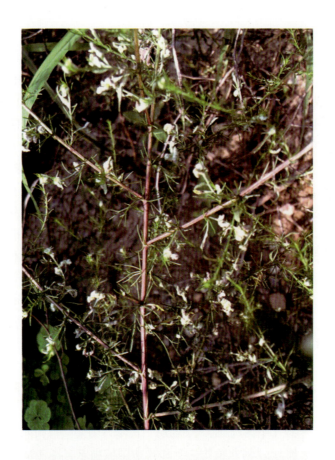
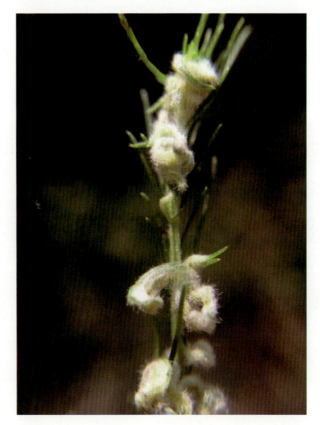

大籽蒿

【基　　原】菊科蒿属植物大籽蒿 *Artemisia sieversiana* Ehrhart ex Willd.

【别　　名】山艾、（大）白蒿、臭蒿子、大头蒿、苦蒿。

【形态特征】1—2年生草本。**根**：主根单一，狭纺锤形。**茎**：茎直立，粗壮，具纵棱，被白色微柔毛。**叶**：叶互生；下部与中部叶宽卵形或宽卵圆形，2～3回羽状全裂，裂片常再成不规则的羽状全裂或深裂，小裂片线形或线状披针形，先端钝或渐尖，基部有小型羽状分裂的假托叶；上部叶及苞片羽状全裂或不分裂，椭圆状披针形或披针形，无柄。**花**：头状花序多数，半球形或近球形，具短梗，在分枝上排成总状或复总状花序；总苞3～4层，外层、中层背面被灰白色微柔毛或近无毛，中肋绿色，边缘狭膜质，内层膜质；花序托半球形，具白色托毛；雄花2～3层，20～30朵，花冠檐部具2～4裂齿，花柱线形，先端2叉；两性花多层，80～120朵，花冠管状，花药上端附属物尖，长三角形，基部有短尖头，花柱与花冠等长，先端叉形，叉端截形，有睫毛。**果**：瘦果长圆形。花果期6—10月。

【生境分布】生于路旁、荒地、河滩、草原、山坡、林缘。除我国华南外均有分布。

【药用部位（药材名称）】花蕾（大籽蒿）、花（白蒿花）。

【采收加工】大籽蒿：花未开时采收，鲜用或晾干。白蒿花：6—8月采收，鲜用或晾干。

【临床应用】大籽蒿：苦，凉。消炎止痛；用于痈肿疔毒，黄水疮，皮肤湿疹。白蒿花：苦，凉。清热解毒，收湿敛疮；用于痈肿疔毒，湿疮，湿疹。

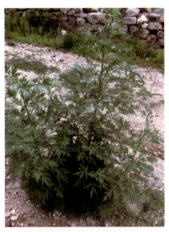
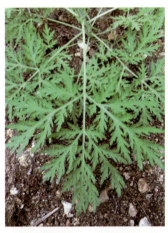
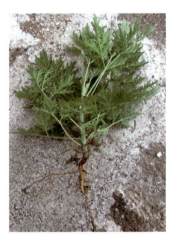
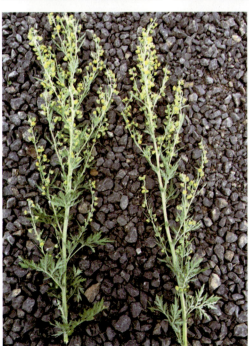
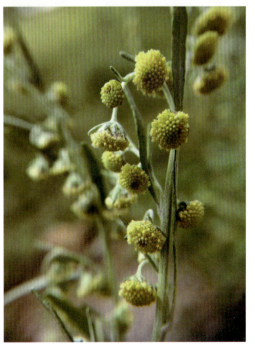

黄花蒿

【基　　原】菊科蒿属植物黄花蒿 Artemisia annua L.

【别　　名】马尿蒿、苦（黄、青、香、臭）蒿、黄香蒿、鸡虱草、草青蒿、（草）蒿子等。

【形态特征】1年生草本。**根**：主根直伸，狭纺锤形，具支根。**茎**：茎单一，多分枝，有纵棱，全株嫩绿色。**叶**：基生叶和茎下部叶花期枯萎；茎中部叶卵形，2～3回羽状全裂，呈栉齿状，末回裂片长圆状线形或线形，先端锐尖，全缘或具1～2锯齿或缺刻，上面绿色，下面淡绿色，两面密布腺点；上部叶小，1～2回羽状全裂。**花**：头状花序多数，球形，直径1.5～2 mm，有短梗，下垂或倾斜，在分枝上排列成总状或复总状，苞叶线形；总苞片2～3层，内外层近等长，外层长圆形，背面绿色，边缘膜质，内层总苞片卵形或近圆形，边缘膜质；花序托凸起，半球形；边花雌性，深黄色，花冠管状；中央花两性，花冠管状。**果**：瘦果小，椭圆状卵形，略扁，红褐色。花果期8—11月。

【生境分布】生于路旁、荒地、山坡、林缘。分布于全国各地。

【药用部位（药材名称）】地上部分（青蒿）、根（青蒿根）、果实（黄花蒿子、青蒿子）。

【采收加工】青蒿：秋季花盛开时采收，除去老茎，阴干。青蒿根：9—12月采挖，切段，晒干。果实：秋季果实成熟时采收，打下果实，晒干。

【临床应用】青蒿：苦、辛，寒；归肝、胆经。清虚热，除骨蒸，解暑热，截疟，退黄；用于温邪伤阴，夜热早凉，阴虚发热，骨蒸劳热，暑邪发热，疟疾寒热，湿热黄疸。青蒿根：用于劳热骨蒸，关节酸痛，便血。果实：辛，凉，无毒。清热明目，杀虫；用于劳热骨蒸，目涩目糊，痢疾，恶疮，疥癣，风疹。

【编者之见】按2020年版《中国药典》，中药材"青蒿"为菊科黄花蒿的干燥地上部分。

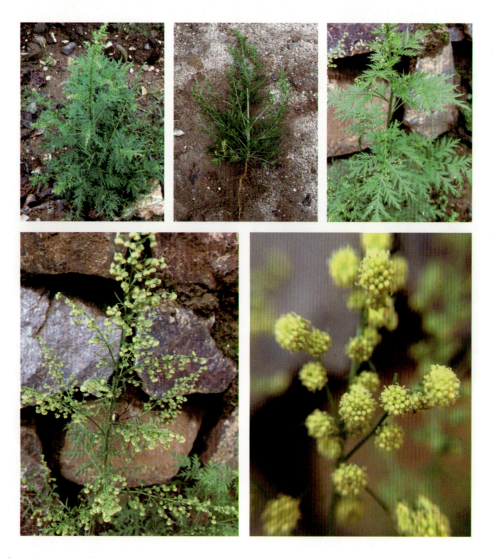

蒌蒿

【基　　原】菊科蒿属植物蒌蒿 *Artemisia selengensis* Turcz.

【别　　名】柳叶（三叉叶、高茎、水、芦）蒿、狭叶（水、香、红陈、红）艾等。

【形态特征】多年生草本。**根**：主根不明显，具多数侧根与纤维状须根。**茎**：根茎稍粗，直立或斜上；地上茎少数或单一，初时绿褐色，后为紫红色，上部有花序分枝。**叶**：叶互生；下部叶花期枯萎；中部叶羽状深裂，侧裂片 1～2 对，裂片线状披针形或线形，边缘有疏尖齿，先端渐尖，基部渐狭成短柄；上部叶 3 裂或全缘。**花**：头状花序近球形，具细梗，小苞片小或无，在分枝上排成总状或复总状花序，花后头状花序下垂；总苞片 3～4 层，外层卵形，黄褐色，被短绵毛，内层广卵形或椭圆形，边缘宽膜质；花黄色，边花雌性，盘花两性。**果**：瘦果卵状椭圆形，略压扁，褐色。花果期 8—11 月。

【生境分布】生于山坡草地、路边荒野、河岸等处。分布于我国东北、华北、华东、华中等地。

【药用部位（药材名称）】全草（蒌蒿、红陈艾）。

【采收加工】蒌蒿：春季采收嫩根苗，鲜用。红陈艾：秋季采，多鲜用。

【临床应用】蒌蒿：苦、辛，温。利膈开胃；用于食欲不振。红陈艾：苦，辛，温。破血行瘀，下气通络；用于产后瘀血停积所致小腹胀痛，跌打损伤，瘀血肿痛，因伤而大小便下血。

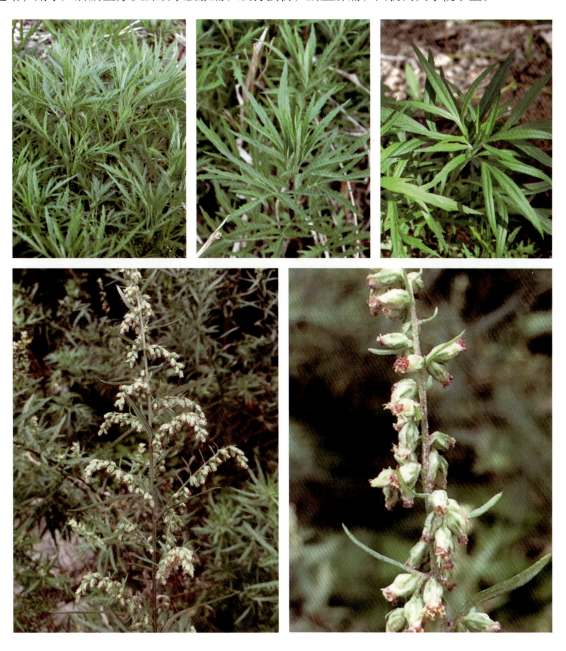

牛尾蒿

【基　　原】菊科蒿属植物牛尾蒿 *Artemisia dubia* Wall. ex Bess

【别　　名】紫杆蒿、指叶蒿、水（艾、米）蒿。

【形态特征】多年生半灌木状草本。**根**：主根木质，稍粗，直伸，侧根多。**茎**：根状茎粗短；地上茎丛生，直立或斜上，基部稍木质，具纵棱，紫褐色或绿褐色，分枝多；茎枝幼时被短柔毛，后渐无毛。**叶**：基生叶与茎下部叶卵形或长圆形，羽状5深裂，有时裂片上还具1~2裂，无柄，花期叶凋谢；中部叶卵形，羽状5深裂，裂片椭圆状披针形、长圆状披针形或披针形，先端尖，边缘无裂齿，基部渐狭成柄；上部叶与苞片叶指状3深裂或不裂。**花**：头状花序宽卵球形或球形，在分枝的小枝上排成穗状花序或总状花序；总苞片3~4层，外中层总苞片卵形、长卵形，背面无毛，有绿色中肋，边膜质，内层总苞片半膜质；雌花花冠略呈圆锥形，檐部具2裂齿，花柱伸出花冠外甚长，光端2叉，叉端尖；两性花花冠管状，花药线形，先端附属物尖，长三角形，基部圆钝，花柱短，先端稍膨大，2裂。**果**：瘦果长圆形或倒卵形。花果期8—10月。

【生境分布】生于山坡、河边、路旁、沟谷、林缘等处。分布于我国华北、西南、西北及山东、河南、湖北、广西等地。

【药用部位(药材名称)】全草（牛尾蒿、茶绒）。

【采收加工】秋季采收，鲜用或扎把晾干。

【临床应用】苦、微辛，凉。清热，凉血，解毒，杀虫；用于急性热病，肺热咳嗽，咽喉肿痛，鼻衄，血风疮，蛲虫病。

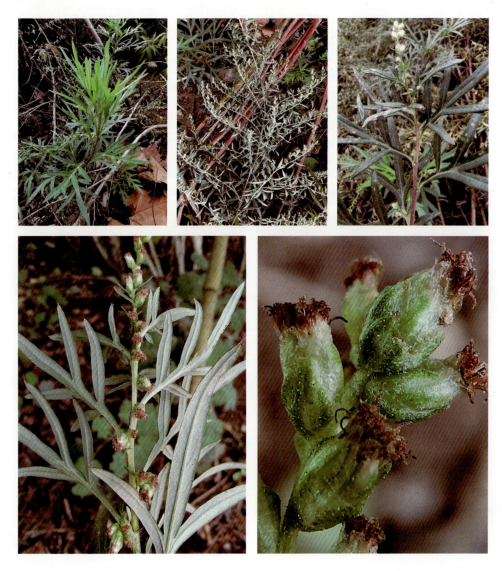

青蒿

【基　　原】菊科蒿属植物青蒿 Artemisia carvifolia

【别　　名】香（苹、黑）蒿、白染艮。

【形态特征】1年生草本。根：主根直伸。茎：茎上部多分枝，幼时绿色，有纵纹，下部稍木质化。叶：基生叶与茎下部叶3回羽状分裂，有长柄，花期叶凋谢；中部叶长圆形、长圆状卵形或椭圆形，2回羽状分裂；上部叶与苞片叶1～2回羽状分裂，无柄。花：头状花序半球形或近半球形，具短梗，下垂，基部有线形的小苞叶，在分枝上排成总状花序；总苞片3～4层，外层总苞片狭小，中层总苞片稍大，内层总苞片半膜质或膜质；花序托球形；花淡黄色；雌花花冠狭管状，檐部2齿裂，花柱伸出花冠管外，先端2叉；两性花花冠管状，花药线形，花柱与花冠等长或略长于花冠，顶端2叉。果：瘦果长圆形至椭圆形。花果期6—9月。

【生境分布】生于河岸边砂地、山谷、林缘、路旁等处。分布于我国华东、西南、华南、华中及吉林、辽宁、河北、陕西等地。

【药用部位（药材名称）】全草（青蒿）。

【采收加工】夏季开花前，选茎叶色青者，割取地上部分，阴干。

【临床应用】苦、微辛，寒；归肝、胆经。清热，解暑，除蒸；用于温病，暑热，骨蒸劳热，疟疾，痢疾，黄疸，疥疮，瘙痒。

【编者之见】按2020年版《中国药典》，中药材"青蒿"仅为菊科黄花蒿 Artemisia annua L. 的干燥地上部分；因此青蒿 Artemisia carvifolia 的全草并非中药材"青蒿"正品。

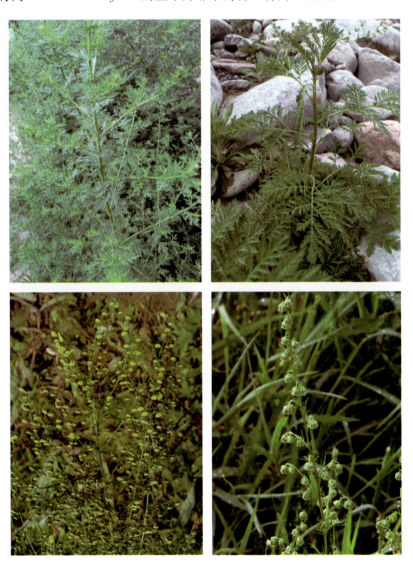

茵陈蒿

【基　　原】菊科蒿属植物茵陈蒿 Artemisia capillaries Thunb.

【别　　名】茵陈、绒（臭、白）蒿、细叶青蒿、安吕草、婆婆蒿、野兰蒿、绵茵陈、松毛艾。

【形态特征】多年生半灌木状草本。根：主根显木质化。茎：茎直立，红褐色或褐色，有纵棱，基部稍木质，上部分枝多，向上斜伸展；茎枝初时密被绢毛，后渐无毛。叶：基生叶、茎下部叶与营养枝叶的两面均被棕黄色或灰黄色绢毛，后期茎下部叶被毛脱落；叶卵圆形或卵状椭圆形，2～3回羽状全裂，小裂片狭线形或狭线状披针形；中部叶宽卵形、近圆形或卵圆形，1～2回羽状全裂，小裂片狭线形或丝线形，近无毛，顶端微尖，基部常半抱茎，近无柄；上部叶与苞片叶羽状全裂，基部裂片半抱茎。花：头状花序卵球形，极多数，有短梗及线形的小苞叶，在分枝上端常排成复总状花序；总苞片3～4层，外层总苞片卵形或椭圆形，背面淡黄色，有绿色中肋，边缘膜质，中内层总苞片椭圆形，近膜质或膜质；花序托小，凸起；边花雌性，雌花4～8朵，中央花两性，花2～5朵，管状。果：瘦果长圆形或长卵形。花果期7—10月。

【生境分布】生于山坡、河岸、砂砾地。分布于我国大部地区。

【药用部位（药材名称）】同植物"滨蒿"项下。

【采收加工】同植物"滨蒿"项下。

【临床应用】同植物"滨蒿"项下。

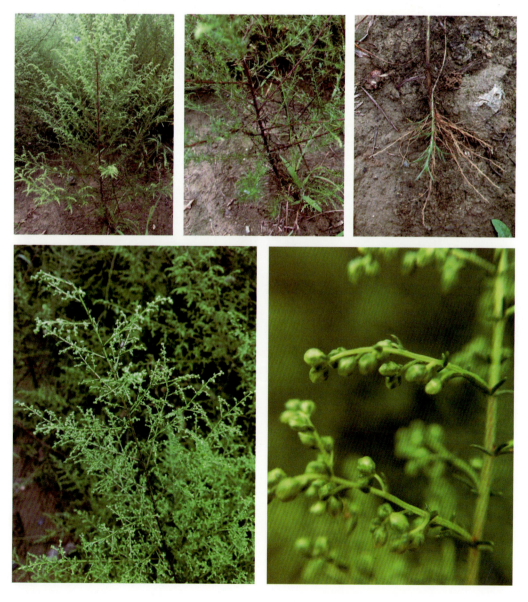

百日菊

【基　　原】菊科百日菊属植物百日菊 *Zinnia elegans* Jacq.

【别　　名】百日草、步步（登）高、火球花、对叶菊、秋罗。

【形态特征】1年生草本。**茎**：茎直立，被糙毛或长硬毛。**叶**：叶宽卵圆形或椭圆形，两面粗糙，下面密被短糙毛，基出脉3条。**花**：头状花序单生枝顶；总苞宽钟状，总苞片多层，宽卵形或卵状椭圆形；舌状花深红色、玫瑰色、紫堇色或白色，舌片倒卵圆形，先端2～3齿裂或全缘，上面被短毛，下面被长柔毛；管状花黄色或橙色，先端裂片卵状披针形，上面密被黄褐色茸毛。**果**：雌花瘦果倒卵圆形，管状花瘦果倒卵状楔形。花果期6—10月。

【生境分布】全国各地多有栽培。

【药用部位（药材名称）】全草（百日草）。

【采收加工】春夏季采收，切段，鲜用或晒干。

【临床应用】苦、辛，凉。清热，利湿，解毒；用于湿热痢疾，淋证，乳痈，疖肿。

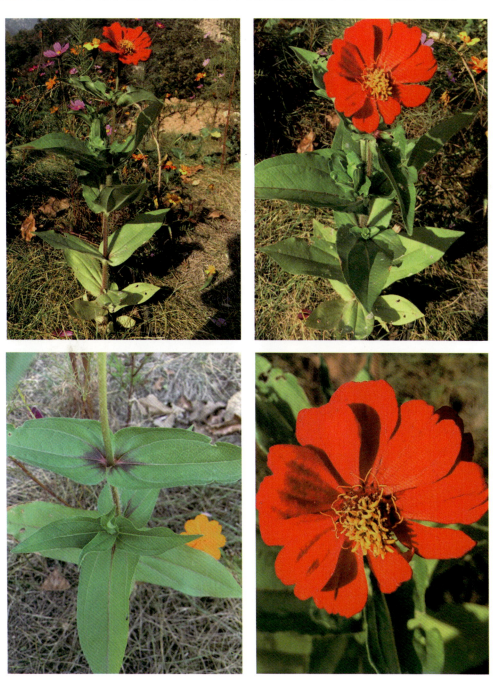

抱茎苦荬菜

【基　　原】菊科苦荬菜属植物抱茎苦荬菜 Ixeris sonchifolia (Bge.) Hance.

【别　　名】苦碟子、苦荬菜、满天星。

【形态特征】多年生草本。**根**：根粗壮，直伸。**茎**：茎直立，高 30～70 cm。**叶**：基生叶多数，呈莲座状，长 3～8 cm，宽 1～3 cm，叶长圆状、倒卵状长圆形，先端短尖或钝圆，基部渐狭成柄，边缘具锯齿或不整齐的羽状浅裂或深裂；茎生叶较小，卵状长圆形或卵状披针形，先端锐尖或急尖，基部抱茎，全缘或羽状分裂。**花**：头状花序多数成伞房状，具细梗；总苞圆筒形，总苞片 2 层，外层苞片短小，卵形，内层苞片较长，线状披针形；花黄色，全部为舌状花，舌片先端 5 齿裂；花柱细长，柱头 2 裂。**果**：瘦果纺锤形，黑褐色，喙短；冠毛白色。花果期 4—7 月。

【生境分布】生于坡地、路边、河边。分布于我国东北、华北等地。

【药用部位（药材名称）】全草（苦碟子）。

【采收加工】5—6 月花开时采收，切段，晒干。

【临床应用】苦，寒。止痛消肿，清热解毒；用于头痛，牙痛，胃痛，跌打伤痛，咽喉肿痛，痈肿疮疖。

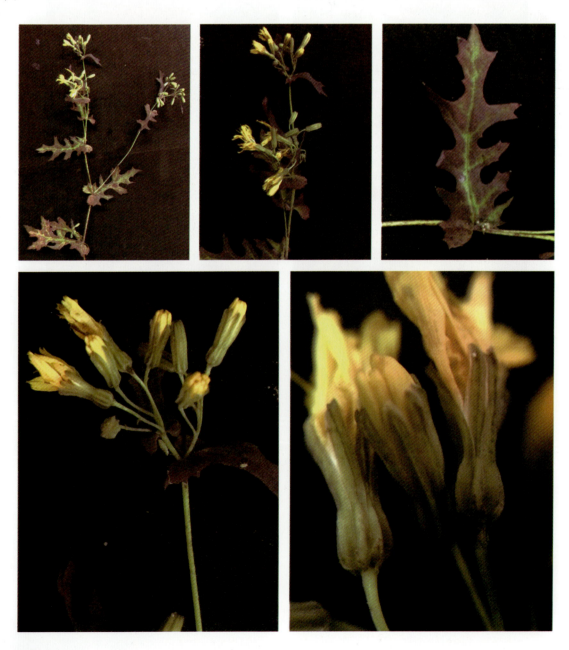

苦菜

【基　　原】菊科苦荬菜属植物苦菜 *Ixeris chinensis* (Thunb.) Nakai

【别　　名】山（东北）苦菜、小苦苣、黄鼠草、野苣、小苦荬、苦丁菜、苦碟子、光叶苦荬菜，等。

【形态特征】多年生草本。根：根直伸，黄褐色。茎：根状茎极短；地上茎斜升，单一或数支。叶：基生叶呈莲座状，线状披针形或倒披针形，长 7～15 cm，宽 1.2～3 cm，顶端钝或急尖，基部渐狭成叶柄，全缘或具疏齿，或羽状浅裂、半裂至深裂；茎生叶 1～3 枚，极少 1 枚或无茎叶，与基生叶相似；全部叶两面灰绿色，无毛。花：头状花序多数，在茎顶排成伞房状，梗细；总苞圆筒状，外层总苞片短，卵形，内层线状披针形；舌状花黄色、白色或淡紫红色，舌片顶端 5 齿裂。果：瘦果红棕色，狭披针形，稍扁，红棕色；冠毛白色。花果期 4—6 月。

【生境分布】生于荒地。分布于我国北部、东部及南部各地。

【药用部位（药材名称）】全草或根（苦苣、山苦荬）、全草（苦菜）。

【采收加工】苦苣（山苦荬）：春夏季采收，洗净，鲜用或晒干。苦菜：春夏秋季采收，鲜用或晒干。

【临床应用】苦苣（山苦荬）：苦，寒。清热解毒；用于黄疸，胃炎，痢疾，肺热咳嗽，睾丸炎，疔疮，痈肿，黄水疮。苦菜：苦，寒。清热解毒，破瘀活血，排脓；用于阑尾炎，腹腔脓肿，肠炎，痢疾，急慢性盆腔炎，肺热咳嗽，肺结核，吐血，衄血；外用治跌打损伤，疮疖肿痛，黄水疮，阴囊湿疹。

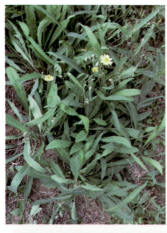
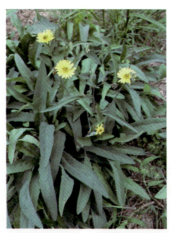
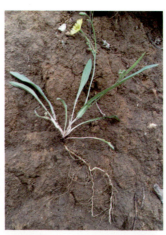
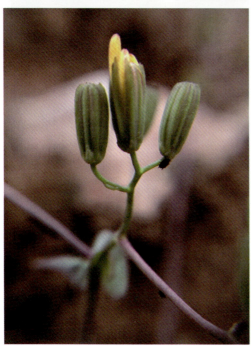
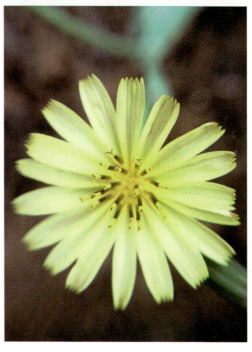

秋苦荬菜

【基　　原】菊科苦荬菜属植物秋苦荬菜 Ixeris denticulata (Houtt.) Stebb.

【别　　名】秋苦荬、（野）苦荬菜。

【形态特征】1—2年生草本。**茎**：茎多分枝，常带紫红色。**叶**：基生叶花期枯萎；茎下部和中部叶质薄，倒长卵形、倒卵状长圆形或披针形，先端尖或钝，基部渐狭成柄或无柄而成耳状抱茎，叶中部以上最宽，叶缘疏具波状浅齿或全缘；茎上部叶渐小，基部耳状抱茎。**花**：头状花序多数，在茎顶排成伞房状，梗细；总苞圆筒状，总苞片2层，外层短小，卵形，内层较长，线状披针形；舌状花黄色，舌片顶端5齿裂。**果**：瘦果纺锤形，黑褐色，具喙；冠毛白色。花果期8—11月。

【生境分布】生于山坡、田野、路旁。分布于全国各地。

【药用部位（药材名称）】全草或根（野苦荬菜、苦碟子）。

【采收加工】开花前的春夏季采收，洗净，鲜用或晒干。

【临床应用】苦、微酸、涩，凉。清热解毒，散瘀止痛，止血，止带；用于白带过多，子宫出血，下肢淋巴管炎，跌打损伤，无名肿毒，乳痈疖肿，烧烫伤，阴道滴虫病。

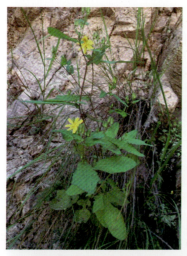
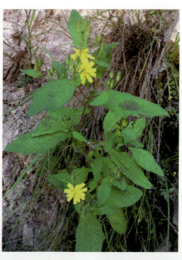
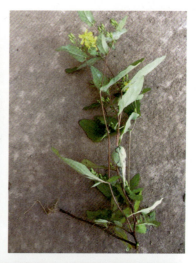
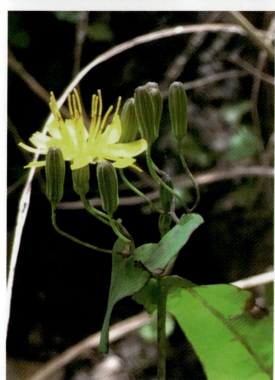
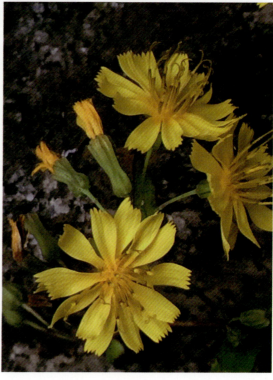

抱茎小苦荬

【基　　原】菊科小苦荬属植物抱茎小苦荬 Ixeridium sonchifolium (Maxim.) Shih

【别　　名】苦碟子、抱茎苦荬菜、（秋）苦荬菜、盘尔草、鸭子食。

【形态特征】多年生草本。根：根直伸，常不分枝或有分枝。茎：根状茎极短；地上茎单生，直立，高 15～60 cm。叶：基生叶莲座状，叶匙形、长倒披针形或长椭圆形，长 3～15 cm、宽 1～3 cm，叶缘不分裂，具锯齿，顶端圆形或急尖；基生叶或为大头羽状深裂，顶裂片大，顶端圆或急尖，边缘有锯齿，侧裂片 3～7 对，边缘有小锯齿；茎中下部叶长椭圆形、匙状椭圆形、倒披针形或披针形，与基生叶等大或较小，羽状浅裂或半裂，极少大头羽状分裂，基部心形或耳状抱茎；茎上部叶及接花序分枝处的叶为心状披针形，边缘全缘，极少有锯齿或尖锯齿，顶端渐尖，基部心形或圆耳状抱茎；全部叶两面无毛。花：头状花序多数或少数，在茎枝顶端排成伞房花序或伞房状圆锥花序；总苞圆柱形，总苞片 3 层；舌状小花黄色，约 17 枚。果：瘦果黑色，纺锤形，有 10 条高起的钝肋，具细喙；冠毛白色。花果期 3—5 月。

【生境分布】生于山坡、路旁、林下、河滩地、岩石上等处，分布于我国东北、华北、西南、西北、华东及河南、湖北等地。

【药用部位（药材名称）】同植物"抱茎苦荬菜"项下。

【采收加工】同植物"抱茎苦荬菜"项下。

【临床应用】同植物"抱茎苦荬菜"项下。

【编者之见】抱茎小苦荬形态与"抱茎苦荬菜"相似。两者的主要区别：抱茎小苦荬高 15～60 cm（稍显矮小）；基生叶多数，呈莲座状，长 3～15 cm，宽 1～3 cm(稍显窄长)，叶中上部最宽（大头），叶片羽状裂或不裂；总苞片 3 层。抱茎苦荬菜高 30～70 cm（稍显高大和粗壮）；基生叶稍显少，不呈莲座状，长 3～8 cm，宽 1～3 cm（稍显宽），叶中下部最宽（不呈大头状），叶片羽状裂；总苞片 2 层。

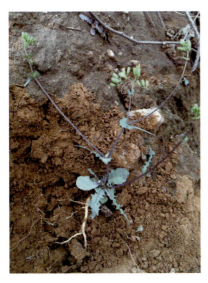 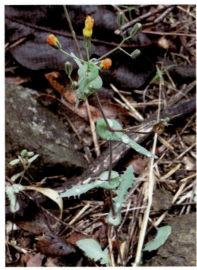 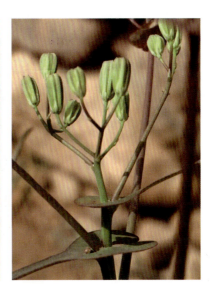

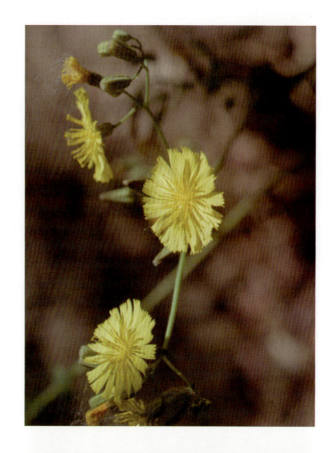
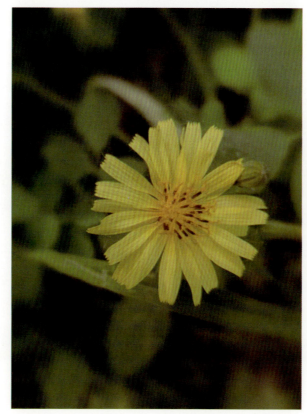

苍耳

【基　　原】菊科苍耳属植物苍耳 *Xanthium sibiricum* Patr.

【别　　名】苍耳子、老苍子、粘粘葵、疔疮草、野落苏、狗耳朵草、苍子棵、青棘子、猪耳等。

【形态特征】1年生草本。根：纺锤形。茎：茎直立，圆柱形，被灰白色糙伏毛，上部有纵沟。叶：叶三角状卵形或心形，有3～5不明显浅裂，顶端尖或钝，基部稍心形或截形，与叶柄连接处成楔形，边缘有不规则的粗锯齿；叶片上面绿色，下面苍白色，被糙伏毛。花：雄性头状花序球形，总苞片长圆状披针形，被短柔毛，花托柱状，托片倒披针形，雄花花冠钟形，管部上端5宽裂；雌性头状花序椭圆形，花药长圆状线形，外层总苞片披针形，被短柔毛，内层总苞片宽卵形或椭圆形，在瘦果成熟时变坚硬，外面疏生钩状刺，刺基部不增粗。果：瘦果2，倒卵形。花果期7—10月。

【生境分布】生于平原、丘陵、山地、荒野、路旁、田间。分布于全国各地。

【药用部位（药材名称）】全草（苍耳）、花（苍耳花）、果实（苍耳子）、根（苍耳根）。

【采收加工】苍耳：5—7月割取全草，鲜用或切段晒干。苍耳花：6—7月开花时采摘，鲜用或阴干。苍耳子：秋季果实成熟时采摘，干燥，除去梗、叶等杂质。苍耳根：11—12月采挖，鲜用或晒干。

【临床应用】苍耳：苦、辛，微寒，有小毒；归肺、脾、肝经。祛风散热，除湿解毒；用于感冒，头风，头晕，鼻渊，目赤，目翳，风湿痹痛，拘挛麻木，风癫，疔疮，疥癣，皮肤瘙痒，痔疮，痢疾。苍耳花：用于白癞，顽痒，白痢。苍耳子：辛、苦，温，有毒；归肺经。散风寒，通鼻窍，祛风湿；用于风寒头痛，鼻塞流涕，鼻衄，鼻渊，风疹瘙痒，湿痹拘挛。苍耳根：微苦，平，有小毒。清热解毒，利湿；用于疔疮，痈疽，丹毒，痢疾，风湿痹痛。

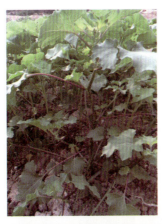
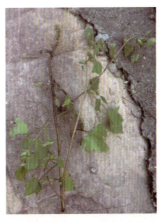
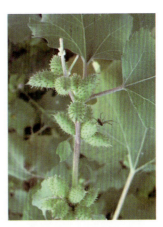
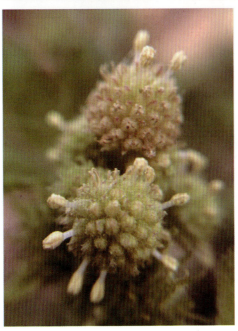
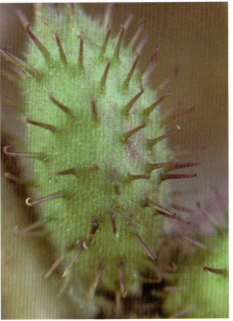

苍术

【基　　原】菊科苍术属植物苍术 Atractylodes lancea (Thunb.) DC.

【别　　名】北苍术、茅苍术。

【形态特征】多年生草本。**茎**：根状茎平卧或斜升，粗长，常呈结节状，不定根多数；茎直立，单生或簇生。**叶**：基部叶花期脱落；茎中下部叶羽状深裂、半裂或不裂，基部楔形，几无柄，半抱茎或基部渐狭；茎上部叶常不分裂，有时基部具三角形刺齿或刺齿状浅裂，渐小；有时全部茎叶不裂；全部叶硬纸质，叶缘有针刺状缘毛或三角形刺齿或重刺齿。**花**：头状花序单生茎顶；苞叶针刺状羽状全裂或深裂，总苞片 5～7 层，全部苞片顶端钝或圆形；小花白色，直径约 1 cm。**果**：瘦果倒卵圆状，密生顺向贴伏的白色长直毛。花果期 6—10 月。

【生境分布】生于山坡草地、林下、灌丛、岩缝。分布于我国东北、华北、华中、华东及甘肃、陕西、四川等地。

【药用部位（药材名称）】根茎（苍术、茅苍术）。

【采收加工】春秋季采挖，除去泥沙，晒干，撞去须根。

【性味归经】辛、苦，温；归脾、胃、肝经。燥湿健脾，祛风散寒，明目；用于湿阻中焦，脘腹胀满，泄泻，水肿，脚气痿躄，风湿痹痛，风寒感冒，夜盲，眼目昏涩。

【编者之见】①有学者认为，植物"苍术"生北方者称为苍术或北苍术，生南方者称为南苍术或茅苍术；苍术（北苍术）主产于我国东北、华北、西北等地，南苍术（茅苍术）主产于河南、江苏、湖北、安徽、浙江、江西等地。有学者认为南苍术（茅苍术）和苍术（北苍术）实为一种植物，其植物学特征不足以将它们区分为两种，只不过因所生地域不同而造成形态特征稍有差异而已。②按《中国植物志》，苍术属植物有五种：鄂西苍术、朝鲜苍术、关苍术、白术和苍术 Atractylodes Lancea (Thunb.) DC.，并没有收载茅苍术（南苍术）和北苍术。《河北植物志》收载了苍术（北苍术）Atractylodes Lancea (Thunb.) DC.、白术和关苍术。按 2020 年版《中国药典》，中药材"苍术"的基原包括苍术属植物茅苍术 Atractylodes lancea (Thunb.) DC. 和北苍术 Atractylodes chinensis (DC.) Koidz.；因此，《中国植物志》《河北植物志》与《中国药典》在苍术属植物的拉丁名称表述上不一致。

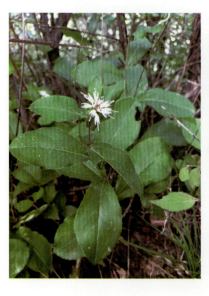 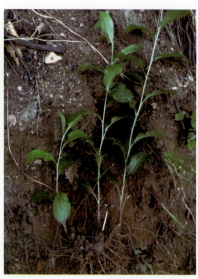 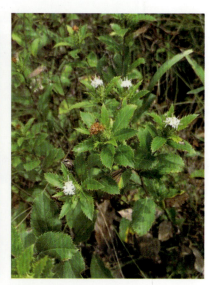

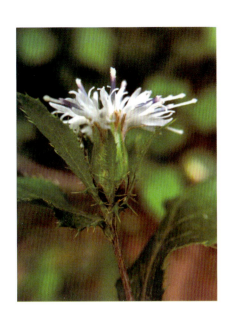

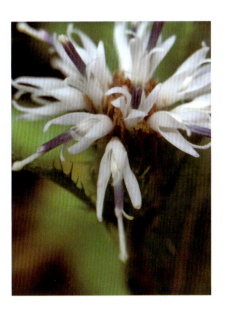

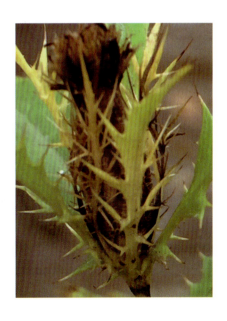

刺儿菜

【基　　原】菊科蓟属植物刺儿菜 Cirsium setosum (Willd.) MB.

【别　　名】小蓟、刺刺菜、小恶鸡婆、刺萝卜、小蓟母、刺儿草、刺尖头草、蓟蓟草、枪刀菜等。

【形态特征】多年生草本。茎：根茎长，直伸；地上茎有棱，茎上部常有分枝，幼茎被白色蛛丝状毛。叶：基生叶和茎中部叶长椭圆形或椭圆状倒披针形，顶端钝或圆形，基部楔形；茎上部叶渐小，椭圆形至线状披针形；全部茎叶不分裂，叶缘具细刺齿，或大部分茎叶羽状浅裂、半裂或边缘具粗大圆锯齿，顶端钝，齿顶及裂片顶端有较长的针刺；叶上面绿色，下面色淡，两面被蛛丝状毛。花：头状花序单生茎顶，排成伞房花序，雌雄异株；雄株头花较小，雌株头花较大；总苞卵形、长卵形或卵圆形，总苞片多层，覆瓦状排列，外层较短，内层渐长，苞片顶端有针刺；花紫红色或白色，雌花花冠下筒部为上筒部长的2倍，雄花下筒部为上筒部长的4～5倍。果：瘦果淡黄色，椭圆形或倒卵形，顶端斜截形；冠毛羽毛状。花果期5—9月。

【生境分布】生于荒地、路旁、山野、田埂。分布于全国各地。

【药用部位（药材名称）】地上部分（小蓟）。

【采收加工】夏秋季花开时采割，除去杂质，晒干。

【临床应用】甘、苦，凉；归心、肝经。凉血止血，散瘀解毒消痈；用于衄血，吐血，尿血，血淋，便血，崩漏，外伤出血，痈肿疮毒。

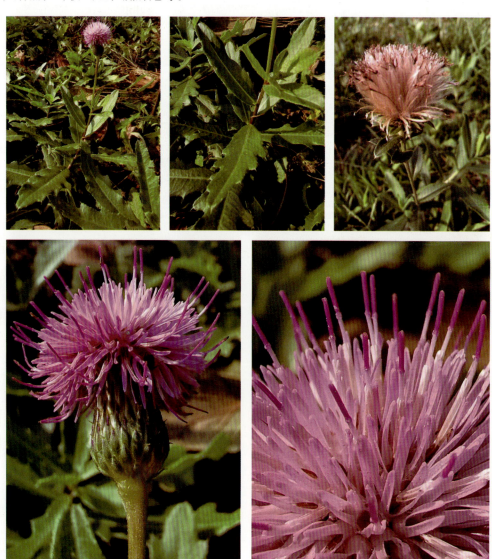

粗毛牛膝菊

【基　　原】菊科牛膝菊属植物粗毛牛膝菊 *Galinsoga quadriradiata* Ruiz et Pav.

【别　　名】牛膝菊。

【形态特征】1年生草本。根：须根。茎：茎基部稍粗壮，不分枝或自基部分枝，分枝斜升，茎枝被短长柔毛和腺毛，茎具节。叶：叶对生，卵形或长椭圆状卵形，基部类圆形或狭楔形，顶端渐尖或钝，基出脉3或5；茎上部及花序下部的叶渐小，常为披针形；全部茎叶两面黏涩，被白色柔毛，脉和叶柄上的毛较密，叶边缘有粗锯齿或犬齿，花序下部的叶有时全缘或近全缘。花：头状花序半球形，花梗长，常在茎枝顶端排成疏松的伞房花序；总苞半球形或宽钟状，总苞片1～2层，外层短，内层卵形或卵圆形；托片倒披针形或长倒披针形；舌状花5，白色，顶端3齿裂，筒部细管状，外面被稠密的白色柔毛；管状花黄色，下部被稠密的白色柔毛。果：瘦果，黑褐色。花果期7—10月。

【生境分布】生于林下、路旁。分布于我国大部分地区。

【药用部位（药材名称）】全草（辣子草）、头状花序（向阳花）。

【采收加工】辣子草：夏秋季采收，晒干。向阳花：开花时采收，鲜用或晒干。

【临床应用】辣子草：辛，平。清热解毒，消炎，止咳平喘，止血；用于扁桃体炎，咽喉炎，急性黄胆型肝炎，外伤出血。向阳花：微苦，涩，平。清肝明目；用于夜盲症，视力模糊及其他眼疾。

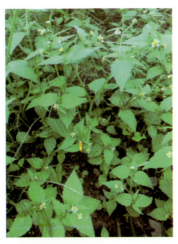
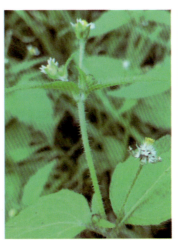
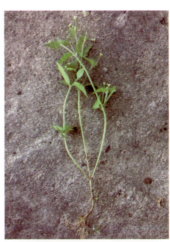
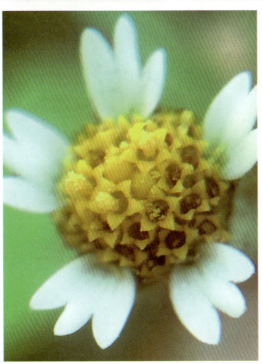
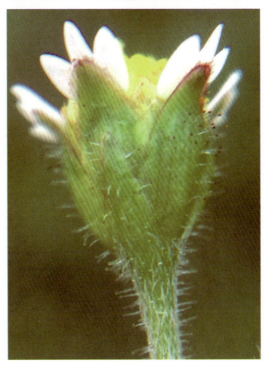

烟管蓟

【基　　原】菊科蓟属植物烟管蓟 *Cirsium pendulum* Fisch. ex DC.

【别　　名】无。

【形态特征】多年生草本。**茎：**茎直立，粗壮，上部分枝，全部茎枝有条棱，被长节毛。**叶：**基生叶及茎下部叶轮廓长椭圆形或倒披针形，下部渐狭成翼柄或无柄，不规则 2 回羽状分裂，裂片边缘及齿顶具针刺。**花：**头状花序下垂，在茎枝顶端排成总状圆锥花序；总苞钟状，总苞片约 10 层，覆瓦状排列，外层与中层长三角形至钻状披针形，向外反折或开展，内层苞片披针形或线状披针形；花紫色或红色，管部细丝状，檐部 5 浅裂。**果：**瘦果偏斜楔状倒披针形，顶端斜截形，稍压扁；冠毛污白色，长羽毛状。花果期 6—9 月。

【生境分布】生于山谷、山坡草地、林缘、林下、溪旁、村旁。分布于我国东北、华北及陕西、甘肃等地。

【药用部位（药材名称）】全草或根（烟管蓟）。

【采收加工】春夏季采收地上部分，秋后采根；鲜用或切段晒干。

【性味归经】甘、苦，凉。解毒，止血，补虚；用于疮肿，疟疾，外伤出血，体虚。

【性味归经】按《全国中草药汇编》，烟管蓟的全草或根在东北地区作"大蓟"入药，但非正品。

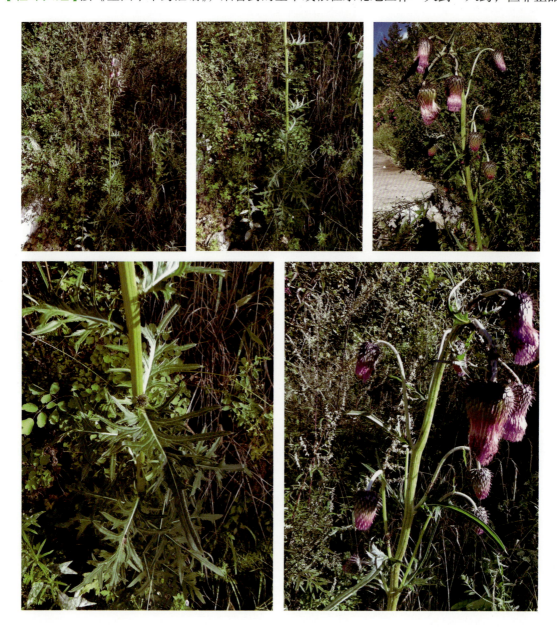

大丁草

【基　　原】菊科大丁草属植物大丁草 *Leibnitzia anandria* (L.) Nakai

【别　　名】豹子药、苦马菜、米汤菜、白小米菜、踏地香、丁萝卜、龙根草、翻白叶、小火草、臁草。

【形态特征】多年生草本。**根**：根簇生，粗且稍肉质。**茎**：根状茎短；茎具春秋两型，春型植株矮小，秋季植株高大。**叶**：叶基生，呈莲座状，常为倒披针形或倒卵状长圆形，顶端钝圆，常具短尖头，基部渐狭、截平或为浅心形，边缘具齿状、深波状或琴状羽裂，裂片疏离；上面被蛛丝状毛或脱落近无毛，下面密被蛛丝状绵毛；叶柄长，被白色绵毛。**花**：花葶单生或数个丛生，细长；苞叶疏生，线形或线状钻形；头状花序单生，倒锥形；总苞片约3层，带紫红色；雌花花冠舌状，舌片长圆形，顶端具不整齐的3齿，淡紫红色；两性花花冠管状2唇形，外唇阔，顶端具3齿；花药顶端圆，基部具尖尾；花柱内侧扁，顶端钝圆。**果**：瘦果纺锤形，具纵棱，被白色粗毛。花期4—6月或7—9月。

【生境分布】生于山坡、路旁、林边、草地、沟边等阴湿处。分布于全国各地。

【药用部位（药材名称）】全草（大丁草）。

【采收加工】7—9月采收，鲜用或晒干。

【临床应用】苦，寒。清热利湿，解毒消肿；用于肺热咳嗽，湿热泻痢，热淋，风湿关节痛，痈疖肿毒，臁疮，虫蛇咬伤，烧烫伤，外伤出血。

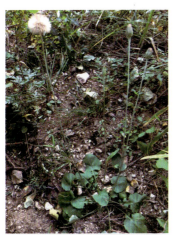
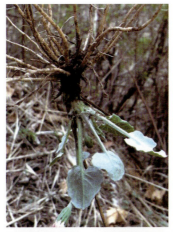
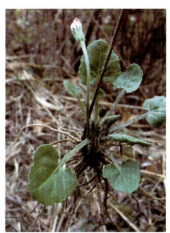
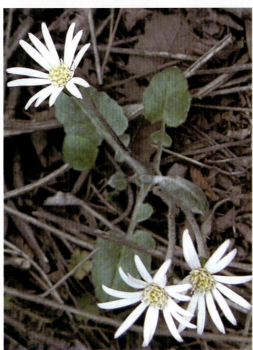
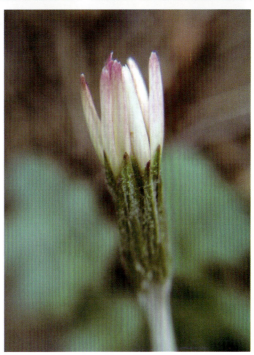

大丽花

【基　　原】菊科大丽花属植物大丽花 Dahlia pinnata Cav.
【别　　名】大理花（菊）、天竺牡丹、西番莲、茗菊、洋芍药。
【形态特征】多年生草本。**根**：块根，粗大，棒状。**茎**：茎直立，多分枝，粗壮。**叶**：叶1～3回羽状全裂，裂片卵形或长圆状卵形，下面灰绿色，两面无毛；上部叶有时不分裂。**花**：头状花序大，常下垂，花序梗长；总苞片外层约5个，卵状椭圆形，叶质，内层膜质，椭圆状披针形；舌状花1层，白色、红色或紫色，常卵形，顶端有不明显的3齿或全缘；管状花黄色；栽培种有时全为舌状花。**果**：瘦果长圆形，黑色，扁平，有2个不明显的齿。花果期6—10月。
【生境分布】全国各地均有栽培。
【药用部位（药材名称）】块根（大理菊）。
【采收加工】秋季挖根，洗净，鲜用或晒干。
【临床应用】辛、甘，平。清热解毒，散瘀止痛；用于腮腺炎，无名肿毒，跌打损伤。
【编者之见】大丽花是全世界栽培较广的观赏植物，约有3000个栽培品种；在我国的品种也很多，可分为单瓣、细瓣、菊花状、牡丹花状、球状等类型。

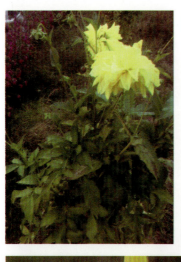
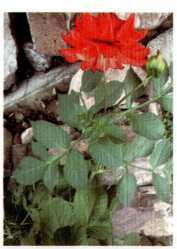
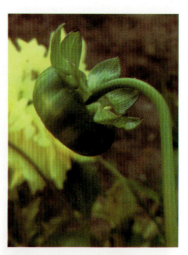
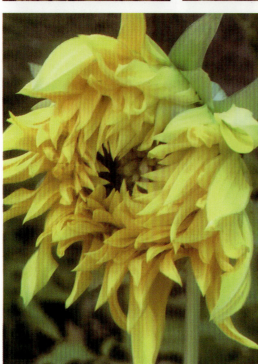
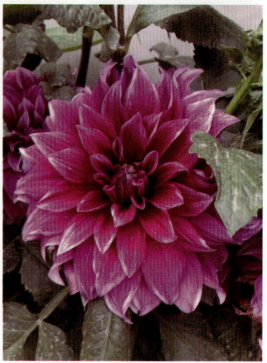

飞廉

【基　　原】菊科飞廉属植物飞廉 *Carduus crispus* L.

【别　　名】老牛错（锉）、红花草、刺打草、雷公菜、飞帘、红马刺、刺盖、飞廉蒿、刺萝卜等。

【形态特征】2年或多年生草本。根：主根长圆锥形，肥厚。茎：茎单生或簇生，常多分枝；茎枝有条棱，茎上有数行纵向的绿色翅，翅上具齿刺，疏被蛛丝毛和长节毛；茎上部或头状花序下部常呈灰白色，密被蛛丝状毛。叶：叶互生；茎中下部叶轮廓为椭圆状披针形，羽状深裂，先端尖或钝，边缘具缺刻状齿，齿端及叶缘具不等长的细刺，叶上面绿色，疏被柔毛，下面浅绿色，被皱缩长柔毛；茎上部叶渐小，羽状深裂或浅裂，顶端及边缘具等样针刺，但常比中下部茎叶的针刺为短；全部茎叶两面沿脉被长节毛，基部无柄，两侧沿茎下延成茎翼，但基部茎叶的基部渐狭成短柄；茎翼连续，边缘有大小不等的三角形刺齿，齿顶和齿缘具针刺，头状花序下部的茎翼常呈针刺状。花：头状花序常单生于枝顶；总苞钟状，总苞片多层，不等长，最外层顶端长尖，向外反曲，内层带紫色；管状花紫红色，偶白色，花冠裂片线形。果：瘦果长椭圆形，褐色，顶端平截，稍扁；冠毛白色。花果期6—10月。

【生境分布】生于荒野、田边、道旁、林缘、草地。分布于全国各地。

【药用部位（药材名称）】全草或根（飞廉）。

【采收加工】夏秋季花盛开时采收地上部分，春秋季挖根；鲜用或晒干。

【性味归经】苦，凉；归肝经。清热，利湿，凉血，散瘀；用于感冒咳嗽，淋证，白浊，白带，风湿痹痛，尿血，吐血，月经过多，跌打损伤，疔疮肿毒，痔疮。

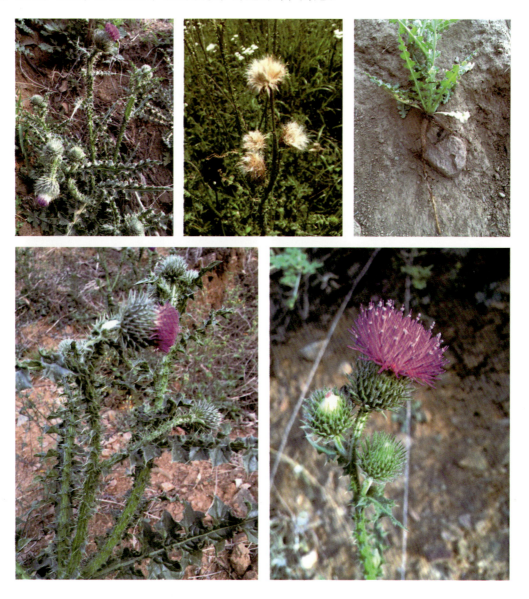

风毛菊

【基　　原】菊科风毛菊属植物风毛菊 Saussurea japonica (Thunb.) DC.

【别　　名】日本风毛菊、八棱麻、青竹标、八面风、三棱草。

【形态特征】2年生草本。**茎：**直立，粗壮，有纵棱，上部多分枝。**叶：**基生叶和茎下部叶有长柄，叶椭圆形或长圆形，羽状中裂至深裂，裂片7～8对，顶端裂片长圆状披针形，侧裂片狭长圆形，先端钝或尖，全缘，两面具腺点和细毛；茎中部叶向上渐狭小，茎上部叶线形、披针形或长椭圆形，羽状裂或全缘，无柄或基部下延成翼柄。**花：**头状花序多数，在茎顶排成密集的伞房状；总苞筒状，疏被蛛丝状毛，苞片多层，外层苞片卵形，先端具膜质、圆形且具微齿的附片；花冠紫红色。**果：**瘦果暗褐色，圆柱形；冠毛淡褐色，羽毛状。花果期8—10月。

【生境分布】生于山坡、草地、路旁。分布于全国各地。

【药用部位（药材名称）】全草（风毛菊、八楞木）。

【采收加工】7—8月采收，洗净，鲜用或切段晒干。

【临床应用】苦、辛，温。祛风活络，散瘀止痛；用于风湿关节痛，腰腿痛，跌打损伤。

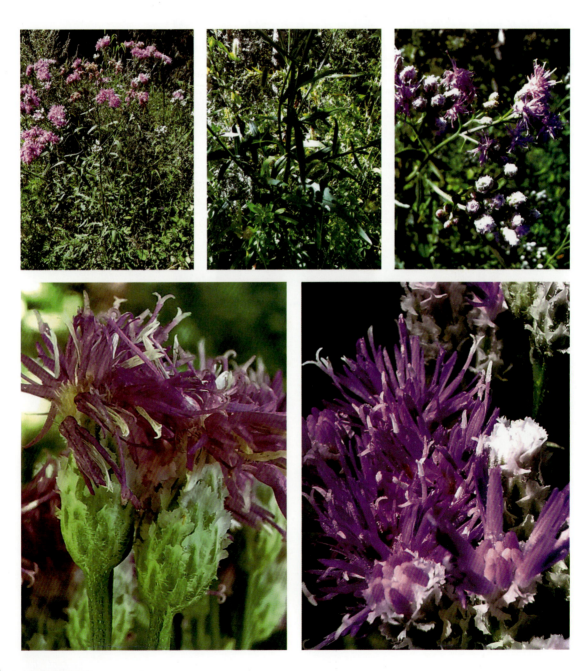

甘菊

【基　　原】菊科菊属植物甘菊 Chrysanthemum lavandulaefolium (Fisch.ex Trautv.) Ling & Shih

【别　　名】岩香菊、野菊花、北野菊。

【形态特征】多年生草本。**根：**主根细。**茎：**茎下部匍匐，上部直立，茎枝有稀疏柔毛，茎自中部以上多分枝或仅上部伞房状花序有分枝。**叶：**茎基部和下部叶花期脱落；茎中部叶卵形、宽卵形或椭圆状卵形，2回羽状分裂，1回裂片全裂或近全裂，2回裂片为半裂或浅裂；最上部叶或花序下部的叶羽裂、3裂或不裂；全部叶两面同色或近同色，疏被柔毛或上面几无毛。**花：**头状花序，通常多数，在茎枝顶端排成复伞房花序；总苞碟形，总苞片约5层，外层线形或线状长圆形，无毛或有稀柔毛，中内层卵形、长椭圆形至倒披针形，全部苞片顶端圆形，边缘白色或浅褐色膜质；舌状花黄色，舌片椭圆形。**果：**瘦果。花果期9—11月。

【生境分布】生于河谷、岩石上、荒地、多砾石的山坡及黄土丘陵地。分布于我国东北、西北及河北、山东、山西、浙江、四川、湖北、云南等地。

【药用部位（药材名称）】头状花序（甘菊）。

【采收加工】9—10月花开时采收，鲜用或晒干。

【临床应用】甘、微苦，微寒；归肝经。平肝火，熄内风；用于头目风热。

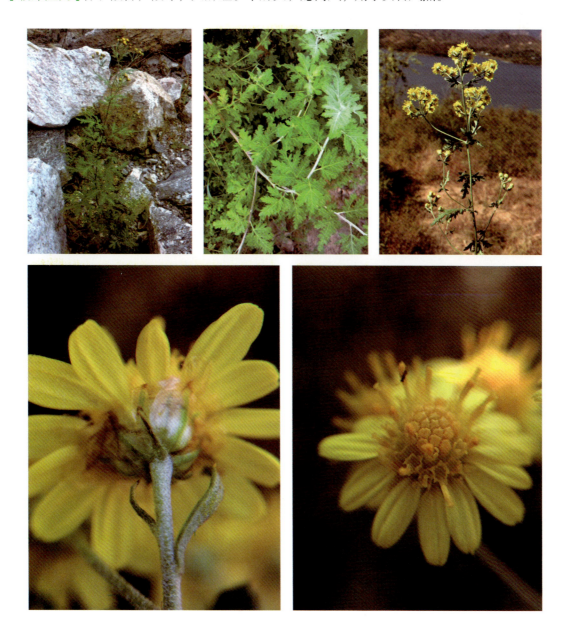

野菊

【基　　原】菊科菊属植物野菊 Dendranthema indicum (L.) Des Moul.
【别　　名】疟疾草、苦薏、路边黄、山菊花、黄菊仔、菊花脑。
【形态特征】与植物"甘菊"相似。两者主要区别：甘菊的叶裂多（2回羽状分裂），叶轮廓为卵形，叶片显窄长（长5～7 cm，宽2～4 cm）；头状花序腋生，舌片显短（长5～7 mm）。野菊的叶裂少（1回羽状分裂），叶轮廓为菱状三角形，叶片显宽短（长4～5 cm、宽3～4 cm）；头状花序顶生，舌片显长（长10～13 mm）。
【生境分布】生于山坡草地、灌丛、河边、滨海、田边及路旁。分布于我国东北、华北、华中、华南及西南等地。
【药用部位（药材名称）】根或全草（野菊）、头状花序（野菊花）。
【采收加工】野菊：夏秋间采收，鲜用或晒干。野菊花：秋冬季花初开时采摘，晒干或蒸后晒干。
【临床应用】野菊：苦、辛，寒。清热解毒；用于感冒，气管炎，肝炎，高血压病，痢疾，痈肿，疔疮，目赤肿痛，瘰疬，湿疹。野菊花：苦、辛，微寒；归肝、心经。清热解毒；用于疔疮痈肿，目赤肿痛，头痛眩晕。

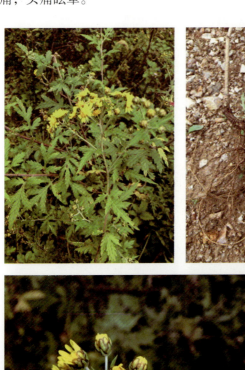
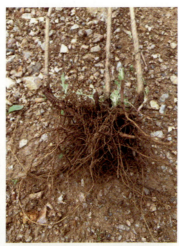
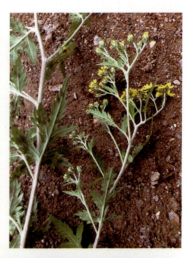
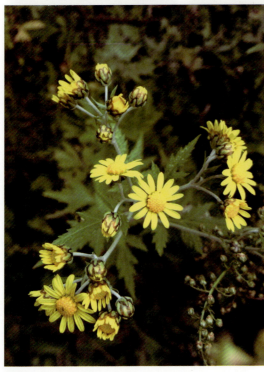
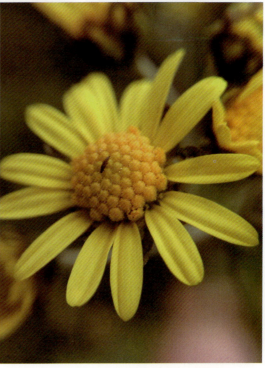

高山蓍

【基　　原】菊科蓍属植物高山蓍 *Achillea alpina* L.

【别　　名】蓍（草）、羽衣草、蚰蜒草、锯（齿）草、一支蒿、蜈蚣草（蒿）、飞天蜈蚣。

【形态特征】多年生草本。**茎**：根状茎短；茎直立，有棱条，上部有分枝。**叶**：叶互生，无柄；叶线状披针形，栉齿状羽状深裂或浅裂，裂片线形，排裂稀疏，叶基半抱茎，叶两面具长柔毛，下面毛密；下部叶花期常枯萎，上部叶渐小。**花**：头状花序多数，集合成伞房状；总苞钟状，总苞片卵形，3层，覆瓦状排列，绿色，草质，有中肋，边缘膜质，疏生长柔毛；舌状花雌性，5～11朵，白色，花冠长圆形，先端3浅裂；管状花两性，白色，花药黄色，伸出花冠外面。**果**：瘦果扁平，宽倒披针形，有淡色边肋。花果期7—10月。

【生境分布】生于山坡草地、灌丛、林缘。分布于我国东北、华北及宁夏、甘肃等地。

【药用部位（药材名称）】果实（蓍实）、全草（蓍草）。

【采收加工】蓍实：秋季果实熟时采收，晒干。蓍草：夏秋采收，洗净，鲜用或晒干。

【临床应用】蓍实：酸、苦，平。益气，明目；用于气虚体弱，视物昏花。蓍草：辛、苦，平，温；有毒。祛风止痛，活血，解毒；用于感冒发热，头风痛，牙痛，风湿痹痛，血瘀经闭，腹部痞块，跌打损伤，毒蛇咬伤，痈肿疮毒。

【编者之见】按《全国中草药汇编》，中药材"蓍草"的基原还包括菊科蓍草、千叶蓍和西南蓍草。

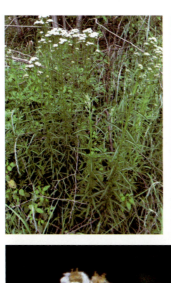
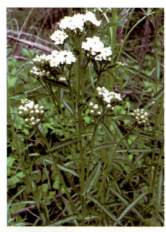
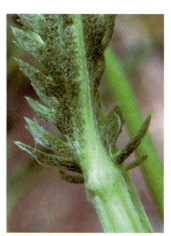
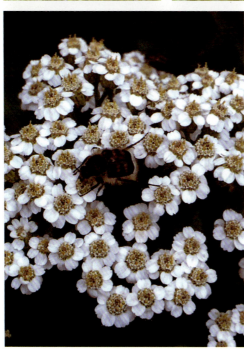
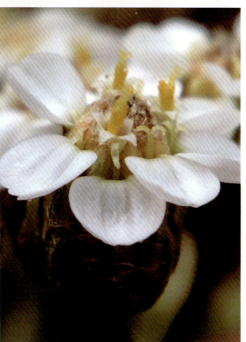

高山紫菀

- 【基　　原】菊科紫菀属植物高山紫菀 Aster alpinus L.
- 【别　　名】高山荷兰菊。
- 【形态特征】多年生草本。**茎**：根茎粗壮；地上茎直立，常丛生，不分枝，茎基部和下部被密毛或疏毛。**叶**：茎基生叶呈莲座状；茎下部叶匙状或线状长圆形，先端圆形稍尖，基部渐狭成翅柄，全缘；茎中部叶长或稍有腺点；叶中脉及三出脉在下面稍凸起。**花**：头状花序单生茎端；总苞半球形，总苞片2～3层，边缘常紫红色，被密或疏柔毛；舌状花35～40个，舌片紫色、蓝色或浅红色；管状花黄色，裂片长约1 mm；冠毛白色。**果**：瘦果长圆形，基部较狭，褐色，被密绢毛。花果期6—9月。
- 【生境分布】生于高山草坡及林缘。分布于我国东北、华北及新疆等地。
- 【药用部位（药材名称）】全草（高山紫菀）。
- 【采收加工】7—8月采收全草，切段，晒干。
- 【临床应用】微苦，寒。清热解毒；用于风热头痛，结膜炎。

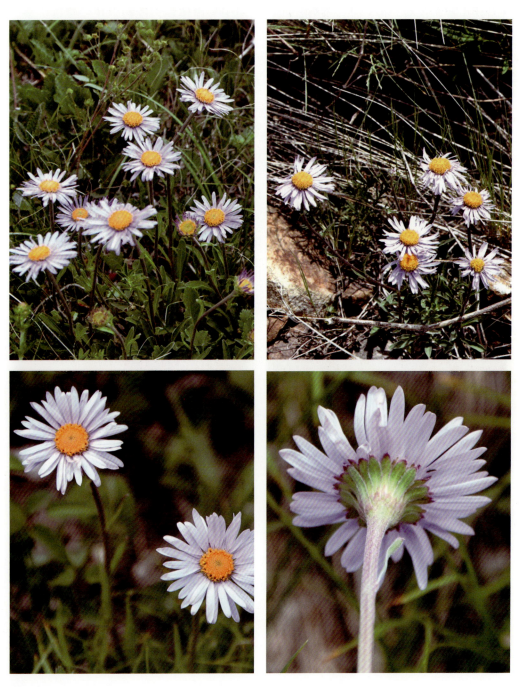

三脉紫菀

【基　　原】菊科紫菀属植物三脉紫菀 *Aster ageratoides* Turcz.

【别　　名】野（山）白菊、三褶脉紫菀、鸡儿肠、三脉叶（山）马兰、消食花、八月霜等。

【形态特征】多年生草本。茎：茎直立，单一，常有纵棱，上部有分枝。叶：叶互生，叶卵形至卵状椭圆形，先端渐尖，基部楔形，边缘有疏锯齿，两面均粗糙有毛，离基3出脉。花：头状花序多数，顶生，排列成伞房状；总苞半圆形，苞片2～3层，边缘薄；舌状花白色，管状花黄色。果：瘦果扁平，灰褐色，有边肋；冠毛锈色或暗白色。花果期7—12月。

【生境分布】生于林下、林缘、灌丛、路边。分布于我国东北、华北、华东、中南、西南及西藏等地。

【药用部位（药材名称）】根或全草（山白菊）。

【采收加工】夏秋季采收，洗净，鲜用或扎把晾干。

【临床应用】苦，辛，凉。清热解毒，祛痰镇咳，凉血止血；用于感冒发热，扁桃体炎，支气管炎，肝炎，痢疾，热淋，血热吐衄血，痈肿疔毒，蛇虫咬伤。

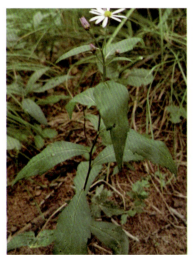
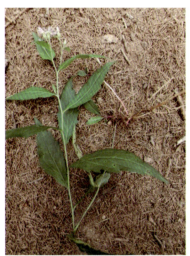
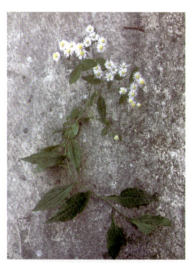
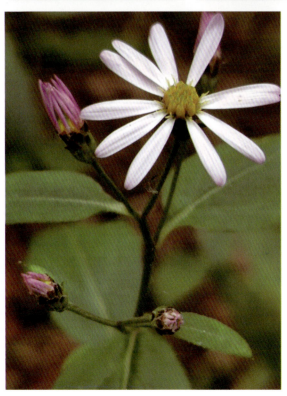
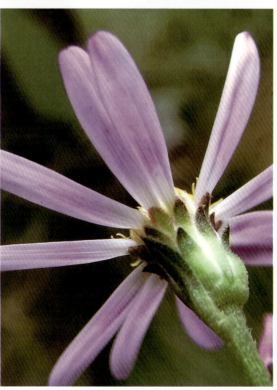

钻叶紫菀

【基　　原】菊科紫菀属植物钻叶紫菀 *Aster subulatus* Michx.

【别　　名】剪刀菜、白菊花、土柴胡、九龙箭、钻形紫菀。

【形态特征】多年生草本。**茎：**基部略带红色，上部有分枝。**叶：**叶互生，无柄；基部叶倒披针形，花期凋落；中部叶线状披针形，先端尖或钝，全缘；上部叶渐狭，线形。**花：**头状花序顶生，排成圆锥花序；总苞钟状，总苞片3～4层，外层较短，内层较长，线状钻形，无毛，背面绿色，先端略带红色；舌状花细狭，淡红色；管状花多数，黄色，短于冠毛。**果：**瘦果，略有毛。花期9—11月。

【生境分布】生于山坡、林缘、路旁。分布于我国西南及江苏、浙江、江西、湖南、河北等地。

【药用部位（药材名称）】全草（瑞连草）。

【采收加工】秋季采收，切段，鲜用或晒干。

【临床应用】苦、酸，凉。清热解毒；用于痈肿、湿疹。

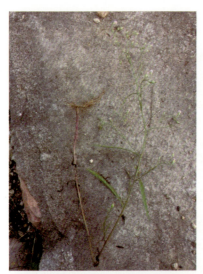
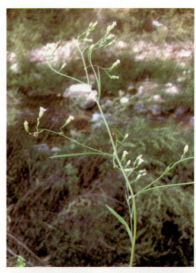
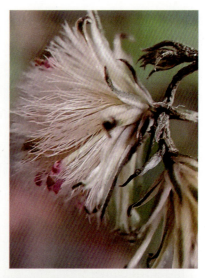
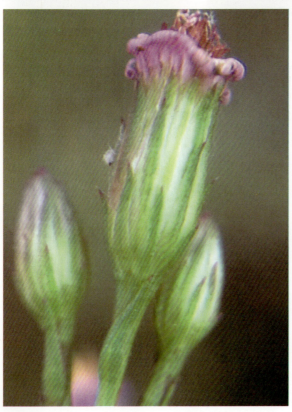
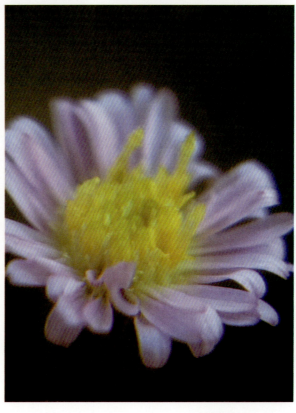

大狼杷草

【基　　原】菊科鬼针草属植物狼杷草 *Bidens frondosa* L.

【别　　名】大狼杷草、接力草、外国脱力草。

【形态特征】1年生草本。**茎**：茎直立，分枝，被疏毛或无毛，常带紫色。**叶**：叶对生，具柄，1回羽状复叶，小叶3～5枚，披针形，先端渐尖，边缘有粗锯齿，背面常被稀疏短柔毛，至少顶生者具明显的叶柄。**花**：头状花序单生于茎枝顶端；总苞钟状或半球形，外层苞片披针形或匙状倒披针形，叶状，边缘有缘毛，内层苞片长圆形，膜质，具淡黄色边缘；无舌状花或舌状花不发育，极不明显；筒状花两性，冠檐5裂。**果**：瘦果扁平，狭楔形，近无毛或是糙伏毛，顶端芒刺2枚，有倒刺毛。花果期8—10月。

【生境分布】生于田野湿润处。分布于我国多个地区。

【药用部位（药材名称）】全草（大狼杷草）。

【采收加工】6—9月采收，洗净，切断，晒干。

【临床应用】苦，平。补虚清热；用于体虚乏力，盗汗，咯血，小儿疳积，痢疾。

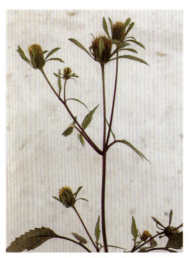
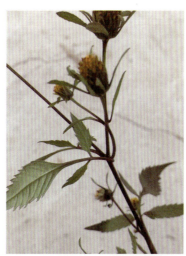
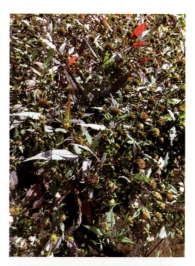
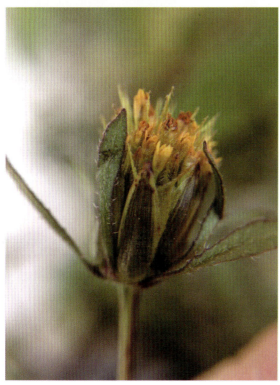
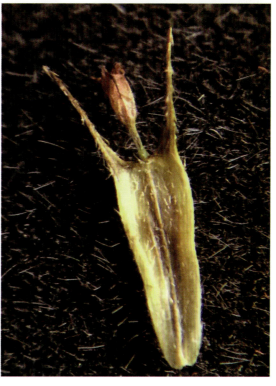

鬼针草

【基　　原】菊科鬼针草属植物鬼针草 *Bidens bipinnata* L.

【别　　名】鬼菊、鬼黄花、盲肠草、粘身草、小鬼针、鬼骨针、清胃草、针包草、婆婆针等。

【形态特征】1年生草本。**茎**：茎直立，钝四棱形。**叶**：茎中下部叶对生，2回羽状深裂，小裂片披针形或卵状披针形，先端尖，边缘具不规则的细尖齿或钝齿，两面略具短毛；茎上部叶互生，较小，羽状分裂。**花**：头状花序，直径6～10 mm；总苞杯状，基部有柔毛，外层苞片线形，内层苞片椭圆形，花托托片狭披针形；舌状花黄色，通常有1～3朵不发育，椭圆形或倒卵状披针形，先端具2～3齿；管状花黄色，花冠5齿裂；雄蕊5，聚药，雌蕊1，柱头2裂。**果**：瘦果长线形，具3～4棱，具瘤状突起和小刚毛；顶端芒刺3～4，极少2，具倒刺毛。花果期8—11月。

【生境分布】生于村旁、路边及荒野。分布于全国各地。

【药用部位（药材名称）】地上部分（鬼针草）。

【采收加工】8—9月花盛开时采收，鲜用或晒干。

【临床应用】苦，微寒；归肝、肺、大肠经。清热解毒，祛风，活血；用于咽喉肿痛，泄泻，痢疾，黄疸，肠痈，疔疮肿毒，蛇虫咬伤，风湿痹痛，跌打损伤，烫火伤，金创出血。

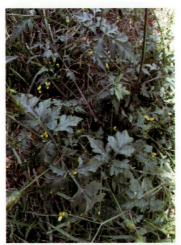
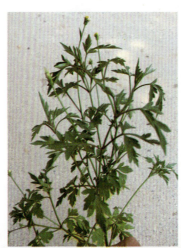
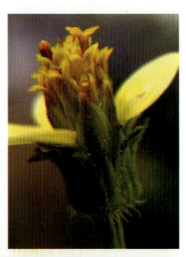
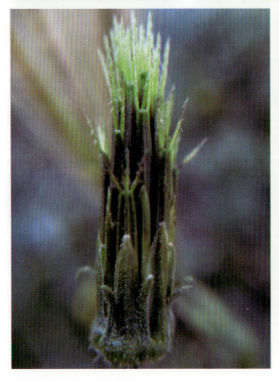
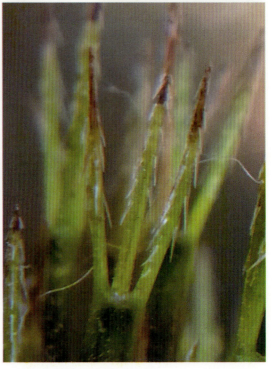

金盏银盘

【基　　原】菊科鬼针草属植物金盏银盘 *Bidens biternata* (Lour.) Merr.

【别　　名】黄花草、金盏银盆、玉盏载银杯、婆婆针、感暑草、盲肠草、一包针、引线包等。

【形态特征】1年生草本。茎：茎略具四棱。叶：叶对生，1回羽状复叶；顶生小叶卵形、长圆状卵形或卵状披针形，先端渐尖，基部楔形，边缘具稍密且近均匀的锯齿，两面均被柔毛；侧生小叶1～2对，卵状或卵状长圆形。花：头状花序单生；总苞基部有短柔毛，外层苞片8～10枚，线形，先端渐尖，背面密被短柔毛；舌状花通常3～5，不育，舌片淡黄色或白色，长椭圆形，先端3齿裂，或有时无舌状花；管状花筒状，黄色，冠檐5齿裂。果：瘦果线形，黑色，具四棱，两端稍狭，多少被小刚毛，顶端芒刺3～4枚，具倒刺毛。花果期8—10月。

【生境分布】生于村旁、路边、旷野。分布于我国华东、中南、西南及辽宁、河北、山西等地。

【药用部位（药材名称）】全草（金盏银盘）。

【采收加工】春夏季采收，鲜用或切段晒干。

【临床应用】甘、微苦，凉。清热解毒，凉血止血；用于感冒发热，黄疸，泄泻，痢疾，血热吐血，血崩，跌打损伤，痈肿疮毒，鹤膝风，疥癞。

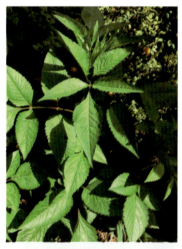
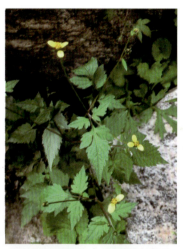
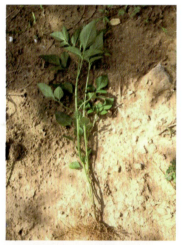
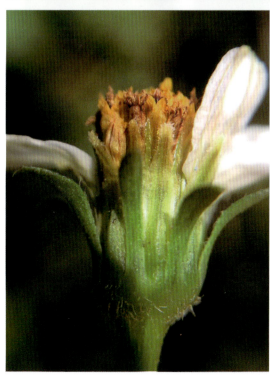
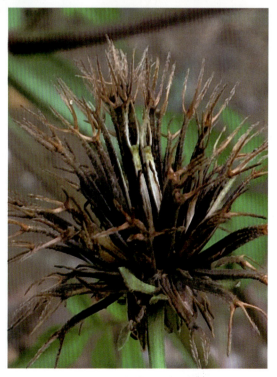

小花鬼针草

【基　原】菊科鬼针草属植物小花鬼针草 Bidens parviflora Willd.

【别　名】鹿角草、土黄连、小鬼叉手、鬼针草、鬼疙针、细叶鬼（刺）针草、锅叉草等。

【形态特征】1年生草本。**茎**：茎下部圆柱形，有条纹，中上部常为钝四方形。**叶**：叶对生；叶片2～3回羽状分裂，小裂片具1～2个粗齿或再作羽裂，末回裂片线形或线状披针形，先端锐尖，边缘稍向上反卷，上面被短柔毛，下面无毛或沿叶脉被稀疏柔毛；茎上部叶互生，1～2回羽状分裂。**花**：头状花序单生茎顶，直径2～3 mm，具长梗；总苞筒状，基部被柔毛，外层苞片4～5枚，线状披针形，边缘被疏柔毛，内层苞片常仅1枚，托片状；无舌状花；管状花两性，6～12朵，花冠筒状，冠檐4齿裂。**果**：瘦果线形，略具4棱，两端渐狭，有小刚毛，顶端芒刺2枚，有倒刺毛。花果期8—11月。

【生境分布】生于路边、荒地、林下、沟边。分布于我国东北、华北、华东、西南及陕西、甘肃、河南等地。

【药用部位（药材名称）】全草（小鬼钗、细叶刺针草）。

【采收加工】夏秋间采收，鲜用或切段晒干。

【临床应用】苦、微甘，凉。清热，利尿，活血，解毒；用于感冒发热，咽喉肿痛，肠炎腹泻，小便涩痛，风湿痹痛，跌打瘀肿，痈疽疮疖，毒蛇咬伤。

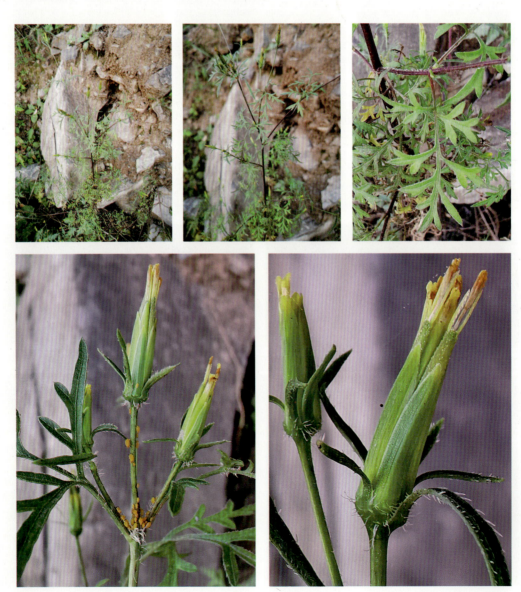

和尚菜

【基　　原】菊科和尚菜属植物和尚菜 *Adenocaulon himalaicum* Edgew.

【别　　名】土冬花、腺梗菜。

【形态特征】多年生草本。**茎**：根状茎匍匐；地上茎直立，中部以多分枝，粗壮，有蛛丝状白毛。**叶**：叶互生；叶柄有宽狭不等的翅，翅全缘或有不规则的齿；茎下部叶肾形或圆肾形，先端急尖或钝，基部心形，边缘有不等形的波状大齿，齿端有突尖，叶上面沿脉有尖状柔毛，下面密生蛛丝状毛；茎中部叶三角状卵形，向上叶渐小。**花**：头状花序排列成圆锥状；花梗短，生白色绒毛，花后花梗伸长，密生头状带柄的腺毛；总苞半球形，总苞片5～7个，宽卵形，果期向外反曲；雌花白色，檐部比管部长，裂片卵状长椭圆形；两性花淡白色，不结实，檐部短于管部2倍。**果**：瘦果棍棒状，具多数带柄的腺毛。花果期7—10月。

【生境分布】生于林下、林缘、路旁、河谷阴湿处。分布于全国各地。

【药用部位（药材名称）】根及根茎（水葫芦根）。

【采收加工】夏秋季采挖，鲜用或晒干。

【临床应用】辛、苦，平。治宣肺平喘，利水消肿，散瘀痛；用于咳嗽气喘，水肿小便不利，产后瘀滞腹痛，跌打损伤。

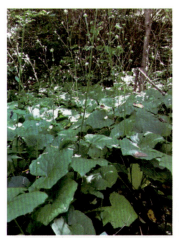
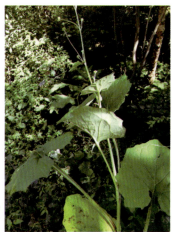
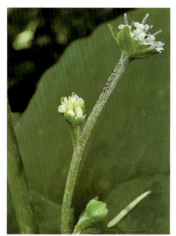
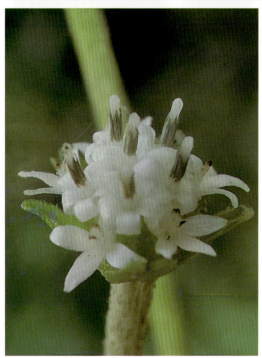
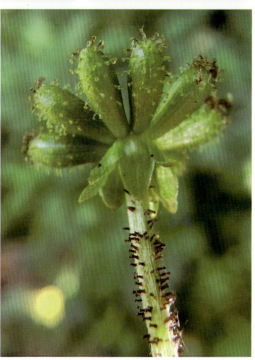

华北鸦葱

【基　　原】菊科鸦葱属植物华北鸦葱 Scorzonera albicaulis Bunge
【别　　名】细叶（白茎）鸦葱、笔管草。
【形态特征】多年生草本。根：根圆柱状或倒圆锥状。茎：茎单生或少数簇生，高达 120 cm，被白色绒毛，茎基被棕色叶基残鞘。叶：基生叶与茎生叶同形，叶线形、宽线形或线状长椭圆形，全缘或稀有浅波状微齿，叶基部鞘状抱茎。花：头状花序在茎顶排成伞房花序，花序分枝长短不一；总苞圆柱状，总苞片约5层，外层三角状卵形或卵状披针形，内层椭圆状披针形、长椭圆形至宽线形，顶端急尖或钝，被薄柔毛或无毛；舌状花黄色。果：瘦果圆柱状，有多数高起的纵肋，顶端渐细成喙状；冠毛污黄色，其中 3～5 根超长。花果期 5—9 月。
【生境分布】生于路旁、荒地、林缘、灌丛、草甸等处。分布于我国东北、华北、华东及陕西、河南、湖北、贵州等地。
【药用部位（药材名称）】根（白茎鸦葱、丝茅七）。
【采收加工】秋季采收，除去须根，洗净，鲜用或晒干，或蒸后晒干。
【临床应用】甘、苦，微凉。清热解毒，祛风除湿，平喘；用于感冒发热，哮喘，乳腺炎，疔疮，关节痛，带状疱疹。

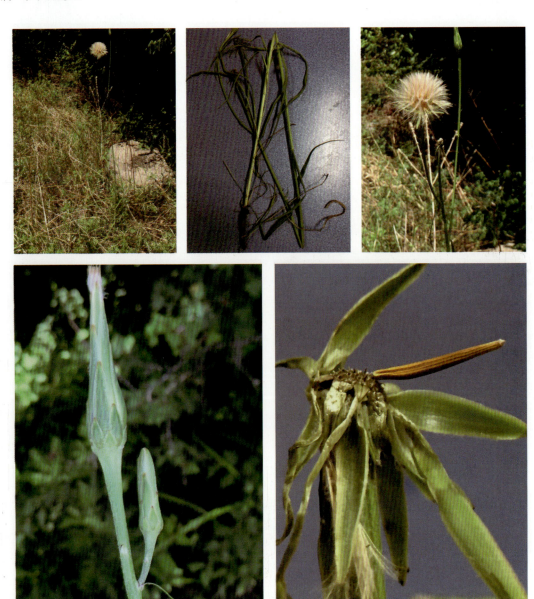

桃叶鸦葱

【基　　原】菊科鸦葱属植物桃叶鸦葱 *Scorzonera sinensis* Lipsch. et Krasch. ex Lipsch.

【别　　名】老虎嘴。

【形态特征】多年生草本。根：根圆锥状，粗壮，褐色或黑褐色。茎：茎簇生或单生，被白粉；茎基部具鞘状残叶。叶：基生叶披针形、椭圆状披针形或线形，被白粉，顶端急尖、渐尖或钝或圆形，基部渐狭成柄，柄基鞘状扩大，离基脉3～5，叶灰绿色，叶缘常呈皱波状，镰刀样弯曲；茎生叶小，鳞片状，披针形或长椭圆状披针形，近无柄，半抱茎。花：头状花序单生茎顶；总苞筒形，总苞片3～4层，外层三角形或偏斜三角形，中层长披针形，内层长椭圆状披针形，全部总苞片外面光滑无毛，顶端钝或急尖；舌状花黄色，带玫瑰色。果：瘦果圆柱状，有多数高起纵肋，暗黄色，无毛；冠毛白色，羽毛状。花果期4—9月。

【生境分布】生于山坡、丘陵、沙丘、荒地、灌木林。分布于我国华北及江苏、山东、安徽、河南、辽宁、甘肃、宁夏等地。

【药用部位（药材名称）】根（桃叶鸦葱）。

【采收加工】夏秋季采挖，洗净，鲜用或晒干。

【临床应用】辛，凉；归肺、肝经。清热解毒，解毒疗疮；用于外感风热，疔毒恶疮，乳痈。

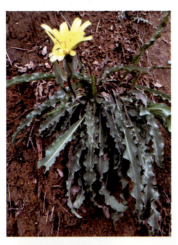
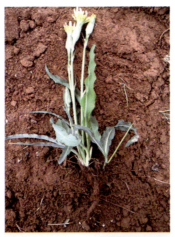
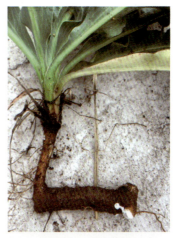
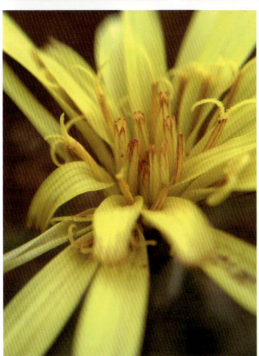
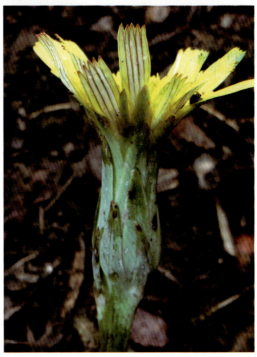

华蟹甲

【基　　原】菊科华蟹甲属植物华蟹甲 *Sinacalia tangutica* (Maxim.) B. Nord.

【别　　名】羽裂蟹甲草、猪肚子、水萝卜。

【形态特征】多年生草本。**茎**：根茎肥大，块茎状；地上茎直立，初时疏生蛛丝状毛，后逐渐脱落。**叶**：叶柄基部扩大，半抱茎；茎下部叶花期常凋落；叶卵状心形，羽状深裂，裂片 3～4 对，裂片矩圆形，裂片再裂成数个小尖裂片或锯齿；茎中部叶大，叶基部截形或微心形，上面疏生贴短毛，下面沿叶脉有疏蛛丝状毛；上部叶渐小。**花**：头状花序极多数，在顶端和上部叶腋密集成宽圆锥花序，花序轴和总花梗有黄褐毛；总花梗细，有 1～3 个刚毛状小苞片；总苞圆柱形，总苞片 5，条形，稍钝；花冠黄色，有 2～3 个舌状花和 4～7 个管状花。**果**：瘦果圆柱形，微有棱；冠毛白色。花期 7—9 月。

【生境分布】生于山谷沟边、林缘、草丛。分布于河北、山西、陕西、甘肃、青海、湖北及四川等地。

【药用部位（药材名称）】根茎（水葫芦七）。

【采收加工】秋季采挖，洗净晒干，或刮去外皮后蒸透晒干

【临床应用】辛、微苦，平。祛风，平肝，顺气化痰；用于风湿疼痛，头痛眩晕，肋胁胀满，咳嗽痰多。

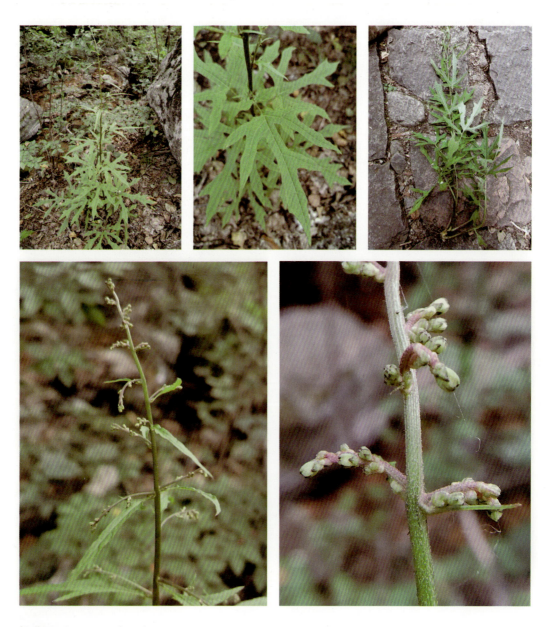

花叶滇苦菜

【基　　原】菊科苦苣菜属植物花叶滇苦菜 Sonchus asper (L.) Hill
【别　　名】续断菊、大叶苣荬菜、刺菜、恶鸡婆。
【形态特征】1年生草本。根：根纺锤状或圆锥状。茎：茎分枝或不分枝，无毛或有头状腺毛。叶：叶互生；茎下部叶叶柄有翅，茎中上部叶无柄，基部有扩大的圆耳；叶长椭圆形或倒圆形，不裂、缺刻状半裂或羽状全裂，边缘有不等的刺状尖齿。花：头状花序，具花5～10个，在茎顶密集成伞房状；花梗无毛或有腺毛；总苞钟状，总苞片2～3层，暗绿色；舌状花黄色，两性，结实。果：瘦果长椭圆状倒卵形，压扁，褐色或肉色，两面各有3条纵肋，肋间无细皱纹；冠毛白色。花果期5—10月。
【生境分布】生于路边、田野、山坡、林缘、水边。分布于全国各地。
【药用部位（药材名称）】全草或根（大叶苣荬菜）。
【采收加工】春夏季采收，鲜用或切段晒干。
【临床应用】苦，寒。清热解毒，止血；用于疮疡肿毒，小儿咳喘，肺痨咳血。

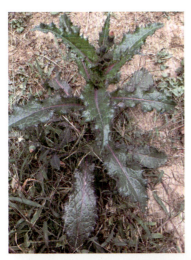
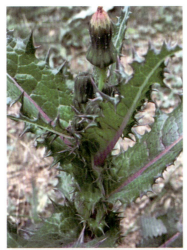
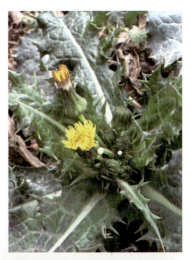
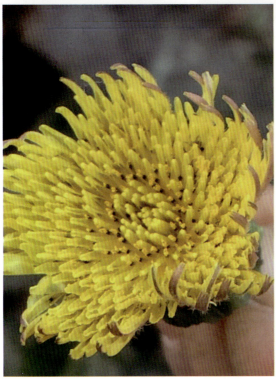
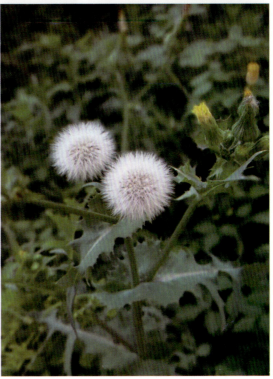

苦苣菜

【基　　原】菊科苦苣菜属植物苦苣菜 Sonchus oleraceus L.

【别　　名】滇苦英菜、苦马菜、老鸦苦荬、滇苦菜。

【形态特征】1—2 年生草本。根：根圆锥状，直伸，有须根。茎：茎直立，单一，有纵棱，常不分枝。叶：基生叶羽状深裂、大头羽状深裂或不裂，基部渐狭成或长或短的翼柄；茎下部叶羽状深裂或大头状羽状深裂，轮廓椭圆形或倒披针形，基部急狭成翼柄，柄基圆耳状抱茎，顶裂片宽三角形、戟状宽三角形或卵状心形，侧生裂片 1～5 对；茎中上部叶同形，无柄，基部耳状抱茎。花：头状花序少数，在茎顶排成伞房花序；总苞宽钟状，总苞片 3～4 层，向内层渐长；舌状花黄色。果：瘦果褐色，长椭圆形或长椭圆状倒卵形，压扁，有纵肋，肋间有横皱纹；冠毛白色。花果期 5—12 月。

【生境分布】生于山坡、山谷、林缘、林下、平地、田间等处。分布于全国各地。

【药用部位（药材名称）】全草（苦苣菜、滇苦菜）、根（苦苣菜根）。

【采收加工】全草：春夏冬三季均可采收，鲜用或晒干。苦苣菜根：夏秋季采挖，鲜用或晒干。

【临床应用】全草：苦，寒；归心、脾、胃、大肠经。清热解毒，凉血止血；用于肠炎，痢疾，黄疸，淋证，咽喉肿痛，痈疮肿毒，乳腺炎，痔瘘，吐血，衄血，咯血，尿血，便血，崩漏。苦苣菜根：治血淋，利小便。

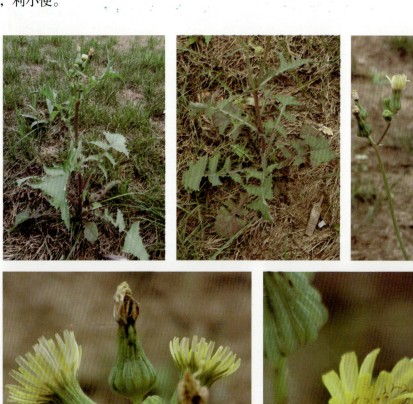

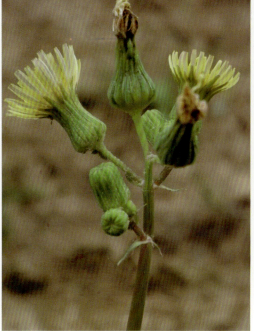

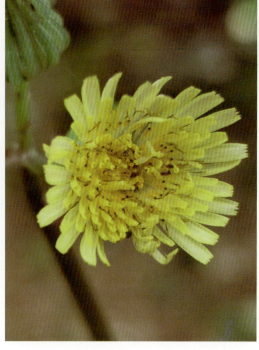

菊芋

【基　　原】菊科向日葵属植物菊芋 *Helianthus tuberosus* L.

【别　　名】五星草、洋（番）羌。

【形态特征】多年生草本。**根**：根纤维状。**茎**：地下茎块状；地上茎直立，有分枝，被白色短糙毛或刚毛。**叶**：叶常对生，上部叶互生；茎下部叶卵圆形或卵状椭圆形，有长柄，基部宽楔形、圆形或微心形，顶端渐细尖，边缘有粗锯齿，离基3出脉，叶上面被白色短粗毛，下面被柔毛，叶脉有短硬毛；茎上部叶长椭圆形至阔披针形，基部渐狭，下延成短翅状，顶端渐尖，短尾状。**花**：头状花序较大，单生于枝端，有1～2个线状披针形的苞叶；总苞片多层，披针形，顶端长渐尖，背面被短伏毛，边缘被开展的缘毛；托片长圆形，背面有肋，上端不等3浅裂；舌状花通常12～20枚，舌片黄色，长椭圆形；管状花黄色。**果**：瘦果小，楔形，上端有2～4个有毛的锥状扁芒。花果期8—10月。

【生境分布】全国各地有栽培。

【药用部位（药材名称）】块茎或茎叶（菊芋）。

【采收加工】秋季采挖块茎，夏秋季采收茎叶；鲜用或晒干。

【临床应用】甘、微苦，凉。清热凉血，消肿；用于热病，肠热出血，跌打损伤，骨折肿痛。

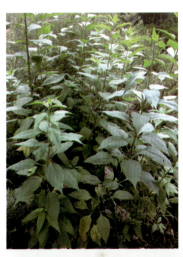
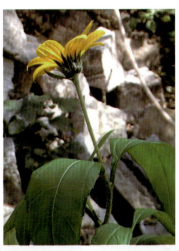
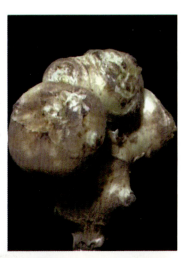
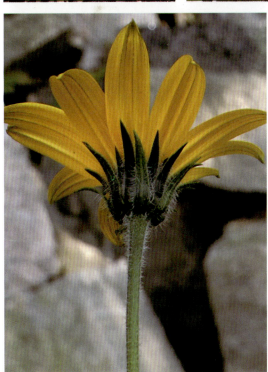
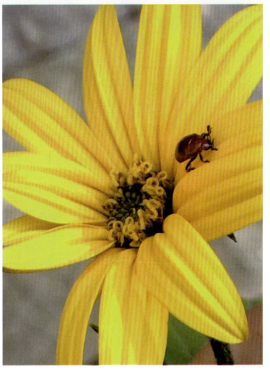

孔雀草

【基　　原】菊科万寿菊植物孔雀草 Tagetes patula L.

【别　　名】小万寿菊、红黄草、西番菊、臭菊花、缎子花。

【形态特征】1年生草本。**茎**：茎直立，常近基部分枝，分枝斜展。**叶**：叶羽状分裂，裂片线状披针形，边缘有锯齿，齿端常有长细芒，齿基部常有1个腺体。**花**：头状花序单生；总苞长椭圆形，上端具锐齿，有腺点；舌状花金黄色或橙色，带有红色斑，舌片近圆形，顶端微凹；管状花花冠黄色，与冠毛等长，具5齿裂。**果**：瘦果线形，基部缩小，黑色，被短柔毛；冠毛鳞片状。花果期7—10月。

【生境分布】生于山坡草地、林中。分布于四川、贵州、云南等地；全国各地均有栽培。

【药用部位（药材名称）】全草（孔雀草）。

【采收加工】夏秋季采收，鲜用或晒干。

【临床应用】苦，凉。清热解毒，止咳；用于风热感冒，咳嗽，百日咳，痢疾，腮腺炎，乳痈，疖肿，牙痛，口腔炎，目赤肿痛。

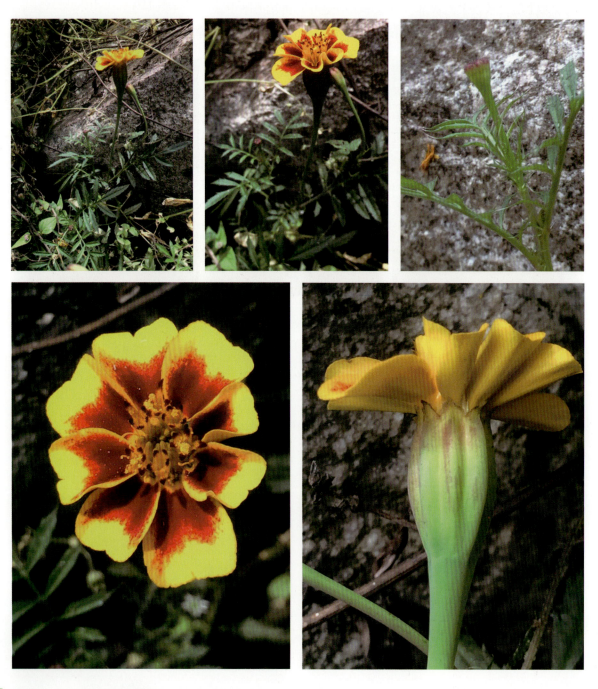

万寿菊

【基　　原】菊科万寿菊属植物万寿菊 *Tagetes erecta* L.

【别　　名】大万寿菊、蜂窝菊、金盏菊、臭菊花、臭芙蓉、芙蓉花。

【形态特征】1年生草本。**茎**：茎直立，粗壮，具纵向细条棱，分枝向上平展。**叶**：叶对生；叶羽状深裂，裂片矩圆形或披针形，边缘有锯齿，近边缘有数枚大腺体，齿端或有长芒。**花**：头状花序顶生；花梗粗壮；总苞钟状，齿延长；舌状花多数，花色黄色、橘红色至红色，外层舌片向外反卷。**果**：瘦果线形，基部缩小，黑色或褐色，被短微毛；冠毛有长芒和鳞片。花果期7—11月。

【生境分布】全国各地有栽培。

【药用部位（药材名称）】花序（万寿菊、万寿菊花）、根（万寿菊、万寿菊根）、叶（万寿菊叶）。

【采收加工】花序：夏秋间采花，鲜用或晒干。根：秋冬季挖根。万寿菊叶：夏秋季采收，鲜用或晒干。

【临床应用】花序：苦、微辛，凉。平肝清热，祛风，化痰；用于头晕目眩，风火眼痛，小儿惊风，感冒咳嗽，百日咳，乳痈，痄腮。根：解毒消肿；用于上呼吸道感染，百日咳，支气管炎，角膜炎，咽炎，口腔炎，牙痛；外用治腮腺炎、乳腺炎、痈疮肿毒。万寿菊叶：甘，寒；用于痈疮疖疗，无名肿毒。

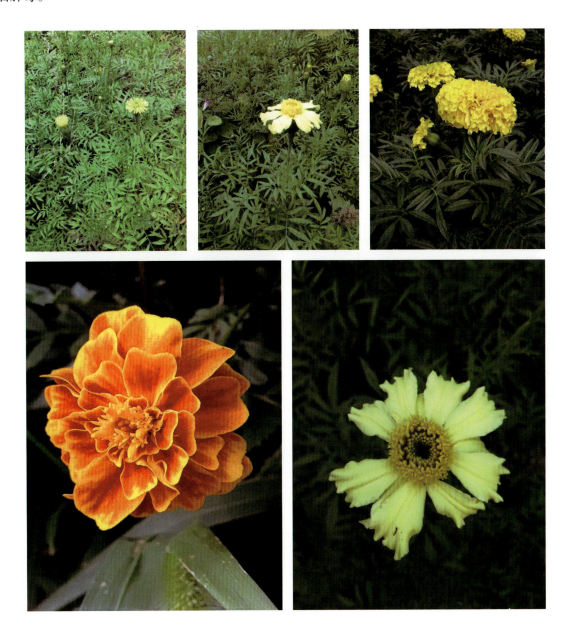

鳢肠

【基　　原】菊科鳢肠属植物鳢肠 *Eclipta prostrata* L.

【别　　名】墨旱莲、旱莲草、墨斗草、墨菜、黑墨草、黑头草、水旱莲、墨汁草、节节乌等。

【形态特征】1年生草本。**茎**：茎直立或匍匐，被毛。**叶**：叶对生，近无柄，线状矩圆形至披针形，基部楔形，先端短尖或钝，全缘或稍具齿，叶两面密被白色粗毛。**花**：头状花序腋生或顶生，具花梗；总苞绿色，苞片2列；花托扁平，有线状鳞片；舌状花雌性，狭线形，白色；管状花两性，全发育，花冠4浅裂，裂片卵形，外被疏毛；雄蕊4，花药围绕花柱四周，花柱柱状，柱头2裂。**果**：瘦果黄黑色，长椭圆形而扁。花果期9—10月。

【生境分布】生于田野、路边、溪边、阴湿地。分布于全国各地。

【药用部位（药材名称）】地上部分（墨旱莲）。

【采收加工】花开时采割，晒干。

【临床应用】甘、酸，寒；归肾、肝经。滋补肝肾，凉血止血；用于牙齿松动，须发早白，眩晕耳鸣，腰膝酸软，阴虚血热，吐血，衄血，尿血，血痢，崩漏下血，外伤出血。

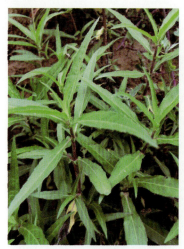
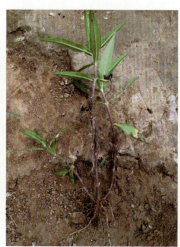
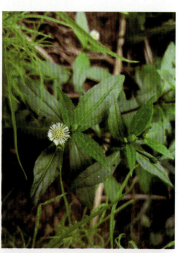
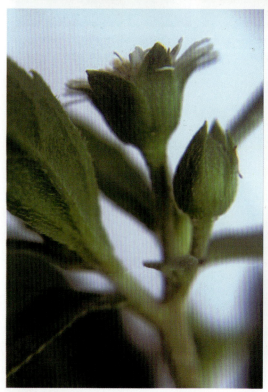
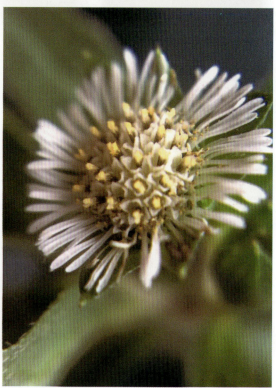

林荫千里光

【基　　原】菊科千里光属植物林荫千里光 Senecio nemorensis L.

【别　　名】森林千里光、黄菀、大风艾、红柴胡、桃叶菊。

【形态特征】多年生草本。**根**：纤维状根多数。**茎**：根状茎粗短；茎单生或数个，直立，被疏柔毛或近无毛。**叶**：基生叶和茎下部叶花期凋落；茎中部叶多数，近无柄，披针形或长圆状披针形，顶端渐尖或长渐尖，基部楔形或多少半抱茎，边缘具密锯齿或粗齿，两面被疏短柔毛或近无毛，羽状脉，侧脉7～9对；上部叶渐小，线状披针形至线形，无柄。**花**：头状花序多数，在茎顶或叶腋排成复伞房花序，花序梗细；总苞近圆柱形，总苞片12～18，长圆形，顶端三角状渐尖，被褐色短柔毛；舌状花8～10枚，舌片黄色，线状长圆形，顶端具3细齿；管状花15～16，黄色，檐部漏斗状，裂片卵状三角形，上端具乳头状毛；花药基部具耳，附片卵状披针形，花柱截形，被乳头状毛。**果**：瘦果圆柱形，冠毛白色。花果期6—12月。

【生境分布】生于林中、草地、溪边。分布于我国东北、华北、西北、华东等地。

【药用部位（药材名称）】全草（林荫千里光、黄菀）。

【采收加工】8—9月采收，洗净，鲜用或晒干。

【临床应用】苦、辛，寒。清热解毒；用于热痢，眼肿，痈疽疔肿。

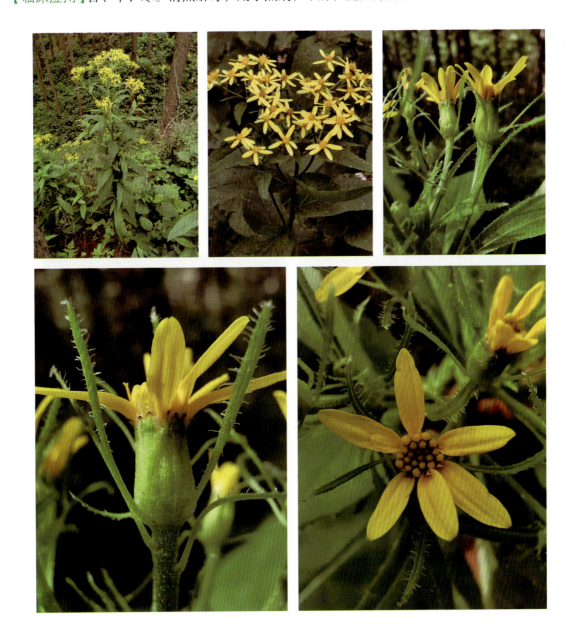

麻花头

【基　　原】菊科麻花头属植物麻花头 Serratula centauroides L.
【别　　名】菠叶（草地）麻花头、菠菜帘子。
【形态特征】多年生草本。**茎：**根状茎横走，黑褐色；茎直立，基部被残存纤维状叶柄，不分枝或上部分枝，中部以下被节毛。**叶：**基生叶及茎下部叶长椭圆形，羽状深裂，有叶柄，侧裂片 5～8 对，裂片长椭圆形至宽线形，全缘或有齿，顶端钝或尖；茎中部叶与基生叶同形，无柄或有极短柄，裂片全缘，无锯齿或有少数锯齿；茎上部叶更小，裂片全缘，线形，边缘无齿；全部叶两面粗糙，两面被节毛。**花：**头状花序少数，单生茎枝顶端；总苞卵形或长卵形，上部收缩或稍收缩，总苞片 10～12 层，向内层渐长；小花红色、红紫色或白色。**果：**瘦果楔状长椭圆形，褐色，有 4 棱；冠毛褐色或略带土红色，糙毛状。花果期 6—9 月。

【生境分布】生于山坡林缘、草原、草甸、路旁、田间。分布于我国东北、华北及陕西等地。
【药用部位（药材名称）】根（广东升麻）。
【采收加工】夏秋季采收 2—3 年生者，挖根，去净茎叶和须根，洗净，晒干或焙干。
【临床应用】发痘疹，解毒。

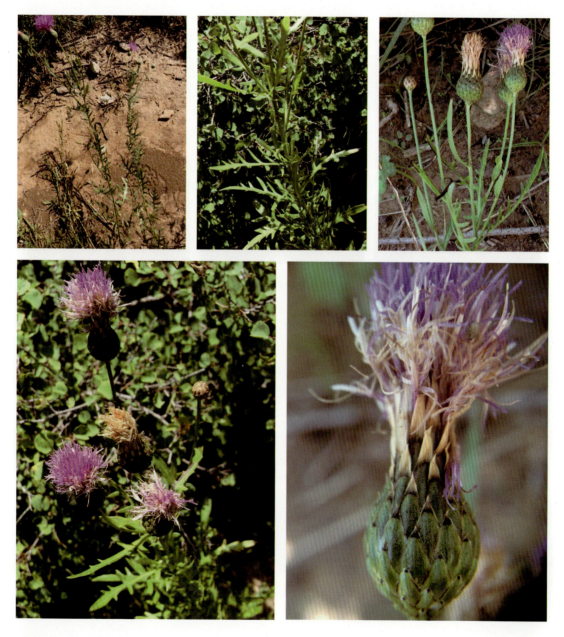

毛连菜

【基　　原】菊科毛连菜属植物毛连菜 *Picris hieracioides* L.

【别　　名】羊下巴、牛踏鼻、毛柴胡、毛牛耳大黄。

【形态特征】2年生草本。茎：茎上部常分枝，全株被钩状分叉刚毛。叶：基生叶花期枯萎；茎下部叶长椭圆形或宽披针形，全缘或有锯齿，基部渐窄成翼柄；中上部叶披针形或线形，无柄，基部半抱茎；最上部叶全缘；全部叶两面被硬毛。花：头状花序排成伞房状，花序梗细长；总苞圆柱状钟形，总苞片3层，背面被硬毛和柔毛，外层线形，内层线状披针形，边缘白色膜质；舌状花黄色，舌片先端具5小齿，冠筒被白色柔毛。果：瘦果纺锤形，棕褐色；冠毛白色。花果期6—9月。

【生境分布】生于山坡、田边、林缘、林下、沟谷。分布于我国华北、西北、华东、华中、西南等地。

【药用部位（药材名称）】花序（毛连菜）、根和全草（枪刀菜根、毛柴胡）。

【采收加工】毛连菜：夏季花开时采收，洗净，晒干。根和全草：夏秋季采收，洗净，晒干。

【临床应用】毛连菜：苦，微温。理肺止咳，化痰平喘，宽胸；用于咳嗽痰多，咳喘，嗳气，胞腹闷胀。根和全草：辛，凉；根能利小便，用于腹部胀满；全草能泻火，解毒，祛瘀止痛。

【编者之见】《河北植物志》收载了毛连菜 *Picris japonica* Thunb.，在《中国植物志》*Picris japonica* Thunb. 为日本毛连菜。

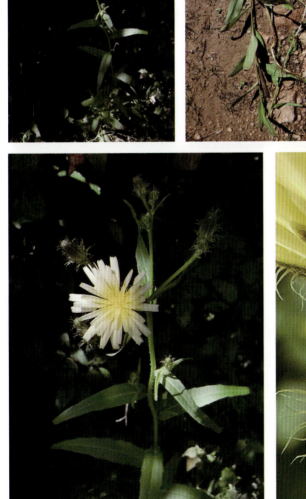
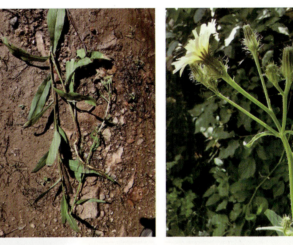
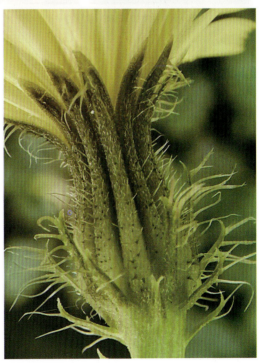

泥胡菜

【基　　原】菊科泥胡菜属植物泥胡菜 Hemistepta lyrata (Bunge) Bunge.

【别　　名】石灰菜（青）、剪刀草、绒球、苦郎头、苦蓝头菜、猪兜菜、苦马菜、花苦荬菜等。

【形态特征】2年生草本。根：根圆锥形，支根少数，肉质。茎：茎直立，具纵纹，光滑或有白色丝状毛。叶：基生叶莲座状，具柄，叶倒披针状椭圆形，羽状分裂，先端裂片大，三角形，有时三裂，侧裂片7～8对，裂片长椭圆状倒披针形，下面有白色蛛丝状毛；茎中部叶椭圆形，先端渐尖，羽状分裂，无柄；茎上部叶线状披针形至线形。花：头状花序生于茎顶；总苞球形，总苞片5～8层，外层苞片卵形，较短，先端急尖，中层苞片椭圆形，先端渐尖，内层苞片线状披针形，各层苞片背面尖端下具紫红色鸡冠状附片1枚；管状花紫红色，檐部5裂，裂片线形。果：瘦果椭圆形，具纵棱；冠毛白色。花果期4—6月。

【生境分布】生于山谷、平原、丘陵、林缘、草地、荒地、田间、河边、路旁等处。分布于全国各地。

【药用部位（药材名称）】全草或根（泥胡菜）。

【采收加工】7—10月采收，鲜用或晒干。

【性味归经】辛、苦，寒。清热解毒，散结消肿；用于痔漏，痈肿疔疮，风疹瘙痒，外伤出血，骨折。

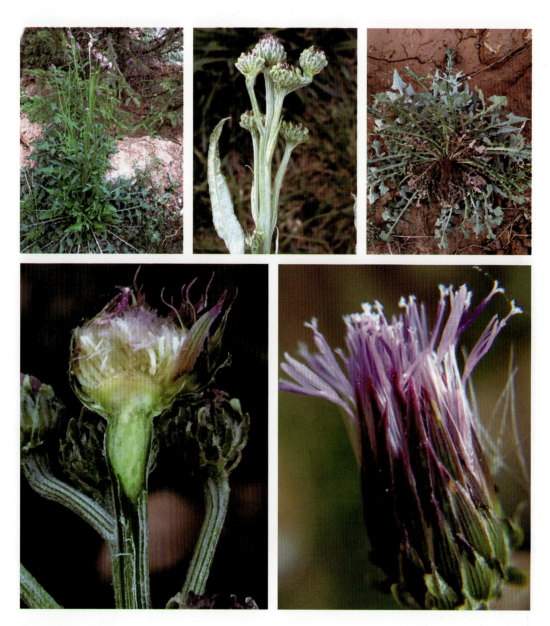

牛蒡

【基　　原】菊科牛蒡属植物牛蒡 Arctium lappa L.

【别　　名】恶实、大力子。

【形态特征】2年生草本。根：根粗大，肉质，直伸，有支根。茎：茎直立，粗壮，常带紫红色，有条棱，分枝多数，斜升；全部茎枝被稀疏短毛、长蛛丝毛及小腺点。叶：基生叶宽卵形，边缘具稀疏的浅波状凹齿或齿尖，基部心形，有长叶柄，上面绿色，下面灰白色或淡绿色，叶柄灰白色，被绒毛及腺点；茎生叶与基生叶近同形，叶渐小。花：头状花序多数或少数，在茎顶排成疏松的伞房花序或圆锥状伞房花序，花序梗粗壮；总苞卵形或卵球形，总苞片多层，外层三角状或披针状钻形，中内层披针状或线状钻形，全部苞片顶端有软骨质钩刺；管状花紫红色，先端5裂。果：瘦果倒长卵形或偏斜倒长卵形，两侧压扁，浅褐色；冠毛浅褐色。花果期6—9月。

【生境分布】生于山坡、山谷、林缘、林中、灌木丛中、河边潮湿地、村庄路旁或荒地等处。分布于全国各地。

【药用部位（药材名称）】根（牛蒡、牛蒡根）、茎叶（牛蒡茎叶）、果实（牛蒡子）。

【采收加工】牛蒡（牛蒡根）：10月间采挖生长期2年以上的根，洗净，晒干。牛蒡茎叶：6—9月采收，鲜用或晒干。牛蒡子：秋季果实成熟时采收果序，晒干，打下果实，除去杂质，再晒干。

【临床应用】牛蒡（牛蒡根）：苦、微甘，凉；归肺、心经。散风热，消毒肿；用于风热感冒，头痛，咳嗽，热毒而肿，咽喉肿痛，风湿痹痛，癥瘕积块，痈疖恶疮，痔疮脱肛。牛蒡茎叶：苦、微甘，凉。清热除烦，消肿止痛；用于风热头痛，心烦口干，咽喉肿痛，小便涩少，痈肿疮疖，皮肤风痒，白屑风。牛蒡子：辛、苦，寒；归肺、胃经。疏散风热，宣肺透疹，解毒利咽；用于风热感冒，咳嗽痰多，麻疹，风疹，咽喉肿痛，痄腮丹毒，痈肿疮毒。

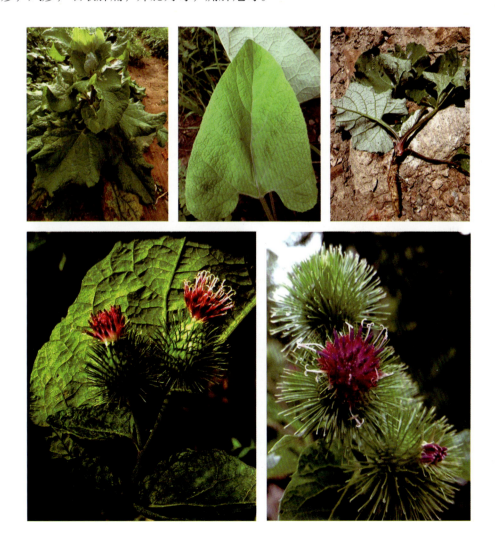

山牛蒡

【基　　原】菊科山牛蒡属植物山牛蒡 Synurus deltoides (Ait.) Nakai

【别　　名】刺球菜。

【形态特征】形态与植物"牛蒡"相似。两者的主要区别：牛蒡的叶为宽卵形，边缘具稀疏的浅波状凹齿或齿尖，叶下面被薄或稀疏的绒毛；总苞片披针形，先端具倒钩刺；头状花序直立。山牛蒡的叶轮廓为三角状卵形，边缘有三角形粗大锯齿，或半裂和深裂，叶下面密被白色绵毛；总苞片为直刺，先端不具倒钩刺；头状花序下垂。

【生境分布】生于山坡林缘、林下、草甸。分布于我国东北、华北、华中、华东及陕西、四川、云南等地。

【药用部位(药材名称)】全草或根（臭山牛蒡）。

【采收加工】夏秋季采收；全草切段晒干，花阴干，种子晒干。

【临床应用】辛、苦，凉；有小毒。清热，解毒，消肿散结；用于感冒，咳嗽，瘰疬，妇女炎症腹痛，带下。

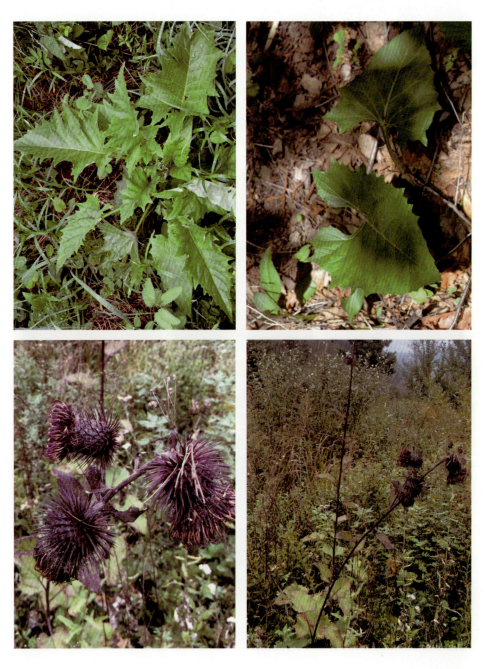

欧亚旋覆花

【基　　原】菊科旋覆花属植物欧亚旋覆花 Inula britannica L.

【别　　名】（大花）旋覆花。

【形态特征】多年生草本。**茎**：茎直立，被长柔毛。**叶**：叶互生；基部叶长椭圆状披针形，下部渐狭成柄；茎中部叶长椭圆形，基部宽大，无柄，心形或有耳，半抱茎，先端尖或稍尖，边缘有疏齿或全缘，上面疏被伏毛或无毛，下面密被伏毛，有腺点。**花**：头状花序1～5个顶生，直径2.5～5 cm，花序梗长1～4 cm；总苞半球形，直径1.5～2.2 cm，总苞片4～5层，外层线状披针形，被长柔毛，具缘毛；舌状花黄色，舌片线形；管状花花冠上部稍宽大。**果**：瘦果圆柱形，有浅沟，被短毛；冠毛1层，白色，与管状花近等长。花果期6—10月。

【生境分布】生于河岸、湿润坡地、田埂、路旁。分布于我国东北、华北及陕西、甘肃、新疆、河南等地。

【药用部位（药材名称）】地上部分（金沸草、金佛草）、头状花序（旋覆花）、根（旋覆花根）。

【采收加工】地上部分：夏秋季采收，晒干。旋覆花：夏秋季花开时采收，除去杂质，阴干或晒干。旋覆花根：秋季采挖，洗净，晒干。

【临床应用】地上部分：苦、辛、咸，温；归肺、大肠经。降气，消痰，行水；用于外感风寒，痰饮蓄结，咳喘痰多，胸膈痞满。旋覆花：苦、辛、咸，微温；归肺、脾、胃、大肠经。降气，消痰，行水，止呕；用于风寒咳嗽，痰饮蓄结，胸膈痞闷，喘咳痰多，呕吐噫气，心下痞硬。旋覆花根：咸，温。祛风湿，平喘咳，解毒生肌；用于风湿痹痛，喘咳，疔疮。

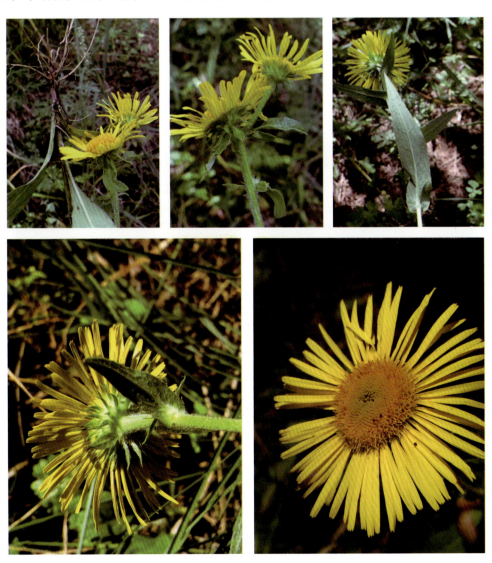

旋覆花

【基　　原】菊科旋覆花属植物旋覆花 *Inula japonica* Thunb.

【别　　名】金佛草、金沸草、六月菊、小黄花子。

【形态特征】形态与植物"欧亚旋覆花"相似。两者的主要区别：欧亚旋覆花的茎常不分枝或偶有分枝；茎中部叶的基部宽大、心形有耳、半抱茎，叶长圆形或椭圆状披针形；头状花序常少数（1～5个），花稍大（直径2.5～5 cm），总苞稍大（直径1.5～2.2 cm）。旋覆花的茎上部常有分枝；叶基部常渐狭或急狭，或有时有半抱茎的小耳，叶椭圆形或长圆形；头状花序常多数，或有时为少数，花稍小（直径2.5～4 cm），总苞稍小（直径1.3～1.7 cm）。

【生境分布】生于山坡、路旁、草地、河岸、田埂等处。分布于我国东北、华北、华东、华中及广西等地。

【药用部位（药材名称）】同"欧亚旋覆花"项下。

【采收加工】同"欧亚旋覆花"项下。

【临床应用】同"欧亚旋覆花"项下。

【编者之见】按2020年版《中国药典》，中药材"旋覆花"为菊科植物旋覆花或欧亚旋覆花的干燥头状花序，中药材"金沸草"为菊科植物条叶旋覆花或旋覆花的干燥地上部分。

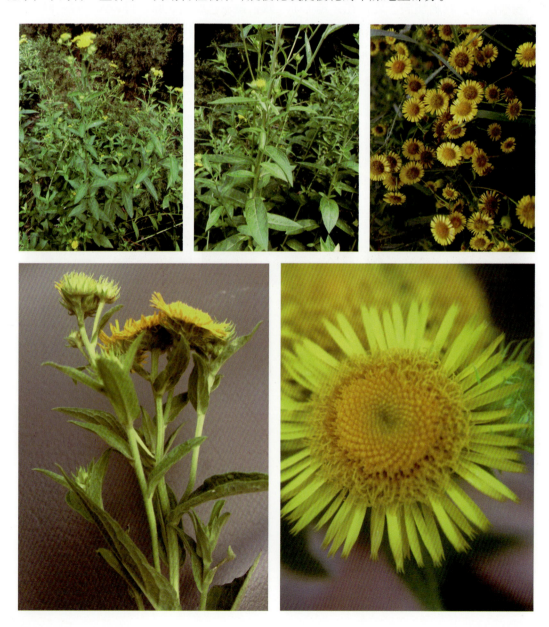

蒲公英

【基　　原】菊科蒲公英属植物蒲公英 *Taraxacum mongolicum* Hand. Mazz.

【别　　名】双英卜地、黄花草、婆婆（古古）丁等。

【形态特征】多年生草本。**根**：根圆锥状，肥厚。**叶**：叶基生，呈莲座状；叶矩圆状披针形、倒披针形或倒卵形，先端尖或钝，基部狭窄，下延成叶柄状，边缘浅裂或作不规则羽状分裂，裂片齿状或三角状，全缘或具疏齿，叶面绿色或在边缘带淡紫色斑，被白色丝状毛。**花**：花葶1或数个，中空，直立，花葶上部密被白色丝状毛；头状花序单一，顶生，全部为舌状花，两性；总苞片多层，外层卵状披针形，内层线状披针形；花冠黄色，先端平截，常5齿浅裂；雄蕊5，花柱细长，柱头2裂。**果**：瘦果倒披针形，外具纵棱，有横纹相连，并有多数刺状突起，果顶具喙；冠毛白色。花果期4—7月。

【生境分布】生于山坡草地、路旁、河岸沙地、田野。分布于全国大部分地区；有栽培。

【药用部位（药材名称）】全草（蒲公英）。

【采收加工】春至秋季花初开时采挖，除去杂质，洗净，晒干。

【临床应用】苦、甘，寒；归肝、胃经。清热解毒，消肿散结，利尿通淋；用于疔疮肿毒，乳痈，瘰疬，目赤，咽痛，肺痈，肠痈，湿热黄疸，热淋涩痛。

【编者之见】菊科蒲公英属全球属约2000余种；我国有70种、1变种，广泛分布于全国各地。按2020年版《中国药典》，中药材"蒲公英"为菊科蒲公英、碱地蒲公英或同属植物的干燥全草。

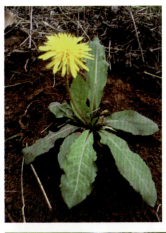
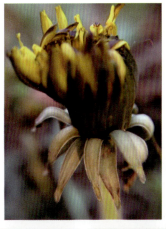
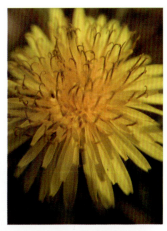
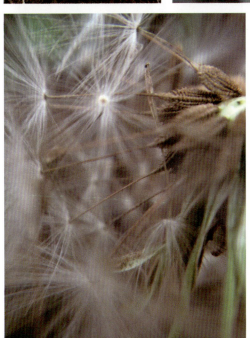
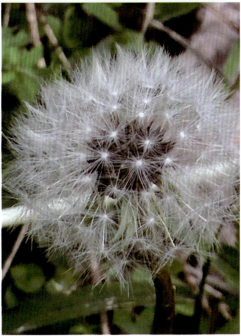

祁州漏芦

【基原】菊科漏芦属植物祁州漏芦 Rhaponticum uniflorum (L.) DC.

【别名】大脑袋（口袋）花、土烟叶、打锣锤、老虎爪、郎（狼）头花、和尚头、大花蓟等。

【形态特征】多年生草本。根：主根粗壮，直伸，圆柱形。茎：根茎粗壮，上部密被残存叶柄；地上茎直立，簇生或单生，不分枝，有纵棱，密生蛛丝状毛及柔毛。叶：基生叶有长柄，叶柄被厚绵毛；基生叶及茎下部叶椭圆形，羽状全裂呈琴形，裂片常再羽状裂，两面被蛛丝状毛或糙毛；茎中上部叶较小。花：头状花序单生茎顶，大形；总苞宽钟状，基部凹，总苞片多层，具干膜质附片，外层短，卵形，中层附片宽，成掌状分裂，内层披针形，先端尖锐；花全部为管状花，花冠淡紫色，下部条形，上部圆筒形，先端5裂；雄蕊5，花柱伸出，柱头2裂，紫色。果：瘦果倒圆锥形，棕褐色，具四棱，有宿存羽状冠毛。花果期4—9月。

【生境分布】生于向阳的山坡、草地、路边。分布于我国东北、华北及山东、陕西、甘肃等地。

【药用部位（药材名称）】根（漏芦）、花序（追骨风、漏芦花）。

【采收加工】漏芦：春秋季采挖，除去须根和泥沙，晒干。花序：8—9月采摘，晒干。

【临床应用】漏芦：苦，寒；归胃经。清热解毒，消痈，下乳，舒筋通脉；用于乳痈肿痛，痈疽发背，瘰疬疮毒，乳汁不通，湿痹拘挛。花序：苦，凉。清热，解毒，活血，止痛；用于骨折，创伤出血，胞痛。

【编者之见】按2020年版《中国药典》，中药材"禹州漏芦"和"漏芦"分开收录，后者为祁州漏芦的干燥根。

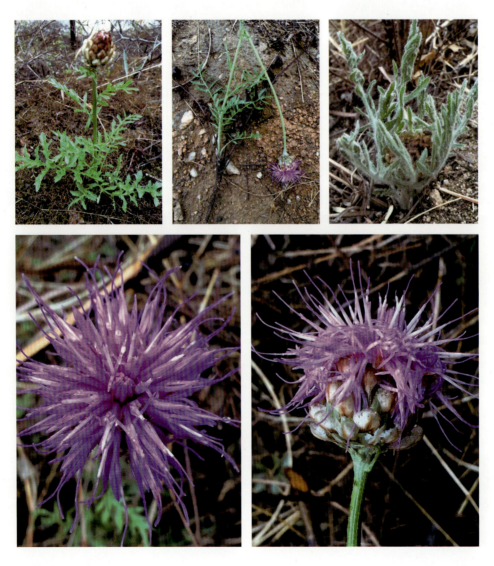

全叶马兰

【基　　原】菊科马兰属植物全叶马兰 Kalimeris integrtifolia Turcz. ex DC.

【别　　名】野粉花团、野白菊、全缘叶马兰、黄花三草、全叶鸡儿肠、扫帚花、全叶紫菀、扫帚鸡肠。

【形态特征】多年生草本。**茎**：茎直立，单一或数个丛生，中部以上有近直立的帚状分枝，被细硬毛。**叶**：叶互生；茎中部叶多而密，无柄，叶条状披针形、倒披针形或长圆形，先端钝或渐尖，基部渐狭，无柄，全缘，边缘稍反卷，叶下面灰绿色，两面密被粉状短绒毛，中脉在下面突起；茎上部叶较小，条形。**花**：头状花序单生枝端，排成疏伞房状；总苞半球形，总苞片3层，覆瓦状排列，外层线形，内层长圆状披针形；舌状花1层，约20枚，舌片淡紫色，管部有毛；管状花黄色，花冠管部有毛。**果**：瘦果倒卵形，浅褐色，扁平，有浅色边肋，或呈三棱形，上部有短毛及腺点；冠毛褐色，不等长。花果期6—11月。

【生境分布】生于山坡、林缘、灌丛、路旁。分布于我国西部、中部、东部及北部地区。

【药用部位（药材名称）】全草（全叶马兰）。

【采收加工】8—9月采收，晒干。

【临床应用】苦，寒。清热解毒，止咳；用于感冒发热，咳嗽，咽炎。

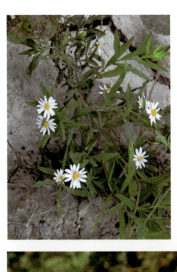
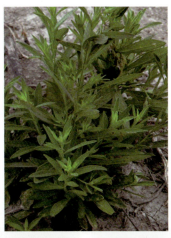
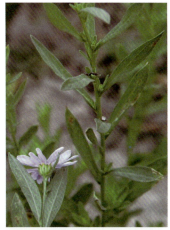
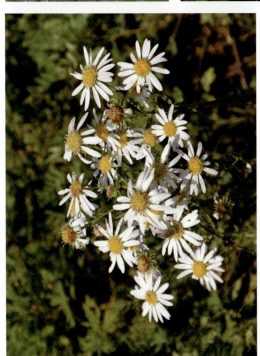
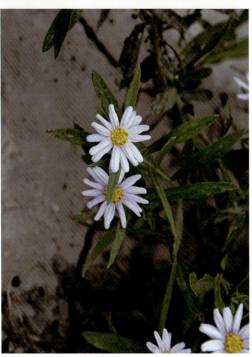

山尖子

【基　　原】菊科蟹甲草属植物山尖子 Parasenecio hastatus (L.) H. Koyama

【别　　名】山尖菜、戟叶兔儿伞。

【形态特征】多年生草本。**茎**：根状茎平卧，有多数纤维状须根；地上茎粗壮，直立，具纵沟棱，上部被密腺状短柔毛。**叶**：茎下部叶花期枯萎；茎中部叶三角状戟形，顶端急尖或渐尖，基部戟形或微心形，沿叶柄下延成具狭翅的叶柄；茎上部叶渐小，最上部叶和苞片披针形至线形。**花**：头状花序多数，下垂，在茎端和上部叶腋排列成塔状的狭圆锥花序，花序梗密被腺状短柔毛；总苞圆柱形，总苞片线形或披针形，顶端尖，外面被密腺状短毛，基部有钻形小苞片；花小，花冠淡白色，花药伸出花冠，基部具长尾，花柱分枝细长，外弯，顶端截形，被乳头状微毛。**果**：瘦果圆柱形，淡褐色，具肋；冠毛白色。花果期 7—9 月。

【生境分布】生于林下、林缘、草丛。分布于我国东北、华北等地。

【药用部位（药材名称）】全草（山尖菜）。

【采收加工】夏秋间采收，鲜用或切段阴干。

【临床应用】苦，凉。解毒，利尿；用于伤口化脓，小便不利。

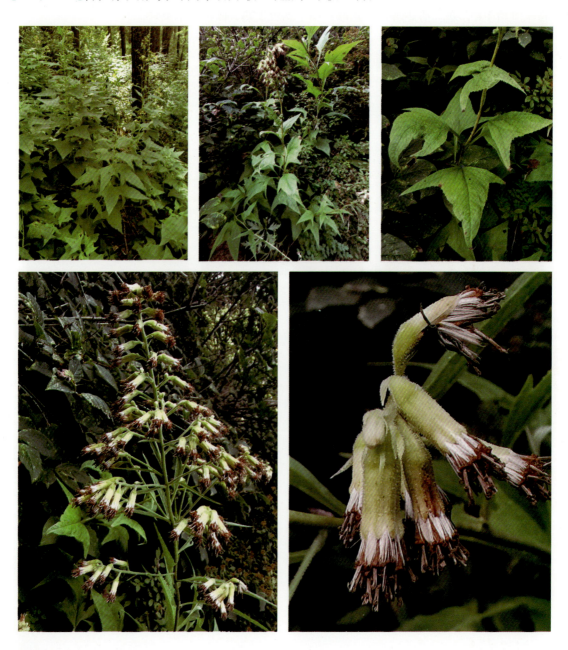

山柳菊

【基　　原】菊科山柳菊属植物山柳菊 *Hieracium umbellatum* L.
【别　　名】伞花山柳菊。
【形态特征】多年生草本。**茎**：茎直立；基部常淡红紫色；上部伞房状分枝。**叶**：基生叶及茎下部叶花期脱落；茎中上部叶互生，无柄，披针形至狭线形，基部狭楔形，顶端急尖或短渐尖，边缘近全缘或有疏齿；茎叶向上渐小。**花**：头状花序单生茎顶，在茎枝顶端排成伞房状；总苞黑绿色，钟状，总苞片3～4层；舌状花黄色。**果**：瘦果黑紫色，圆柱形；冠毛淡黄色，糙毛状。花果期7—9月。
【生境分布】生于山地。分布于我国东北、华北、西北、华中、西南等地。
【药用部位（药材名称）】根或全草（山柳菊）。
【采收加工】夏秋季采收，去除泥土，洗净，鲜用或晒干。
【临床应用】苦，凉。清热解毒，利湿，消积；用于疮痈疖肿，尿路感染，痢疾，腹痛积块。

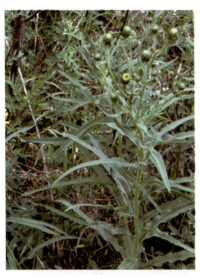
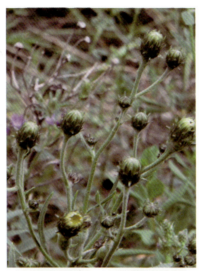
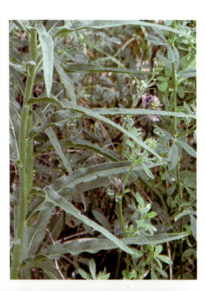
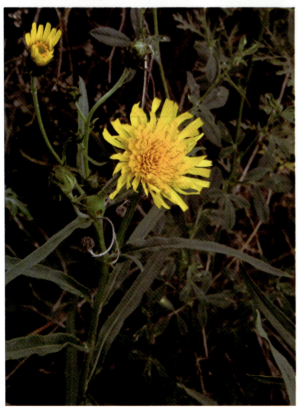
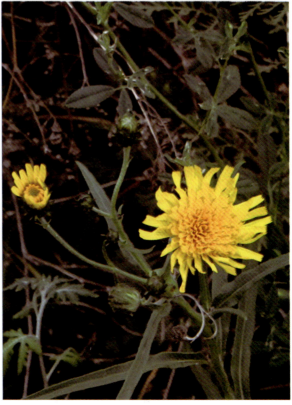

山莴苣

【基　　原】菊科莴苣属植物山莴苣 *Lactuca indica* L.

【别　　名】野生菜、土（野）莴苣、鸭子食、苦芥菜、苦菜、驴干粮、苦马菜、野大烟。

【形态特征】2 年生草本。根：根直伸。茎：茎直立，常单生，常带淡紫红色，上部有分枝。叶：叶互生；茎中下部叶披针形、长披针形或长椭圆状披针形，顶端尖，基部收窄，无柄，叶基心形、耳状或戟状半抱茎，边缘全缘、近全缘，极少边缘缺刻状或羽状浅裂；茎向上叶渐小，与茎中下部叶同形；全部叶两面光滑无毛。花：头状花序在茎枝顶端排成圆锥花序，每个头状花序有小花多数，舌状花淡黄色或白色。果：瘦果黑色，压扁，边缘不明显，内弯，每面有 1 条纵肋，喙短而明显；冠毛白色。花果期 9—11 月。

【生境分布】生于田间、路边、灌丛、滨海处。除西北外，分布于全国各地。

【药用部位(药材名称)】全草或根（山莴苣、白龙头）。

【采收加工】春夏之间采收，洗净，鲜用或晒干。

【临床应用】苦，寒。清热解毒，活血，止血；用于咽喉肿痛，肠痈，疮疖肿毒，子宫颈炎，产后瘀血腥痛，疣瘤，崩漏，痔疮出血。

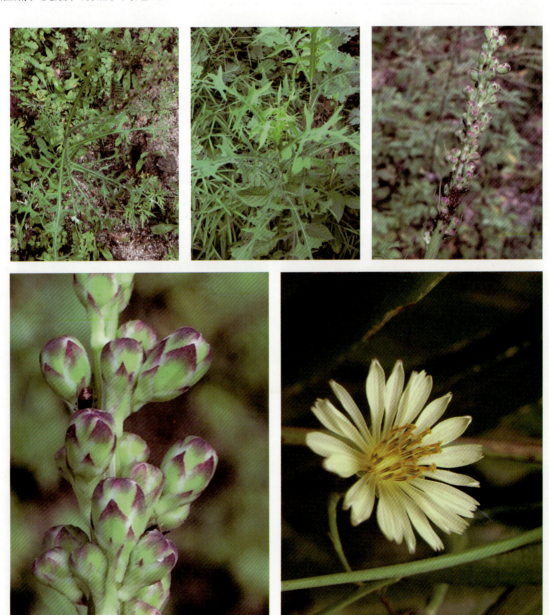

鼠麴草

【基　　原】菊科鼠麴草属植物鼠麴草 *Gnaphalium affine* D. Don

【别　　名】鼠曲草、追骨风、清明菜（蒿）、棉花菜、菠菠草、棉茧头、宽紧草、一面青。

【形态特征】1—2 年生草本。茎：茎直立，簇生，密被白色绵毛。叶：叶互生；基部叶花期时枯萎；茎中下部叶倒披针形或匙形，先端具小尖，基渐狭，全缘，两面被灰白色绵毛，叶脉 1 条。花：头状花序多数，常在茎端密集成伞房状；总苞球状钟形，总苞片 3 层，金黄色，干膜质，先端钝，外层总苞片较短，宽卵形，内层长圆形；花黄色，外围的雌花花冠丝状，中央的两性花花冠筒状，先端 5 裂。果：瘦果长圆形，有乳头状突起；冠毛黄白色。花果期 4—9 月。

【生境分布】生于田埂、荒地、路旁。分布于我国华东、中南、西南及河北、陕西等地。

【药用部位（药材名称）】全草（鼠曲草）。

【采收加工】春季开花时采收，去尽杂质，鲜用或晒干。

【临床应用】甘、微酸，平；归肺经。化痰止咳，祛风除湿，解毒；用于咳喘痰多，风湿痹痛，泄泻，水肿，蚕豆病，赤白带下，痈肿疔疮，阴囊湿痒，荨麻疹，高血压。

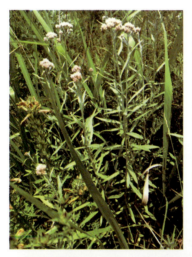
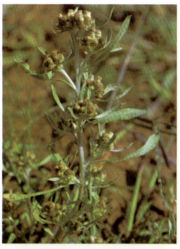
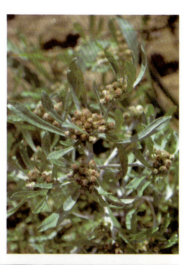
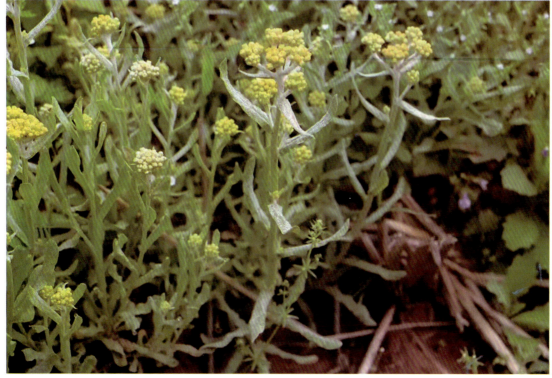

腺梗豨莶

【基　　原】菊科豨莶属植物腺梗豨莶 Siegesbeckia pubescens Makino

【别　　名】黄花草、毛豨莶、猪母菜、粘强子、粘不扎、绿莶草、大叶草、铜锤草、有骨消等。

【形态特征】1年生草本。**茎：**茎直立，被灰白色长柔毛和糙毛，上部多分枝。**叶：**基部叶卵状披针形，花期枯萎；茎中部叶菱状卵形，基部宽楔形，下延成翼柄，先端渐尖，叶缘有不规则小齿，两面密被长柔毛；茎上部叶渐小；全部叶上面深绿色，下面淡绿色，3出脉。**花：**头状花序顶生或腋生，在枝端排成疏散的圆锥花序，总花梗密被长柔毛和腺毛；总苞片宽钟状，苞片2层，外层苞片线状匙形，内层苞片倒卵形兜状，内外层苞片皆有腺毛；花黄色，边缘为舌状花，先端3浅裂，中央为管状花，两性，先端4~5裂；雄蕊5，柱头2裂。**果：**瘦果倒卵形，稍弯曲，4棱，黑色。花果期8—10月。

【生境分布】生于林缘、林下、荒野、路边。分布于我国东北、华北、华东、中南、西南等地。

【药用部位（药材名称）】地上部分（豨莶草）、根（豨莶根）、果实（豨莶果）。

【采收加工】豨莶草：夏秋季花开前和花期均可采割，除去杂质，晒干。豨莶根：秋冬季采挖，鲜用或晒干。豨莶果：夏秋季采摘，晒干。

【临床应用】豨莶草：辛、苦，寒；归肝、肾经。祛风湿，利关节，解毒；用于风湿痹痛，筋骨无力，腰膝酸软，四肢麻痹，半身不遂，风疹湿疮。豨莶根：祛风，除湿，生肌肉；用于风湿顽痹，头风，带下，烧烫伤。豨莶果：驱蛔虫，用于蛔虫病。

【编者之见】按2020年版《中国药典》，中药材"豨莶草"为菊科豨莶、腺梗豨莶或毛梗豨莶的干燥地上部分。腺梗豨莶是中药材"豨莶草"的正品基原之一。

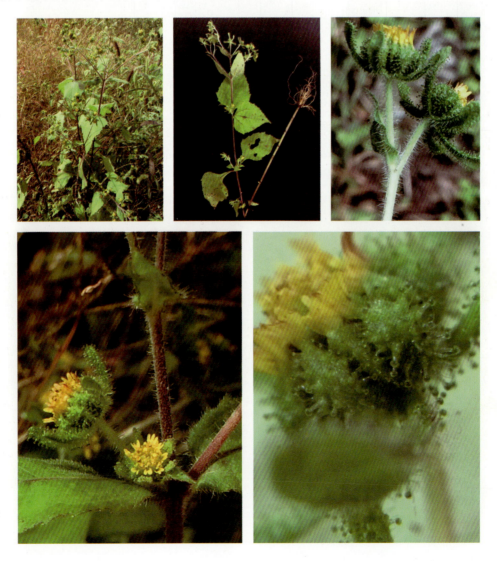

小蓬草

【基　　原】菊科白酒草属植物小蓬草 *Conyza Canadensis* (L.) Cronq.

【别　　名】（小）飞蓬、鱼胆草、竹叶艾、臭艾、祁州一枝蒿、蛇舌草、小蓬草、加拿大蓬等。

【形态特征】1 年生草本。根：根直伸，圆锥形。茎：茎直立，有细纵纹及粗糙毛，上部多分枝。叶：叶互生；基部叶近匙形，先端尖，基部狭，全缘或具微齿，边缘有缘毛，近无柄；茎上部叶条形或条状披针形。花：头状花序多数，有短梗，密集成圆锥状或伞房圆锥状；总苞半球形，总苞片 2～3 层，条状披针形；外围舌状花多层，白色，雌性，花冠舌片直立，条形至披针形；中央管状花白色或黄色，两性，先端 5 齿裂。果：瘦果矩圆形，略有毛。花果期 5—10 月。

【生境分布】生于路边、山坡、草丛。分布于我国大部分地区。

【药用部位（药材名称）】全草或叶（小飞蓬、绒线草）。

【采收加工】夏秋季采收，洗净，鲜用或晒干。

【临床应用】微苦、辛，凉。清热利湿，散瘀消肿；用于肠炎，痢疾，传染性肝炎，胆囊炎；外用治牛皮癣，跌打损伤，疮疖肿毒，风湿骨痛，外伤出血；鲜叶捣汁治中耳炎、结膜炎。

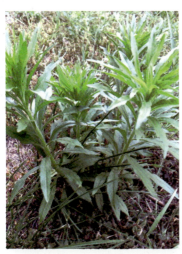
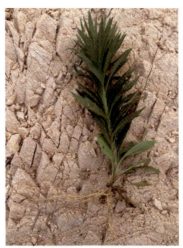
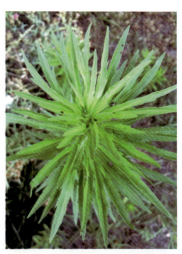
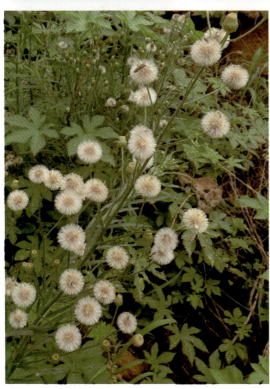
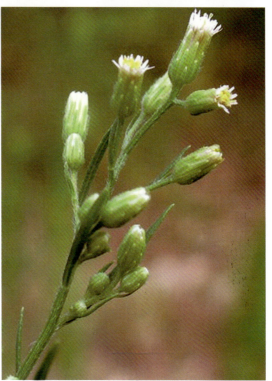

香丝草

【基　　原】菊科白酒草属植物香丝草 *Conyza bonariensis* (L.) Cronq.

【别　　名】火草苗、野塘蒿、野地黄菊、蓑衣草。

【形态特征】1—2年生草本。根：根纺锤形，具纤维状根。茎：茎直立，全体被开展的细软毛，上部常分枝。叶：叶互生；基部叶披针形，边缘具不规则的齿裂成羽裂，花后多凋落，有柄；茎生叶向上渐窄，狭披针形或线形，全缘，无柄。花：头状花序多数，在枝端排列成圆锥状；总苞片2～3层，线形，有毛；舌状花白色，多层，雌性，全部结实，先端齿裂；管状花黄色，多数，两性，管口5裂。果：瘦果长圆形，扁平，有毛；冠毛1～2层，淡红褐色，外短内长。花果期5—11月。

【生境分布】生于路边、田野、山坡草地。分布于我国中部、东部、南部至西南等地。

【药用部位（药材名称）】全草（野塘蒿）。

【采收加工】夏秋季采收，鲜用或切段晒干。

【临床应用】苦，凉。清热解毒，除湿止痛，止血；用于感冒，疟疾，风湿性关节炎，疮疡脓肿，外伤出血。

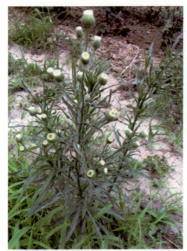
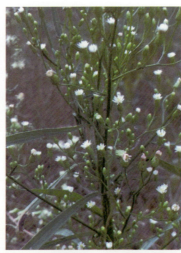
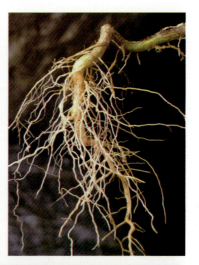
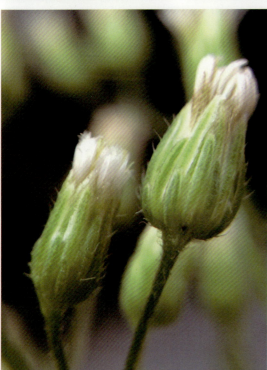
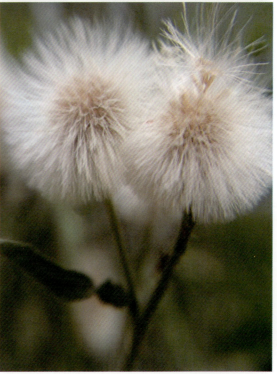

烟管头草

【基　　原】菊科天名精属植物烟管头草 Carpesium cernuum L.

【别　　名】挖耳草、倒提壶、金挖耳、野葵花、毛叶芸香草、野朝阳柄、构儿菜、烟袋草等。

【形态特征】多年生草本。**茎**：茎直立，多分枝，被白色柔毛。**叶**：叶互生；基生叶阔大，花时脱落；茎下部叶匙状长圆形，先端尖，叶基急狭成具翅的叶柄，边缘具小锯齿或浅波状，两面被白色长柔毛和腺点；茎中部叶向上渐小，长圆形或长圆状披针形，叶柄短；茎上部叶小，广披针形，边缘具浅齿，尖头，基部狭楔形，具短柄。**花**：头状花序单生于茎枝顶端，初期直立，花后花梗弯曲下垂；苞片多数，线状披针形，大小不一；总苞片淡绿色，多列，外层叶状，内层狭长椭圆形，钝尖，干膜质状；花黄色，全为管状花；边缘的花雌性，多列，花冠3～5齿裂，结实；中部的花两性，结实，管稍粗大，花冠4～5裂，花药基部箭形，花柱线形，稍扁平，圆头。**果**：瘦果线形，有细纵条，先端有短喙和腺点。花果期7—10月。

【生境分布】生于路旁、山坡、林缘。分布于我国东北、华北、华中、西南、西北等地。

【药用部位（药材名称）】全草（挖耳草、野烟叶、构儿菜）、根（挖耳草根）。

【采收加工】全草：夏秋季采收，鲜用或晒干。根：秋季采收，切片，晒干。

【临床应用】全草：苦、辛、寒；有小毒。清热解毒，消肿止痛；用于感冒发热，咽喉肿痛，牙痛，急性肠炎，痢疾，尿路感染，淋巴结结核；外用治疮疖肿毒、乳腺炎、腮腺炎、带状疱疹、毒蛇咬伤。挖耳草根：苦，凉。清热解毒；用于痢疾，牙痛，乳蛾，子宫脱垂，脱肛。

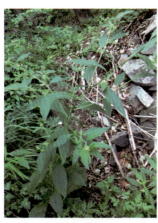
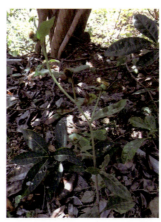
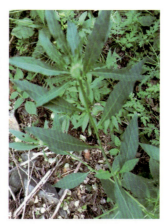
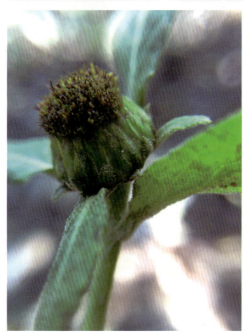
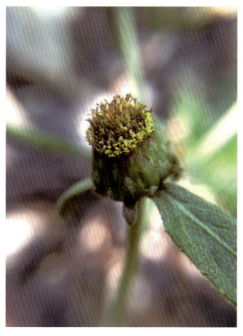

香蒲科

水烛香蒲

【基　　原】香蒲科香蒲属植物水烛香蒲 Typha angustifolia L.

【别　　名】水烛、狭叶香蒲、蒲草、水蜡烛。

【形态特征】多年生草本。根：须根多数。茎：根茎粗长，匍匐于泥或土中。叶：叶狭线形，深绿色，背部隆起；叶鞘常有耳，下部圆筒状，边缘膜质。花：穗状花序长圆柱形，雌雄同株；花小，单性，褐色，雌雄花序离生，雄花序在上部，雌花序在下部；雄花具2～3雄蕊，基生毛较花药长，花粉粒单生；雌花具小苞片，匙形，小苞片较柱头短。果：坚果细小，无槽。花果期5—8月。

【生境分布】生浅水中或近水处。分布于我国东北、华东、华北及河南、福建、江西、湖北、四川、云南、陕西等地。

【药用部位（药材名称）】全草（香蒲）、花粉（蒲黄）、带有部分嫩茎的根茎（蒲蒻）、果穗（蒲棒）。

【采收加工】香蒲：夏秋季采收，晒干。蒲黄：夏季采收蒲棒上部的黄色雄花序，晒干后碾轧，筛取花粉。蒲蒻：春季采挖，晒干。蒲棒：刷取蒲棒上的茸毛。

【临床应用】香蒲：治小便不利，乳痈。蒲黄：甘，平；归肝、心包经。止血，化瘀，通淋；用于吐血，衄血，咯血，崩漏，外伤出血，经闭痛经，脘腹刺痛，跌扑肿痛，血淋涩痛。蒲蒻：甘，凉。清热凉血，利水消肿；用于孕妇劳热，胎动下血，消渴，口疮，热痢，淋病，白带，水肿，瘰疬。蒲棒：甘、微辛，平；用于外伤出血。

【编者之见】按2020年版《中国药典》，中药材"蒲黄"为香蒲科植物水烛香蒲 Typha angustifolia L. 和东方香蒲 Typha orientalis Presl 或同属植物的干燥花粉。本品种的中文名称参考药典"水烛香蒲"。

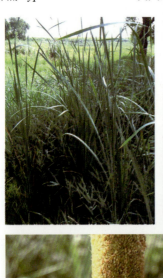
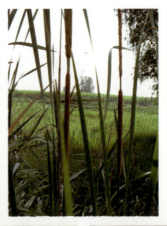
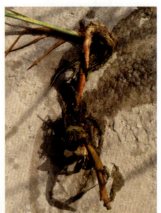
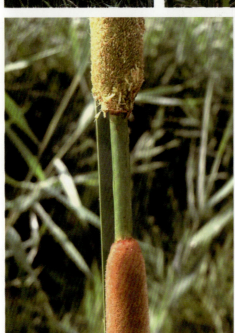
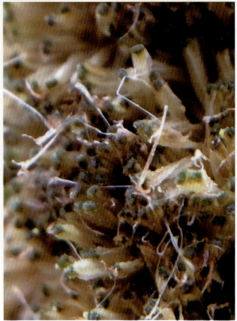

灯心草科

灯心草

【基　　原】灯心草科灯心草属植物灯心草 *Juncus effuses* L.

【别　　名】灯芯草、水灯心、灯草、虎酒草、曲屎草、秧草、老虎须、野席草、龙须草、水葱。

【形态特征】多年生草本。根：须根，多数。茎：根状茎横走；地上茎丛生，直立或斜上，圆柱形或扁，具纵沟棱。叶：叶基生或茎生，仅在下部成鳞片状，具叶鞘。花：花多数，密集或疏散，或由数朵小花集成头状花序，头状花序单生茎顶，或由多个小头状花序组成聚伞、圆锥状等聚伞花序；总苞片圆柱状，似茎的延伸，直立，绿色；花被片6，2轮，颖状，常淡绿色，披针形，顶端尖或钝，边缘常膜质，外轮常有明显背脊；雄蕊6枚，稀3枚，花药长圆形或线形，花丝丝状；雌蕊先熟，花下具小苞片，花柱圆柱状，柱头3。果：蒴果卵形或长圆形，顶端常有小尖头，褐色。种子：种子倒卵形。花果期5—8月。

【生境分布】生于湿地、沼泽边缘。分布于全国各地。

【药用部位（药材名称）】茎髓（灯心草）、根及根茎（灯心草根）。

【采收加工】灯心草：夏末至秋季割取茎，晒干，取出茎髓，理直，扎成小把。灯心草根：夏秋季采挖，除去茎部，洗净，晒干。

【临床应用】灯心草：甘、淡，微寒；归心、肺、小肠经。清心火，利小便；用于心烦失眠，尿少涩痛，口舌生疮。灯心草根：甘，寒；归心、膀胱经。利水通淋，清心安神；用于淋病，小便不利，湿热黄疸，心悸不安。

【编者之见】据多个资料记载，中药材"灯心草"为灯心草科植物灯心草的茎髓或全草；但根据2020年版《中国药典》，"灯心草"仅为灯心草的茎髓，其全草并不作为"灯心草"使用。

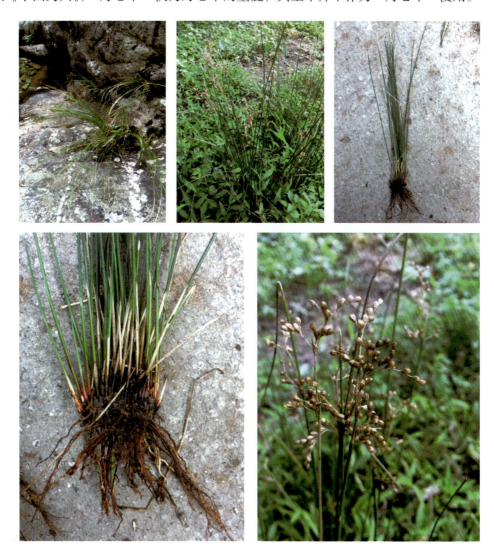

小灯心草

【基　　原】灯心草科灯心草属植物小灯心草 Juncus bufonius L.
【别　　名】野灯草、野灯心草。
【形态特征】1 年生草本。**根**：须根多数，细弱，浅褐色。**茎**：茎丛生，细弱，直立或斜升，有时稍下弯，基部常红褐色。**叶**：叶基生和茎生；茎生叶常 1 枚，叶线形，扁平，顶端尖，叶鞘具膜质边缘，无叶耳。**花**：2 歧聚伞花序或排列成圆锥状，生于茎顶，花序分枝细弱而微弯；总苞片叶状，常短于花序；花排列疏松，具花梗和小苞片；小苞片 2～3 枚，三角状卵形，膜质；花被片披针形，外轮者背部中间绿色，边缘宽膜质，白色，顶端锐尖，内轮者稍短，几乎全为膜质，顶端稍尖；雄蕊 6，长为花被的 1/3～1/2，花药长圆形，淡黄色，花丝丝状；雌蕊具短花柱，柱头 3，外向弯曲。**果**：蒴果三棱状椭圆形，黄褐色，顶端稍钝。**种子**：种子椭圆形，两端细尖，黄褐色，有纵纹。花果期 5—9 月。
【生境分布】生于湿草地、湖岸、河边、沼泽。分布于我国东北、华北、西北、华东、西南等地。
【药用部位（药材名称）】全草（野灯草）。
【采收加工】夏季季采收，洗净，晒干。
【临床应用】苦，凉。清热，通淋，利尿，止血；用于热淋，小便涩痛，水肿，尿血。

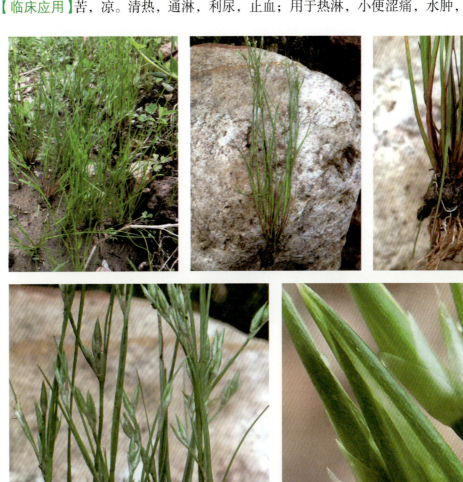

泽泻科

东方泽泻

【基　　原】泽泻科泽泻属植物东方泽泻 *Alisma orientate* (Sam.) Juzep.

【别　　名】泽泻。

【形态特征】多年生草本。根：须根多数，灰白色，生于块茎中上部。茎：块茎类球形，外表皮褐色。叶：叶多数；挺水叶宽披针形、椭圆形，先端渐尖，基部近圆形或浅心形，叶脉5～7条，叶柄粗壮，基部渐宽，边缘窄膜质。花：花葶高35～90 cm或更高，花序具3～9轮分枝，每轮分枝3～9枚，花梗不等长；花两性，外轮花被片卵形，边缘窄膜质，具5～7脉，内轮花被片近圆形，比外轮大，白色、淡红色或黄绿色，边缘波状；心皮排列不整齐，花柱直立，花药黄绿色或黄色，花托在果期呈凹形。果：瘦果椭圆形，背部具浅沟。种子：种子紫红色。花果期5—9月。

【生境分布】生于湖泊、水塘、沟渠、沼泽中。分布于我国大部分地区；有栽培。

【药用部位（药材名称）】块茎（泽泻）、叶（泽泻叶）、果实（泽泻实）。

【采收加工】泽泻：冬季茎叶开始枯萎时采挖，洗净，干燥，除去须根和粗皮。泽泻叶：6—8月采收，鲜用或晒干。泽泻实：7—9月果实成熟后分批采收；割下果序，扎成小束，挂于空气流通处，脱粒，晒干。

【临床应用】泽泻：甘、淡，寒；归肾、膀胱经。利水渗湿，泄热，化浊降脂；用于小便不利，水肿胀满，泄泻尿少，痰饮眩晕，热淋涩痛，高脂血症。泽泻叶：微咸，平。益肾，止咳，通脉，下乳；用于虚劳，咳喘，乳汁不下，疮肿。泽泻实：甘，平；归脾、肝、肾经。祛风湿，益肾气；用于风痹，肾亏体虚，消渴。

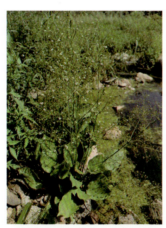
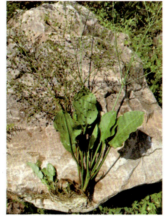
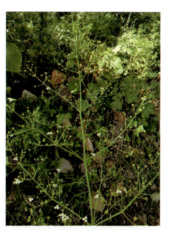
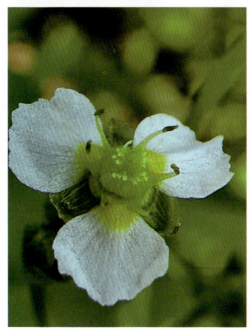
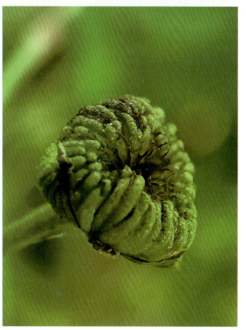

禾本科

白茅

【基　　原】禾本科白茅属植物白茅 *Imperata cylindrica* Beauv.var.*major* (Nees) C.E.Hubb.

【别　　名】丝茅草、（白）茅草、茅根。

【形态特征】多年生草本。**茎：**根茎细长，横走，白色，密被鳞片；秆丛生，直立，圆柱形，具1～3节。**叶：**叶多聚集于基部，基生叶长，秆生叶短；叶线形或线状披针形，顶端渐尖，下部渐窄；主脉明显，向背部突出；叶鞘有毛或无毛。**花：**圆锥花序顶生，小穗稠密，成对排列在花序轴上，花两性，两颖相等，或第1颖稍短、第2颖较宽，稃膜质；雄蕊2，花药黄色；雌蕊1，具较长的花柱，柱头羽状。**果：**颖果椭圆形，暗褐色，成熟的果序被白色长柔毛。花果期4—7月。

【生境分布】生于路旁、草地、山坡、湿地等处。分布几遍全国。

【药用部位（药材名称）】初生未开放的花序（白茅针）、花穗（白茅花）、根茎（白茅根）。

【采收加工】白茅针：4—5月采摘未开放的花序，鲜用或晒干。白茅花：4—5月花盛开前采收，摘下带茎的花穗，晒干。白茅根：春秋季采挖，洗净，微润，切段，干燥，除去碎屑。

【临床应用】白茅针：甘，平。止血，解毒；用于衄血，尿血，大便下血，外伤出血，疮痈肿毒。白茅花：甘，温。止血，定痛；用于吐血，衄血，刀伤。白茅根：甘，寒；归肺、胃、膀胱经。凉血止血，清热利尿；用于血热吐血，衄血，尿血，热病烦渴，湿热黄疸，水肿尿少，热淋涩痛。

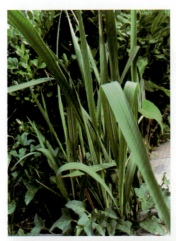
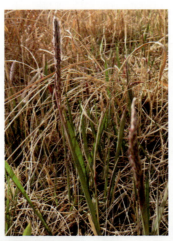
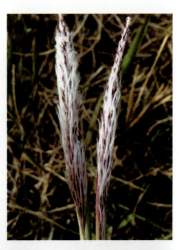
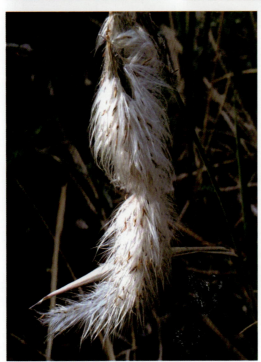
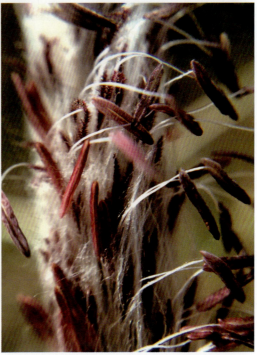

稗

【基　　原】禾本科稗属植物稗 *Echinochloa crusgalli* (L.) Beauv.

【别　　名】稗子、稗草、扁扁草。

【形态特征】1年生草本。**茎**：秆高，光滑无毛，基部倾斜或膝曲。**叶**：叶扁平，线形，无毛，边缘粗糙，叶鞘疏松裹茎。**花**：圆锥花序疏松，常带紫色，直立，近尖塔形，分枝斜上举；小穗卵形，密集排于穗轴的一侧，单生或不规则簇生，小穗一面平一面凸，近无柄；第1颖三角形，第2颖先端渐尖成小尖头，具5脉；第1外稃草质，具7脉，具硬刺毛，先端成粗壮的芒；内稃与外稃等长，有2脊，脊上糙涩；能育花的外稃外凸内平，下部边缘内卷，内包3雄蕊、1雌蕊和2鳞被。**果**：颖果白色或棕色，椭圆形。花果期7—10月。

【生境分布】生于沼泽、沟边、水稻田、旱地。分布于全国各地。

【药用部位（药材名称）】种子（稗米）、根和苗叶（稗根苗）。

【采收加工】稗米：夏秋季果实成熟时采收，舂去壳，鲜用或晒干。稗根苗：夏季采收，鲜用或晒干。

【临床应用】稗米：辛、甘、苦，微寒；益气补脾。稗根苗：甘，微寒；凉血止血；用于金疮，外伤出血。

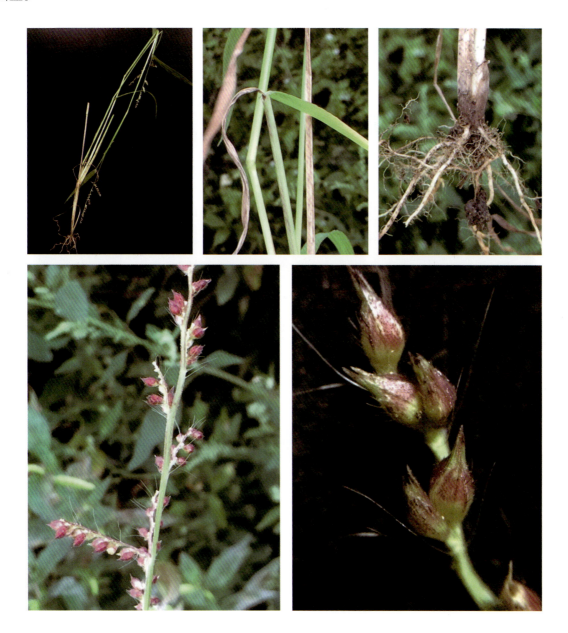

臭草

【基　　原】禾本科臭草属植物臭草 *Melica scabrosa* Trin.
【别　　名】猫毛草、肥马草、枪草。
【形态特征】多年生草本。**根**：须根多数，细长。**茎**：茎秆丛生，直立或基部膝曲，基部密生分蘖。**叶**：叶鞘闭合近鞘口，常撕裂，光滑或微粗糙，下部者长于节间，上部者短于节间；叶舌透明膜质，顶端撕裂而两侧下延；叶片扁平，干时常卷折，两面粗糙或上面疏被柔毛。**花**：圆锥花序狭窄，分枝直立或斜上；小穗柄短，纤细，上部弯曲，被微毛；小穗淡绿色或乳白色，含能育小花2～4(6)，顶端由数个不育外稃集成小球形；颖膜质，狭披针形，两颖几等长，具3～5脉；外稃草质，顶端尖或钝，具7条隆起的脉，背面颗粒状粗糙；内稃短于外稃或相等，倒卵形，顶端钝，具2脊，脊上被微小纤毛；雄蕊3。**果**：颖果褐色，纺锤形，有光泽。花果期4—7月。
【生境分布】生于山坡草地、田野、渠边、路旁等处。分布于我国东北、华北、西北、华东及河南、湖北、四川、云南、西藏等地。
【药用部位（药材名称）】全草（猫毛草、金丝草）。
【采收加工】夏季采收，洗净，晒干。
【临床应用】甘，凉。利尿通淋，清热退黄；用于尿路感染，肾炎水肿，感冒发热，黄疸型肝炎，糖尿病。

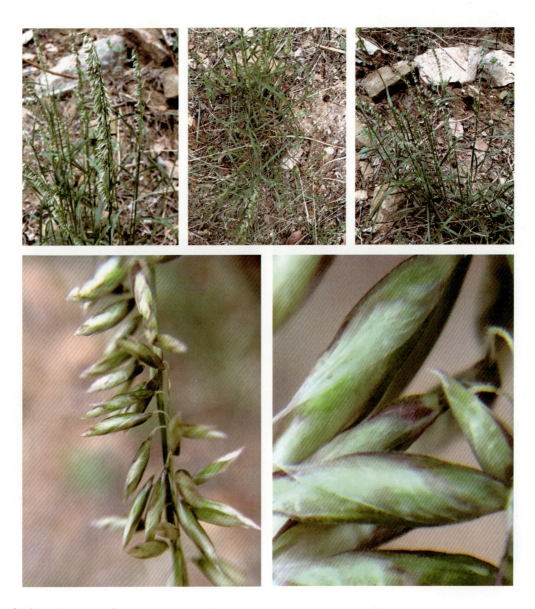

荻

【基　　原】禾本科荻属植物荻 Triarrhena sacchariflora (Maxim.) Nakai

【别　　名】荻草、荻子、霸土剑。

【形态特征】多年生草本。茎：根状茎粗长，横走，被鳞片，节处生有粗根与幼芽；茎秆直立，单生或丛生，具多节，节具长柔毛。叶：茎下部叶鞘长于节间，上部叶短于节间；叶舌短，具纤毛；叶扁平，长线形，边缘锯齿状粗糙，基部常收缩成柄，顶端长渐尖，中脉明显。花：圆锥花序扇形，近指状排列，主轴短，无毛，具多数分枝，分枝腋间具柔毛；小穗柄无毛或在腋间有柔毛，柄有长有短；小穗线状披针形，基盘具白色丝状长柔毛；第一颖具2脊，具1脉或无脉，边缘和背部具长柔毛；第二颖船形，具3脉，背部无毛或有少数长柔毛；第一外稃稍短于颖，先端尖，具纤毛；第二外稃狭披针形，短于颖，顶端尖，具纤毛，无脉或具1脉；内稃长约为外稃之半；雄蕊3，柱头紫黑色。果：颖果长圆形。花果期8—10月。

【生境分布】生于山坡草地、平原、岗地、河岸湿地。分布于我国东北、华北、西北、华东等地。

【药用部位(药材名称)】根状茎（巴茅根）。

【采收加工】全年可采，洗净，切段晒干。

【临床应用】甘，凉。清热活血；用于干血痨，潮热，产妇失血口渴，牙痛。

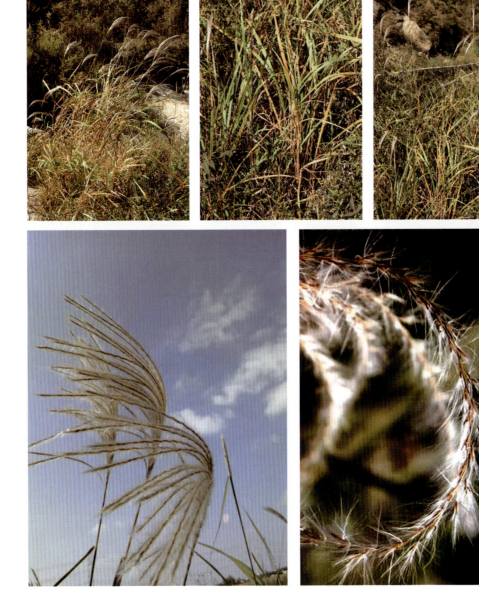

芒

【基　　原】禾本科芒属植物芒 Miscanthus sinensis Anders.

【别　　名】马二杆、笆茅（芒）、巴茅、白尖草。

【形态特征】形态与植物"荻"相似。两者的主要区别：荻的小穗无芒，或第二外稃有一个极短的芒但不露出小穗以外；小穗长 5～6 mm；基盘上的丝状长柔毛为小穗的 2 倍。芒的小穗有芒，芒长 8～10 mm，芒畸区不顺直；小穗较短（长 4.5～5 mm）；基盘上的丝状长柔毛较小穗稍短或近等长。

【生境分布】生于山坡、荒芜田野。全国大部地区有分布。

【药用部位（药材名称）】茎（芒茎）、花（芒花）、根状茎（芒根）、含寄生虫的幼茎（芒气笋子）。

【采收加工】芒茎：夏秋季采收，洗净，切段，鲜用或晒干。芒花：秋季采收。芒根：秋冬季采收，晒干。芒气笋子：夏季采收，晒干。

【临床应用】芒茎：甘，平；归膀胱经。清热利尿，解毒，散血；用于小便不利，虫兽咬伤。芒花：甘，平。活血通经；用于月经不调，闭经，产后恶露不净，半身不遂。芒根：甘，平。止咳，利尿，活血，止渴；用于咳嗽，小便不利，血瘀，带下，热病口渴。芒气笋子：甘，平。补肾，止呕；用于肾虚阳痿，妊娠呕吐。

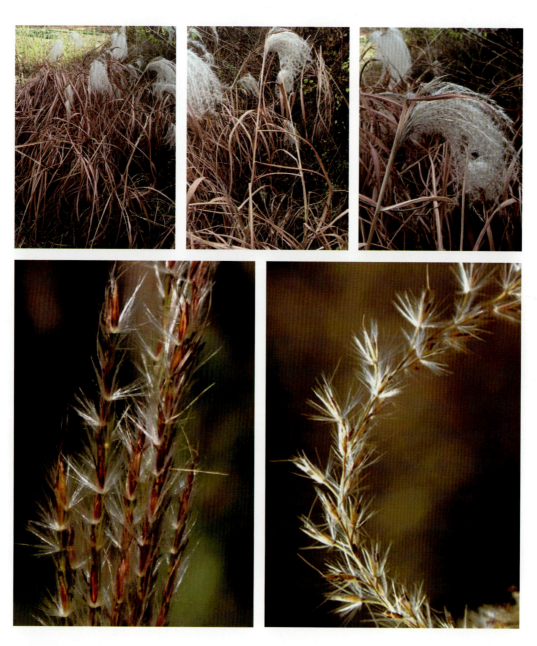

狗尾草

【基　　原】禾本科狗尾草属植物狗尾草 Setaria viridis (L.) Beauv.

【别　　名】犬尾草（曲）、绿狗尾草、毛娃娃（嘟嘟）、毛毛草、谷莠子、莠、洗草。

【形态特征】1年生草本。根：须根，多数。茎：茎秆直立或基部膝曲。叶：叶具叶鞘，较松弛，无毛或具柔毛；叶舌极短，具纤毛；叶扁平，长三角状狭披针形或线状披针形，先端长渐尖或渐尖，基部略呈圆形或渐窄，通常无毛或疏被疣毛，边缘粗糙。花：圆锥花序紧密，圆柱形，微弯垂或直立，每簇刚毛约9条，绿色、黄色至紫色；小穗数个簇生于主轴上或更多的小穗着生在短小枝上，小穗椭圆形，先端钝，深绿色；第一颖卵形或宽卵形，先端钝或稍尖，具3脉；第二颖几与小穗等长，椭圆形，具5～7脉；第一外稃与小穗第长，具5～7脉，先端钝；第二外稃椭圆形，顶端钝，具细点状皱纹，边缘内卷，狭窄；鳞被楔形，顶端微凹；花柱基分离。果：颖果，灰白色。种子：谷粒长圆形，顶端钝，具细点状皱纹。花果期5—10月。

【生境分布】生于荒野、坡地、道旁。分布于全国各地。

【药用部位（药材名称）】全草（狗尾草）、种子（狗尾草子）。

【采收加工】狗尾草：夏秋季采收，鲜用或晒干。狗尾草子：8—10月采收成熟果穗，搓下种子，晒干。

【临床应用】狗尾草：甘、淡，凉；归心、肝经。除热，去湿，消肿；用于痈肿，疮癣，赤眼。狗尾草子：用于疟疾，腰缠火丹。

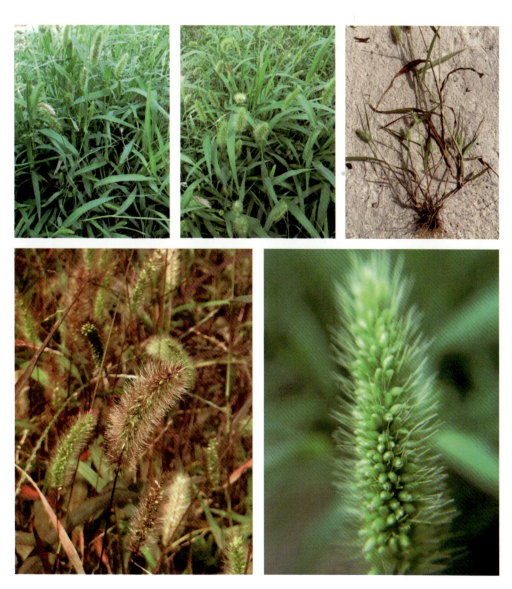

金色狗尾草

- 【基　　原】禾本科狗尾草属植物金色狗尾草 Setaria glauca (L.) Beauv.
- 【别　　名】无。
- 【形态特征】形态与植物"狗尾草"相似。两者的主要区别：狗尾草花序上每簇具3至数个小穗，小穗长2～3 mm，刚毛常为绿色；谷粒成熟时具细点状皱纹。金色狗尾草花序上每簇仅有1个小穗发育，小穗长3～4 mm，刚毛常为金黄色；谷粒成熟时具明显的横皱纹。
- 【生境分布】生于林边、山坡、路边、荒野。分布于全国各地。
- 【药用部位(药材名称)】全草（金色狗尾草、狗尾草）。
- 【采收加工】夏秋季采收，晒干。
- 【临床应用】甘、淡，平。清热，明目，止痢；用于目赤肿痛，眼睑炎，赤白痢疾。

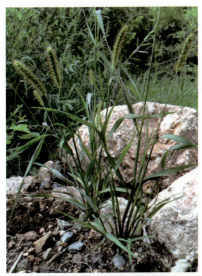
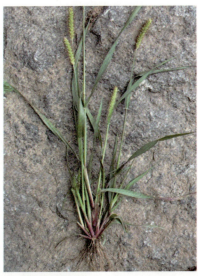
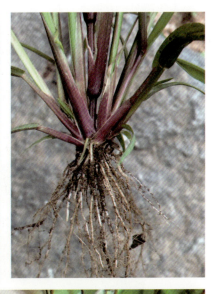
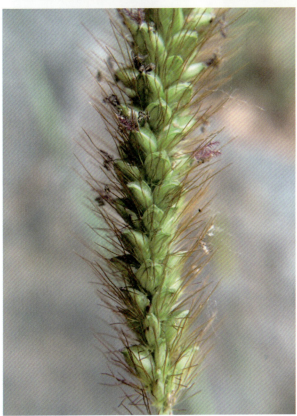
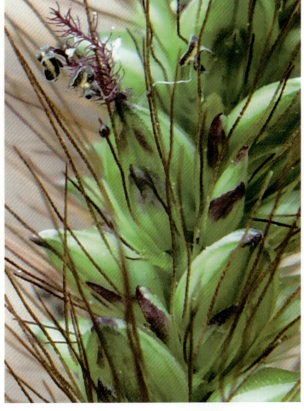

粟

【基　　原】禾本科狗尾草属植物粟 *Setaria italica* (L.) Beauv.

【别　　名】粱、黄粟、小米、谷子。

【形态特征】1年生草本。**茎：**茎秆直立，粗壮。**叶：**叶鞘无毛，叶舌有柔毛；叶披针形或线状披针形，先端渐尖，基部近圆形，下面光滑，上面粗糙。**花：**圆锥花序顶生，穗状圆柱形，成熟时通常下垂，因品质不同从而长度和直径变化大；主轴密被细毛；小穗椭圆形，基部有刚毛，刚毛常褐色、浅紫色或绿色，比小穗长；第一颖长约为小穗的 1/3～1/2，具3脉；第二颖略短，具5～9脉；第一外稃和小穗同长，内稃短小。**果：**颖果，米黄色。**种子：**谷粒卵状或圆球状，米黄色，具细点状皱纹。花果期6—10月。

【生境分布】全国各地均有栽培。

【药用部位（药材名称）】种仁（粟米、陈粟米、青粱米、黄粱米、白粱米、秫米、小米）、种皮（粟糠）、发芽果实（谷芽）、发芽颖果（粟芽）。

【采收加工】种仁：果实成熟时采收，打下果实，搓出种子，晒干。粟糠：粟加工时，留取种皮。谷芽：将粟谷用水浸泡后，保持适宜的温湿度，待须根长至约 6 mm 时，晒干或低温干燥。粟芽：将粟谷入水中浸透，捞出置筐内，上盖稻草，每日洒水 4～5 次，保持湿润，至芽长 2～3 mm，取出晒干。

【临床应用】种仁：甘、咸，凉；归肾、脾、胃经。和中益肾，除热，解毒；用于脾胃虚热，反胃呕吐，腹满食少，消渴，泻痢，烫火伤。粟糠：苦，凉；用于痔漏脱肛。谷芽：甘，温；归脾、胃经。消食和中，健脾开胃；用于食积不消，腹胀口臭，脾胃虚弱，不饥食少。粟芽：苦，微温；归脾、胃经。健脾，消食；用于食积胀满，不思饮食。

【编者之见】粟的栽培历史悠久，品种多种，有早中晚熟、耐旱耐涝耐碱、不粘和粘米品种，等等。

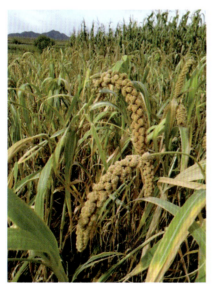
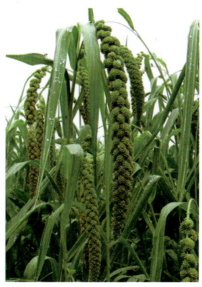
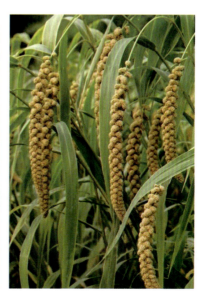

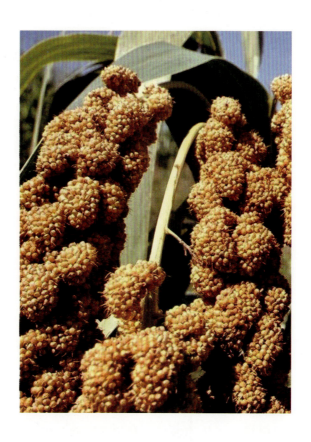
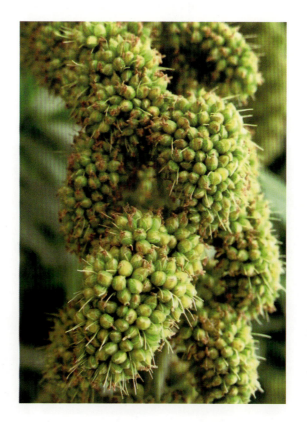

虎尾草

【基　　原】禾本科虎尾草属植物虎尾草 Chloris virgata Sw.

【别　　名】棒锤草、刷子头、盘草。

【形态特征】1年生草本。**茎：**茎丛生，直立或基部膝曲。**叶：**叶狭披针形，基部具叶鞘，叶鞘背部具脊，包卷松弛；最上叶鞘常包有花序，肿胀成棒槌状；叶舌无毛或具纤毛；叶线形。**花：**穗状花序簇生于茎顶，呈指状排列，5～10花，初期包藏于茎顶叶鞘中，成熟时披散；小穗无柄，幼时绿色，成熟时常带紫色；颖膜质，1脉，第1颖长约1.8 mm，第2颖等长或略短于小穗，中脉延伸成小尖头；第1小花两性，第2小花不孕。**果：**颖果纺锤形，淡黄色。花果期6—10月。

【生境分布】生于路旁、荒野、河岸沙地等处。分布于全国各地。

【药用部位(药材名称)】全草（虎尾草）。

【采收加工】春夏季采收，晒干。

【临床应用】辛、苦，微温。祛风除湿，解毒杀虫；用于感冒头痛，风湿痹痛，泻痢腹痛，疝气，脚气，痈疮肿毒，刀伤。

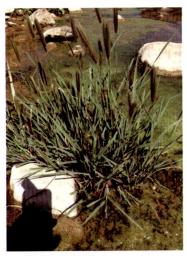
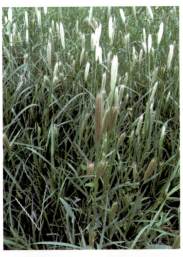
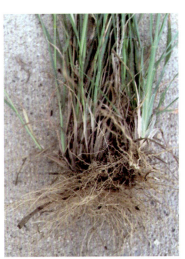
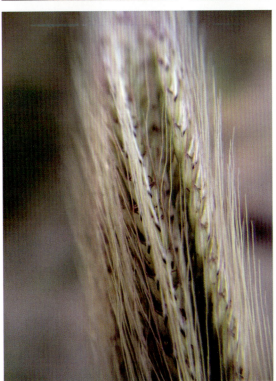
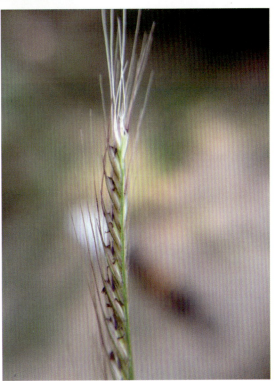

黄背草

【基　　原】禾本科菅属植物黄背草 Themeda japonica (Willd.) Tanaka

【别　　名】阿拉伯黄背草、黄（菅）草、黄背茅、进肌草、金丝茅、山红草、屈针草。

【形态特征】多年生草本。**茎：**秆粗壮，直立。**叶：**叶鞘具长柔毛；叶舌先端钝圆，具短纤毛；叶狭条形，仅上面基部疏被长纤毛。**花：**假圆锥花序，佛焰苞舟形，总状花序由佛焰苞中抽出，有7枚小穗，基部有1枚近于轮和的雄性或中性小穗，但无芒；第1颖革质，边缘内卷，第2颖与第1颖等长或较短，边缘膜质，透明；上部3枚小穗中枚为两性，基盘有髯毛；第1小花的外稃膜质透明，内稃不存在，第2小花的外稃短，有1长芒或无芒。花果期6—10月。

【生境分布】生于干燥山坡、草地、路旁、林缘等处。除新疆、青海、内蒙古外，全国其他地区均有分布。

【药用部位（药材名称）】幼苗（黄背草苗）、全草（黄背草）。

【采收加工】黄背草苗：春夏季采收，晒干。黄背草：夏秋季采收，晒干。

【临床应用】黄背草苗：甘，平。平肝；用于高血压病。黄背草：甘，温；归肝经。活血通经，祛风除湿；用于经闭，风湿痹痛。

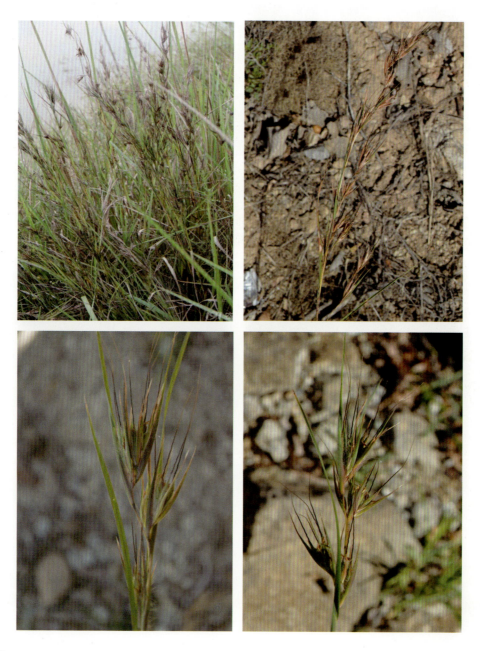

狼尾草

【基　　原】禾本科狼尾草属植物狼尾草 *Pennisetum alopecuroides* (L.) Spreng.

【别　　名】狼尾、狼茅、小芒草、老鼠根、狗仔尾、大（黑）狗尾草、光明草、狗尾巴草等。

【形态特征】1年生草本。根：须根，较粗壮。茎：茎秆直立，丛生，常密被柔毛。叶：叶鞘两侧压扁，基部彼此跨生；叶线形，先端长渐尖，基部被疣毛。花：圆锥花序圆柱形，直立；主轴短，密被柔毛；总梗刚毛粗糙，淡绿色或紫色；小穗披针形，常为单生，成熟后通常呈黑紫色，每小穗有2小花，第1小花雄性或中性，第2小花两性；颖不等长，第1颖质薄而微小，第2颖有3～5脉，长为小穗的1/2～2/3，与第1外稃等长或稍短于外稃；第2外稃平滑，质纸质，等长或较短于第1外稃，除先端外边缘全着同质的内稃。果：颖果长圆形。花果期6—10月。

【生境分布】生于田岸、荒地、道旁、山坡。分布于全国各地。

【药用部位（药材名称）】全草（狼尾草）、根及根茎（狼尾草根）。

【采收加工】狼尾草：夏秋季采收，洗净，晒干。狼尾草根：全年可采，洗净，鲜用或晒干。

【临床应用】狼尾草：甘，平。清肺止咳，凉血明目；用于肺热咳嗽，目赤肿痛。狼尾草根：甘，平。清肺止咳，解毒；用于肺热咳嗽，疮毒。

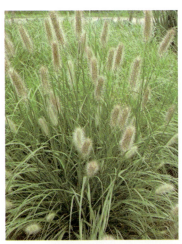
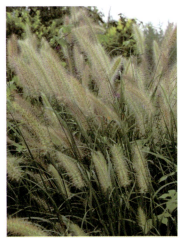
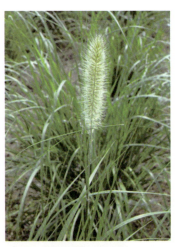
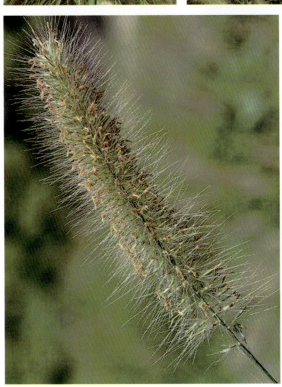
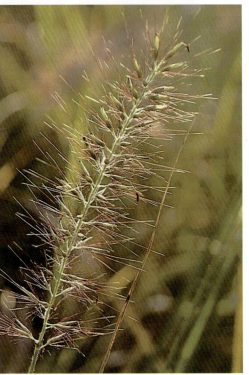

芦苇

【基　　原】禾本科芦苇属植物芦苇 *Phragmites communis* Trin.
【别　　名】芦、苇、苇子、苇子草。
【形态特征】多年生草本。**茎**：地下茎粗壮，横走，节间中空，白色，节上具芽；地上茎直立，中空，节下通常具白粉。**叶**：叶2列，互生；叶鞘圆筒状，抱茎，叶舌有毛；叶扁平，线状披针形，灰绿色或蓝绿色，边缘粗糙，先端渐尖。**花**：穗状花序排列成大型圆锥花序，顶生，微下垂，下部梗腋间具白色柔毛；小穗通常有4～7花，暗紫色或褐紫色，稀淡黄色，第1花通常为雄花，颖片披针形，内颖比外颖长约1倍；两性花具雄蕊3，雌蕊1，花柱2，柱头羽状。**果**：颖果椭圆形至长圆形，与内稃分离。花果期7—10月。
【生境分布】生长于河流、池沼、岸边浅水中。分布于全国大部分地区。
【药用部位(药材名称)】根茎(芦根)、嫩茎(芦茎)、花序(芦花)、箨叶(芦竹箨)、叶(芦叶)、嫩苗(芦笋)。
【采收加工】芦根：全年可挖，除去芽、须根及膜状叶，鲜用或晒干。芦茎：夏秋季采收，鲜用或晒干。芦花：秋后采收，晒干。芦竹箨：春夏秋季均可采收，晒干。芦叶：春夏秋季均可采收，晒干。芦笋：春夏季采挖，洗净，鲜用或晒干。
【临床应用】芦根：甘，寒；归肺、胃经。清热泻火，生津止渴，除烦，止呕，利尿；用于热病烦渴，肺热咳嗽，肺痈吐脓，胃热呕哕，热淋涩痛。芦茎：甘，寒；归心、肺经。清肺解毒，止咳排脓；用于肺痈吐脓，肺热咳嗽，痈疽。芦花：甘，寒。止血解毒；用于鼻衄，血崩，上吐下泻。芦竹箨：甘，寒。生肌敛疮，止血；用于金疮，吐血。芦叶：甘，寒；归肺、胃经。清热辟秽，止血，解毒；用于霍乱吐泻，吐血，衄血，肺痈。芦笋：甘，寒。清热生津，利水通淋；用于热病口渴心烦，肺痈，肺痿，淋病，小便不利。

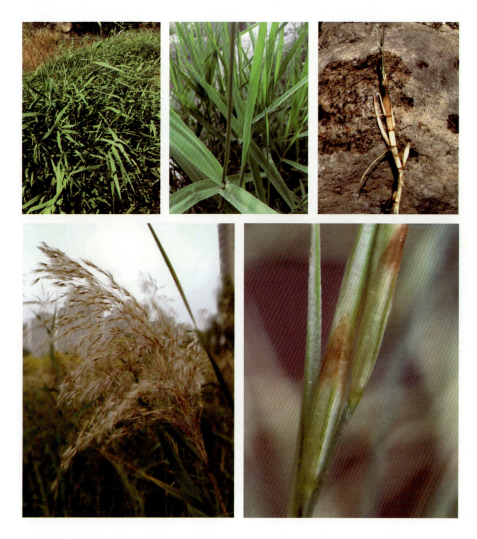

马唐

【基　　原】禾本科马唐属植物马唐 Digitaria sanguinalis (L.) Scop.

【别　　名】无。

【形态特征】1年生草本。茎：秆广展，有分枝，下部节上生根。叶：叶线状披针形，先端渐尖或短尖，基部近浑圆，两面疏生软毛或秃净；叶鞘疏松裹茎，疏生有疣基的软毛或无毛。花：总状花序 3～10 枚，上部者互生或呈指状排列于茎顶，基部者近于轮生，中肋白色，约占其宽的 1/3；小穗披针形，通常孪生，一具长柄，一柄极短；第 1 颖微小，钝三角形；第 2 颖长为小穗的 1/2 或 3/4，边缘具纤毛；第 1 外稃与小穗等长，具明显的 5～7 脉，中部 3 脉明显。果：谷粒几等长于小穗，色淡。花果期 6—10 月。

【生境分布】生于山坡草地、荒野、路旁。分布于全国各地。

【药用部位（药材名称）】全草（马唐）。

【采收加工】夏秋季采收全草，晒干。

【临床应用】甘，寒。明目润肺；用于目暗不明，肺热咳嗽。

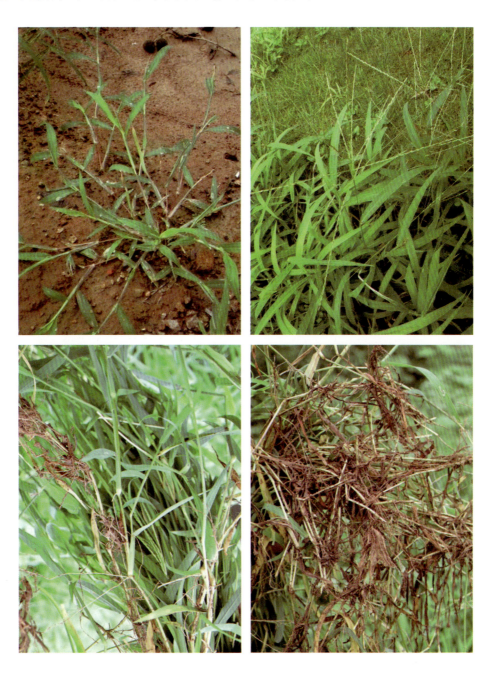

毛鞘茅香

【基　　原】禾本科茅香属植物毛鞘茅香 Hierochloe odorata (L.) Beauv. var. pubescens kryl.

【别　　名】无。

【形态特征】多年生草本。茎：根茎细长；秆高 50～60 cm，具 3～4 节；全株揉搓具特殊香气。叶：叶鞘密生柔毛，长于节间；叶舌透明膜质，叶披针形，上面被微毛。花：圆锥花序长约 10 cm，小穗淡黄褐色；颖膜质，具 1～3 脉，等长或第一颖稍短；雄花外稃稍短于颖，顶具微小尖头，背部向上渐被微毛，边缘具纤毛；雌花外稃锐尖，上部被短毛。花果期 4—8 月。

【生境分布】生于山坡和湿润草地。分布于我国新疆、青海、陕西、山西、河北、四川等地。

【药用部位（药材名称）】根状茎（茅香）。

【采收加工】春秋采收，切段，晒干。

【临床应用】甘，寒。凉血，止血，清热利尿；用于吐血，尿血，急慢性肾炎浮肿，热淋。

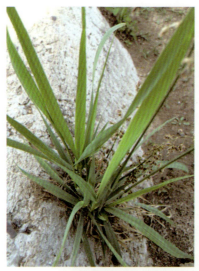
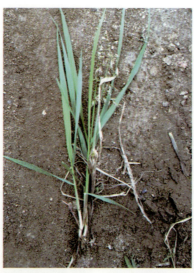
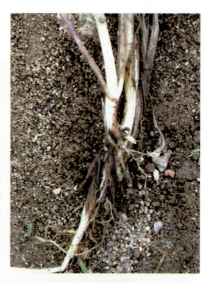
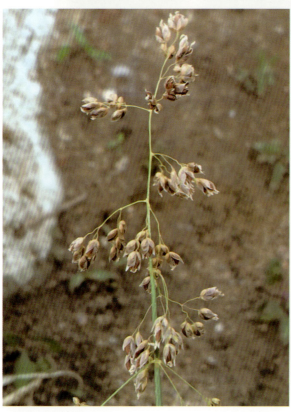
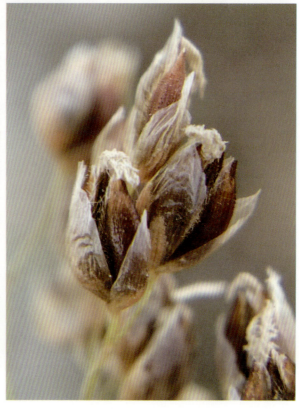

普通小麦

【基　　原】禾本科小麦属植物普通小麦 Triticum aestivum L.

【别　　名】麦、麦子。

【形态特征】1 年生草本。茎：秆直立，丛生，具节。叶：叶鞘松弛包茎，下部者长于上部者，短于节间；叶舌膜质，叶长披针形。花：穗状花序直立，小穗含 3～9 小花，上部者不发育；颖卵圆形，主脉于背面上部具脊，于顶端延伸为齿，侧脉的背脊及顶齿均不明显；外稃长圆状披针形，顶端具芒或无芒；内稃与外稃几等长。果：颖果长圆形或卵形。花果期 5—7 月。

【生境分布】全国各地广为栽培；品种很多，形态特征有所不同。

【药用部位(药材名称)】种子或其面粉（小麦）、种皮（小麦麸）、干瘪轻浮的颖果（浮小麦）、嫩茎叶（小麦苗）。

【采收加工】小麦：果实成熟时采收，脱粒晒干或磨成面粉。小麦麸：磨取面粉后，留取筛下的种皮。浮小麦：成熟果实采收后，取瘪瘦轻浮与未脱净皮的麦粒，筛去灰屑，用水漂洗，晒干。小麦苗：嫩苗期采收。

【临床应用】小麦：甘，凉；归心、脾、肾经。养心，益肾，除热，止渴；用于脏躁，烦热，消渴，泄利，痈肿，外伤出血，烫伤。小麦麸：甘，凉；归大肠经。用于虚汗，盗汗，泄痢，糖尿病，口腔炎，热疮，扑损伤折，风湿痹痛，脚气。浮小麦：甘，凉；归心经。除虚热，止汗；用于止阴虚发热，盗汗，自汗。小麦苗：辛，寒；归心、小肠经。用于除烦热，疗黄疸，解酒毒。

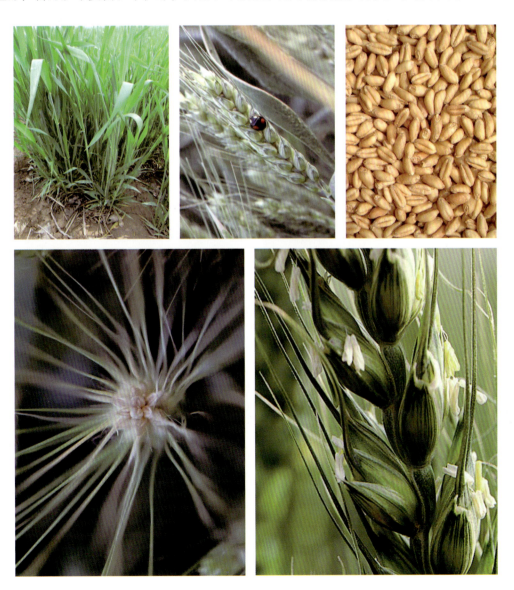

菵草

【基　　原】禾本科菵草属植物菵草 *Beckmannia syzigachne* (Steud.) Fern.

【别　　名】水稗子。

【形态特征】1年生草本。**茎：** 秆直立，具2～4节。**叶：** 叶鞘无毛，常长于节间，叶舌透明膜质；叶扁平，粗糙或下面平滑。**花：** 圆锥花序，分枝稀疏，直立或斜升；小穗扁平，圆形，灰绿色，常含1小花；颖草质，边缘质薄，白色，背部灰绿色，具淡色的横纹；外稃披针形，具5脉，常具伸出颖外之短尖头；花药黄色。**果：** 颖果黄褐色，长圆形。花果期4—10月。

【生境分布】生于湿地、水沟边、浅流水中。分布于全国各地。

【药用部位（药材名称）】种子（菵米）。

【采收加工】秋季采收，晒干。

【临床应用】甘，寒。益气健胃；用于气虚，呕吐。

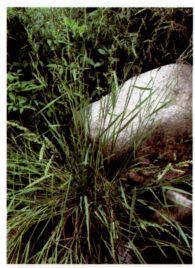
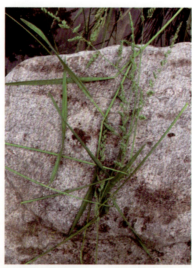
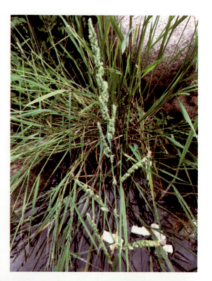
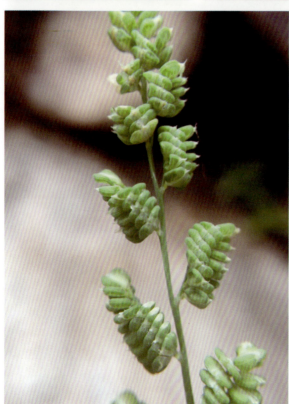
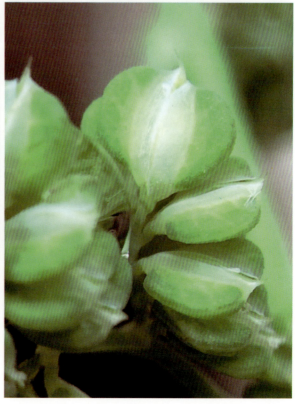

䕡草

【基　　原】禾本科䕡草属植物䕡草 *Phalaris arundinacea* L.

【别　　名】草芦、马羊草。

【形态特征】多年生草本。**茎**：具根茎；秆通常单生或少数丛生，有 6～8 节。**叶**：叶鞘无毛，下部者长于节间，上部者短于节间；叶舌薄膜质，叶片扁平，幼嫩时微粗糙。**花**：圆锥花序紧密狭窄，分枝直向上举，密生小穗；小穗无毛或有微毛；颖沿脊上粗糙，上部有极狭的翼；孕花外稃宽披针形，上部有柔毛；内稃舟形，背具 1 脊，脊的两侧疏生柔毛；不孕外稃 2 枚，退化为线形，具柔毛。**果**：花果期 6—8 月。

【生境分布】生于林下、潮湿草地、水湿处。分布于我国东北、西北、华东及湖南、四川等地。

【药用部位（药材名称）】全草（䕡草、五色草）。

【采收加工】夏秋季采收，晒干。

【临床应用】苦，平，辛。调经，止带；用于月经不调，赤白带下。

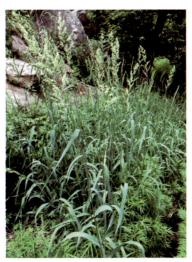
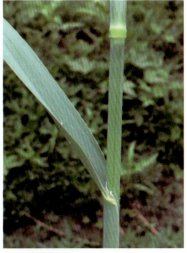
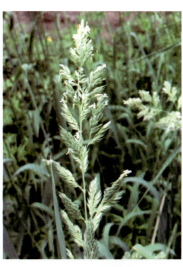
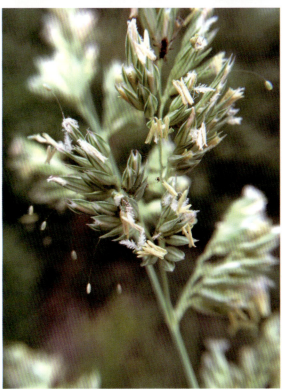
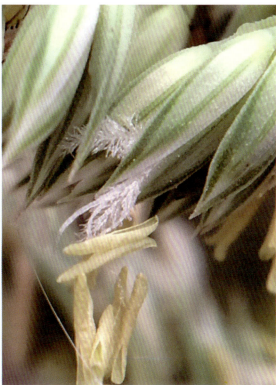

莎草科

扁杆藨草

【基　　原】莎草科藨草属植物扁秆藨草 Scirpus planiculmis Fr. Schmidt
【别　　名】扁杆荆三棱、水莎草、三棱草。
【形态特征】多年生草本。茎：具匍匐根茎和块茎；茎秆三棱柱形，平滑，基部膨大。叶：叶基生或秆生；叶线形，扁平，基部具长叶鞘；叶状苞片1~3，长于花序，边缘粗糙。花：聚伞花序头状，有小穗1~6；小穗卵形或长圆卵形，褐锈色，具多数花；鳞片长圆形，膜质，褐色或深褐色，疏被柔毛，有1脉，先端有撕裂状缺刻，具芒；雄蕊3，花柱长，柱头2。果：小坚果倒卵形或宽倒卵形，扁，两面稍凹或凸。花果期5—9月。
【生境分布】生于河边、沟边、湖边、近水处。分布于东北、华北、华东及甘肃、青海、云南等地。
【药用部位（药材名称）】块茎（扁秆藨草）。
【采收加工】夏秋季采收，除去茎叶及根茎，洗净，晒干。
【临床应用】苦，平；归肺、胃、肝经。祛瘀通经，行气消积；用于经闭，痛经，产后瘀阻腹痛，癥瘕积聚，胸腹胁痛，消化不良。

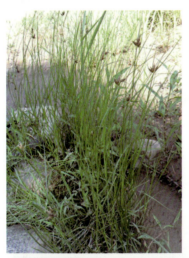
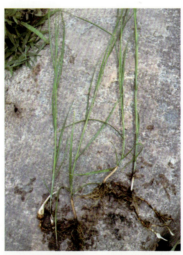
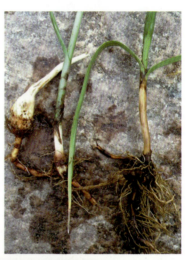
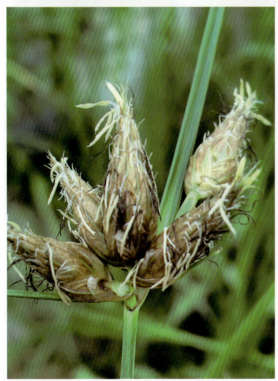
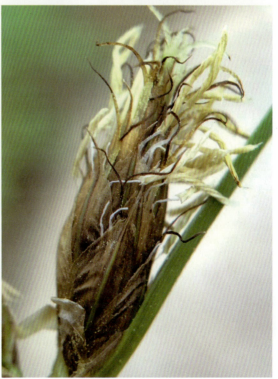

具芒碎米莎草

【基　　原】莎草科莎草属植物具芒碎米莎草 *Cyperus microiria* Steud.

【别　　名】三轮（棱）草、细（水）三棱、小三棱草、见骨草、四方草。

【形态特征】1年生草本。根：须根。茎：秆丛生，锐三棱形，平滑。叶：叶基生，短于秆，平张；叶鞘红棕色，表面稍带白色；叶状苞片3～4枚，长于花序。花：长侧枝聚伞花序复出或多次复出，稍密或疏展，具5～7个辐射枝，辐射长短不等；穗状花序卵形、宽卵形或近三角形，具多数小穗；小穗排列稍稀，斜展，线形或线状披针形，具8～24朵花；小穗轴直，具白色透明的狭边；鳞片排列疏松，膜质，宽倒卵形，顶端圆，麦秆黄色或白色，背面具龙骨状突起，脉3～5条，绿色，中脉延伸出顶端呈短尖；雄蕊3，花药长圆形，花柱极短，柱头3。果：小坚果倒卵形，三棱形，深褐色，密被微突起细点。花果期8—10月。

【生境分布】生于河岸边、路旁或草原湿润处。分布于全国各地；

【药用部位（药材名称）】全草（三楞草、野席草）。

【采收加工】8—9月抽穗时采收，洗净，晒干。

【临床应用】辛，微温；归肝经。祛风除湿，活血调经；用于风湿筋骨疼痛，瘫痪，月经不调，闭经，跌打损伤。

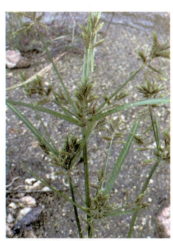
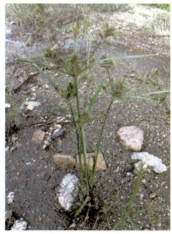
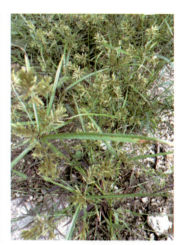
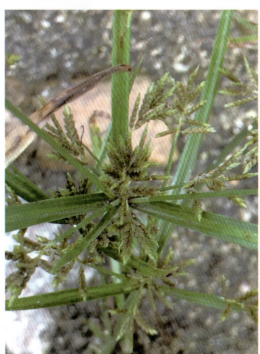
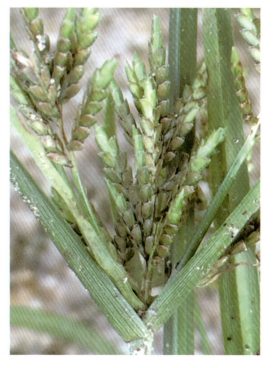

头状穗莎草

【基　　原】莎草科莎草属植物头状穗莎草 Cyperus glomeratus L.

【别　　名】头（聚）穗莎草、三轮草、状元花、喂香壶。

【形态特征】多年生草本。根：须根。茎：秆散生，粗壮，钝三棱形。叶：叶短于秆，叶鞘长，红棕色；叶状苞片3～4，长于花序。花：聚伞花序复出，穗状花序无总花梗，椭圆形或长圆形，有多数小穗；小穗多列，排列极密，线状披针形，稍扁，有花8～16，小穗轴有白色透明的翅；鳞片排列疏松，卵状长圆形，棕红色，边缘内卷，膜质，先端钝，背面有不明显的脉3～4；雄蕊3，花药长圆形；花柱3，柱头3。果：小坚果长圆状三棱形，灰色，有网纹。花果期8—10月。

【生境分布】生于稻田、河岸、沼泽地、路旁阴湿草丛。分布于我国东北及山西、河北、陕西、甘肃、江苏、河南等地。

【药用部位（药材名称）】全草（水莎草）。

【采收加工】夏秋季采收，洗净，晒干。

【临床应用】辛、微苦，平；归肺经。止咳化痰；用于慢性支气管炎。

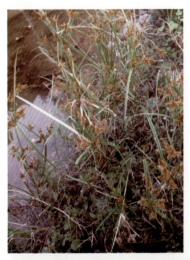
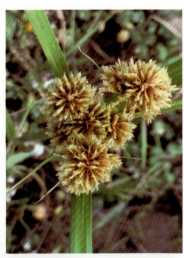
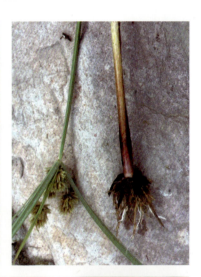
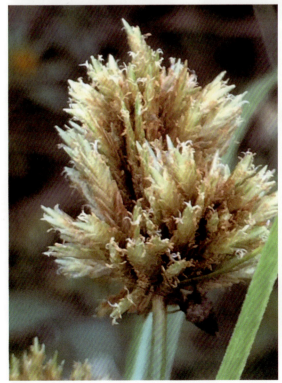
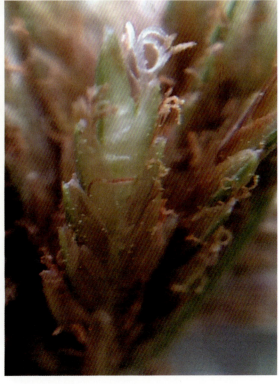

旋鳞莎草

【基　　原】莎草科莎草属植物旋鳞莎草 *Cyperus michelianus* (L.) Link

【别　　名】旋鳞（颖）莎草、护心草。

【形态特征】1年生草本。**根**：须根，多数。**茎**：秆密集丛生，扁三棱形。**叶**：叶线形，基部叶鞘紫红色。**花**：叶状苞片3～6枚，较花序长很多；长侧枝聚伞花序呈头状，卵形或球形，具多数密集的小穗，小穗卵形或披针形，具10～20余朵花；鳞片螺旋状排列，膜质，长圆状披针形，淡黄白色，稍透明，有时上部中间具黄褐色或红褐色条纹，具3～5脉，中脉呈龙骨状突起，绿色，延伸出顶端呈一短尖；雄蕊1～2，花药长圆形；花柱长，柱头2～3，常具黄色乳头状突起。**果**：小坚果狭长圆形、三棱形。花果期6—9月。

【生境分布】生于水边、湿地、河边、路旁等处。分布于我国华东及黑龙江、河北、河南、广东等地。

【药用部位（药材名称）】全草（护心草）。

【采收加工】8—9月结果时采收，洗净，晒干。

【临床应用】辛、淡，平；归肝、脾经。行气养血，调经；用于月经不调，痛经。

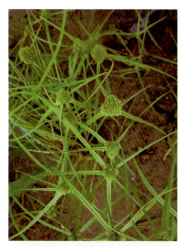
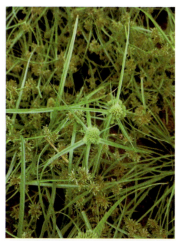
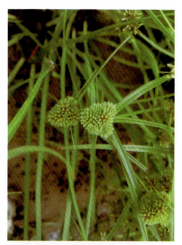
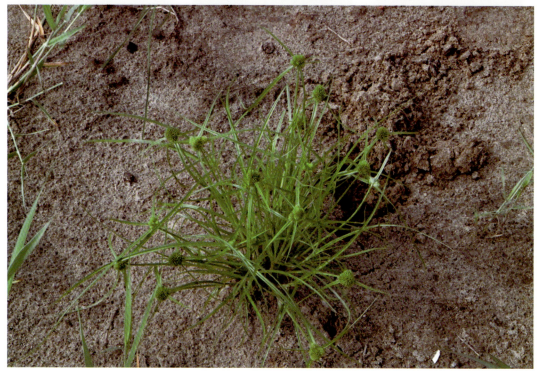

宽叶薹草

【基　　原】莎草科薹草属植物宽叶薹草 Carex siderosticta Hance

【别　　名】崖棕、宽叶苔草。

【形态特征】多年生草本。茎：根状茎细长。叶：营养茎和花茎有间距；花茎近基部的叶鞘无叶片，淡棕褐色，花茎苞鞘上部膨大似佛焰苞状；营养茎的叶长圆状披针形，有时具白色条纹，中脉及2条侧脉较明显，上面无毛，下面沿脉疏生柔毛。花：小穗3～6(10)个，单生或孪生于各节，雄雌顺序，线状圆柱形，具疏生的花，小穗柄多伸出鞘外；雄花鳞片披针状长圆形，先端尖，两侧透明膜质，中间绿色，具3脉；雌花鳞片椭圆状长圆形至披针状长圆形，先端钝，两侧透明膜质，中间绿色，具3脉，遍生稀疏锈点；花柱宿存，基部不膨大，顶端稍伸出果囊之外，柱头3。果：小坚果椭圆形。花果期4—7月。

【生境分布】生于林下、路边、阴处岩石上。分布于我国东北、华东及陕西、河南、湖北、四川、贵州等地。

【药用部位（药材名称）】根（崖棕根）。

【采收加工】夏秋季采收，洗净，切段，晒干。

【临床应用】甘、辛，温；归肺、肝、肾经。益气养血，活血调经；用于气血虚弱，倦怠无力，心悸失眠，月经不调，经闭。

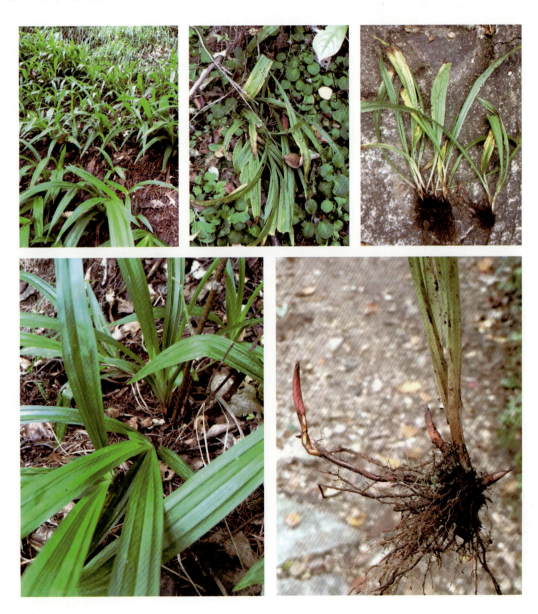

酢浆草科

酢浆草

【基　　原】酢浆草科酢浆草属植物酢浆草 Oxalis corniculata L.

【别　　名】酸浆草、酸酸草、斑鸠酸、三叶酸、酸咪咪。

【形态特征】多年生草本。**茎**：茎细长柔弱，多分枝，褐色或淡紫色，匍匐或斜生，匍匐茎节上生根；全株被柔毛。**叶**：叶基生或茎上互生，掌状 3 小叶，叶柄红紫色；托叶小，长圆形或卵形，边缘密被长柔毛；小叶倒心形，先端凹入，基部宽楔形，两面被柔毛或表面无毛，沿脉被毛较密，边缘具贴伏缘毛，近无柄。**花**：花单生或数朵集为伞形花序，腋生，总花梗紫红色，与叶柄近等长；萼片 5，披针形或长圆状披针形，背面和边缘被柔毛；花瓣 5，黄色，长圆状倒卵形，先端圆；雄蕊 10，柱头 5 裂。**果**：蒴果长圆柱形，具 5 棱，疏具柔毛。**种子**：扁平，长卵形，黑褐色或红棕色，具横向网纹。花果期 6—9 月。

【生境分布】生于山坡林下、山沟、田边、路边、草地、河谷沿岸、荒地等处。分布于全国各地。

【药用部位（药材名称）】全草（酢浆草）。

【采收加工】7—9 月采收，鲜用或晒干。

【临床应用】酸，寒；归肝、肺、膀胱经。清热利湿，凉血散瘀，解毒消肿；用于湿热泄泻，痢疾，黄疸，淋证，赤白带下，麻疹，吐血，衄血，月经不调，咽喉肿痛，疔疮痈肿，疥癣，痔疾，跌打损伤，烫火伤，蛇虫咬伤。

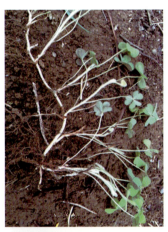
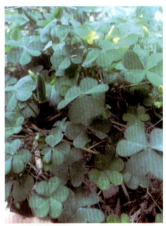
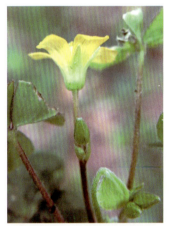
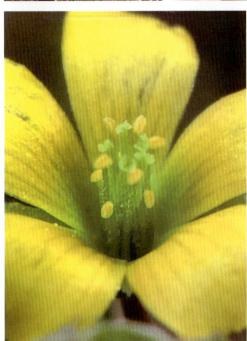
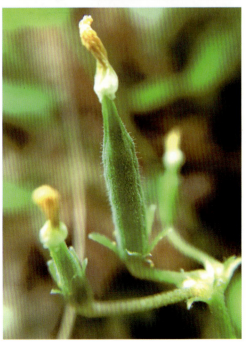

百合科

● 北重楼

【基　　原】百合科重楼属植物北重楼 *Paris verticillata* M. Bieb.

【别　　名】定风筋、铜筷子、灯台七、七叶一枝花、（轮叶）王孙。

【形态特征】多年生草本。**茎：** 根茎细长；茎绿白色，有时带紫色。**叶：** 叶6～8枚轮生，具短柄或近无柄；叶披针形、狭长圆形或倒卵状披针形，先端渐尖，基部楔形。**花：** 花单生于叶轮中央，花梗长；外轮花被通常4～5，叶状，先端渐尖，基部圆形或宽楔形，绿色，平展；内轮花被片条形，黄绿色；雄蕊通常8，花丝基部稍扁平；子房近球形，紫褐色，先端无盘状花柱基，花柱具4～5分枝，分枝细长，向外反卷。**果：** 蒴果浆果状，不开裂。花果期5—9月。

【生境分布】生于山坡林下、草丛、阴湿地、沟边。分布于我国东北、华北及陕西、甘肃、安徽、浙江和四川等地。

【药用部位（药材名称）】根茎（北重楼、上天梯）。

【采收加工】夏末秋初采挖，除去茎叶及须根，洗净，鲜用或晒干。

【临床应用】苦，寒；有小毒。祛风利湿，清热定惊，解毒消肿；用于风湿痹痛，热病抽搐，咽喉肿痛，痈肿，瘰疬，毒蛇咬伤。

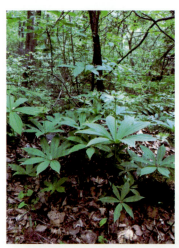
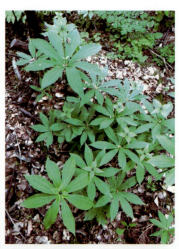
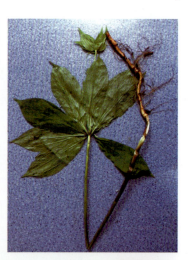
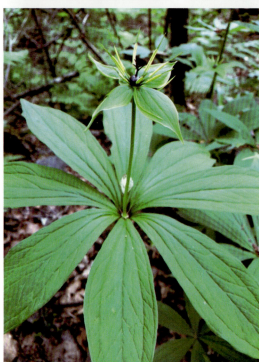
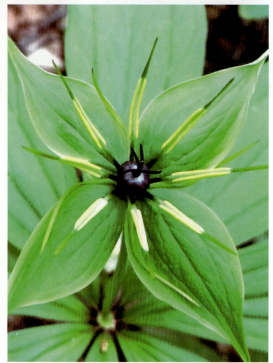

葱

【基　　原】百合科葱属植物葱 Allium fistulosum L.

【别　　名】大（分、胡、楼）葱。

【形态特征】多年生草本。根：须根白色，丛生。茎：鳞茎单生，圆柱形或肥大，鳞叶成层，外皮白色稀淡红褐色，膜质至薄革质，上具白色纵纹；全体具特异气味。叶：叶圆筒形，中空，先端尖，绿色，具纵纹，叶鞘浅绿色。花：花葶自叶丛抽出，常单一，中部及以下膨大，中空，绿色，有纵纹；伞形花序圆球状，具多花，小花较疏散；总苞膜质，卵形或卵状披针形；花被6，披针形，白色，外轮3枚较短小，内轮3枚较大；雄蕊6，花丝伸出，花药黄色。果：蒴果三棱形。种子：种子黑色，三角状半圆形。花果期7—10月。

【生境分布】全国各地均有栽培。

【药用部位（药材名称）】根（葱须）、花（葱花）、鳞茎（葱白）、茎或全株捣取之汁（葱汁）、种子（葱实）、叶（葱叶）。

【采收加工】葱须：全年可采，晒干。葱花：7—9月花开时采收，阴干。葱白：夏秋季采挖，除去须根、叶及外膜，鲜用。葱汁：全年采茎或全株，捣汁，鲜用。葱实：夏秋季采收果实，晒干，搓取种子，簸去杂质。葱叶：全年可采，鲜用。

【临床应用】葱须：辛，平，归肺经。祛风散寒，解毒，散瘀；用于风寒头痛，喉疮，痔疮，冻伤。葱花：辛，温；归脾、胃经。散寒通阳；用于脘腹冷痛，胀满。葱白：辛，温；归肺、胃经。发表，通阳，解毒，杀虫；用于感冒风寒，阴寒腹痛，二便不通，痢疾，疮痈肿痛，虫积腹痛。葱汁：辛，温；归肝经。散瘀止血，通窍，驱虫，解毒；用于衄血，尿血，头痛，耳聋，虫积，外伤出血，跌打损伤，疮痈肿痛。葱实：辛，温。温肾，明目，解毒；用于肾虚阳痿，遗精，目眩，视物昏暗，疮痈。葱叶：辛，温。祛风发汗，解毒消肿；用于感冒风寒，头痛鼻塞，身热无汗，中风，面目浮肿，疮痈肿痛，跌打创伤。

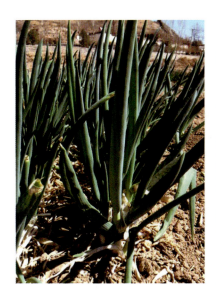
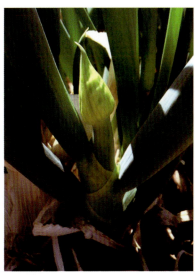
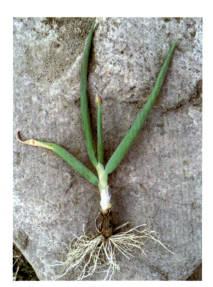

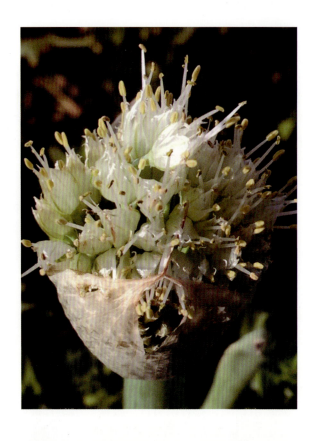

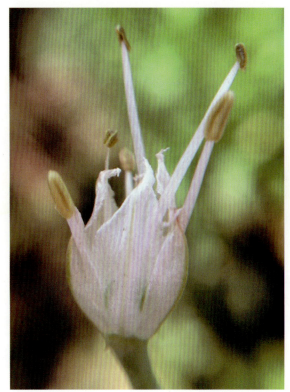

茖葱

【基　　原】百合科葱属植物茖葱 *Allium victorialis* L.

【别　　名】格（山、隔、角）葱、鹿耳葱、天（岩）蒜。

【形态特征】多年生草本。**茎**：鳞茎单生或数枚聚生，近圆柱形，外皮灰褐色至黑褐色，破裂成网状纤维状。**叶**：叶2～3，具长柄；片卵形、长椭圆形至宽椭圆形，先端短尖或钝，向叶柄渐狭，全缘，稍带粉白色，叶脉平行。**花**：花葶圆柱形，1/4～1/2被叶鞘；总苞2裂，宿存；伞形花序球形，具多数且密集的花，小花梗近等长；花小，白色、绿白色至淡紫色；花被片6，雄蕊6，花丝比花被片长1.5倍。**果**：蒴果，室背开裂。**种子**：种子黑色。花果期6—8月。

【生境分布】生于山野林荫、草甸。分布于我国东北、华北及陕西、甘肃、安徽、浙江、河南、湖北、四川等地。

【药用部位（药材名称）】鳞茎（茖葱）、全草（天韭）。

【采收加工】茖葱：夏秋季采挖，洗净，鲜用。天韭：夏秋采收，洗净，鲜用。

【临床应用】茖葱：辛，温；归肺经。散瘀，止血，解毒；用于跌打损伤，血瘀肿痛，衄血，疮痈肿痛。天韭：辛，温。止血，散瘀，镇痛；用于衄血，瘀血，跌打损伤。

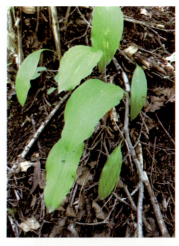
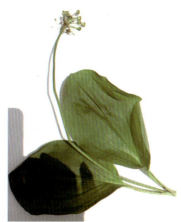
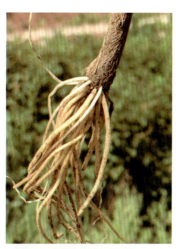
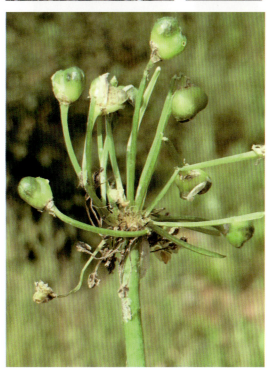
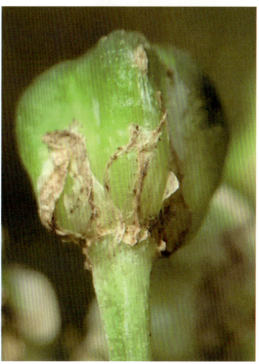

韭

【基　　原】百合科葱属植物韭 *Allium tuberosum* Rottler ex Sprengle

【别　　名】韭、韭菜。

【形态特征】多年生草本。**茎**：根状茎横生；鳞茎簇生，近圆柱状，外皮暗黄色至黄褐色，破裂成网状纤维状。**叶**：叶条形，扁平，实心，比花葶短，边缘平滑。**花**：花葶圆柱状，常具2纵棱，下部被叶鞘；总苞单侧开裂或2～3裂，宿存；伞形花序半球状或近球状，具多数但较稀疏的花；小花梗近等长，基部具小苞片；花白色，花被片常具中脉，内轮被片矩圆状倒卵形，先端尖或钝，外轮被片常较窄；花丝等长，为花被片长度的2/3～4/5，基部合生并与花被片贴生。果实：倒圆锥状球形，具3圆棱，外壁具细的疣状突起。**种子**：黑色，具多棱。花果期7—9月。

【生境分布】全国各地均有栽培。

【药用部位（药材名称）】种子（韭子、韭菜子）、全草（韭菜）、根及鳞茎（韭根）。

【采收加工】韭子（韭菜子）：秋季果熟时采收，将果实摘下，晒干，搓出种子，簸净果皮及杂质。韭菜：四季可采，鲜用。韭根：全年可采，洗净，鲜用或晒干。

【临床应用】韭子（韭菜子）：辛、甘，温；归肝、肾经。补益肝肾，壮阳固精；用于肾虚阳痿，腰膝酸软，遗精，尿频，尿浊，带下清稀。韭菜：辛，温；归肝、胃、肾、肺、脾经。补肾，温中行气，散瘀，解毒；用于肾虚阳痿，里寒腹痛，噎膈反胃，胸痹疼痛，衄血，吐血，尿血，痢疾，痔疮，痈疮肿毒，漆疮，跌打损伤。韭根：辛，温；归脾、胃经。温中，行气，散瘀，解毒；用于里寒腹痛，食积腹胀，胸痹疼痛，赤白带下，衄血，吐血，漆疮，疮癣，跌打损伤。

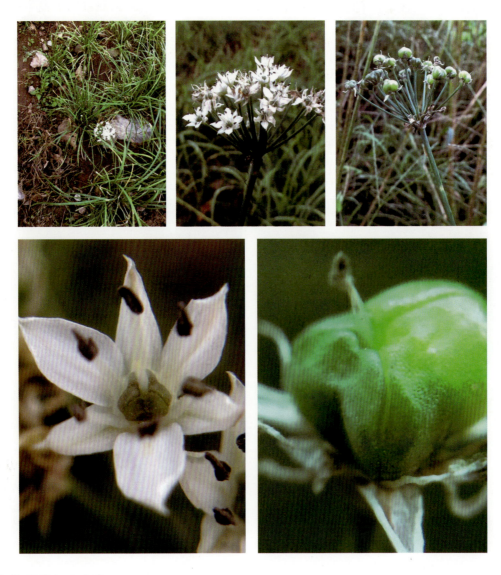

蒜

【基　　原】百合科葱属植物蒜 *Allium sativum* L.

【别　　名】大蒜。

【形态特征】多年生草本。茎：鳞茎球状至扁球状，常由多数肉质瓣状的小鳞茎紧密排列而成，外面被数层白色或带紫色的膜质外皮。叶：叶基生；叶宽条形至条状披针形，扁平，先端长渐尖，比花葶短，基部鞘状。花：花葶圆柱状，中部以下被叶鞘；总苞具长喙；伞形花序密具珠芽，间有数花，小花梗纤细；小花苞片大，卵形，膜质，具短尖，花常为淡红色，花被片披针形至卵状披形；子房球状，花柱不伸出花被外。花果期7—10月。

【生境分布】全国各地均有栽培。

【药用部位（药材名称）】鳞茎（大蒜）、花葶（蒜梗、蒜薹）。

【采收加工】大蒜：在花葶采收后20～30天采挖蒜头，除去残茎及泥土，置通风处阴干。花葶：花未开时采收，阴干。

【临床应用】大蒜：辛，温；归脾、胃、肺、大肠经。温中行滞，解毒，杀虫；用于脘腹冷痛，痢疾，泄泻，肺痨，百日咳，感冒，痈疖肿毒，肠痈，癣疮，蛇虫咬伤，钩虫病，蛲虫病，带下阴痒，疟疾，喉痹，水肿。花葶：用于疮肿湿毒。

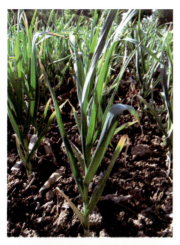
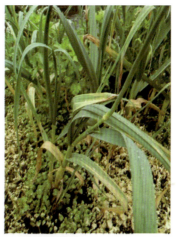
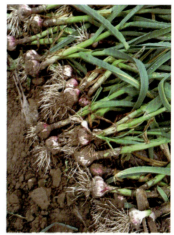
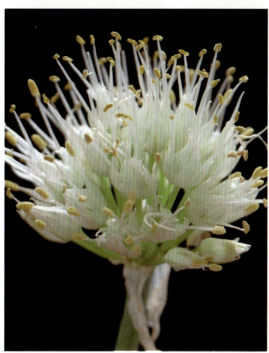
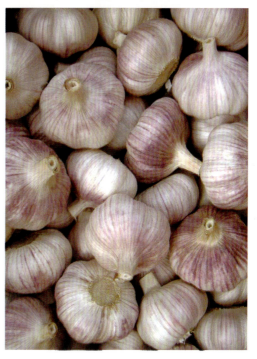

山韭

【基　　原】百合科葱属植物山韭 Allium senescens L.

【别　　名】萑（菜）、山葱（韭）。

【形态特征】多年生草本。**茎：** 根状茎粗壮，横生；鳞茎单生或数枚聚生，近狭卵状圆柱形或近圆锥状，外皮灰黑色至黑色，膜质，内皮白色，有时带红色。**叶：** 叶狭条形至宽条形，肥厚，基部近半圆柱状，上部扁平，有时略呈镰状弯曲，短于或稍长于花葶，先端钝圆，叶缘和纵脉有时具极细的糙齿；花葶圆柱状，常具2纵棱，下部被叶鞘。**花：** 总苞2裂，宿存；伞形花序半球状至近球状，具多而稍密集的花；小花梗近等长，常比花被片长2～4倍，基部常具小苞片；花紫红色至淡紫色，内轮矩圆状卵形至卵形，花丝与花被片等长或较长，花柱伸出花被外。**果：** 蒴果椭圆形，六棱。花果期7—9月。

【生境分布】生于山坡、草地或林缘。分布于我国东北及河北、山西、陕西、山东、江苏、河南、湖北等地。

【药用部位（药材名称）】全草（山韭）。

【采收加工】夏秋间采收，洗净，鲜用。

【临床应用】咸，平；归脾、肾经。健脾开胃，补肾缩尿；用于脾胃气虚，饮食减少，肾虚不固，小便频数。

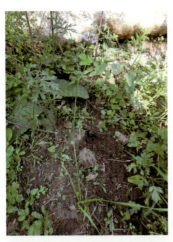
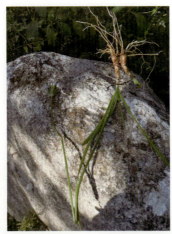
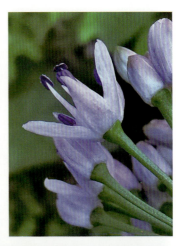
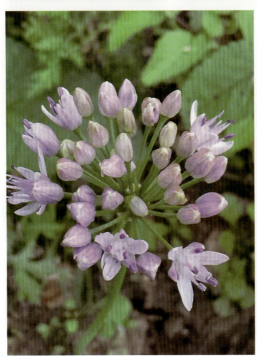
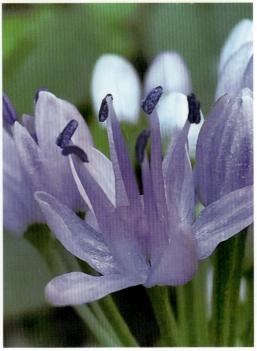

黄精

【基　　原】百合科黄精属植物黄精 *Polygonatum sibiricum* Red.

【别　　名】鸡头黄精、黄鸡菜、笔管菜、爪子参、老虎姜、鸡爪参。

【形态特征】多年生草本。**茎**：根状茎圆柱状，结节膨大，节间两边粗细不等，粗端有短分枝；茎直立或有时呈攀缘状。**叶**：叶轮生，每轮4～6枚，条状披针形，先端拳卷或弯曲成钩。**花**：花序通常具2～4朵花，呈伞形状，总花梗长1～2 cm，小花梗稍短，俯垂；苞片位于花梗基部，膜质，钻形或条状披针形，具1脉；花被乳白色至淡黄色，花被筒中部稍缢缩，裂片长约4 mm。**果**：浆果黑色。花果期5—9月。

【生境分布】生于林下、灌丛、山坡。分布于我国东北、华北、西北、华东及河南等地。

【药用部位（药材名称）】根茎（黄精、鸡头黄精）。

【采收加工】春秋季采挖，除去须根，洗净，置沸水中略烫或蒸至透心，干燥。

【临床应用】甘，平；归脾、肺、肾经。补气养阴，健脾，润肺，益肾；用于脾胃虚弱，体倦乏力，口干食少，肺虚燥咳，精血不足，内热消渴。

【编者之见】中药材"黄精"，按2020年版《中国药典》为百合科植物滇黄精、黄精或多花黄精的干燥根茎，按《中药大辞典》基原还包括百合科囊丝黄精、热河黄精、卷叶黄精等。

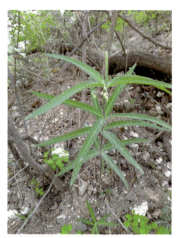
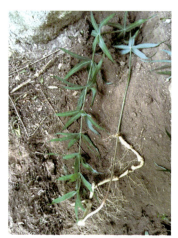
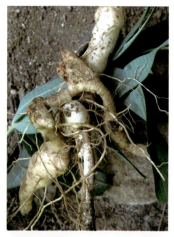
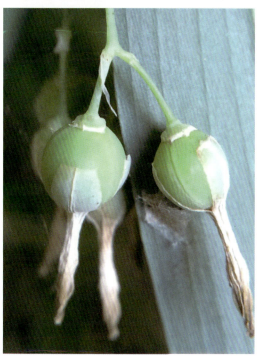
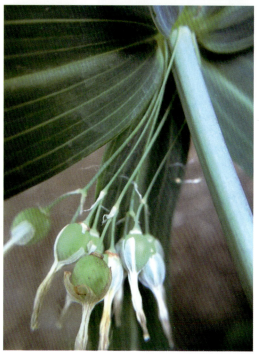

轮叶黄精

【基　　原】百合科黄精属植物轮叶黄精 Polygonatum verticillatum (L.) All.

【别　　名】红果黄精、地吊。

【形态特征】多年生草本。茎：根状茎具节，节间长 2～3 cm，一端粗一端细，粗端具短分枝，少有根状茎为连珠状；地上茎单一，直立。叶：叶常为 3 叶轮生，稀对生或互生；叶长圆状披针形、条状披针形或条形，顶端尖至渐尖。花：花 1～4 朵腋生组成花序；总花梗长 1～2 cm，花梗长 3～10 mm；苞片无或微小，生于花梗上；花被淡黄色或淡紫色。果：浆果球形，熟时红色。花果期 5—10 月。

【生境分布】生于林下、山坡草地。分布于我国西北及云南、四川、河北、山西、辽宁、山东等地。

【药用部位(药材名称)】根茎（老虎姜、羊角参）。

【采收加工】春秋季采挖，除去茎叶及须根，洗净，蒸后晒干。

【临床应用】甘、微苦，凉。补脾润肺，养肝，解毒消痈；用于脾胃虚弱，阴虚肺燥，咳嗽咽干，肝阳上亢，头晕目眩，疮痈肿痛。

【编者之见】按 2020 年版《中国药典》，轮叶黄精的根茎并非中药材"黄精"的正品。

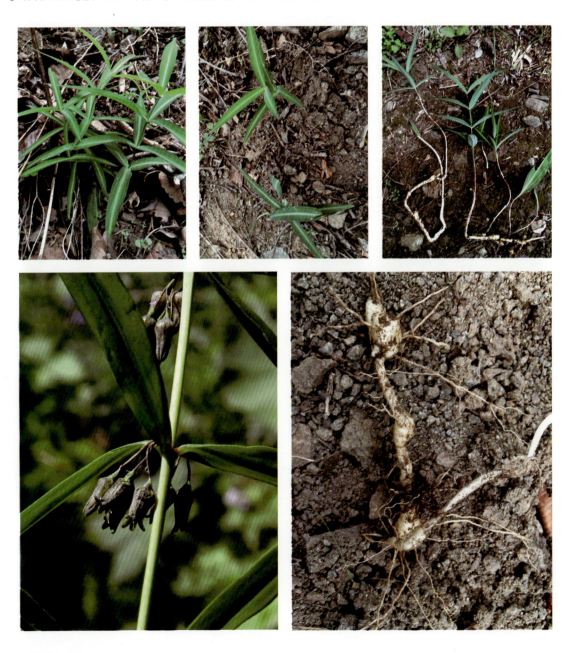

热河黄精

【基　　原】百合科黄精属植物热河黄精 Polygonatum macropodium Turcz.

【别　　名】小叶珠、多花黄精。

【形态特征】多年生草本。茎：根状茎圆柱形，直径 1～2 cm；地上茎高 30～100 cm。叶：叶互生，卵形至卵状椭圆形，少有卵状矩圆形，先端尖。花：花序具（3）4～12（17）花，近伞房状，总花梗长 3～5 cm，花梗长 0.5～1.5 cm；苞片无或极小，位于花梗中部以下；花被白色或带红点，花丝具 3 狭翅，呈皮屑状粗糙。果：浆果深蓝色。花果期 5—9 月。

【生境分布】生于林下、灌丛、阴坡。分布于我国辽宁、河北、山西、山东等地。

【药用部位（药材名称）】根茎（黄精、玉竹）。

【采收加工】同植物"黄精"项下。

【临床应用】同植物"黄精"项下。

【编者之见】按《中药大辞典》，热河黄精的根茎习做中药材"黄精"使用，但非正品。按 2020 年版《中国药典》，中药材"玉竹"的基原仅玉竹 Polygonatum odoratum (Mill.) Druce 一种；热河黄精等多种植物的根茎虽可习作中药材"玉竹"使用，但非正品。

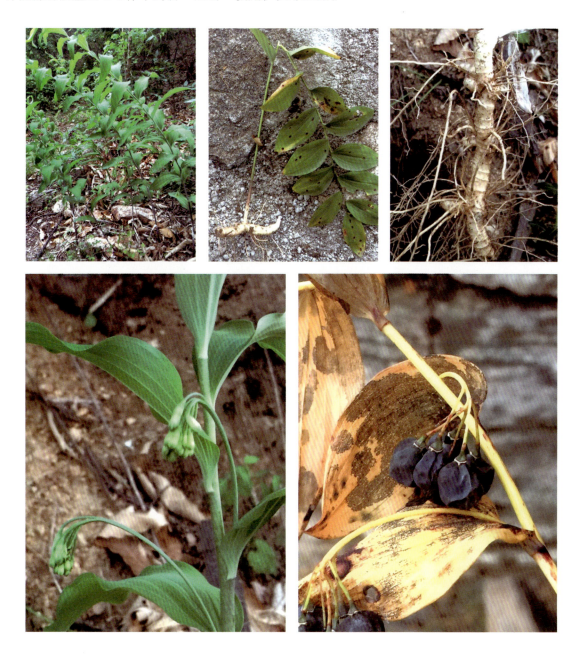

玉竹

【基　　原】百合科黄精属植物玉竹 Polygonatum odoratum (Mill.) Druce

【别　　名】地管子、葳蕤、铃铛菜、毛管菜、白豆子、靠山竹、山铃子草、山姜、连（西）竹等。

【形态特征】多年生草本。**茎**：根茎横走，肉质，黄白色，密生多数细小的须根；地上茎单一，向一边斜倾，具棱。**叶**：叶互生；叶7～12枚，无柄，叶椭圆形至卵状长圆形，先端钝尖或急尖，基部楔形，全缘，上面绿色，下面淡粉白色，叶脉隆起。**花**：花腋生，通常1～3朵簇生，总花梗长1～1.5 cm，无苞片或有线状披针形苞片；花被筒状，黄绿色至白色，先端6裂，裂片卵圆形，常带绿色；雄蕊6，着生于花被筒的中部，花丝扁平丝状，花药狭长圆形，黄色；子房上位，具细长花柱，柱头头状。**果**：浆果球形，成熟后蓝黑色。花果期4—9月。

【生境分布】生于林下、山坡阴湿处。分布于我国东北、华北、华东及甘肃、青海、河南、湖北、湖南等地；有栽培。

【药用部位（药材名称）】根茎（玉竹）。

【采收加工】秋季采挖，除去须根，洗净，晒至柔软后反复揉搓和晾晒至无硬心，晒干；或蒸透后揉至半透明，晒干。

【临床应用】甘，微寒；归肺、胃经。养阴润燥，生津止渴；用于肺胃阴伤，燥热咳嗽，咽干口渴，内热消渴。

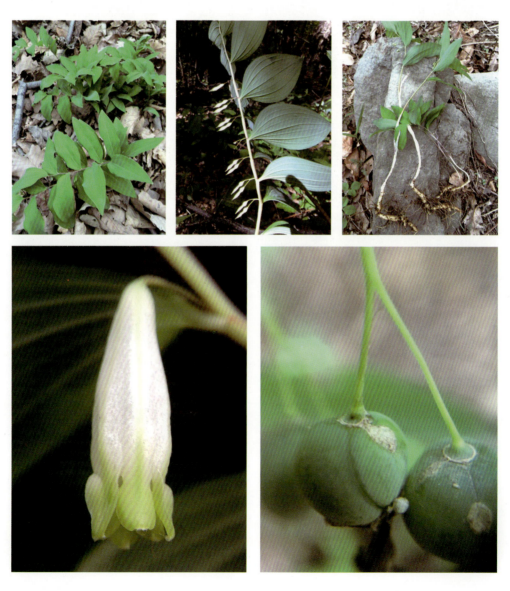

卷丹

【基　　原】百合科百合属植物卷丹 *Lilium lancifolium* Thunb.

【别　　名】虎皮（宜兴、南京）百合、倒垂莲、药（黄）百合。

【形态特征】多年生草本。**茎**：茎带紫色，有白色绵毛。**叶**：叶互生；叶披针形或线状披针形，向上渐小成苞片状；叶腋内常有珠芽。**花**：花序总状；花橘红色，内面密生紫黑色斑点；花被片开放后向外反卷；花药紫色。**果**：蒴果长圆形至倒卵形。花果期6—10月。

【生境分布】生于山坡灌木林下、草地、路边、水旁。分布于我国华东及湖南、河南、河北、山东、吉林等地。

【药用部位（药材名称）】鳞茎（百合）、种子（百合子）、花（百合花）。

【采收加工】百合：秋季采挖，洗净，剥取鳞叶，置沸水中略烫，干燥。百合子：夏秋季采收，晒干备用。百合花：6—7月采摘，阴干或晒干。

【临床应用】百合：甘，寒，归心、肺经。养阴润肺，清心安神；用于阴虚久咳，痰中带血，虚烦惊悸，失眠多梦，精神恍惚。百合子：甘、苦，凉；归大肠经。清热凉血；用于肠风下血。百合花：甘、苦，微寒；归肺经。清热润肺，宁心安神；用于咳嗽痰少或黏，眩晕，夜寐不安，天疱湿疮。

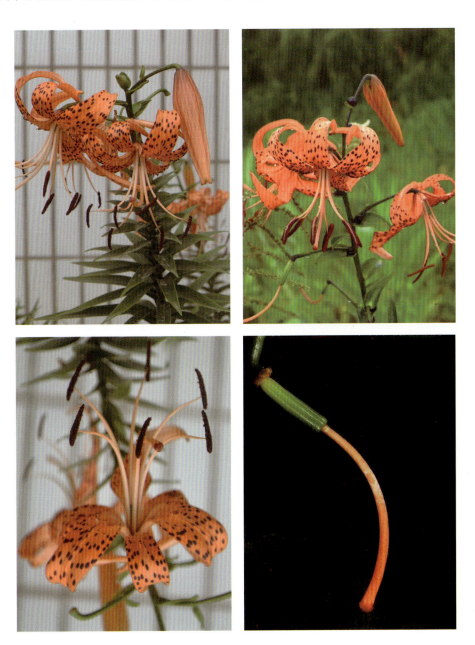

细叶百合

【基　　原】百合科百合属植物细叶百合山丹 *Lilium pumilum* DC.

【别　　名】山丹。

【形态特征】形态与植物"卷丹"相似。两者的主要区别：山丹的叶线形，长 3.5～9 cm，宽 1.5～3 mm；花瓣鲜红色，通常无斑点。卷丹的叶狭披针形至长圆状披针形，长 6.5～15 cm，宽 1～1.8 cm；花瓣橙红色，具紫黑色斑点。

【生境分布】生于山坡草地、林缘。分布于我国东北、西北、华北及河南、山东等地。

【药用部位（药材名称）】同植物"卷丹"项下。

【采收加工】同植物"卷丹"项下。

【临床应用】同植物"卷丹"项下。

【编者之见】中药材"百合"，按 2020 年版《中国药典》为百合科卷丹、百合或细叶百合的干燥肉质鳞叶，按《中药大辞典》为百合科百合、细叶百合、麝香百合及其同属多种植物鳞茎的鳞叶，按《中华本草》为百合科植物百合、卷丹、山丹、川百合等的鳞茎。

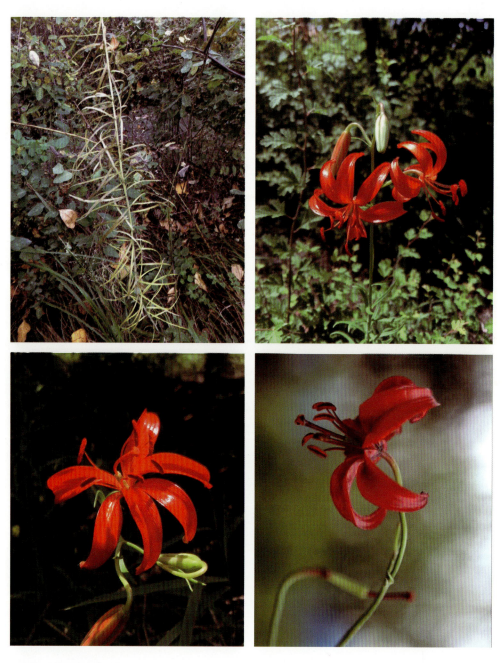

藜芦

【基　　原】百合科藜芦属植物藜芦 *Veratrum nigrum* L.

【别　　名】黑（大叶）藜芦、山葱、棕包头、人头发、七厘丹。

【形态特征】多年生草本。**茎：** 茎粗壮，基部残留黑色的网状叶鞘纤维。**叶：** 叶互生；叶无叶柄或茎上部叶具短柄；叶椭圆形、宽卵状椭圆形或卵状披针形，先端锐尖或渐尖，两面无毛。**花：** 圆锥花序；侧生总状花序常具雄花，顶生总状花序常较侧生花序长 2 倍以上，几乎全部为两性花，总轴和分枝轴密被白色绵状毛；花被片 6，开展或略反折，长圆形，全缘，黑紫色；雄蕊 6，花药肾形，花柱 3。**果：** 蒴果卵圆形，具 3 钝棱。**种子：** 种子扁平，具膜质翅。花果期 7—9 月。

【生境分布】生于山坡林下、草丛。分布于我国东北、华北及陕西、甘肃、山东、河南、湖北、四川、贵州等地。

【药用部位（药材名称）】根及根茎（藜芦）。

【采收加工】5—6 月未抽花葶前采挖，除去茎叶，晒干或烘干。

【临床应用】苦、辛，寒，有毒；归肺、胃、肝经。涌吐风痰，杀虫；用于中风痰壅，癫痫，疟疾，疥癣，恶疮。

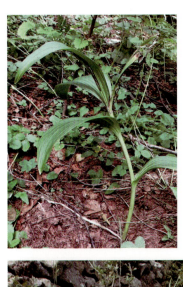
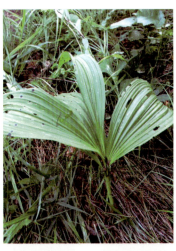
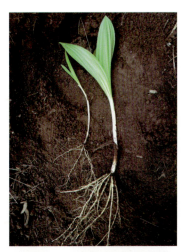
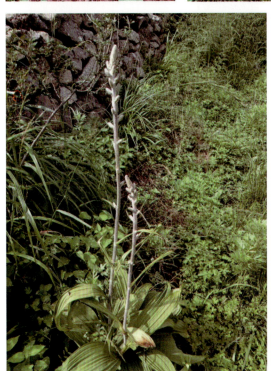
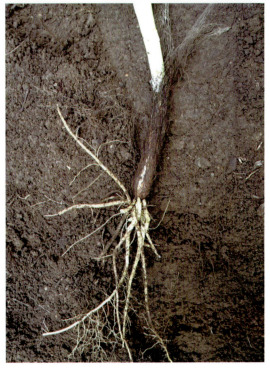

铃兰

【基　　原】百合科铃兰属植物铃兰 *Convallaria majalis* Linn.
【别　　名】草玉铃、君影草、香水花、芦藜花、鹿铃草、铃铛花、小芦藜、草寸香。
【形态特征】多年生草本。根：须根多数。茎：根茎细长，匍匐生长。叶：叶基生，2～3枚，叶卵形或椭圆形，先端急尖，基部楔形下延呈鞘状互抱的叶柄，叶脉弧形多条。花：花葶高 15～30 cm，稍外弯，总状花序偏向一侧；苞片披针形，膜质，短于花梗；花乳白色，阔钟形，下垂，花被先端6裂，裂片卵状三角形，向外反卷；雄蕊6，花丝短；花柱柱状，比花被短。果：浆果球形，熟时红色。种子：种子扁圆形或双凸形，表面有网纹。花果期5—7月。
【生境分布】生于山地阴坡潮湿处或沟边。分布于我国东北、华北、西北、华东及河南、湖南等地。
【药用部位(药材名称)】全草或根（铃兰）。
【采收加工】7—9月采挖，去净泥土，晒干。
【临床应用】甘，苦，温；有毒。温阳利水，活血祛风；用于充血性心力衰竭，风湿性心脏病，阵发性心动过速，浮肿。

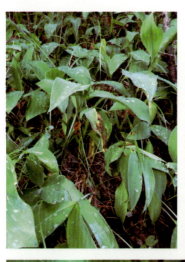
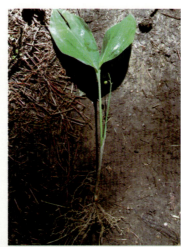
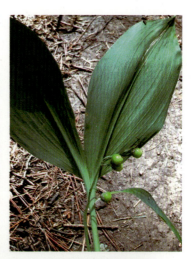
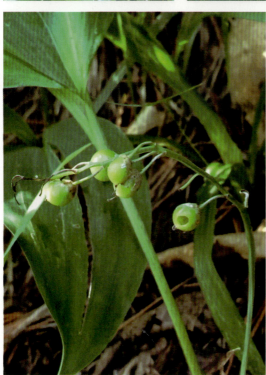
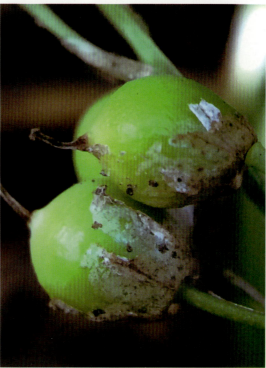

鹿药

【基　　原】百合科鹿药属植物鹿药 *Smilacina japonica* A. Gray

【别　　名】九层楼、盘龙七、偏头七、螃蟹七、白窝儿七、狮子七、山糜子。

【形态特征】多年生草本。**根**：须根多数。**茎**：根茎横走，略呈圆柱状，有时具膨大结节，肉质肥厚；地上茎单生，直立，有粗毛，中部以上具粗伏毛，下部有鳞片。**叶**：叶互生，着生于茎的上半部，叶4～9片，叶矩圆形、椭圆形或长圆形，先端渐尖，基部圆形，两面疏被粗毛或近无毛。**花**：圆锥花序顶生，花序具粗短毛；花单生，花小，白色，花被片6，分离或仅基部稍合生，长圆形或长圆状倒卵形；雄蕊6，花丝基部贴生于花被片上，花柱与子房近等长，柱头几不裂。**果**：浆果近球形，初绿色，有紫斑，成熟时黄色、淡黄色或红色。**种子**：种子1～2颗。花果期5—9月。

【生境分布】生于林下、山坡阴处。分布于我国西南、西北、东北、华北等地。

【药用部位（药材名称）】根茎及根（鹿药）。

【采收加工】春秋季采挖，洗净，晒干。

【临床应用】甘、苦，温。补气益肾，祛风除湿，活血调经；用于劳伤，阳痿，偏头痛，风湿疼痛，跌打损伤，乳痈，月经不调。

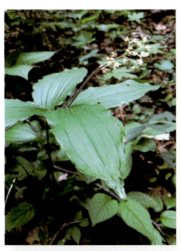
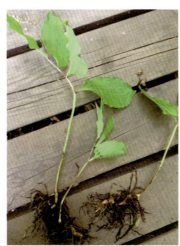
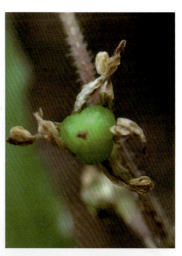
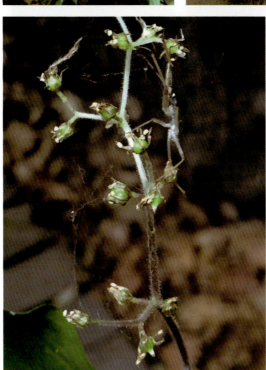
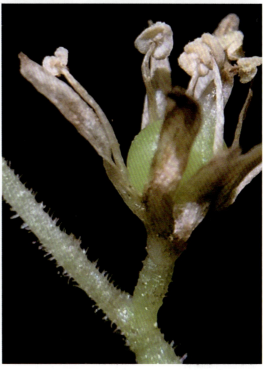

曲枝天门冬

【基　　原】百合科天门冬属植物曲枝天门冬 Asparagus trichophyllus Bunge.
【别　　名】曲枝（毛叶、糙叶）天冬、霸天王、抓地龙。
【形态特征】多年生草本。根：根细，稍显肉质。茎：茎近直立，光滑，中上部呈"之"字形；分枝基部先下弯而后上升，呈半圆形弯曲，小枝具软骨质齿；叶状枝在茎的第3回分枝上轮生，常4～8枚一簇，刚毛状，略具4～5棱，直立或稍弯曲，常略贴伏于小枝上，具明显的软骨质齿。叶：叶退化成鳞片状；茎上部鳞片状叶的基部具刺状距或成硬刺，分枝上的距不明显。花：花常2朵对生于叶腋，单性，雌雄异株，绿黄色或稍带紫色，花梗中部稍上部位具关节；雄花花被片6，披针形，雄蕊6，花丝中部以下贴生于花被片上，花药近长圆形；雌花小。果：浆果球形，成熟时红色。种子：种子黑色。花果期5—8月。
【生境分布】生于山地、灌丛、田边、荒地。分布于我国华北、西北及辽宁等地。
【药用部位（药材名称）】块根（曲枝天冬）。
【采收加工】春秋季采收，除去泥土，晒干。
【临床应用】甘、苦，凉；归肝经。祛风除湿；用于风湿性腰腿痛，局部性浮肿；外用治疮疡，瘙痒症，渗出性皮肤病，疮疖红肿。

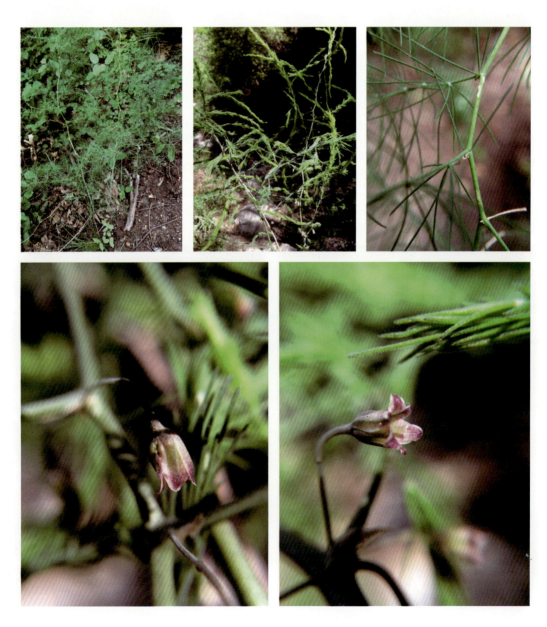

舞鹤草

【基　　原】百合科舞鹤草属植物舞鹤草 Maianthemum bifolium (L.) F. W. Schmidt

【别　　名】二叶舞鹤草。

【形态特征】多年生草本。**茎**：根状茎细长，横走，有节，节上生须根；地上茎高 8～25 cm。**叶**：基生叶 1 枚，有长叶柄，花期凋萎；茎生叶常 2 枚，稀 3 枚，互生于茎的上部，叶三角状卵形，先端急尖至渐尖，基部心形，叶柄长 1～2 cm。**花**：总状花序直立，有花 10～25 朵；花序轴有柔毛或乳头状突起；花白色，单生或成对，花被片矩圆形；花梗细，长约 5 mm，顶端有关节；花丝短于花被片，花药卵形，黄白色。**果**：浆果，红色至紫红色。**种子**：种子卵圆形，种皮黄色，有颗粒状皱纹。花果期 5—9 月。

【生境分布】生于高山林下潮湿腐殖质土壤。分布于我国东北、华北、西北及四川等地。

【药用部位（药材名称）】全草（二叶舞鹤草）。

【采收加工】7—8 月采收，鲜用或晒干。

【临床应用】酸，微寒；归肝经。凉血止血，清热解毒；用于吐血，尿血，月经过多，外伤出血，疮痈肿痛。

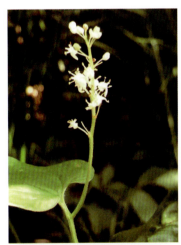
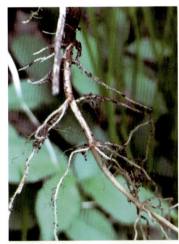
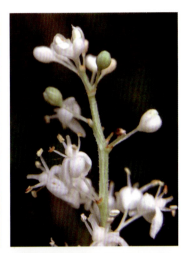
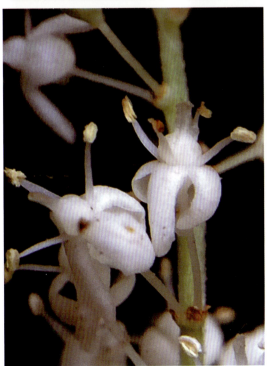
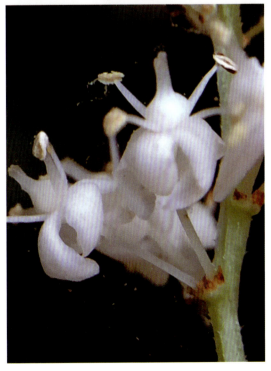

薯蓣科

穿龙薯蓣

【基　　原】薯蓣科薯蓣属植物穿龙薯蓣 *Dioscorea nipponica* Makino

【别　　名】穿（串）山龙、穿山薯蓣、穿地龙、穿山骨、土山薯、铁根薯、野（狗）山药等。

【形态特征】多年生缠绕藤本。茎：根茎横走，圆柱形，木质化，多分枝，栓皮层显著剥离；地上茎左旋，圆柱形，近无毛。叶：叶互生；叶掌状心形，叶形变化较大，边缘作不等大的三角状浅裂、中裂或深裂，裂片近全缘。花：穗状花序；花单性，雌雄异株；雄花序腋生，花序基部常由2～4朵集成小伞状，花序顶端常为单花；苞片披针形，顶端渐尖；花被碟形，6裂，裂片顶端钝圆；雄蕊6，柱头3裂。果：蒴果三棱形，棱翅状，顶端凹入，基部近圆形。种子：种子有薄翅，上方呈长方形。花果期6—10月。

【生境分布】生于山坡、林边、山脊、路旁、灌丛、沟边。分布于我国东北、华北及陕西等地。

【药用部位（药材名称）】根茎（穿山龙）。

【采收加工】春秋季采挖，洗净，除去须根和外皮，晒干。

【临床应用】甘，苦，温；归肝、肾、肺经。祛风除湿，舒筋通络，活血止痛，止咳平喘；用于风湿痹病，关节肿胀，疼痛麻木，跌扑损伤，闪腰岔气，咳嗽气喘。

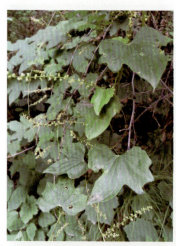
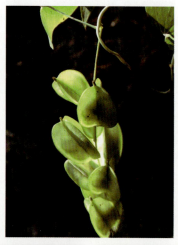
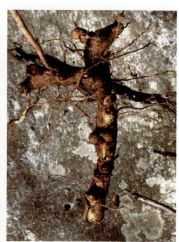
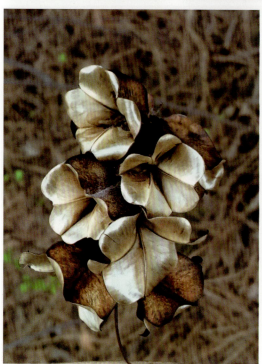
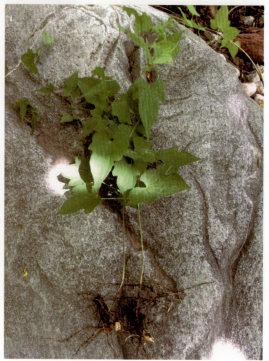

薯蓣

【基　　原】薯蓣科薯蓣属植物薯蓣 *Dioscorea opposita* Thunb.

【别　　名】（白）山药、白苕、野白薯、山板薯、野脚板薯、土（山、野）薯、山芋等。

【形态特征】多年生缠绕草质藤本。茎：块茎长圆柱形，直伸；地上茎常略带紫红色，右旋，无毛。叶：单叶，茎下部叶互生，中部以上叶对生，稀3叶轮生；叶变异大，卵状三角形、宽卵形或戟形，顶端渐尖，基部深心形、宽心形或近截形，边缘或有3浅裂至深裂，中裂片卵状椭圆形至披针形，侧裂片耳状；叶腋内常有珠芽。花：雌雄异株；雄花序穗状，近直立，数枚簇，苞片和花被片有紫褐色斑点，雄蕊6；雄花序穗状，下垂，苞片2。果：蒴果倒卵圆形，具3翅。种子：种子四周具薄翅。花果期6—11月。

【生境分布】生于山坡、山谷林下、路旁、灌丛、杂草中。分布于我国南北各地；多有栽培。

【药用部位（药材名称）】块茎（山药）、茎叶（山药藤）、珠芽（零余子）。

【采收加工】山药：冬季茎叶枯萎后采挖，切去根头，洗净，除去外皮和须根，干燥，习称"毛山药片"；或除去外皮，趁鲜切厚片，干燥，称为"山药片"；也有选择肥大顺直的干燥山药，置清水中，浸至无干心，闷透，切齐两端，用木板搓成圆柱状，晒干，打光，习称"光山药"。山药藤：7—10月采收，鲜用或切段晒干。零余子：秋季采收，鲜用或切片晒干。

【临床应用】山药：甘，平；归脾、肺、肾经。补脾养胃，生津益肺，补肾涩精；用于脾虚食少，久泻不止，肺虚喘咳，肾虚遗精，带下，尿频，虚热消渴。山药藤：甘，平；用于皮肤湿疹，丹毒。零余子：甘，平；归肾经。补虚，益肾，强腰；用于虚劳。

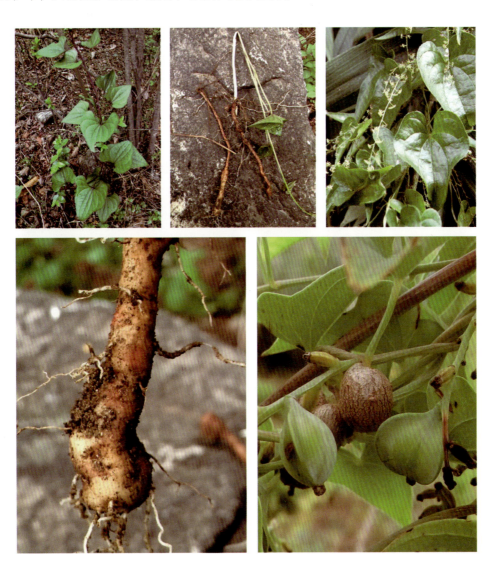

鸢尾科

射干

【基　　原】鸢尾科射干属植物射干 *Belamcanda chinensis* (L.) DC.

【别　　名】乌扇、扁竹、绞剪草、剪刀草、山蒲扇、野萱花、蝴蝶花。

【形态特征】多年生草本。**根**：须根多数，黄褐色。**茎**：根状茎匍匐，鲜黄色，略呈不规则节结状；茎直立。**叶**：叶2列，嵌叠状互生，扁平，广剑形，常带白粉，先端渐尖，基部抱茎，具多条平行叶脉。**花**：总状花序顶生，2叉分歧；花梗基部具膜质苞片，苞片卵形至卵状披针形；花被6，2轮，内轮3片较小，花被片椭圆形，先端钝圆，基部狭，橙红色，具暗红色斑点；雄蕊3，花柱棒状，柱头浅3裂。**果**：蒴果椭圆形，具3棱，成熟时3瓣裂。**种子**：种子黑色，近球形。花果期7—10月。

【生境分布】生长于山坡、草原、田野旷地。分布全国各地；有栽培。

【药用部位（药材名称）】根茎（射干）。

【采收加工】春初刚发芽或秋末茎叶枯萎时采挖，除去须根及泥沙，干燥。

【临床应用】苦，寒；归肺经。清热解毒，消痰，利咽；用于热毒痰火郁结，咽喉肿痛，痰涎壅盛，咳嗽气喘。

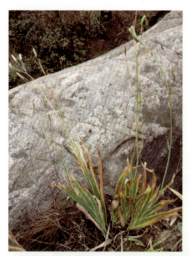
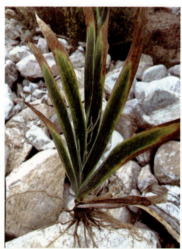
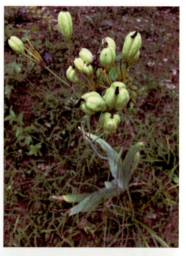
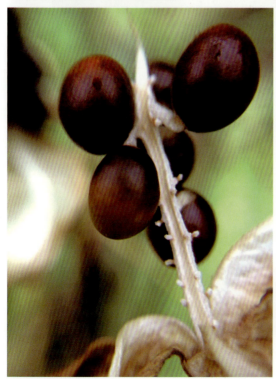
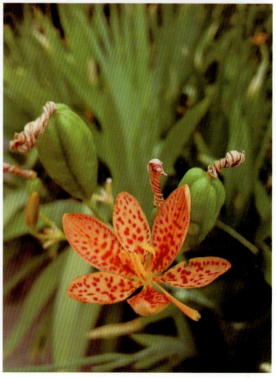

胡麻科

芝麻

【基　　原】胡麻科胡麻属植物芝麻 *Sesamum indicum* L.

【别　　名】胡（脂、油）麻。

【形态特征】1 年生草本。**茎**：茎直立，钝四棱形，具沟槽，分枝或不分枝，中空或具有白色髓部，微有毛。**叶**：叶矩圆形或卵形，下部叶常掌状 3 裂，中部叶有齿缺，上部叶近全缘；叶柄长 1 ~ 5 cm。**花**：花 1 ~ 3 朵生于叶腋；花萼裂片披针形，被柔毛；花冠筒状，白色，常带紫红色或黄色；雄蕊 4。**果**：蒴果矩圆形，有纵棱，直立，被毛，分裂至中部或至基部。**种子**：种子黑色或白色。花果期 7—10 月。

【生境分布】全国各地均有栽培。

【药用部位（药材名称）】黑色种子（黑芝麻、乌芝麻）、果壳（芝麻壳）、脂肪油（麻油）。

【采收加工】黑色种子：8—9 月果实呈黄黑时采收，割取全株，捆扎成小把，顶端向上，晒干，打下种子，去除杂质后再晒干。芝麻壳：果实成熟时，留取果壳。麻油：成熟种子用压榨法得到脂肪油。

【临床应用】黑色种子：甘，平；归肝、脾、肾经。补益肝肾，养血益精，润肠通便；用于肝肾不足所致头晕耳鸣、腰脚痿软、须发早发、肌肤干燥、肠燥便秘，妇人乳少，痈疮湿疹，风癫痫疬，小儿瘰疬，汤火伤，痔疮。芝麻壳：用于半身不遂，烫伤。麻油：甘，微寒，无毒；归大肠经。润燥通便，解毒，生肌；用于肠燥便秘，蛔虫或食积腹痛，疮肿，溃疡，疥癣，皮肤皲裂，润肺。

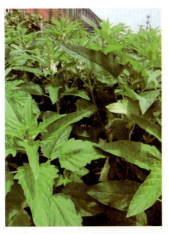
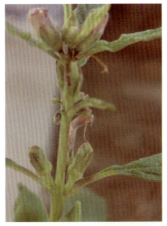
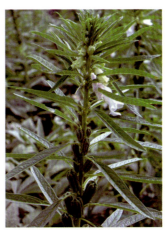
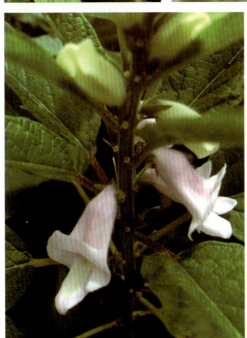
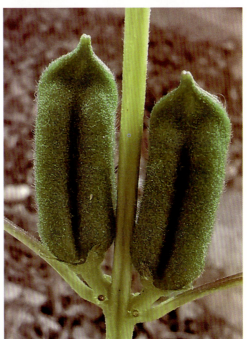

列当科

黄花列当

【基　　原】列当科列当属植物黄花列当 Orobanche pycnostachya Hance

【别　　名】独根草。

【形态特征】2年至多年生草本。茎：茎直立，不分枝，基部稍膨大；全株密被腺毛。叶：叶卵状披针形或披针形，干后黄褐色。花：花序穗状，圆柱形，具多数花；苞片卵状披针形，先端渐尖；花萼2深裂至基部，裂片再2裂，小裂片狭披针形或近线形，不等长；花冠黄色，筒中部稍弯曲，在花丝着生处稍上方缢缩，向上稍增大，上唇2浅裂，偶见顶端微凹，下唇长于上唇，3裂，中裂片常较大，全部裂片近圆形，边缘波状或具不规则的小圆齿；雄蕊4，花丝基部稍膨大并疏被腺毛，花药长卵形，花柱稍粗壮，柱头2浅裂。果：蒴果长圆形。种子：种子长圆形，表面具网状纹饰，网眼底部具蜂巢状凹点。花果期4—8月。

【生境分布】生于沙丘、山坡、草原，主要寄生于蒿属植物的根上。分布于我国东北、华北及陕西、山东、安徽、河南等地。

【药用部位(药材名称)】全草(列当)。

【采收加工】春夏季采收，洗去泥沙和杂质，晒至七八成干，扎成小把，再晒至全干。

【临床应用】甘，温；归肾、肝、大肠经。补肾壮阳，强筋骨，润肠；用于肾虚阳痿，遗精，宫冷不孕，小儿佝偻病，腰膝冷痛，盘骨软弱，肠燥便秘，外用治小儿肠炎。

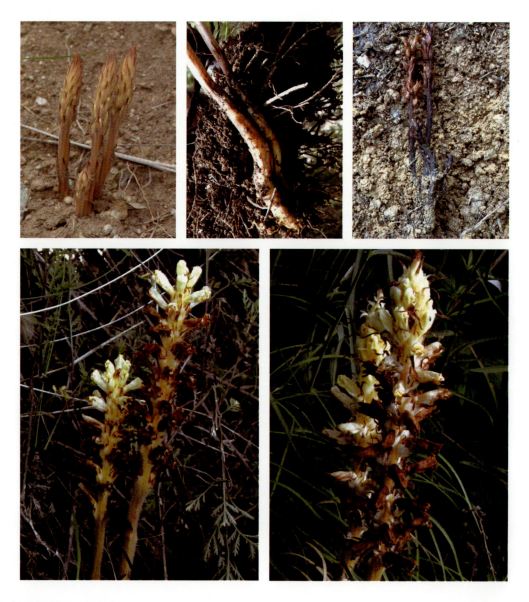

列当

【基　　原】列当科列当属植物列当 *Orobanche coerulescens* Steph.

【别　　名】紫花列当、草苁蓉、独根草、兔子拐棒。

【形态特征】形态与植物"黄花列当"相似。两者的主要区别：黄花列当的花序密穗状，被腺毛，花冠淡黄色或白色；列当的花序长穗状，被蛛丝状绵毛，花冠淡紫色或蓝紫色。

【生境分布】生于沙丘、山坡、沟边草地，常寄生于蒿属植物的根上。分布于我国东北、华北、西北及山东、湖北、四川、云南、西藏等地。

【药用部位（药材名称）】全草（列当）。

【采收加工】同植物"黄花列当"项下。

【临床应用】同植物"黄花列当"项下。

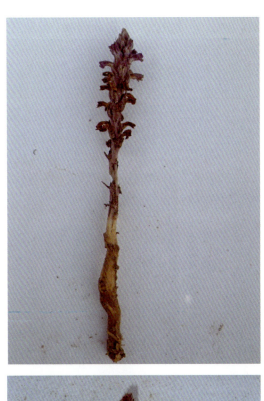
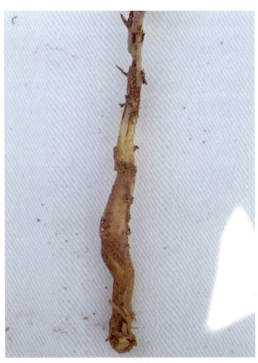
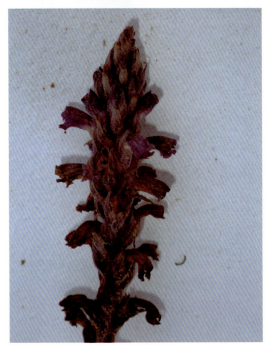
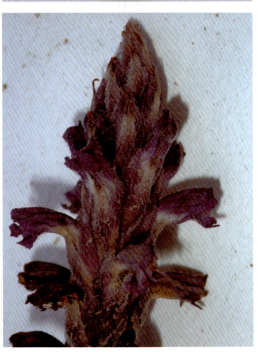

胡桃科

核桃楸

【基　　原】胡桃科胡桃属植物核桃楸 Juglans Mandshurica Maxim.

【别　　名】马（麻、山）核桃、马核果、楸马核果、胡桃楸。

【形态特征】落叶乔木。茎：树皮暗灰色，浅纵裂；小枝具柔腺毛。叶：奇数羽状复叶，小叶9～17；小叶椭圆形至长椭圆形，先端渐尖，基部歪斜或截形，边缘具细锯齿，表面深绿色，背面色淡，脉上被短柔毛。花：花单性，雌雄同株；雄葇荑花序腋生，下垂，先叶开放，雄花具短柄，有1枚苞片及1～2枚小苞片，花被片3～4，常有雄蕊12；雌花序穗状，顶生，直立，有雌花4～10朵，花被片4，披针形或线状披针形，被柔毛，苞片及小苞片合绕子房外壁，柱头2裂，鲜红色，果序俯垂，常有5～7个果实。果：核果球形或卵形，顶端尖，密被短柔毛；果核坚硬，表面有8条纵棱，各棱之间有不规则的皱曲及凹穴。花果期4—9月。

【生境分布】生于沟谷、山坡、杂木林中。分布于我国东北及河北、山西等地。

【药用部位（药材名称）】未成熟果实或果皮（核桃楸果）、种仁（核桃楸仁）、树皮（核桃楸皮）。

【采收加工】核桃楸果：夏秋季采收未成熟绿色果实或放熟果皮，鲜用或晒干。核桃楸仁：秋季采摘成熟果实，除去外果皮，洗净晒干或去内果皮（壳）取仁用。核桃楸皮：多于春夏之交采剥，晒干。

【临床应用】核桃楸果：辛、微苦，平，有毒；归胃经。行气止痛；用于脘腹疼痛，牛皮癣。核桃楸仁：甘，温。敛肺定喘，温肾润肠；用于体质虚弱，肺虚咳嗽，肾虚腰痛，便秘，遗精，阳痿，尿路结石，乳汁缺少。核桃楸皮：苦、辛，平。清热解毒；用于细菌性痢疾，骨结核，麦粒肿。

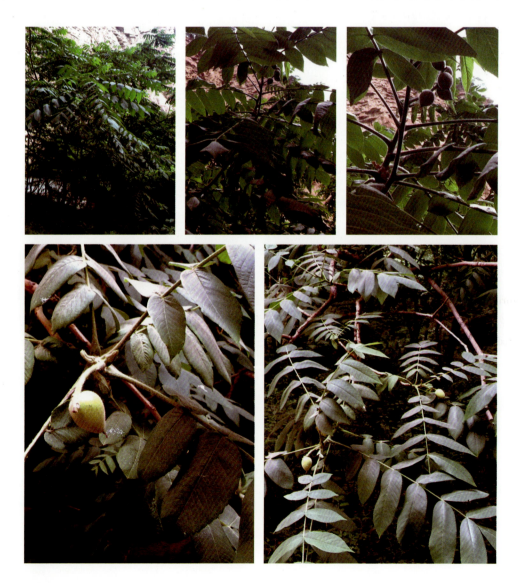

胡桃

【基　　原】胡桃科胡桃属植物胡桃 *Juglans regia* L.

【别　　名】核桃。

【形态特征】落叶乔木。**茎：**树皮幼时灰绿色，老时灰白色而纵向浅裂。**叶：**奇数羽状复叶；小叶5～9，卵形、椭圆形或椭圆状卵形，顶端钝圆或尖，基部歪斜，常全缘。**花：**花单性，雌雄同株；雄性葇荑花序下垂，花密生，雄蕊6～30；雌性穗状花序簇生，直立，通常有花1～4。**果：**果实近球形，具不规则浅沟和2条纵棱。花果期5—10月。

【生境分布】生于山坡、丘陵、平原。分布于我国华北、西北、西南、华中、华南和华东；现多为栽培。

【药用部位（药材名称）】种仁（核桃仁）、叶（核桃叶）、果核内的木质隔膜（分心木）、花（胡桃花）、嫩枝（胡桃枝）、根或根皮（胡桃根）、树皮（胡桃树皮）、成熟果实的内果皮（胡桃壳）、未成熟的果实（青胡桃果）、未成熟果实的外果皮（胡桃青皮）、种仁的脂肪油（胡桃油）、种仁返油而变黑色者（油胡桃）。

【采收加工】核桃仁：秋季果实成熟时采收，除去肉质果皮，晒干，再除去核壳和木质隔膜。核桃叶：5—10月采收，鲜用或晒干。分心木：秋冬季采收成熟核果，击开核壳，采取核仁时，收集果核内的木质隔膜，晒干。胡桃花：5—6月花盛开时采收，除去杂质，鲜用或晒干。胡桃枝：春夏季采摘嫩枝，洗净，鲜用。胡桃根：全年均可采挖，洗净，切片，晒干；或剥取根皮，切片，鲜用。胡桃树皮：全年均可采收，或结合栽培、砍伐、整枝，采剥茎皮和枝皮，鲜用或晒干。胡桃壳：采收胡桃仁时，收集核壳，晒干。青胡桃果：夏季采收未成熟的果实，洗净，鲜用或晒干。胡桃青皮：夏秋季摘下未熟果实，削取绿色的外果皮，鲜用或晒干。胡桃油：将净核桃仁压榨，收集榨出的脂肪油。油胡桃：种仁储存过程中，拣出返油而变黑色者。

【临床应用】核桃仁：甘，温；归肾、肺、大肠经。补肾，温肺，润肠；用于肾阳不足，腰膝酸软，阳痿遗精，虚寒喘嗽，肠燥便秘。核桃叶：苦、涩，平；有毒。解毒，消肿；用于象皮肿，白带过多，疥癣。分心木：苦、涩，平；归脾、肾经。固肾涩精；用于遗精滑泄，淋病，尿血，遗溺，崩中，带下，泻痢。胡桃花：甘、微苦，温。软坚散结，除疣；用于赘疣。胡桃枝：苦、涩，平。杀虫止痒，解毒散结；用于疥疮，瘰疬，肿块。胡桃根：苦、涩，平。止泻，止痛，乌须发；用于腹泻，牙痛，须发早白。胡桃树皮：苦、涩，凉。涩肠止泻，解毒，止痒；用于痢疾，麻风结节，肾囊风，皮肤瘙痒。胡桃壳：苦、涩，平。止血，止痢，散结消痈，杀虫止痒；用于妇女崩漏，通经，久痢，乳痈，疥癣，鹅掌风。青胡桃果：苦、涩，平。止痛，乌须发；用于胃脘疼痛，须发早白。胡桃青皮：苦、涩，平；归肝、脾、胃经。止痛，止咳，止泻，解毒，杀虫；用于脘腹疼痛，痛经，久咳，泄泻久痢，痈肿疮毒，顽癣，秃疮，白癜风。胡桃油：辛、甘，温。温补肾阳，润肠，驱虫，止痒，敛疮；用于肾虚腰酸，肠燥便秘，虫积腹痛，聤耳出脓，疥癣，冻疮，狐臭。油胡桃：辛，热，有毒。消痈肿，去疬风，解毒，杀虫；用于痈肿，疬风，霉疮，疥癣，白秃疮，须发早白。

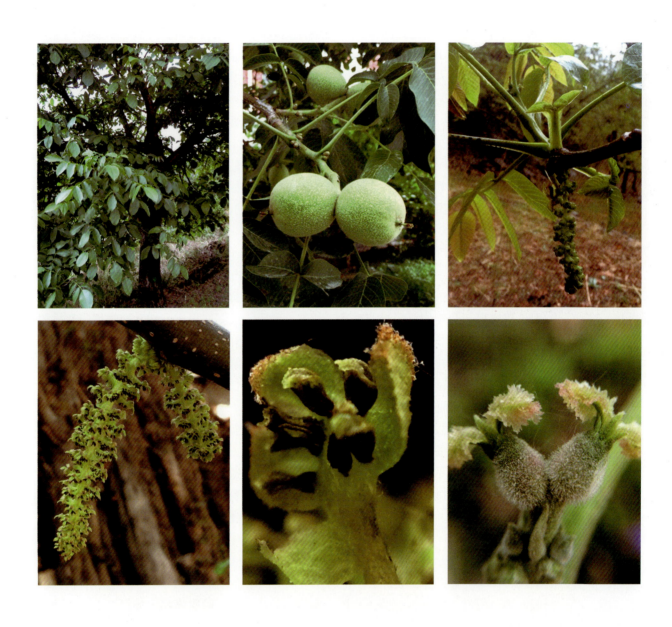

野核桃

【基　　原】胡桃科胡桃属植物野核桃 Juglans cathayensis Dode

【别　　名】山核桃、野胡桃。

【形态特征】落叶乔木。茎：树皮灰褐色，线纵裂；小枝被腺毛及星状毛。叶：奇数羽状复叶；小叶 9～17，卵形或卵状长椭圆形，先端渐尖，基部斜圆形或近心形，边缘具细锯齿，两面有星状毛和腺毛。花：花单性，雌雄同株；雄荑黄花序下垂，生于枝端叶痕腋内，花被 4，雄蕊 10～14，无花丝，花药 2 室，药隔稍伸出；雌花序穗状，直立，生于新枝顶端，有雌花 5～10 朵，花被 4 裂，花柱短，柱头 2 裂呈绒毛状，暗红色。果：核果卵形，顶端尖，外果皮肉质，密被腺毛；内果皮坚硬，骨质，有 6～8 条纵棱，棱脊之间有不规则的皱褶。花果期 4—10 月。

【生境分布】生于山坡杂木林、溪谷、山坡。分布于我国华东、西南及山西、河北、陕西、甘肃、湖北、湖南、广西等地。

【药用部位（药材名称）】种仁（野核桃仁）、脂肪油（野核桃油）。

【采收加工】野核桃仁：10 月果实成熟时采收，堆积 6～7 天，待果皮霉烂后，撞去果皮，洗净，晒至半干，再击碎果核，拣取种仁，晒干。野核桃油：除去果壳，取仁榨油。

【临床应用】野核桃仁：甘，温；归肺、肾、大肠经。润肺化痰，温肾助阳，润肤，通便；用于燥咳无痰，虚喘，腰膝酸软，肠燥便秘，皮肤干裂。野核桃油：润肠通便，杀虫，敛疮；用于肠燥便秘，虫积腹痛，疥癣，冻疮，狐臭。

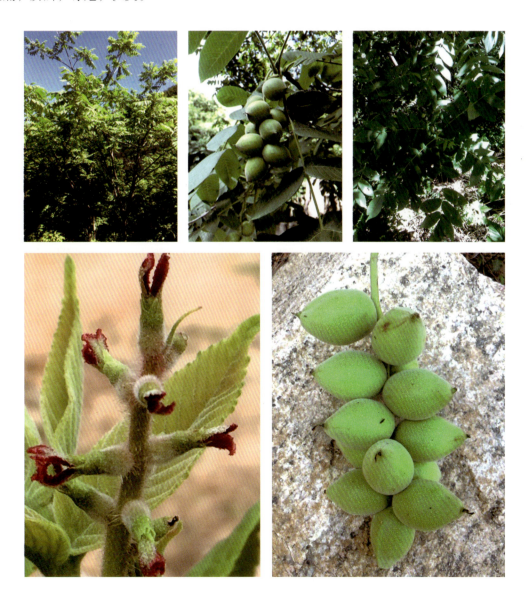

藤黄科

黄海棠

【基　　原】藤黄科金丝桃属植物黄海棠 Hypericum ascyron L.

【别　　名】湖南连翘、假连翘、红旱莲、金丝蝴蝶、黄花刘寄奴、大汗淋草、房心草、鸡心茶等。

【形态特征】多年生草本。**根**：主根圆锥形，稍显木质，棕褐色，支根多数。**茎**：茎直立或在基部上升，单一或数茎丛生，不分枝或上部分枝，茎及枝条具4棱。**叶**：叶对生；叶披针形、长圆状披针形、长圆状卵形、椭圆形或狭长圆形，先端尖或钝，基部楔形或心形而抱茎，全缘，上面绿色，下面常淡绿色且散布淡色腺点。**花**：花数朵，顶生，排列成聚伞花序；萼片5，不等长，卵形、披针形、椭圆形或长圆形，先端锐尖或钝，全缘，结果时直立；花瓣5，金黄色，狭倒卵形，稍偏斜而弯曲；雄蕊多数，基部合成5束，花药金黄色，具松脂状腺点；花柱5，自基部或自上部4/5处分离。**果**：蒴果圆锥形，棕褐色，成熟后先端5瓣裂。**种子**：种子多数，棕色或黄褐色，圆柱形，微弯曲，有龙骨状突起或狭翅，具细蜂窝纹。花果期6—9月。

【生境分布】生于荒坡、山野、路边。除青海、新疆外，分布于我国大部分地区。

【药用部位（药材名称）】全草（刘寄奴、红旱莲、湖北刘寄奴）。

【采收加工】7—8月果实成熟时，割取地上部分，用热水泡过，晒干。

【临床应用】微苦，寒；归肝经。平肝，止血，败毒，消肿；用于头痛，吐血，跌打损伤，疮疖。

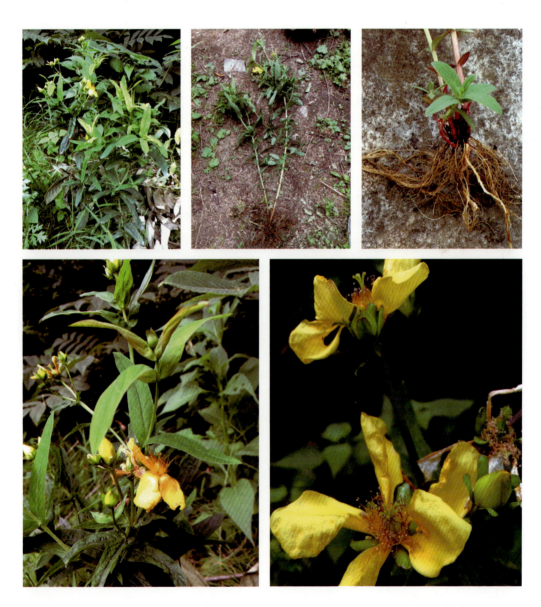

蒺藜科

蒺藜

【基　　原】蒺藜科蒺藜属植物蒺藜 Tribulus terrestris L.

【别　　名】刺（白、硬）蒺藜。

【形态特征】1年生草本。**茎**：茎常自基部分枝，平卧地面，具棱。**叶**：偶数羽状复叶，一长一短；小叶3～7对，对生，长椭圆形，先端尖或钝，基部常偏斜，全缘，有白色丝状毛，灰绿色，托叶披针形。**花**：花黄色，单生于叶腋；萼片5，卵状披针形，背面有毛；花瓣5，倒卵形，先端略呈截形，与萼片互生；雄蕊10，着生于花盘基部，基部有鳞片状腺体，花药以背面中央点状着生于花丝上。**果**：离果为五角形或球形，由5个呈星状排列的果瓣组成，成熟时分离，果瓣具长短棘刺各1对，背面有短硬毛及瘤状突起，每室含种子2～3粒。花果期5—10月。

【生境分布】生于荒丘、田边、田间。分布于全国各地。

【药用部位（药材名称）】果实（蒺藜）、茎叶（蒺藜苗、蒺藜草）、花（蒺藜花）、根（蒺藜根）。

【采收加工】蒺藜：秋季果实成熟时采割植株，晒干，打下果实，除去杂质。蒺藜苗、蒺藜草：夏季采收，鲜用或晒干。蒺藜花：5—8月采收，阴干或烘干。蒺藜根：秋季采挖，洗净泥土，晒干。

【临床应用】蒺藜：辛、苦，微温；有小毒；归肝经。平肝解郁，活血祛风，明目，止痒；用于头痛眩晕，胸胁胀痛，乳闭乳痈，目赤翳障，风疹瘙痒。蒺藜苗、蒺藜草：辛，平；归肝经。祛风，除湿，止痒，消痈；用于暑湿伤中，呕吐泄泻，鼻塞流涕，皮肤风痒，疥癣，痈肿。蒺藜花：辛，温；归肝经。祛风和血；用于白癜风。蒺藜根：苦，平；归肝经。行气破血；用于牙齿外伤动摇。

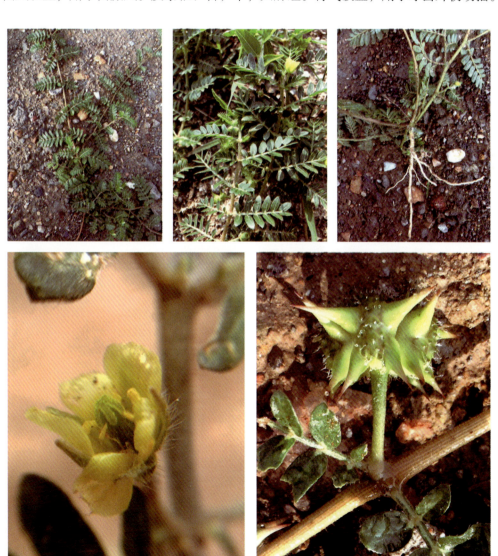

马鞭草科

荆条

【基　　原】马鞭草科牡荆属植物荆条 *Vitex negundo* L. var. *heterophylla* (Franch.) Rehd.

【别　　名】黄荆子。

【形态特征】落叶灌木。**茎**：小枝四棱形。**叶**：叶对生，具长柄，掌状复叶，小叶5或3，小叶椭圆状卵形至披针形，先端尖，基部楔形，边缘具缺刻状锯齿或羽状深裂，上面绿色，背面灰白色，密生短柔毛。**花**：圆锥花序顶生；花萼钟状，5齿裂，宿存；花小，花冠蓝紫色，2唇形；雄蕊4，2强，雄蕊和花柱稍外伸，柱头顶端2裂。**果**：核果球形或倒卵形，包裹于宿存的花萼内。花果期6—10月。

【生境分布】生于山坡、路旁、灌丛。分布于我国东北、华北、西北、华中、西南等地。

【药用部位(药材名称)】液汁(黄荆沥)、根(黄荆根)、枝条(黄荆枝)、果实(黄荆子)、叶(黄荆叶)。

【采收加工】黄荆沥：夏秋季取新鲜荆条粗茎，切段，每段长0.3～0.6 cm，一头放火中烤，从另一头收取汁液即为荆沥。黄荆根：2月或8月采挖，洗净，鲜用或切片晒干。黄荆枝：春夏秋季采收，切段晒干。黄荆子：秋季果实成熟时采收，搓下种子，晒干，扬净。黄荆叶：夏初花未开时采叶，堆叠踏实使其发汗，倒出晒至半干，再堆叠踏实，待绿色变黑润，再晒至足干。

【临床应用】黄荆沥：甘，微苦，凉。清热，化痰，定惊；用于肺热咳嗽，痰黏难咯，小儿惊风，痰壅气逆，惊厥抽搐。黄荆根：辛、微苦，温；归心经。解表，止咳，祛风除湿，理气止痛；用于感冒，慢性气管炎，风湿痹痛，胃痛，痧气，腹痛。黄荆枝：辛、微苦，平；归心、肺、肝经。祛风解表，消肿止痛；用于感冒发热，咳嗽，喉痹肿痛，风湿骨痛，牙痛，烫伤。黄荆子：辛、苦，温。祛风，除痰，行气，止痛；用于感冒，咳嗽，哮喘，风痹，疟疾，胃痛，疝气，痔漏。黄荆叶：甘、苦，平。解表清热，利湿解毒；用于感冒，中暑，吐泻，痢疾，疟疾，黄疸，风湿，跌打肿痛，疮痈疥癣。

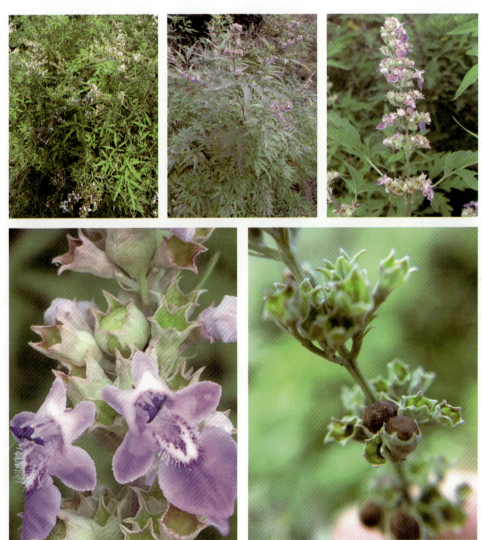

柿树科

君迁子

【基　　原】柿树科柿属植物君迁子 *Diospyros lotus* L.

【别　　名】黑（软）枣树、牛奶（丁香、樗）枣树、野柿子树、小柿树。

【形态特征】多年生落叶乔木。茎：树皮灰黑色或灰褐色，深裂成方块状；幼枝灰绿色，光滑或有灰色毛。叶：叶互生，叶椭圆形至长圆形，先端渐尖或急尖，基部钝圆或阔楔形，上面深绿色，下面近白色，至少在脉上有毛。花：花单性，雌雄异株，簇生于叶腋；花淡黄色至淡红色，花萼钟形，密生灰色柔毛，4裂，稀5裂，裂片卵形，先端急尖，内面有绢毛；雄花1～3朵腋生，近无梗，雄蕊16，每2枚连生成对，花冠壶形，4裂；雌花单生，几无梗，花萼4裂至中部，两面均有毛，裂片先端急尖，花冠壶形，裂片反曲，退化雄蕊8，花柱4。果：浆果近球形至椭圆形，成熟时蓝黑色，被白蜡质。花果期5—11月。

【生境分布】生长于山谷、山坡、路旁等处。分布于我国西南及辽宁、河北、山东、陕西、山西、湖北等地；多有栽培。

【药用部位（药材名称）】果实（君迁子）。

【采收加工】10—11月果实成熟时采收，鲜用或晒干。

【临床应用】甘、涩，凉。清热，止渴；用于烦热，消渴。

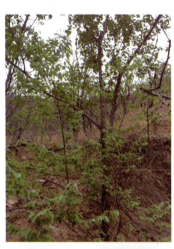
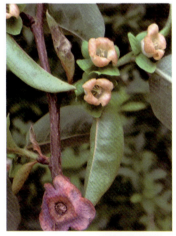
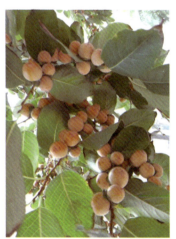
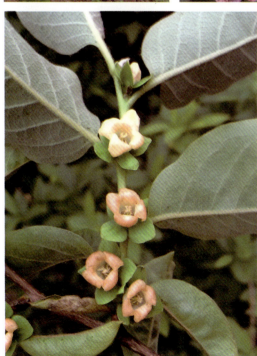
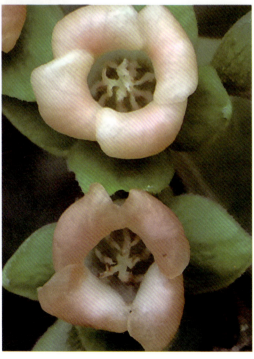

柿

【基　　原】柿树科柿属植物柿 Diospyros kaki Thunb.

【别　　名】柿子树、柿树。

【形态特征】落叶乔木。茎：树皮深灰色至灰黑色，长方块状开裂；枝有深棕色皮孔，嫩枝有柔毛。叶：叶互生；叶卵状椭圆形至倒卵形或近圆形，先端渐尖或钝，基部阔楔形，全缘，上面深绿色，下面淡绿色，沿脉密被褐色绒毛。花：花雌雄同株或异株；雄花成聚伞花序，雌花单生叶腋；花萼下部短筒状，4裂，内面有毛；花冠黄白色，钟形，4裂；雄蕊在雄花中16枚，在两性花中8～16枚，在雌花中有8枚退化雄蕊；花柱自基部分离。果：浆果，形状有多种，多为卵圆球形，橙黄色或鲜黄色，基部有宿存萼片。种子：种子褐色，椭圆形。花果期5—10月。

【生境分布】分布于我国华东、中南及辽宁、河北、山西、陕西、甘肃等地，多为栽培种。

【药用部位（药材名称）】果实（柿子）、果实加工品（柿饼）、宿萼（柿蒂）、柿饼外粉霜（柿霜）、叶（柿叶）、未成熟果实的胶状液（柿漆）、根（柿根）。

【采收加工】柿子：霜降至立冬采摘，脱涩至红熟。柿饼：成熟柿子削去外皮，日晒夜露，约经2月后，即成柿饼。柿蒂：食用柿子时收集果蒂，洗净，晒干。柿霜：果实制成"柿饼"时外表所生的白色粉霜，用箅刷下，即为柿霜。柿叶：霜降后采收，晒干。柿漆：采摘未成熟而色青味涩的果实，捣烂，置缸中加入适量清水，不时搅动，然后静置约20日，将渣滓除去，剩下无色的胶状液即为柿漆。柿根：随时挖根，切片，晒干。

【临床应用】柿子和柿饼：甘、涩，凉；归心、肺、大肠经。清热，润肺，生津，解毒；用于咳嗽，吐血，热渴，口疮，热痢，便血。柿蒂：苦、涩，平；归胃经。降逆下气；用于呃逆。柿霜：甘，凉；归心、肺、胃经。润肺止咳，生津利咽，止血；用于肺热燥咳，咽干喉痛，口舌生疮，吐血，咯血，消渴。柿叶：苦，寒；归肺经。止咳定喘，生津止渴，活血止血；用于咳喘，消渴，各种内出血，臁疮。柿漆：苦、涩。平肝；用于高血压。柿根：苦、涩，凉。清热凉血；用于吐血，痔疮出血，血痢。

【编者之见】柿树栽培品种较多，包括大磨盘柿、火晶柿、鸡心柿、古荡柿、大红柿、牛心柿等。

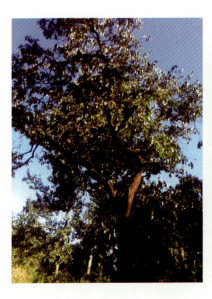
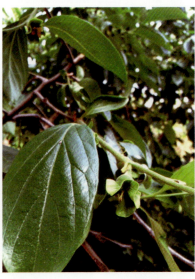
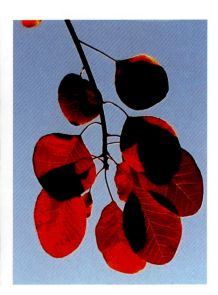

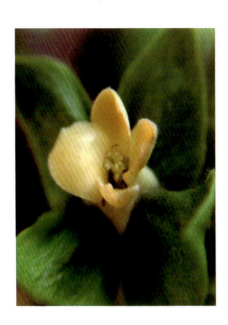

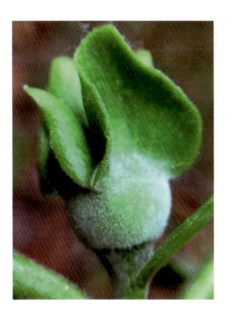

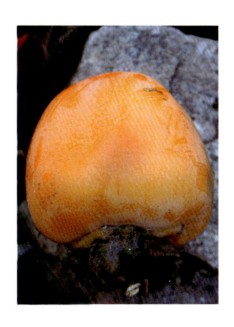

荨麻科

艾麻

【基　　原】荨麻科艾麻属植物艾麻 *Laportea cuspidata* (Wedd.) Friis

【别　　名】蝎子草、红火（线）麻、千年老鼠屎、（山）活麻、麻杆七、蛇麻草、山苎麻。

【形态特征】多年生草本。根：根丛生，纺锤状，肥厚。茎：茎直立，上部呈"之"字形弯曲，具纵棱，有时带紫红色，疏生螫毛和短柔毛。叶：叶宽卵形或近圆形，先端中央位置具尾状尖，基部心形或圆形，边缘具粗锯齿，基出脉3条，叶柄长3～14 cm。花：雌雄同株；雄花序圆锥状，生于雌花序之下，雄花被5裂，雄蕊5；雌花序长穗状，生于茎梢叶腋，花被片4，不等大。果：瘦果斜卵形，扁平，绿褐色，光滑。花果期6—9月。

【生境分布】生于山坡林下、沟边。分布于我国西北、西南、华中、华北等地。

【药用部位（药材名称）】根（艾麻根）。

【采收加工】秋季采挖，洗净晒干，切段。

【临床应用】祛风湿，解毒消肿。

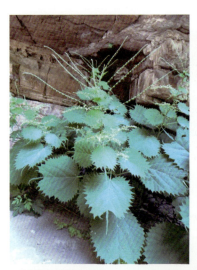
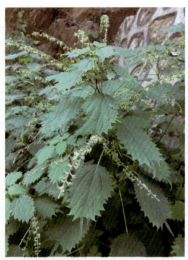
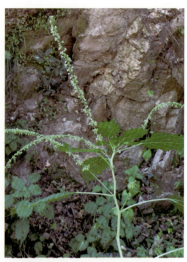
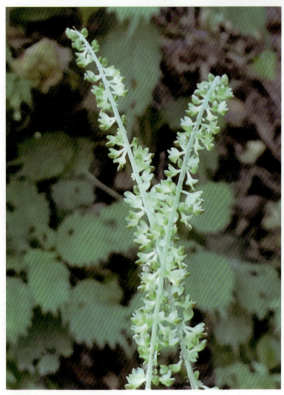
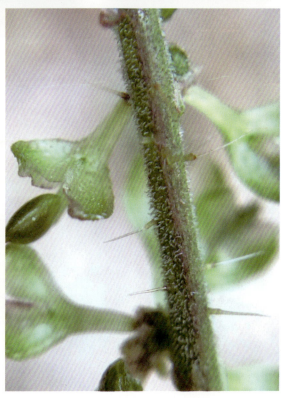

细野麻

【基　　原】荨麻科苎麻属植物细野麻 *Boehmeria gracilis* C. H. Wright

【别　　名】细穗苎麻、小赤麻、麦麸草、野（红）线麻、红锦麻。

【形态特征】亚灌木或多年生草本。茎：茎和分枝疏被短伏毛，常带紫红色。叶：叶对生；叶圆卵形、菱状宽卵形或菱状卵形，顶端骤尖，基部圆形、圆截形或宽楔形，边缘在基部之上有粗齿，两面疏被短伏毛。花：穗状花序腋生，雌雄异株或同株，不分枝，花序轴疏被短伏毛；雄花被片4，雄蕊4；雌花花被纺锤形，顶端有2小齿。果：瘦果小，卵球形。花果期6—10月。

【生境分布】生于山坡草地、灌丛。分布于我国华东及辽宁、河北、山西、陕西、甘肃、河南、湖北、四川、贵州等地。

【药用部位（药材名称）】地上部分（细野麻）、根（麦麸草根）。

【采收加工】细野麻：秋季采收，晒干。麦麸草根：秋季采收，鲜用或晒干。

【临床应用】细野麻：辛、微苦，平。祛风止痒，解毒利湿；用于皮肤瘙痒，湿毒疮疹。麦麸草根：辛、微苦，平。活血消肿；用于跌打伤肿，痔疮肿痛。

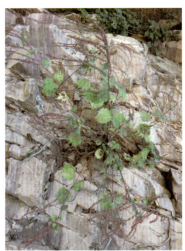
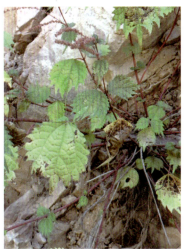
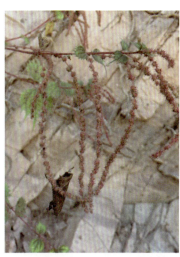
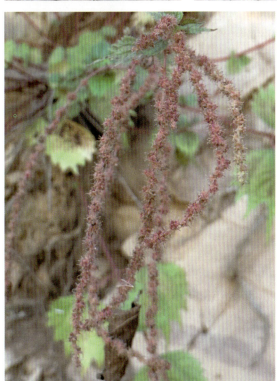
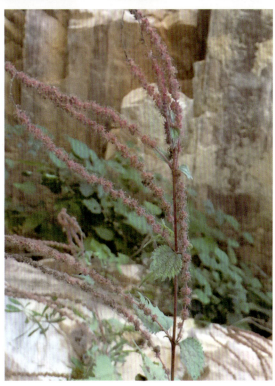

小赤麻

【基　　原】荨麻科苎麻属植物小赤麻 Boehmeria spicata (Thunb.) Thunb.

【别　　名】水麻、小红活麻、赤麻。

【形态特征】多年生草本或亚灌木。茎：茎多分枝，疏被短伏毛或近无毛。叶：叶对生，叶柄长；叶卵状菱形或卵状宽菱形，先端长骤尖，基部宽楔形，边缘有少数齿，两面疏被短伏毛或近无毛；基出脉 3 条。花：穗状花序单生于叶腋，花单性；雄花无梗，花被片 4，椭圆形，下部合生，外面有疏毛；雌花被片近椭圆形，外面具短毛，果期呈菱状倒卵形或宽菱形。果：瘦果长倒卵形，有细毛，具单一的宿存柱头。花果期 7—10 月。

【生境分布】生于丘陵、草坡、沟边。分布于我国东北、华北、华南及四川等地。

【药用部位（药材名称）】地上部分或根（小赤麻）。

【采收加工】地上部分：夏秋季采收地上部分，鲜用或晒干。根：秋季采挖，洗净，鲜用或晒干。

【临床应用】地上部分：淡、辛，凉。利尿消肿，解毒透疹；用于水肿腹胀，麻疹。根：辛、微苦，凉。活血消肿，止痛；用于跌打损伤，痔疮肿痛。

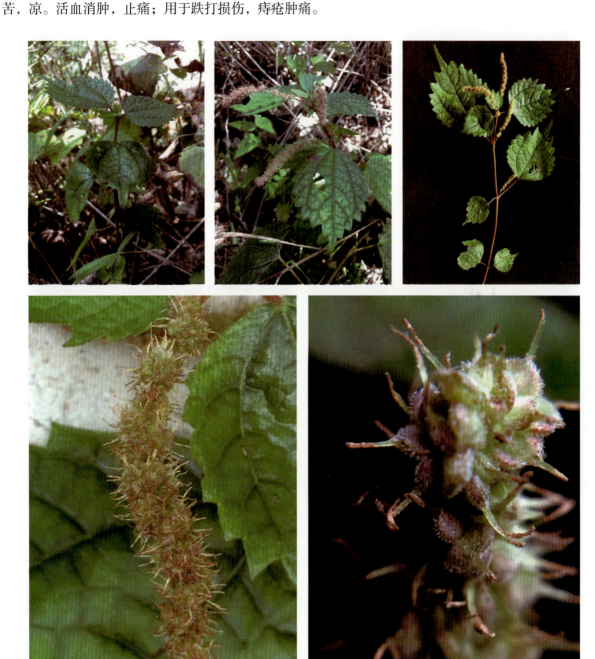

狭叶荨麻

【基　　原】荨麻科荨麻属植物狭叶荨麻 *Urtica angustifolia* Fisch. ex Hornem

【别　　名】螫麻子、螫麻、哈拉海。

【形态特征】多年生草本。**茎**：茎直立，四棱形，有螫毛。**叶**：叶对生，披针形或狭卵形，先端渐尖，基部圆形，边缘有尖齿，上面疏生短毛，下面沿脉上有疏生短毛；托叶分离，条形。**花**：雌雄异株，花序长达 4 cm，多分枝；雄花被片 4，雄蕊 4；雌花较雄花小，花被片 4，果期增大，柱头笔头状。**果**：瘦果卵形或宽卵形，双凸透镜状，近光滑或有不明显的细疣点。花果期 6—10 月。

【生境分布】生于山坡、林边、沟边。分布于我国东北、华北及山东等地。

【药用部位（药材名称）】全草（荨麻）、根（荨麻根）。

【采收加工】荨麻：夏秋季采收，切段，晒干。荨麻根：夏秋季采挖，除去杂质，洗净，鲜用或晒干。

【临床应用】荨麻：苦、辛，温；有毒。祛风通络，平肝定惊，消积通便，解毒；用于风湿痹痛，产后抽风，小儿惊风，小儿麻痹后遗症，高血压，消化不良，大便不通，荨麻疹，跌打损伤，虫蛇咬伤。荨麻根：苦、辛，温；有小毒。祛风，活血，止痛；用于风湿疼痛，荨麻疹，湿疹，高血压。

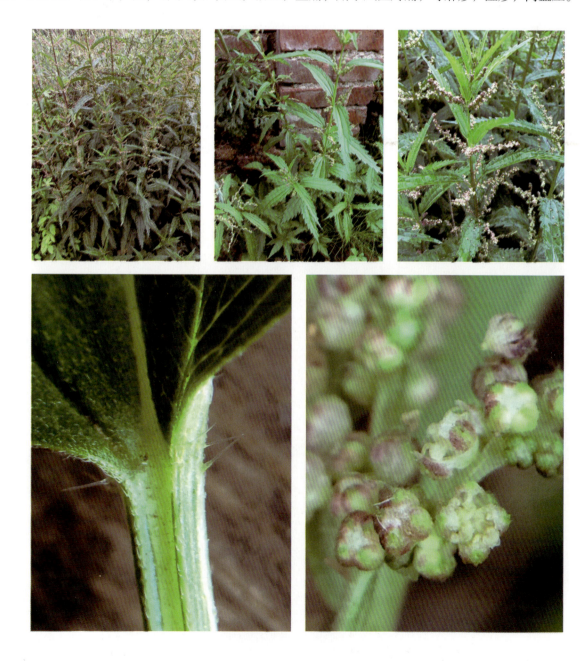

蝎子草

【基　　原】荨麻科蝎子草属植物蝎子草 Girardinia cuspidate Wedd.
【别　　名】红藿毛草、火麻草。
【形态特征】1年生草本。**茎**：茎直立，有棱，伏生硬毛，具螫毛；螫毛直立且开展。**叶**：叶互生；托叶三角状锥形，早落；叶圆卵形，先端渐尖或尾状尖，基部圆形或近平截，叶缘有粗锯齿，上面深绿色，下面淡绿色，两面具螫毛和伏生粗硬毛，主脉有时带红色。**花**：花单性同株，花序腋生，单一或分枝；雌花序生于茎上部，花被2裂，先端有不明显的3齿裂，上方一片椭圆形，下方一片线形而小，花序轴上具长螫毛；雄花被4深裂，雄蕊4。**果**：瘦果宽卵形，表面光滑或有小疣状突起。花果期7—10月。

【生境分布】生于林下、沟边阴处。分布于我国东北、华北及陕西、河南等地。
【药用部位（药材名称）】全草（蝎子草）。
【采收加工】夏秋季采收，多鲜用。
【临床应用】辛，温；有毒。止痛；用于风湿痹。

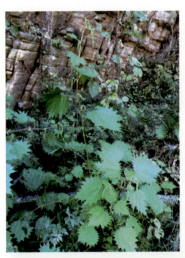
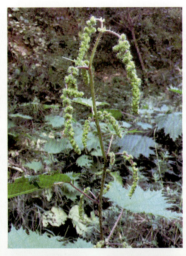
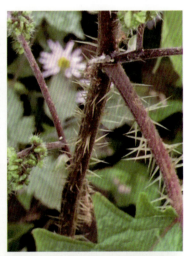
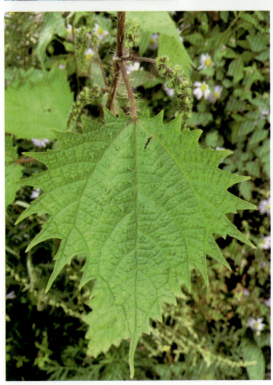
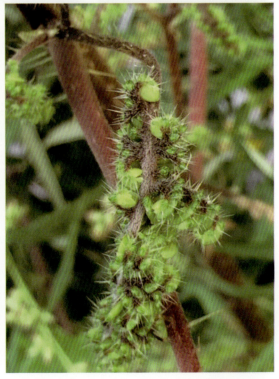

透茎冷水花

【基　　原】荨麻科冷水花属植物透茎冷水花 Pilea pumila (L.) A. Gray
【别　　名】美豆、直苎麻、肥肉草、冰糖草。
【形态特征】1年生草本。茎：茎直立，常分枝，淡绿色，无毛，肉质，有时呈透明状。叶：叶对生；叶柄不等长；托叶小，早落；叶菱状卵形或宽卵形，先端渐尖，基部宽楔形，两面有线状钟乳体，叶缘于基部以上有粗锯齿，基出脉3条。花：雌雄同株同序，有时异株；聚伞花序蝎尾状，有时呈簇生状；雄花被片2，舟形，背面近先端有短角，雄蕊2，与花被对生；雌花被片3，狭披针形，雌蕊1。果：瘦果扁卵形，褐色，光滑。花果期8—11月。
【生境分布】生于山坡林下、沟谷旁阴湿处。除黑龙江、青海、新疆、海南、西藏外，全国其他地区均有分布。
【药用部位(药材名称)】全草或根茎（透茎冷水花）。
【采收加工】夏秋季采收，洗净，鲜用或晒干。
【临床应用】甘，寒。清热，利尿，解毒；用于尿路感染，急性肾炎，子宫内膜炎，子宫脱垂，赤白带下，跌打损伤，痈肿初起，虫蛇咬伤。

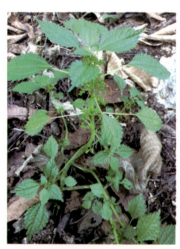
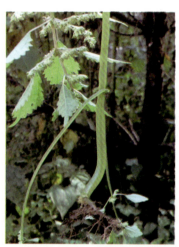
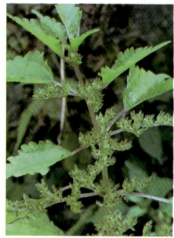
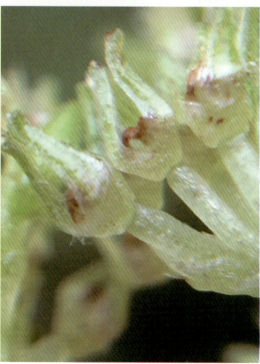
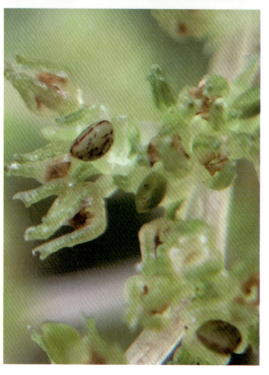

山冷水花

【基　　原】荨麻科冷水花属植物山冷水花 Pilea japonica (Maxim.) Hand.–Mazz.

【别　　名】山美豆、苔水花、华东冷水花。

【形态特征】1年生草本。形态与植物"透茎冷水花"相似，两者的主要区别：透茎冷水花雌花的花被片3，不等长或近等长；叶缘具多数锯齿。山冷水花雌花的花被片5，稍等长；叶缘两边各具1～4锯齿。

【生境分布】生于山坡林下、山谷溪旁草丛中、石缝、长苔藓的阴湿处。分布于我国华东、华南、华中、西南及吉林、辽宁、河北、陕西、甘肃等地。

【药用部位（药材名称）】全草（苔水花）。

【采收加工】夏秋季采收，洗净，鲜用或晒干。

【临床应用】甘，凉。清热解毒，利水通淋，止血；用于小便淋痛，尿血，喉痛，乳蛾，小儿胎毒，丹毒，赤白带下，阴痒。

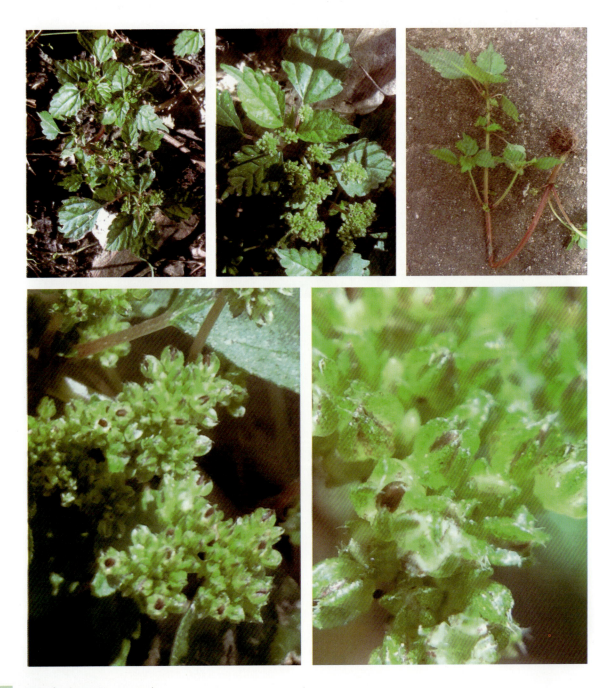

藜科

菠菜

【基　　原】藜科菠菜属植物菠菜 Spinacia oleracea L.

【别　　名】菠薐、菠薐菜。

【形态特征】1年生草本。根：根直伸，圆锥状，幼根带红色。茎：茎直立，中空。叶：叶互生，具长柄；基部叶和茎下部叶较大，茎上部叶渐变小，叶戟形或三角状卵形，全缘或有缺刻，花序上的叶变为披针形。花：花单性，雌雄异株；雄花排列成间断的穗状圆锥花序，顶生或腋生，花被片通常4，黄绿色，雄蕊4，伸出，花药不具附属物；雌花簇生于叶腋，无花被，苞片纵折，彼此合生成扁筒，小苞片先端有2齿，背面通常各具1棘状附属物；花柱4，线形，细长，下部结合。果：胞果硬，通常有2个角刺，果皮与种皮贴生。种子：种子扁圆。花果期4—6月。

【生境分布】全国各地均有栽培。

【药用部位（药材名称）】全草（菠菜）、种子（菠菜子）。

【采收加工】菠菜：冬春季采收，洗净，鲜用。菠菜子：6—7月种子成熟时，割取地上部分，打下果实，除去杂质，鲜用或晒干。

【临床应用】菠菜：甘，平；归肝、胃、大肠、小肠经。养血，止血，平肝，润燥；用于衄血，便血，头痛，目眩，目赤，夜盲症，消渴引饮，便闭，痔疮。菠菜子：微辛、微甜，微温；归脾、肺经。清肝明目，止咳平喘；用于风火目赤肿痛，咳喘。

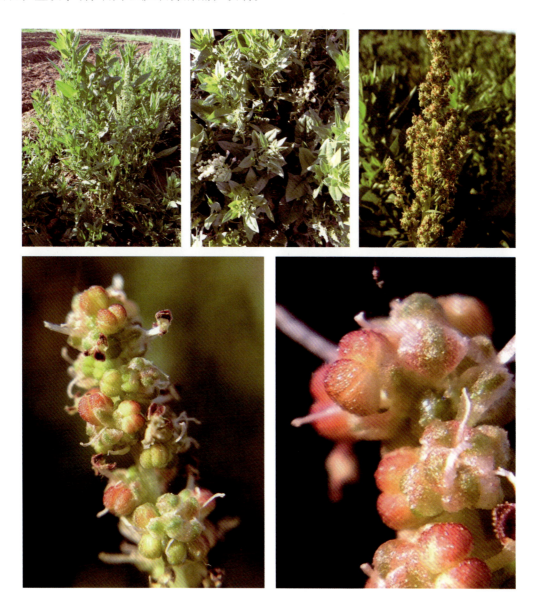

刺藜

【基　　原】藜科藜属植物刺藜 Chenopodium aristatum L.
【别　　名】红小扫帚苗、铁扫帚苗、野鸡冠子草。
【形态特征】1年生草本。**茎**：茎直立，多分枝，有条纹，老时带红色。**叶**：叶互生，有短柄；叶狭披针形至线形，先端渐尖，基部狭窄，主脉明显，黄白色。**花**：复2歧聚伞花序生于枝端和叶腋，最末端的分枝针刺状；花小，两性，近无柄；花被片5，长圆形，先端钝圆或骤尖，背部稍肥厚，绿色，边缘膜质；雄蕊5，不外露。**果**：胞果圆形，先端压扁。**种子**：种子圆形，边缘具棱，黑褐色，具光泽。花果期8—10月。
【生境分布】生于沙质地、田边、路旁。分布于我国东北、华北、西北及山东、河南等地。
【药用部位（药材名称）】全草（刺藜）。
【采收加工】夏秋季采收，除去杂质，晒干。
【临床应用】淡，平。活血，调经，祛风止痒；用于月经过多，痛经，闭经，过敏性皮炎，荨麻疹。

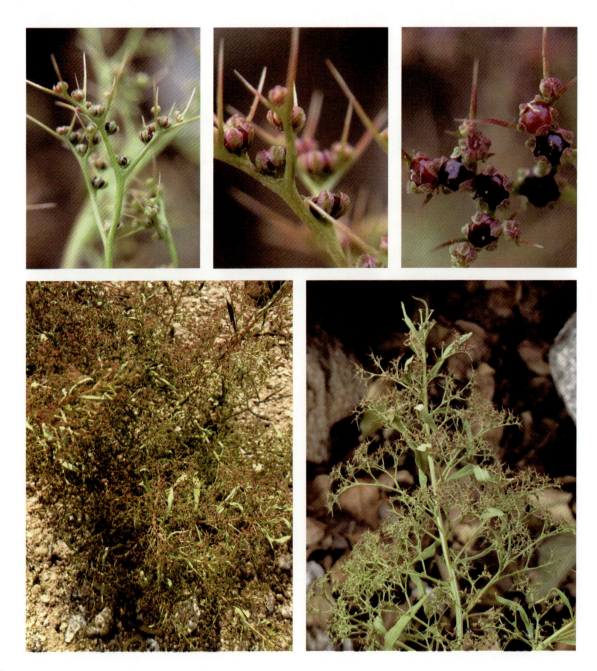

藜

【基　　原】藜科藜属植物藜 Chenopodium album L.

【别　　名】飞扬草、灰苋菜、灰蓼头草、灰藜（菜、条）、灰灰菜。

【形态特征】1 年生草本。**茎**：茎直立，粗壮，具棱，具绿色或紫红色的条纹，多分枝。**叶**：叶互生，叶柄与叶片近等长；下部叶菱状卵形或卵状三角形，先端急尖或微钝，边缘有齿或作不规则浅裂，基部楔形，上面通常无粉，有时嫩叶的上面有紫红色粉；上部叶披针形，下面常被白粉。**花**：花小，两性，黄绿色，每 8～15 朵聚生成一花簇，许多花簇集成圆锥花序，生于叶腋和枝顶；花被片 5，卵形，背部中央具纵隆脊，有粉粒，先端微凹，边缘膜质；雄蕊 5，伸出花被外；子房扁球形，花柱短，柱头 2。**果**：胞果稍扁，近圆形。**种子**：种子横生，双凸镜状，黑色，有光泽，表面有浅沟纹。花果期 8—10 月。

【生境分布】生于荒地、路旁、山坡。分布于全国各地。

【药用部位（药材名称）】全草（藜）、果实或种子（藜实、苏地肤子）、老茎（藜茎）。

【采收加工】藜：春夏季采收，鲜用或晒干。藜实（苏地肤子）：秋季果实成熟时，割取全草，打下果实和种子，除去杂质，鲜用或晒干。藜茎：秋季果实成熟后采收，除去叶，留取老茎，切段，晒干。

【临床应用】藜：甘、平；有小毒。清热祛湿，解毒消肿，杀虫止痒；用于发热，咳嗽，痢疾，腹泻，腹痛，疝气，龋齿痛，湿疹，疥癣，白癜风，疮疡肿痛，毒虫咬伤。藜实（苏地肤子）：苦、微甘，寒；有小毒。清热祛湿，杀虫止痒；用于小便不利，水肿，皮肤湿疮，头疮，耳聋。藜茎：藜茎烧灰，和荻灰、蒿灰等份，水和蒸取汁，煎膏，点疣赘黑子，蚀恶肉。

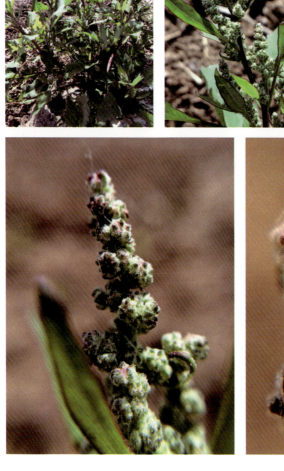
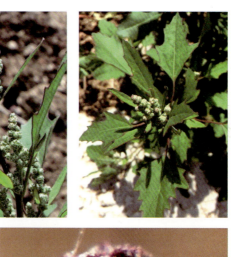
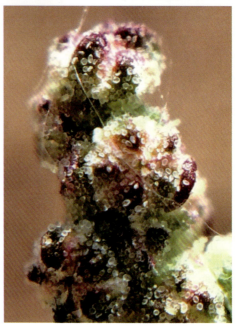

小藜

【基　　原】藜科藜属植物小藜 *Chenopodium serotinum* L.

【别　　名】无。

【形态特征】形态与植物"藜"相似。两者的主要区别：小藜植株矮小，高 20～50 cm；果皮上面具蜂窝状的四至六角形网纹；叶长圆状卵形，3 浅裂，中裂片较长，两侧的边缘近平行。藜植株高大，高 60～120 cm；果皮上面不具蜂窝状网纹，果皮初期具小泡状突起，后期大部分或部分小泡脱落而变成皱纹；叶卵状三角形、长圆状三角形或菱状卵形，边缘具不规则齿状裂。

【生境分布】生于荒地、田间。除西藏外，分布于全国各地。

【药用部位(药材名称)】全草（灰藋）。

【采收加工】3—4 月采收，洗净，除去杂质，鲜用或晒干。

【临床应用】苦、甘，平。疏风清热，解毒去湿，杀虫；用于风热感冒，腹泻，痢疾，荨麻疹，疮疡肿毒，疥癣，湿疮，痔疮，白癜风，虫咬伤。

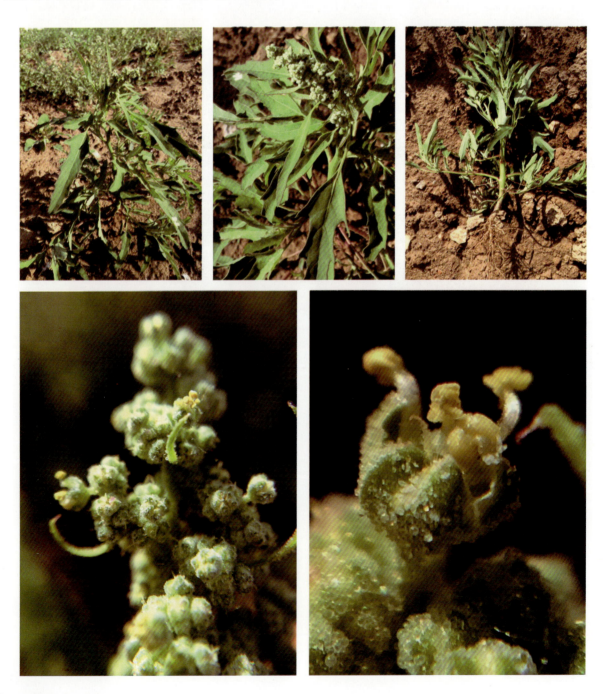

地肤

【基　　原】藜科地肤属植物地肤 *Kochia scoparia* (L.) Schrad.

【别　　名】地麦、落帚、扫帚苗（菜）、孔雀松。

【形态特征】1年生草本。**茎**：茎直立，多分枝，淡绿色或浅红色，具短柔毛。**叶**：叶互生，无柄；叶狭披针形或线状披针形，先端短渐尖，基部楔形，全缘，上面绿色无毛，下面淡绿色，通常有3条主脉；茎上部叶较小。**花**：花1～2生于叶腋，集成稀疏的穗状花序；花小，两性或雌性，黄绿色，花被片5，近球形，基部合生，果期背部生三角状横突起或翅，有时近扇形；雄蕊5，花丝丝状，花柱极短，柱头2，丝状。**果**：胞果扁球形。**种子**：种子扁球形，黑褐色。花果期6—10月。

【生境分布】生于荒野、田边、路旁。分布于全国各地；有栽培。

【药用部位（药材名称）】果实（地肤子）、嫩茎叶（地肤苗）。

【采收加工】地肤子：秋季果实成熟时采收植株，晒干，打下果实，除去杂质。地肤苗：春夏季割取嫩茎叶，洗净，鲜用或晒干。

【临床应用】地肤子：辛、苦，寒；归肾、膀胱经。清热利湿，祛风止痒；用于小便涩痛，阴痒带下，风疹，湿疹，皮肤瘙痒。地肤苗：苦，寒；归肝、脾、大肠经。清热解毒，利尿通淋；用于赤白痢，泄泻，小便淋痛，目赤涩痛，雀盲，皮肤风热赤肿，恶疮疥癣。

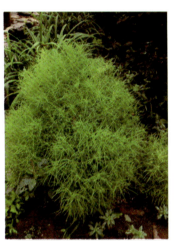
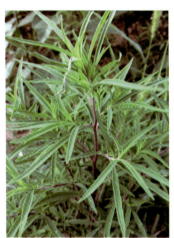
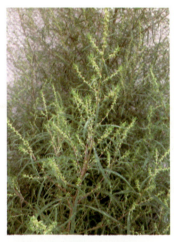
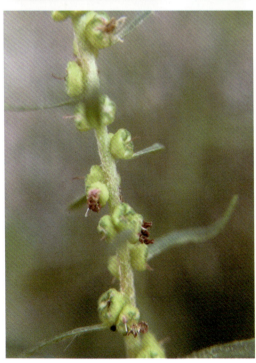
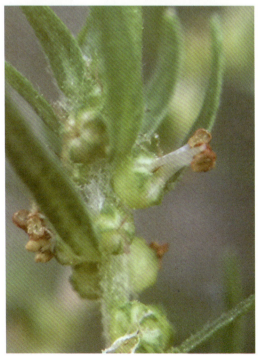

猪毛菜

【基　　原】藜科猪毛菜属植物猪毛菜 Salsola collina Pall.

【别　　名】扎蓬棵、刺蓬、（三）叉明棵、猪毛缨、猴子毛、乍蓬棵子等。

【形态特征】1年生草本。**茎：**茎自基部分枝，枝互生，伸展，茎枝绿色，有白色或紫红色条纹，生短硬毛或近无毛。**叶：**叶丝状圆柱形，伸展或微弯曲，具短硬毛，顶端有刺状尖，基部边缘膜质。**花：**穗状花序生于枝上部；苞片卵形，顶部延伸，有刺状尖，边缘膜质，背部有白色隆脊；小苞片狭披针形，顶端有刺状尖，苞片及小苞片与花序轴紧贴；花被片卵状披针形，膜质，顶端尖，自背面中上部具鸡冠状突起；花药长 1～1.5 mm；柱头丝状，长为花柱的 1.5～2 倍。**种子：**种子横生或斜生，顶端平。花果期7—10月。

【生境分布】生于村边、路旁、荒地、戈壁滩、沙土地。分布于我国东北、华北、西北、西南及山东、江苏、安徽、河南等地。

【药用部位（药材名称）】全草（猪毛菜）。

【采收加工】夏秋季花开时采收，切段，晒干。

【临床应用】淡，凉；归肝经。平肝潜阳，润肠通便；用于高血压病，头痛，眩晕，肠燥便秘。

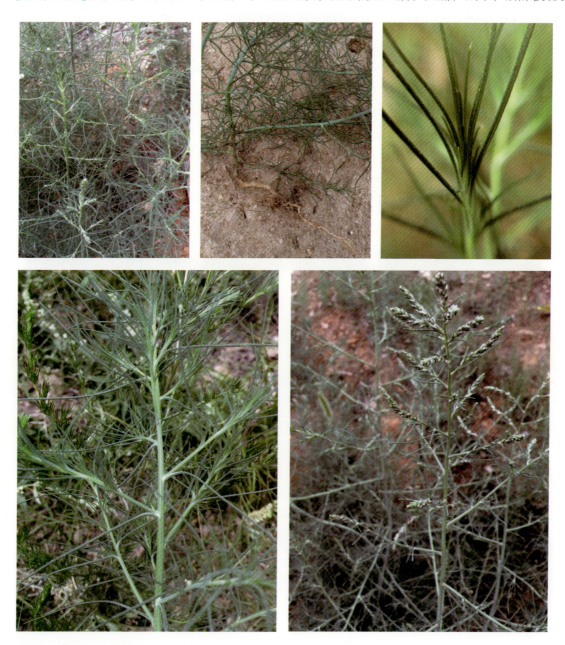

壳斗科

栗

【基　　原】壳斗科栗属植物栗 Castanea mollissima Bl.

【别　　名】板（锥、大、毛、魁、风）栗、栗果、毛栗壳、栗子树。

【形态特征】落叶乔木。茎：树皮暗灰色，不规则深裂；枝条灰褐色，有圆形皮孔。叶：叶互生；叶长椭圆形或长椭圆状披针形，先端尖，基部圆形或宽楔形，两侧不相等，叶缘有锯齿，齿端具芒状尖头；上面深绿色，下面淡绿色。花：雌雄同株，雄花为直立柔荑花序，单独或数朵生于总苞内；总苞密生尖刺，成熟时4瓣裂。果：坚果深褐色。花果期4—10月。

【生境分布】常见于低山丘陵、缓坡等处。除辽宁、青海、新疆地区外，我国其他地区均有栽培。

【药用部位（药材名称）】内果皮（栗荴）、外果皮（栗壳）、花或花序（栗花）、总苞（栗毛球）、树皮（栗树皮）、根或根皮（栗树根）、种仁（栗子）、叶（栗叶）。

【采收加工】栗荴：剥取栗仁时收集，阴干。栗壳：剥取种仁时收集，晒干。栗花：春季采集，鲜用或阴干。栗毛球：剥取果实时收集，晒干。栗树皮：全年可剥取，鲜用或晒干。栗树根：全年可挖，鲜用或晒干。栗子：果实成熟时采收，剥出种子，晒干。栗叶：夏秋季采收，多鲜用。

【临床应用】栗荴：甘、涩。散结下气，养颜；用于骨鲠、瘰疬、反胃，面有皱纹。栗壳：甘、涩。降逆生津，化痰止咳，清热散结，止血；用于反胃，呕哕，消渴，咳嗽痰多，百日咳，腮腺炎，瘰疬，衄血，便血。栗花：平、涩。清热燥湿，止血，散结；用于泄泻，痢疾，带下，便血，瘰疬，瘿瘤。栗毛球：甘、涩。清热散结，化痰，止血；用于丹毒，瘰疬痰核，百日咳，中风不语，便血，鼻衄。栗树皮：微苦、涩、平。解毒消肿，收敛止血；用于癞疮，丹毒，口疮，漆疮，便血，鼻衄，创伤出血，跌仆伤痛。栗树根：微苦、平。行气止痛，活血调经；用于疝气偏坠，牙痛，风湿关节痛，月经不调。栗子：甘、微咸，平；归脾、肾经。益气健脾，补肾强筋，活血消肿，止血；用于脾虚泄泻，反胃呕吐，脚膝酸软，筋骨折伤肿痛，瘰疬，吐血，衄血，便血。栗叶：微甘、平。清肺止咳，解毒消肿；用于百日咳，肺结核，咽喉肿痛，肿毒，漆疮。

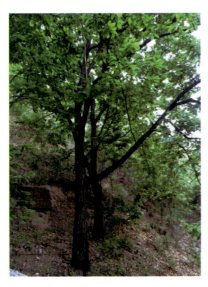
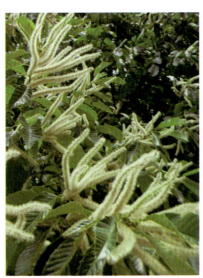
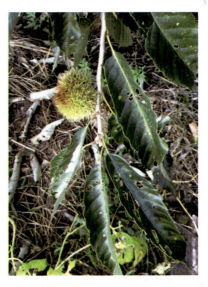

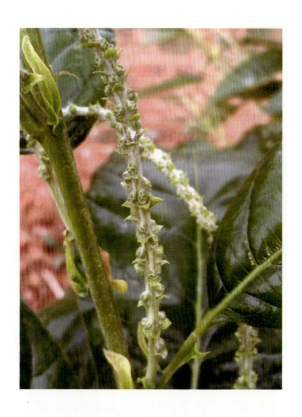

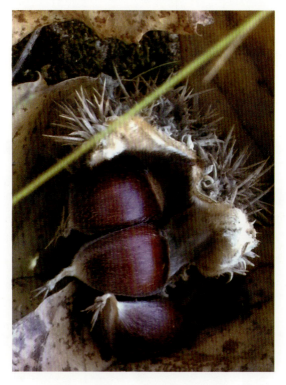

辽东栎

【基　　原】壳斗科栎属植物辽东栎 *Quercus wutaishanica* Mayr

【别　　名】辽东柞、柴树。

【形态特征】落叶乔木。茎：树皮灰褐色，纵裂；幼枝绿色，老时灰绿色，具淡褐色圆形皮孔。叶：叶倒卵形至长倒卵形，先端圆钝或短渐尖，基部窄圆形或耳形，叶缘有圆齿，叶上面绿色，背面淡绿色，侧脉每边 5～7 (10) 条；叶柄短。花：雄花序生于新枝基部，花被 6～7 裂，雄蕊通常 8；雌花序生于新枝上端叶腋，花被通常 6 裂。果：壳斗浅杯形，包裹坚果约 1/3，小苞片长三角形，扁平微突起，被稀疏短绒毛；坚果卵形至卵状椭圆形，顶端有短绒毛。花果期 4—9 月。

【生境分布】生于山坡、阔叶林中。分布于我国东北、华北、西北及山东、四川等地。

【药用部位（药材名称）】果实（橡实）、壳斗（橡实壳、辽东栎壳斗）、树皮和根皮（辽东栎皮）。

【采收加工】橡实：冬季果实成熟后采收，连壳斗摘下，晒干后除去壳斗，再晒至足干。壳斗：采收果实时收集，晒足干。辽东栎皮：春季剥皮，刮去外面粗皮，晒干。

【临床应用】橡实：苦、涩，微温；归脾、大肠、肾经。收敛固脱，止血，解毒；用于泄泻痢疾，便血，痔血，脱肛，小儿疝气，疮痈久溃不敛，乳腺炎，睾丸炎，面黑干。壳斗：涩，温。涩肠止泻，止带，止血，敛疮；用于赤白下痢，肠风下血，脱肛，带下，崩中，牙疳，疮疡。辽东栎皮：苦，平。收敛，止泻；用于久痢，水泻，恶疮，痈肿。

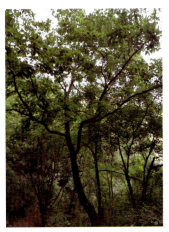
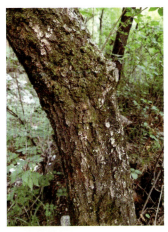
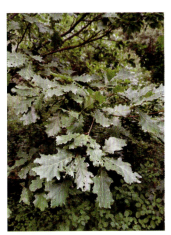
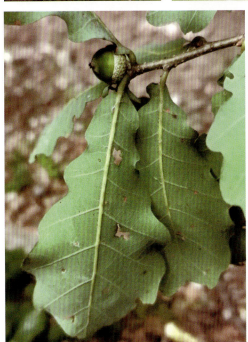
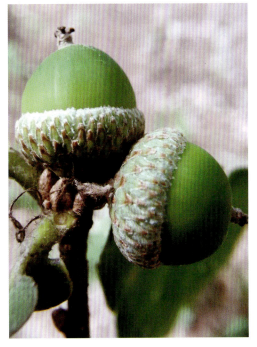

蒙古栎

【基　　原】壳斗科栎属植物蒙古栎 *Quercus mongolica* Fisch. ex Ledeb.

【别　　名】蒙（柞、青岗）栎、柞树、小叶槲。

【形态特征】形态与植物"辽东栎"相似，两者的主要区别：蒙古栎的壳斗苞片具瘤状突起，叶侧脉7～11对；辽东栎的壳斗苞片不具瘤状突起，叶侧脉5～8对。

【生境分布】生于山坡向阳干燥处的疏林中。分布于我国华北、东北及山东等地。

【药用部位（药材名称）】果实（橡子）、树皮（柞树皮）、叶（柞树叶）。

【采收加工】橡子：冬季果实成熟后采收，连壳斗摘下，晒干后去除壳斗，再晒至足干。柞树皮：春季剥皮，刮去外面粗皮，晒干。柞树叶：夏秋季采摘嫩叶，鲜用或晒干。

【临床应用】橡子：苦，温。涩肠固脱；用于泻痢脱肛，痔血。柞树皮：微苦、涩，平。利湿，清热，解毒；用于肠炎腹泻，痢疾，黄疸，痔疮。柞树叶：微苦、涩，平。清热止痢，止咳，解毒消肿；用于痢疾，肠炎，消化不良，支气管炎，痈肿，痔疮。

【编者之见】中药材"柞木叶""柞木皮""柞木根"分别为大风子科柞木属植物柞木 *Xylosma congestum* (Lour.) Merr. 的树叶、树皮和根；而中药材"柞树叶""柞树皮"则分别为壳斗科蒙古栎的树叶、树皮；这几个药材的名称相近，但基原不同。中药材"橡子"为壳斗科蒙古栎的果实，而中药材"橡实"为同科麻栎或辽东栎的果实。

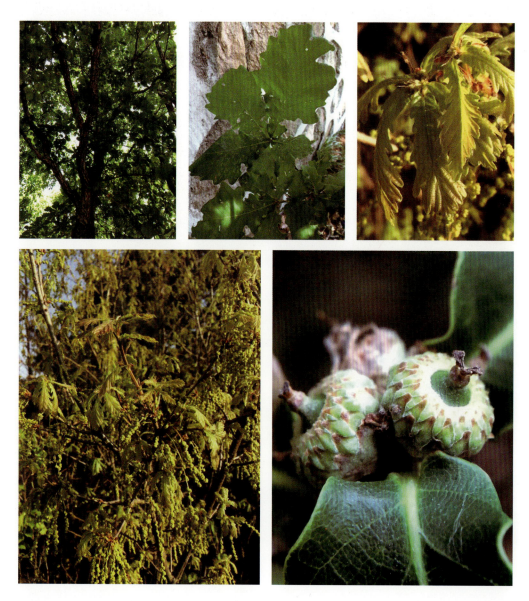

柳叶菜科

露珠草

【基　　原】柳叶菜科露珠草属植物露珠草 Circaea quadrisulcata (Maxim) Fr. et Sav

【别　　名】水珠草。

【形态特征】多年生草本。茎：茎常无毛。叶：叶对生，叶柄长 2～3 cm；叶卵状披针形或卵形，先端渐尖，基部近圆形，边缘具疏齿，下面无毛，上面仅沿脉及边缘微距短毛。花：花序顶生或腋生，中轴被开展的短腺毛；无苞片；萼筒卵状圆形，裂片 2，红紫色，疏生腺毛，花期向下反卷；花瓣 2，倒卵状心形，先端凹缺，长约为萼片的 2/3；雄蕊 2，花柱细长，柱头头状。果：果实倒卵状球形，具 4 纵沟，外被钩状毛，下垂；果柄长为果实的 1.5～2 倍。花果期 6—9 月。

【生境分布】生于山坡、灌木丛、林下。分布于我国东北、华东及河北、河南、广西、四川、贵州等地。

【药用部位（药材名称）】全草（水珠草）。

【采收加工】夏秋季采收，鲜用或晒干。

【临床应用】辛、苦，平。宣肺止咳，理气活血，利尿解毒；用于外感咳嗽，脘腹胀痛，痛经，月经不调，经闭，泄泻，水肿，淋痛，疮肿，癣痒，湿疹。

【编者之见】《中国植物志》记载露珠草 Circaea cordata Royle（别名牛泷草、心叶露珠草），并未收载拉丁名称 Circaea quadrisulcata (Maxim) Fr. et Sav。《河北植物志》中的 Circaea cordata Royle 为心叶露珠草（别名牛泷草、露珠草），Circaea quadrisulcata (Maxim) Fr. et Sav 为露珠草。编者参考《河北植物志》。

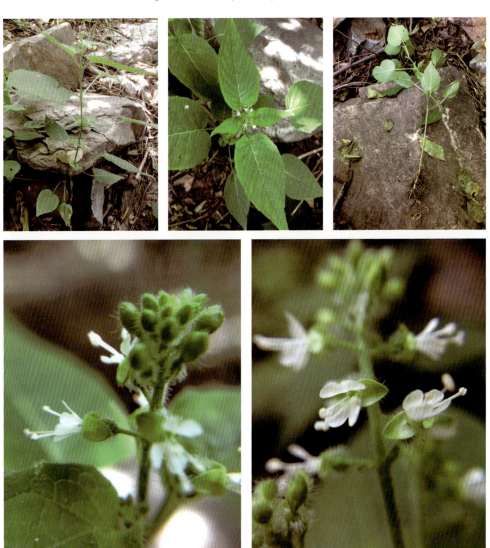

深山露珠草

【基　　原】柳叶菜科露珠草属植物深山露珠草 Circaea alpina L. subsp. Caulescens (Komarov) Tatewaki

【别　　名】无。

【形态特征】多年生草本。茎：茎被毛。叶：叶卵形、阔卵形至近三角形，基部圆形、截形或心形，先端急尖至短渐尖，边缘具浅或极明显的牙齿。花：花序无毛，稀疏被腺毛；花梗无毛，开花时上升或与总状花序轴垂直，基部有或无小苞片，或有一小腺体；花在花序轴上排列稀疏；开花时子房具钩状毛；萼片狭卵形、阔卵形至矩圆状卵形，先端钝圆；花瓣白色或粉红色，倒卵形或倒三角形，先端凹缺至其长度的 1/3 至 1/2，花瓣裂片圆形。果：果实倒卵状，果实上的毛半透明。花果期 7—9 月。

【生境分布】生于阴湿处、苔藓处、干燥土壤上。分布于我国东北、华北及山东、安徽等地。

【药用部位（药材名称）】全草（高山露珠草）。

【采收加工】7—8 月采收全草，晒干。

【临床应用】甘、苦，微寒。养心安神，消食，止咳，解毒，止痒；用于心悸，失眠，多梦，疳积，咳嗽，疮疡脓肿，湿疣，癣痒。

【编者之见】深山露珠草为高山露珠草 Circaea alpina L. 的亚种。

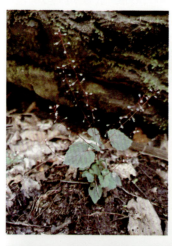
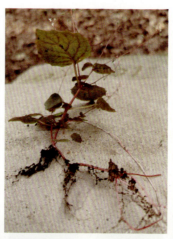
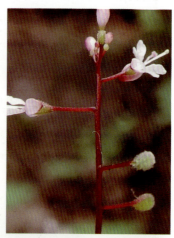
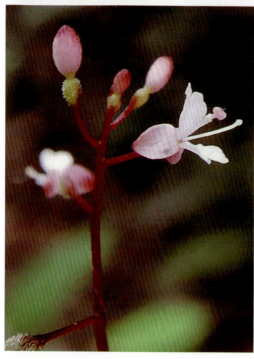
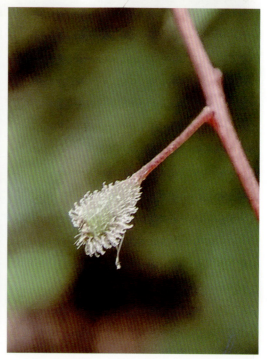

柳兰

【基　　原】柳叶菜科柳叶菜属植物柳兰草 Epilobium angustifolium L.

【别　　名】铁筷子、火烧兰、糯芋。

【形态特征】多年生草本。茎：根茎细长，圆柱状，外皮红褐色，节稍大，节上生须根；地上茎直立，圆柱形，中空，无毛或被疏柔毛，常不分枝，基部和上部带紫红色。叶：叶互生，具短柄；叶披针形，先端渐窄，基部楔形，边缘有细锯齿或近全缘，上面绿色，下面灰白色，两面均被柔毛。花：总状花序顶生或腋生，花序轴紫红色，被短柔毛；苞片条状披针形；花大，两性，红紫色；萼基部稍连合，先端4裂，裂片线状披针形，外面被短柔毛；花瓣4，倒卵形，先端钝圆，基部具短爪；雄蕊8，不等长，向一侧弯曲，排成1轮；花柱先端4裂。果：蒴果窄细圆柱形，紫红色。花果期6—10月。

【生境分布】生于草坡、灌丛、山坡、高山草甸、砾石坡等处。分布于我国东北、华北、西北、西南等地。

【药用部位（药材名称）】全草（红筷子）、根（糯芋）。

【采收加工】红筷子：夏秋季采收，鲜用或晒干。糯芋：秋季采挖，除去地上部分及泥土，鲜用或晒干。

【临床应用】红筷子：苦，平。利水渗湿，理气消胀，活血调经；用于水肿，泄泻，食积胀满，月经不调，乳汁不通，阴囊肿大，疮疹痒痛。糯芋：辛、苦，平；有小毒。活血祛瘀，接骨，止痛；用于跌打伤肿，骨折，风湿痹痛，痛经。

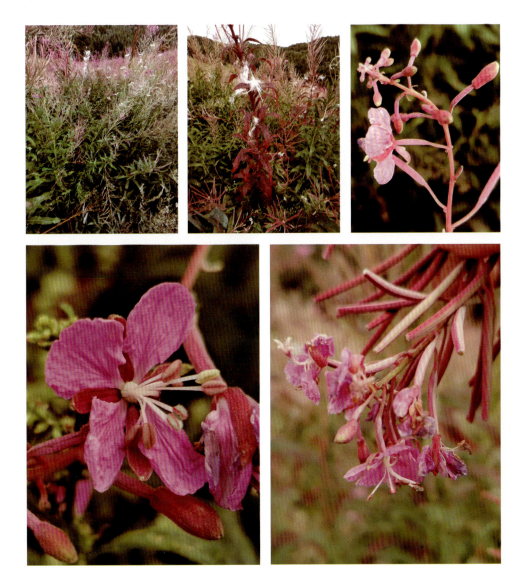

无患子科

栾树

【基　　原】无患子科栾树属植物栾树 *Koelreuteria paniculata* Laxm.
【别　　名】石栾树、黑叶树、木栏牙、五乌拉叶、乌拉（胶）、乌叶树。
【形态特征】落叶灌木或乔木。**茎：** 主干树皮灰褐色至灰黑色；小枝暗黑色，具疣点，被柔毛。**叶：** 叶互生，1～2回单数羽状复叶，叶轴、叶柄均被皱曲的短柔毛或无毛；小叶7～18，无柄或具极短的柄，对生或互生，卵形或卵状披针形，先端短尖或短渐尖，基部钝形或截形，边缘锯齿状或分裂，齿端具小尖头。**花：** 聚伞圆锥花序顶生，密被微柔毛，分枝长而扩展；苞片狭披针形，被小粗毛；萼片5，裂片卵形，边缘具腺状缘毛；花瓣4，花淡黄色，中心紫色，开花时向外反折，线状长圆形，被长柔毛，瓣片基部的鳞片初时黄色，开花时橙红色，具参差不齐的深裂，被疣状皱曲的毛；雄蕊8，雌蕊1。**果：** 蒴果肿胀，长卵形，先端渐尖，具三棱，边缘有膜质薄翅3片，后期变为红色。**种子：** 种子近球形，黑色。花果期6—10月。

【生境分布】生于杂木林、灌木林中。分布于我国大部分地区；常有栽培。
【药用部位（药材名称）】花（栾华）。
【采收加工】6—7月采摘，阴干或晒干。
【临床应用】苦，寒；归肝经。清肝明目；用于目赤肿痛，多泪。

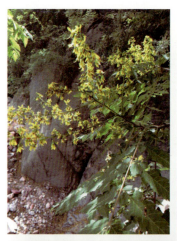
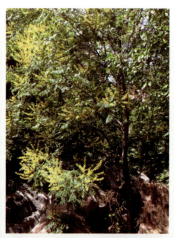
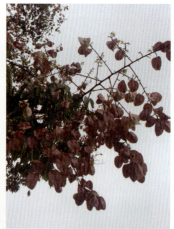
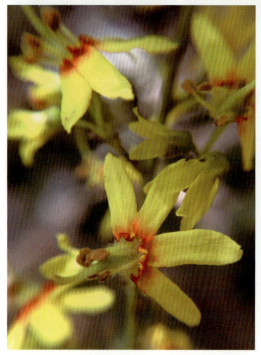
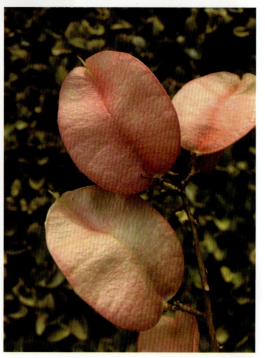

马齿苋科

马齿苋

【基　　原】马齿苋科马齿苋属植物马齿苋 Portulaca oleracea L.

【别　　名】麻绳菜、马齿草（菜）、马苋菜、蚂蚱菜、瓜米菜、马蛇子菜、蚂蚁菜、长寿菜等。

【形态特征】1 年生草本。**茎**：茎平卧或斜倚，多分枝，圆柱形，淡绿色或带暗红色。**叶**：叶互生或近对生；叶扁平，肥厚，倒卵形，顶端圆钝、平截或微凹，基部楔形，全缘，上面暗绿色，下面淡绿色或带暗红色，中脉微隆起；叶柄粗短。**花**：花无梗，常 3～5 朵簇生枝端；苞片 2～6，叶状，膜质，近轮生；萼片 2，对生，绿色，盔形，左右压扁，顶端急尖，背部具龙骨状凸起，基部合生；花瓣 5，稀 4，黄色，倒卵形，顶端微凹，基部合生；雄蕊常 8 或更多，花药黄色；花柱比雄蕊稍长，柱头 4～6 裂。**果**：蒴果卵球形，盖裂。**种子**：种子细小，偏斜球形，黑褐色，有光泽，具小疣状凸起。花果期 5—9 月。

【生境分布】生于菜园、农田、路旁等处。分布于全国各地。

【药用部位（药材名称）】全草（马齿苋）、种子（马齿苋子）。

【采收加工】马齿苋：8—9 月割取全草，洗净泥土，拣去杂质，再用开水稍烫（煮、蒸）一下，取出晒或炕干；亦可鲜用。马齿苋子：夏秋季果实成熟时，割取地上部分，收集种子，除去泥沙杂质，干燥。

【临床应用】马齿苋：酸，寒；归大肠、肝经。清热解毒，凉血止痢，除湿通淋；用于热毒泻痢，热淋，尿闭，赤白带下，崩漏，痔血，疮疡痈疖，丹毒，瘰疬，湿癣，白秃。马齿苋子：甘，寒；归肝、大肠经。清肝，化湿明目；用于青盲白翳，泪囊炎。

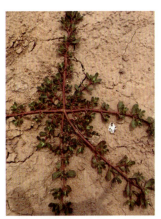
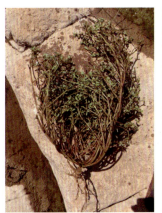
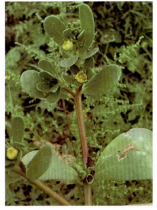
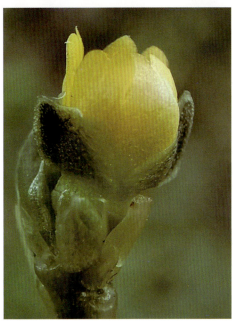
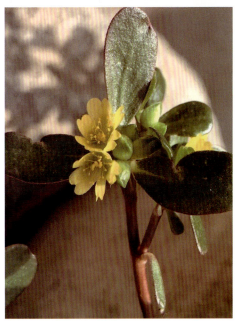

川续断科

华北蓝盆花

【基　　原】川续断科蓝盆花属植物华北蓝盆花 *Scabiosa tschiliensis* Grunning
【别　　名】山萝卜、河北蓝盆花。
【形态特征】多年生草本。**根**：根粗壮，木质，表面棕褐色，断面黄色。**茎**：茎自基部分枝，具白色卷伏毛。**叶**：基生叶簇生，两面疏生白色柔毛；茎生叶对生，叶卵状披针形、狭卵形至椭圆形，先端急尖或钝，基部楔形，边缘有锯齿、浅裂或羽状深裂；近上部叶羽状全裂。**花**：总花梗密生白色卷曲伏柔毛，花序在茎顶排成聚伞状；头状花序扁球形，总苞苞片披针形，具3脉；边花花冠2唇形，蓝紫色，外面密生白色短柔毛，裂片5，上唇2裂片较短，下唇3裂；中央花筒状，裂片5；雄蕊4，花药长圆形，紫色。**果**：瘦果椭圆形。花果期7—9月。
【生境分布】生于山坡草地、荒坡、沙丘。分布于我国东北、华北、西北等地。
【药用部位(药材名称)】花序（山萝卜）。
【采收加工】夏季花开时采收，晒干。
【临床应用】甘、微苦，凉。清热泻火；用于肝火头痛，发烧，肺热咳嗽，黄疸。

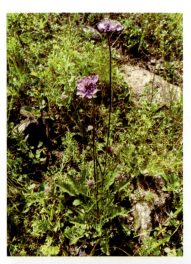
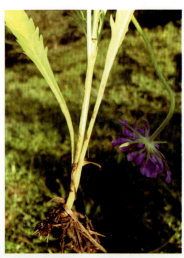
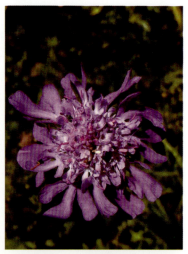
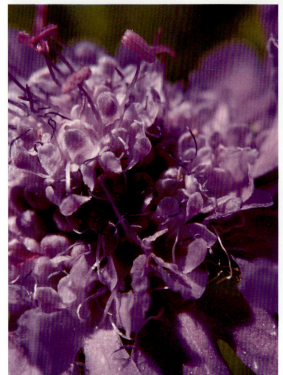
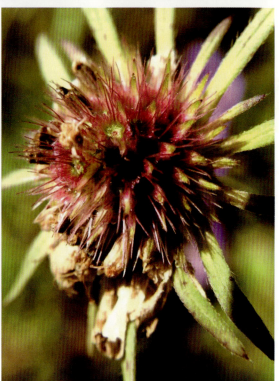

日本续断

【基　　原】川续断科川续断属植物日本续断 *Dipsacus japonicus* Miq.

【别　　名】续断。

【形态特征】2年或多年生草本。**根**：根直伸，粗壮，木质。**茎**：茎直立，多分枝，具棱和沟槽，沿棱有倒钩刺。**叶**：基生叶长椭圆形，常3裂或不裂，有长柄；茎生叶对生，轮廓倒卵状椭圆形，羽状深裂，裂片3～5，中央裂片最大，先端具长尖，基部楔形，边缘有粗锯齿，两面被白色贴伏柔毛，背面叶脉上具钩刺；叶柄明显，向上渐无柄，柄上生有钩刺。**花**：头状花序顶生，球形或广椭圆形；总苞苞片多数，螺旋状排列，长倒卵形，顶端稍平截，中央有锥刺状长喙，喙有白色长刺毛；花小，花冠紫红色，漏斗状，4裂，2裂稍大；花萼盘状，浅4裂，外被白毛；雄蕊4。**果**：瘦果楔状卵形，有明显4棱。花果期6—10月。

【生境分布】生于山坡草地湿润处、溪沟旁。分布于我国东北、华北、华中、华东及陕西、四川、贵州等地。

【药用部位（药材名称）】根（日本续断）、种子（巨胜子）。

【采收加工】日本续断：秋季采挖，除去根茎及须根，洗净泥土，晒干，切片。巨胜子：秋季果实成熟后采收，打下种子，除去杂质，晒干。

【临床应用】日本续断：苦、辛、甘，微温。补肝肾，行血脉，续筋骨，安胎；用于腰膝酸软，遗精，尿频，风湿痹痛，筋骨折伤，跌打损伤，崩漏下血，胎动不安。巨胜子：苦、辛，微温；归肝、肾经。益肝肾，活血，乌须发；用于腰痛，崩漏带下，遗精，筋骨伤痛，黑发。

【编者之见】按2020年版《中国药典》，中药材"续断"的基原为川续断科植物川续断 *Dipsacus asper* Wall. ex Henry；日本续断的根入药并不作为"续断"使用。另外，根据历代本草记载，入药作"巨胜子"的还有：莴苣种子、茼蒿种子、续断种子、黄麻子、光明子、茺蔚子等等，应注意区分。

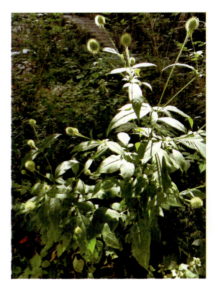 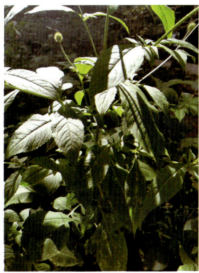 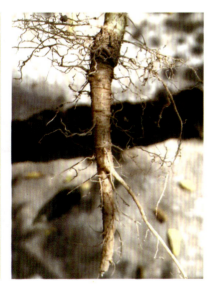

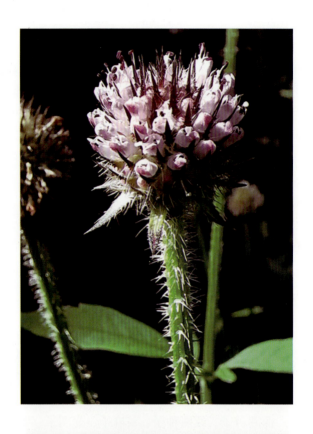
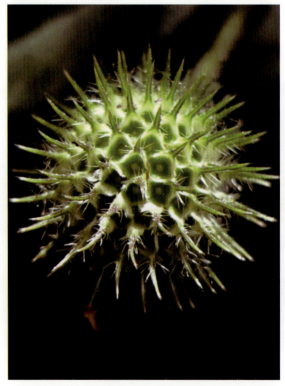

胡颓子科

沙棘

【基　　原】胡颓子科沙棘属植物沙棘 *Hippophae rhamnoides* L.

【别　　名】中国沙棘、醋柳、（黄）酸刺、酸刺柳、黑刺。

【形态特征】落叶灌木或乔木。**茎**：棘刺较多，粗壮，顶生或侧生；嫩枝褐绿色，密被银白色而带褐色的鳞片；老枝灰黑色，粗糙。**叶**：叶互生或近对生，狭披针形或矩圆状披针形，两端钝尖或基部近圆形，上面绿色，初时被白色毛，下面密生银白色或淡白色鳞片；叶柄极短。**花**：花先叶开放，雌雄异株；短总状花序腋生于头年枝上；花小，淡黄色，花被2裂；雄蕊4，雌花花被筒囊状，顶端2裂。**果**：果实圆球形，橙黄色或橘红色。**种子**：种子阔椭圆形至卵形，有时稍扁，黑色或紫黑色，具光泽。花果期4—10月。

【生境分布】生于山峪、干涸河床地、山坡、多砾石沙质土壤或黄土上。分布于我国华北、西北及四川等地。

【药用部位（药材名称）】果实（沙棘）。

【采收加工】秋冬季果实成熟或冻硬时采收，除去杂质，干燥或蒸后干燥。

【临床应用】酸、涩，温。止咳祛痰，消食化滞，活血散瘀；用于咳嗽痰多，消化不良，食积腹痛，瘀血经闭，跌扑瘀肿。

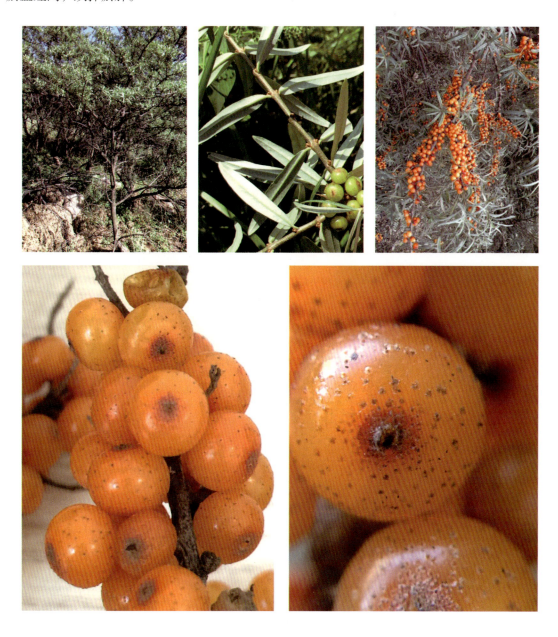

千屈菜科

千屈菜

【基　　原】千屈菜科千屈菜属植物千屈菜 Lythrum salicaria L.
【别　　名】水柳、对叶莲。
【形态特征】多年生草本。茎：根茎横走，粗壮；地上茎直立，多分枝，略被粗毛或密被绒毛，常具4棱。叶：叶对生或3叶轮生，披针形或阔披针形，顶端钝或短尖，基部圆形或心形，有时略抱茎，全缘，无柄。花：总状花序顶生；花两性，数朵簇生，花梗短；苞片阔披针形至三角状卵形；萼筒状，多少带紫色，有12条纵棱，稍被粗毛，顶端6裂，裂片三角形，附属物针状；花瓣6，紫色，倒披针状长椭圆形，基部楔形，着生于萼筒上部，稍皱缩；雄蕊12，6长6短，花柱长短不一。果：蒴果扁圆形。花果期7—10月。
【生境分布】生于河岸、湖畔、溪沟边、潮湿地。分布于全国各地，亦有栽培。
【药用部位（药材名称）】全草（千屈菜）。
【采收加工】秋季采收全草，洗净，切碎，鲜用或晒干。
【临床应用】苦，寒；归大肠、肝经。清热解毒，收敛止血；用于痢疾，泄泻，便血，血崩，疮疡溃烂，吐血，衄血，外伤出血。

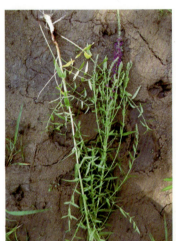
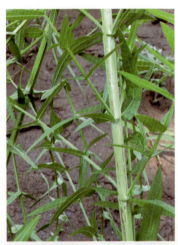
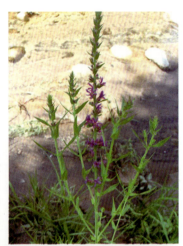
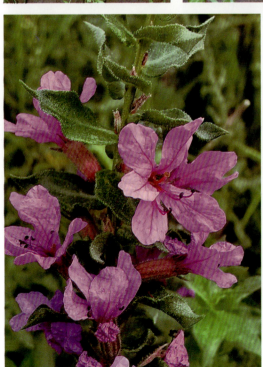
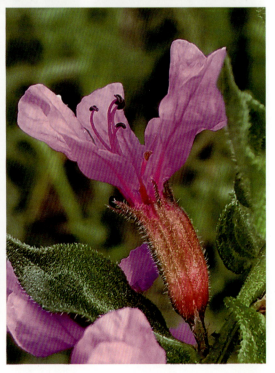

商陆科

垂序商陆

【基　　原】商陆科商陆属植物垂序商陆 Phytolacca americana L.

【别　　名】洋（美国、美洲、美）商陆。

【形态特征】多年生草本。根：根粗壮，肥大，倒圆锥形。茎：茎直立，圆柱形，有时带紫红色。叶：叶椭圆状卵形或卵状披针形，顶端急尖，基部楔形；叶柄长 1～4 cm。花：总状花序顶生或侧生；花白色，微带红晕，花被片 5，雄蕊、心皮及花柱通常均为 10，心皮合生；果序下垂。果：浆果扁球形，熟时紫黑色。种子：种子肾圆形。花果期 6—10 月。

【生境分布】生于林下、路边、宅旁阴湿处。分布于我国华东及陕西、河北、湖北、广西、四川等地。

【药用部位（药材名称）】花（商陆花）、根（商陆）、种子（美商陆子）。

【采收加工】商陆：秋季至次春采挖，除去须根及泥沙，切成块或片，阴干或晒干。商陆花：7—8 月花期时采集，去杂质，阴干或晒干。美商陆子：9—10 月采收，晒干。

【临床应用】商陆：苦，寒，有毒；归肺、脾、肾、大肠经。逐水消肿，通利二便，解毒散结；用于水肿胀满，二便不通；外治痈肿疮毒。商陆花：微苦、甘，平；归心、肾经。化痰开窍；用于痰湿上蒙，健忘，嗜睡，耳目不聪。美商陆子：苦，寒，有毒。利水消肿；用于水肿，小便不利。

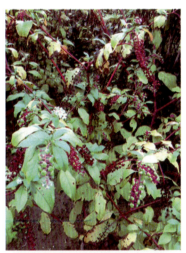
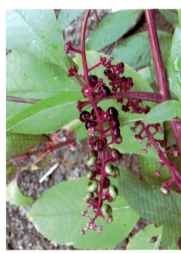
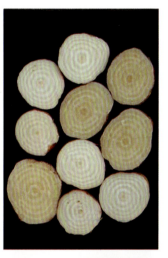
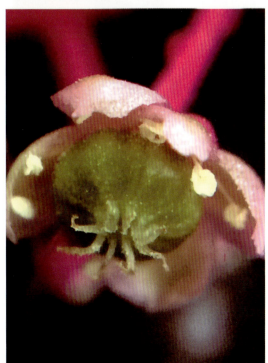
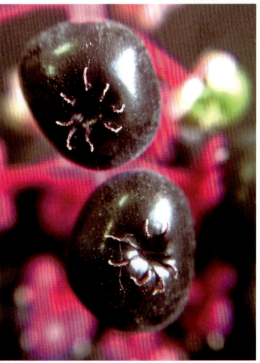

商陆

【基　　原】商陆科商路属植物商陆 *Phytolacca acinosa* Roxb.

【别　　名】湿（山）萝卜、狗头三七、抓消肿、金七娘、花商陆、见肿消、金鸡母、土母鸡等。

【形态特征】形态与植物"垂序商陆"相似，两者的主要区别：垂序商陆的花序较纤细，花较少而稀疏；果序下垂；种子较小；心皮合生，雄蕊和心皮通常均为 10。商陆的花序粗壮，花多而密集；果序直立；种子较大；心皮分离，雄蕊和心皮通常均为 8。

【生境分布】生于疏林下、林缘、路旁、山沟等处。除我国东北、内蒙古、青海、新疆外，分布于全国其他地区。

【药用部位（药材名称）】根（商路）、花（商陆花）、叶（商陆叶）。

【采收加工】商路和商陆花同植物"垂序商陆"项下。商陆叶：春夏季采收，鲜用或晒干。

【临床应用】商路和商陆花同植物"垂序商陆"项下。商陆叶：清热解毒；用于痈肿疮毒。

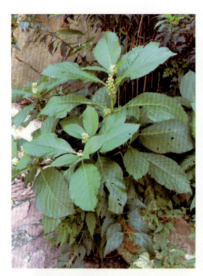
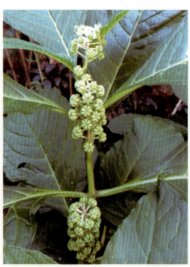
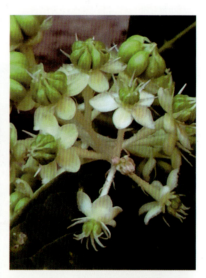
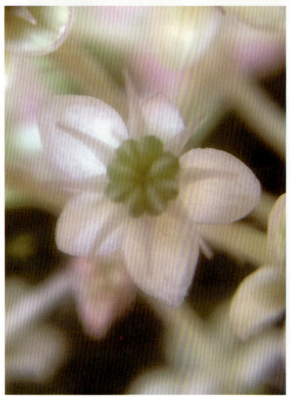
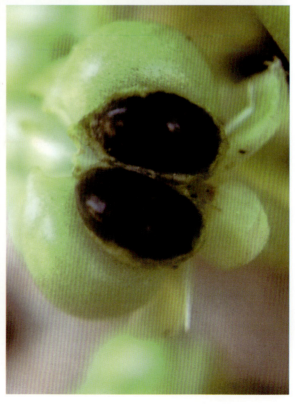

透骨草科

透骨草

【基　　原】透骨草科透骨草属植物透骨草 Phryma leptostachya L.

【别　　名】药曲草、粘人裙、前草、倒刺草、蝇毒草、毒蛆草、一扫光、接生草。

【形态特征】多年生草本植物。**茎**：茎直立，四棱形，绿色或淡紫色，被倒生短毛。**叶**：叶对生；叶卵状长椭圆形，先端渐尖或短尖，基部楔形、圆形或截形，叶基部常下延成翅，叶缘具粗齿，两面沿脉被短毛；叶柄被短柔毛。**花**：穗状花序顶生或腋生；苞片和小苞片钻状；花小，疏离，具短梗，花蕾期直立，开放时斜展至平展，花后反折；花萼筒状，5 纵棱，上方萼齿 3，下方萼齿 2；花冠蓝紫色、淡红色或白色，檐部 2 唇形；雄蕊 4，花柱细长。**果**：瘦果狭椭圆形。花果期 6—11 月。

【生境分布】生于阴湿山谷、林下。分布于全国各地；多有栽种。

【药用部位(药材名称)】全草（透骨草）。

【采收加工】夏秋季采收，晒干。

【临床应用】甘、辛，温；归肺、肝经。用于感冒，跌打损伤；外用治毒疮，湿疹，疥疮。

【编者之见】在各级药材标准中，中药材"透骨草"的基原植物包括多种：大戟科的地构叶，毛茛科的细叶铁线莲、黄花铁线莲，杜鹃花科的滇白珠，豆科的山野豌豆、狭山野豌豆、毛山野豌豆、广布野豌豆、大叶野豌豆、假香野豌豆，凤仙花科的凤仙花，等等。提示临床应用"透骨草"时应注意其基原。

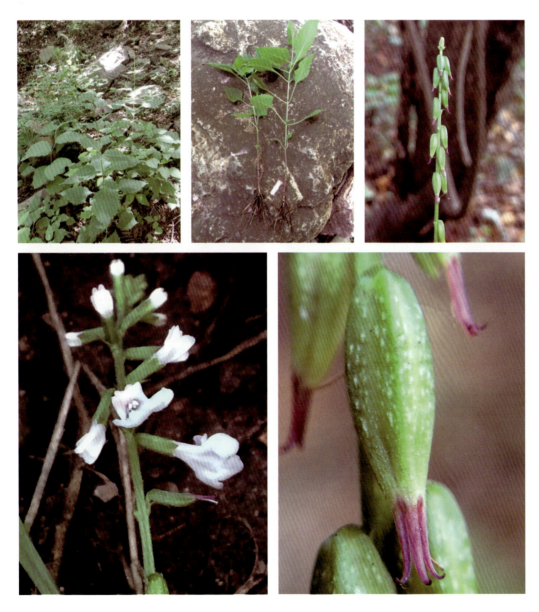

苦苣苔科

珊瑚苣苔

【基　　原】苦苣苔科珊瑚苣苔属植物珊瑚苣苔 Corallodiscus cordatulus (Craib) Burtt
【别　　名】（虎耳）还魂草、九倒生。
【形态特征】多年生草本。根：须根多数。叶：叶多数，全部基生，密集，呈莲座状，外部的叶具柄，内部的叶无柄；叶菱形或菱状卵形，顶端圆，基部楔形，边缘具钝齿，上面具皱褶，疏被淡褐色长柔毛或近无毛，下面常带紫红色。花：花数朵排成聚伞花序；苞片不明显；花萼5裂近基部，裂片狭卵形；花冠淡紫色或紫蓝色，上唇2浅裂，下唇3裂；雄蕊4，2长2短，雌蕊无毛，柱头头状。果：蒴果线形。花果期6—9月。
【生境分布】生于山坡岩石上。分布于我国西南、华中及陕西、河北、广西、广东等地。
【药用部位(药材名称)】全草（滴滴花）。
【采收加工】夏秋采收，晒干。
【临床应用】淡，平。健脾，止血，化瘀；用于小儿疳积，跌打损伤及刀伤。

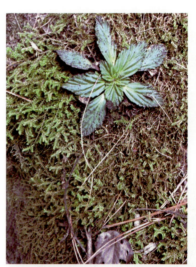
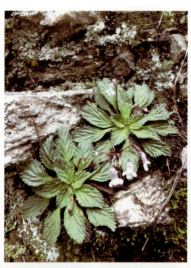
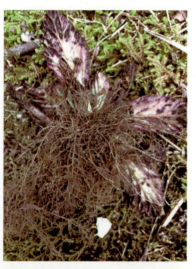
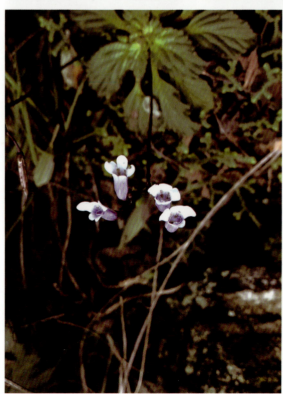
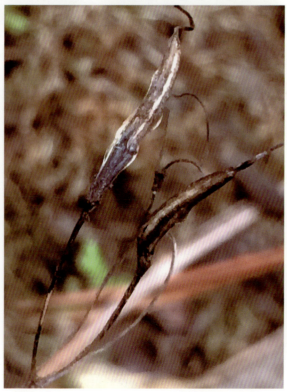

旋蒴苣苔

【基　　原】苦苣苔科旋蒴苣苔属植物旋蒴苣苔 *Boea hygrometrica* (Bunge) R. Br.

【别　　名】旋螺苣苔、牛耳草、猫耳朵、牛耳散血草、散血草。

【形态特征】形态与植物"珊瑚苣苔"相似。两者的主要区别：旋蒴苣苔的叶无柄，叶近圆形、卵圆形或卵形；发育雄蕊 2；蒴果成熟时呈螺旋状卷曲。珊瑚苣苔外部的叶具柄，内部叶无柄，叶菱形或菱状卵形，且叶背常带红紫色；发育雄蕊 4；蒴果成熟时两瓣裂，不呈螺旋状卷曲。

【生境分布】生于山坡、路旁、岩石上。分布于我国陕西、浙江、湖北、山东、河北、四川、云南等地。

【药用部位（药材名称）】全草（牛耳草、散血草）。

【采收加工】春夏季采收，鲜用或晒干。

【临床应用】苦，凉。止血，散血，消肿；外用治外伤出血，跌打损伤。

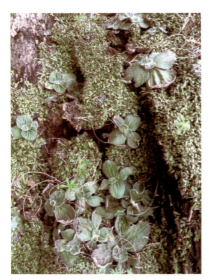
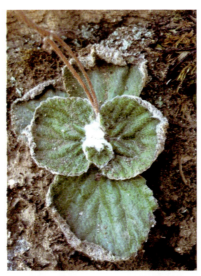
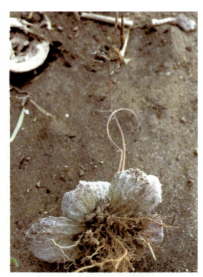
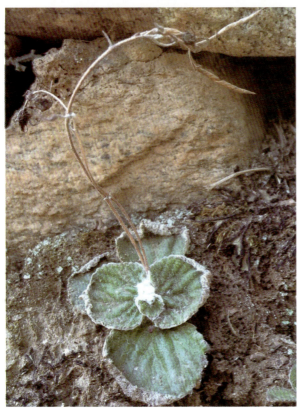
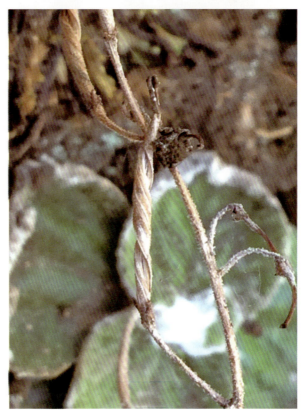

鸭跖草科

鸭跖草

【基　　原】鸭跖草科鸭跖草属植物鸭跖草 Commelina communis L.

【别　　名】露草、帽子花、竹叶兰、竹鸡苋、竹根菜、三角菜、牛耳朵草、鸭食草、水浮草等。

【形态特征】1年生草本。根：须根多数。茎：茎圆柱形，稍肉质，多分枝，具纵棱，基部匍匐，上部直立，节间较长，节处常生根。叶：叶互生，无柄或近无柄；叶卵圆状披针形或披针形，先端渐尖，基部下延成膜质鞘，抱茎，有白色缘毛，叶鞘被短毛。花：总状花序，有花3～4朵，具短梗；生于枝最下部者，有花1朵；苞片佛焰苞状，宽心形，与叶对生，花序略伸出佛焰苞；萼片3，卵形，膜质；花瓣3，两侧两瓣大，深蓝色，较小1片卵形，白色；雄蕊6，花丝先端蝴蝶状；雌蕊1，花柱长丝状。果：蒴果椭圆形，扁平。种子：种子三棱状半圆形，暗褐色，表面凹凸不平，具白色小点。花果期7—10月。

【生境分布】生于沟边、路边、田埂、荒地、墙角、山坡、林缘草丛等潮湿处。分布于我国大部分地区。

【药用部位（药材名称）】地上部分（鸭跖草）。

【采收加工】夏秋季采收，晒干。

【临床应用】甘、淡，寒；归肺、胃、小肠经。清热泻火，解毒，利水消肿；用于感冒发热，热病烦渴，咽喉肿痛，水肿尿少，热淋涩痛，痈肿疔毒。

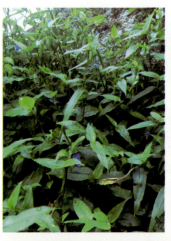
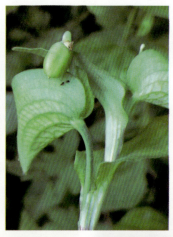
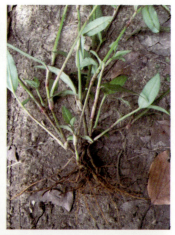
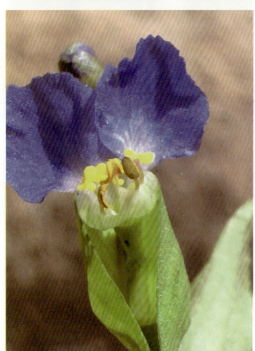
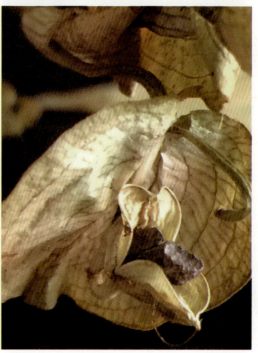

竹叶子

【基　　原】鸭跖草科竹叶子属植物竹叶子 *Stmptolirion volubile* Edgew.

【别　　名】水百步还魂、大叶竹菜、小竹叶菜、小青竹标、猪鼻孔、酸猪草、笋壳菜、叶上花。

【形态特征】多年生攀缘草本。茎：茎攀缘，稀近直立，茎长，常无毛。叶：叶柄长 3～10 cm；叶心状圆形或心状卵形，顶端常尾尖，基部深心形，上面多少被柔毛。花：蝎尾状聚伞花序有花 1 至数朵，集成圆锥状；圆锥花序下面的总苞片叶状，向花序上部渐少，卵状披针形；花无梗；萼片顶端急尖；花瓣白色、淡紫色而后变白色，线形，略比萼长。果：蒴果长约 4～7 mm，顶端有芒状突尖。种子：种子褐灰色。花果期 7—10 月。

【生境分布】生于山谷、灌丛、密林下、草地。分布于我国中南、西南及辽宁、河北、山西、陕西、甘肃、浙江、湖北等地。

【药用部位(药材名称)】全草（竹叶子）。

【采收加工】夏秋季采收，洗净，鲜用或晒干。

【临床应用】甘，平；归肺、心、肝、胃经。清热，利水，解毒，化瘀；用于感冒发热，肺痨咳嗽，口渴心烦，水肿，热淋，白带，咽喉疼痛，痈疮肿毒，跌打劳伤，风湿骨痛。

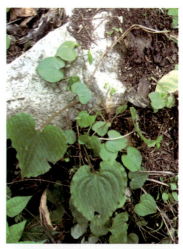
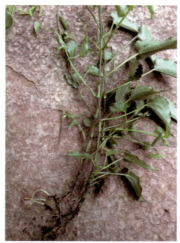
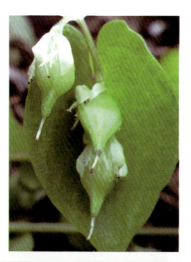
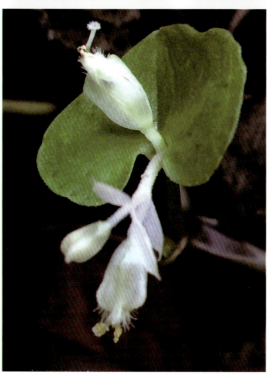
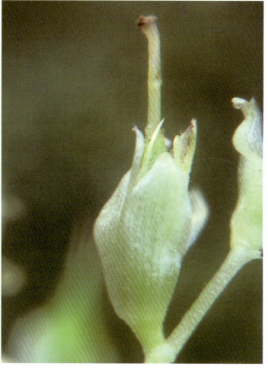

椴树科

小花扁担杆

【基　　原】椴树科扁担杆属植物小花扁担杆 Grewia biloba G. Don var. *parviflora* (Bunge) Hand.

【别　　名】扁担杆（木）、孩儿拳头。

【形态特征】落叶灌木或小乔木。**茎**：茎多分枝，嫩枝被粗毛。**叶**：叶菱状卵形，长 3～10 cm，宽 1.5～5 cm，先端锐尖，基部楔形或钝，叶下面密被黄褐色软茸毛，基出脉 3 条，边缘有细锯齿；叶柄被粗毛，托叶钻形。**花**：聚伞花序腋生；花多数，花小，花瓣 5；雄蕊多数，子房有毛；萼片外面被毛。**果**：核果橙红色或红色。花果期 5—9 月。

【生境分布】生于丘陵、路边、灌丛、疏林中。分布于我国华东、华南、西南、华中及河北、山西、陕西等地。

【药用部位（药材名称）】全株（娃娃拳、扁担杆）。

【采收加工】夏秋季采收，洗净，鲜用或晒干。

【临床应用】甘、苦，温；归肝、脾、胃经。健脾益气，祛风除湿，固精止带；用于脾虚食少，久泻脱肛，小儿疳积，蛔虫病，风湿痹痛，遗精，崩漏，带下，子宫脱垂。

【临床应用】小花扁担杆是扁担杆 Grewia biloba G. Don 的变种，其特点是叶下面密被黄褐色软茸毛，花朵较短小。

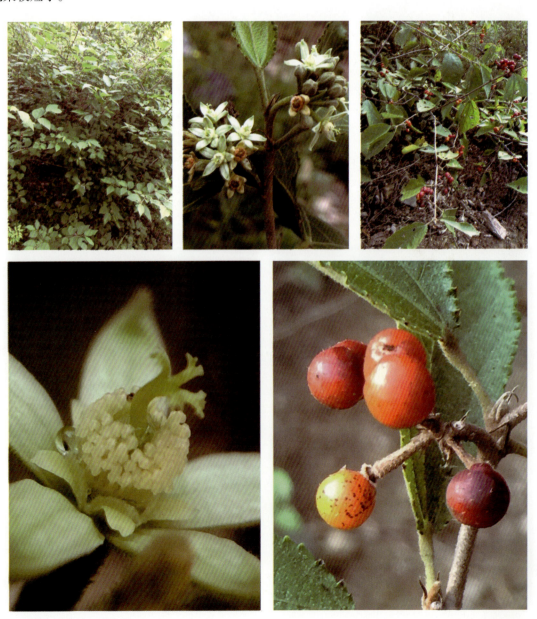

桦木科

白桦

【基　　原】桦木科桦木属植物白桦 Betula platyphylla Suk.

【别　　名】粉桦、桦树、桦木、桦皮树。

【形态特征】落叶乔木。茎：树皮白色，有线形皮孔，易呈纸质分层剥离；嫩枝灰绿色，有圆形皮孔。叶：叶三角状卵形或近菱形，先端渐尖，基部楔形、截形或近心形，边缘具不规则的粗齿，上面深绿色，下面绿色；叶有长柄。花：雄花序常成对顶生，几无梗；果序单生于叶腋，圆柱形，下垂；果苞中裂片三角形，侧裂片半圆形。果：小坚果窄长圆形或卵形，具膜质翅。

【生境分布】生于山地林区。分布于我国东北、华北、西北、西南等地。

【药用部位（药材名称）】树汁（桦树汁、桦树液）、树皮（白桦皮、桦树皮、桦木皮、桦皮）、桦树提取油（桦树油）。

【采收加工】树汁：5月间将树皮划开，盛取液汁，鲜用。树皮：春季剥下树皮，或在已采伐的树上剥取，切丝，晒干。桦树油：将树皮及嫩枝蒸馏，提取挥发油。

【临床应用】树汁：苦，凉。祛痰止咳，清热解毒；用于咳嗽，气喘，小便赤涩。树皮：苦，寒；归肺、胃、大肠经。清热利湿，祛痰止咳，消肿解毒；用于肺炎，痢疾，腹泻，黄疸，肾炎，尿路感染，慢性气管炎，急性扁桃体炎，牙周炎，急性乳腺炎，疖肿，痒疹，烫伤。桦树油：镇痛，消炎；用于关节炎、肩膀酸痛、腰背酸痛、下肢溃烂。

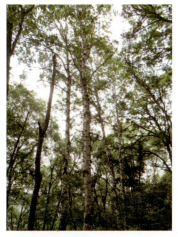
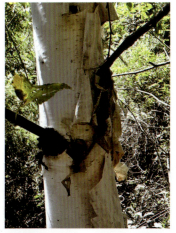
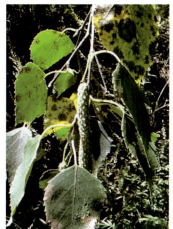
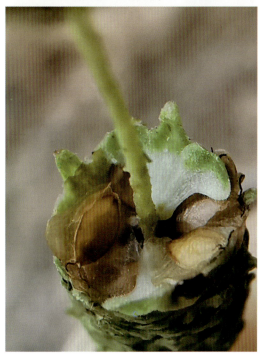
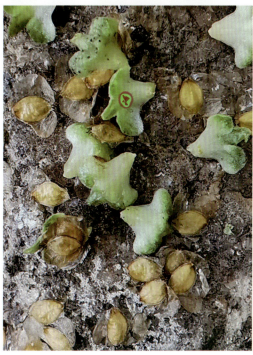

毛榛

【基　　原】桦木科榛属植物毛榛 Corylus mandshurica Maxim.

【别　　名】毛（火）榛子。

【形态特征】落叶灌木或小乔木。**茎**：树皮灰褐色，小枝黄褐色，被长柔毛。**叶**：叶宽卵形、长圆形或倒卵状长圆形，先端急尖，基部斜心形或圆形，边缘有不规则重锯齿或浅裂，上面几无毛，侧脉约7对，叶柄密生细毛。**花**：雄花序2～4，排成总状；苞鳞密被短柔毛，无梗；雌花2～4朵簇生枝端，通常2～3朵发育成果实。**果**：坚果球形，密被白色绒毛，总苞在坚果上部收缩成管状，外面密生黄褐色粗毛及刺毛，先端有不整齐披针形裂片，裂片顶端有小突尖。花果期4—9月。

【生境分布】生于山坡灌丛、林中。分布于我国东北及河北、山西、甘肃、山东、四川等地。

【药用部位（药材名称）】雄花（榛子花）、种仁（榛子）。

【采收加工】榛子花：清明前后五六日采收，晾干或加工成干粉。榛子：秋季果实成熟后采摘，晒干后除去总苞及果壳。

【临床应用】榛子花：止血，消肿，敛疮；用于外伤出血，冻伤，疮疖。榛子：甘，平。健脾和胃，润肺止咳；用于病后体弱，脾虚泄泻，食欲不振，咳嗽。

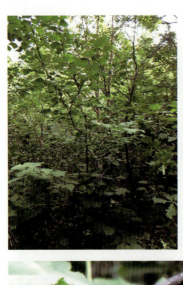
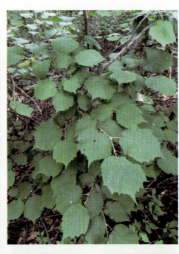
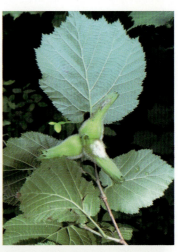
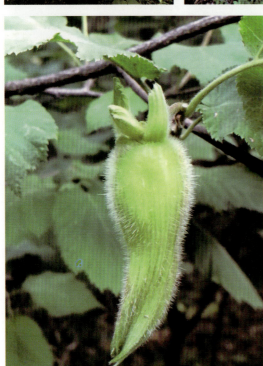
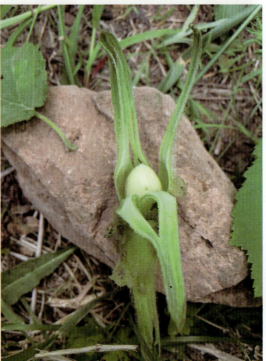

榛

【基　　原】桦木科榛属植物榛 *Corylus heterophylla* Fisch.

【别　　名】榛子、平榛。

【形态特征】形态与植物"毛榛"相似。两者的主要区别：榛的果苞为钟状，总苞长于果体但不超过1倍，边缘有3～9个三角状裂片；雄花序圆柱状。毛榛的果苞为长管状，在坚果上部缢缩，较果长2～3倍，外面密被刺毛，边缘有不整齐的披针形裂片；雄花序2～4枚排成总状。

【生境分布】生于山地阴坡、灌丛。分布于我国东北、华北及陕西等地。

【药用部位（药材名称）】同植物"毛榛"项下。

【采收加工】同植物"毛榛"项下。

【临床应用】同植物"毛榛"项下。

【编者之见】按《中华本草》，中药材"榛子"和"榛子花"为桦木科榛属植物榛、川榛、毛榛的种仁和雄花。

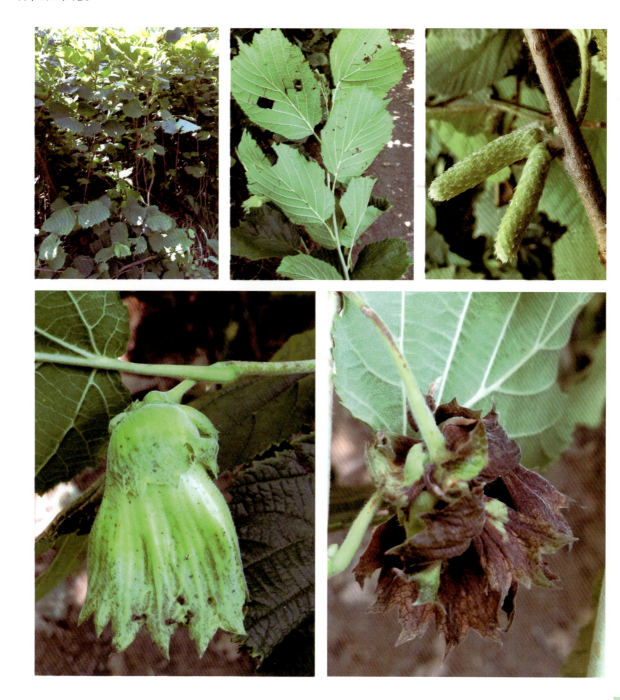

凤仙花科

凤仙花

【基　　原】凤仙花科凤仙花属植物凤仙花 Impatiens balsamina L.

【别　　名】指甲花、急性子、金凤花、灯盏花、海莲花、好女儿花、指甲桃花、金童花、竹盏花。

【形态特征】1年生草本。**茎**：茎肉质，直立，粗壮。**叶**：叶互生；叶披针形，先端长渐尖，基部渐狭，边缘有锐锯齿。**花**：花单生或数枚簇生叶腋，梗短，密生短柔毛；萼片2，宽卵形，有疏短柔毛；花大，通常粉红色或杂色，单瓣或重瓣，旗瓣圆，先端凹，翼瓣宽大，2裂；唇瓣舟形，基部具细长而内弯的距。**果**：蒴果纺锤形，密生茸毛。**种子**：种子球形，棕褐色，密生小突点。花期7—10月。

【生境分布】全国各地均有栽培。

【药用部位（药材名称）】花（凤仙花）、茎（凤仙透骨草）、全草（凤仙）、根（凤仙根）、全株（透骨草）、种子（急性子）。

【采收加工】凤仙花：夏秋季花开时采收，鲜用或阴干、烘干。凤仙透骨草：夏秋间植株生长茂盛时割取地上部分，除去叶及花果，洗净，晒干。凤仙：夏秋季采收。凤仙根：秋季采挖根部，洗净，鲜用或晒干。透骨草：夏秋季采收。急性子：夏秋季果实即将成熟时采收，晒干，除去果皮及杂质。

【临床应用】凤仙花：甘、苦，微温。祛风除湿，活血止痛，解毒杀虫；用于风湿肢体痿废，腰胁疼痛，经闭腹痛，产后瘀血未尽，跌打损伤，骨折，痈疽疮毒，毒蛇咬伤，白带，鹅掌风，灰指甲。凤仙透骨草：苦、辛，温；小毒。祛风湿，活血，解毒；用于风湿痹痛，跌打肿痛，闭经，痛经，痈肿，丹毒，鹅掌风，蛇虫咬伤。凤仙：辛、苦，温。祛风，活血，消肿，止痛；用于关节风湿痛，跌打损伤，瘰疬痈疽，疔疮。凤仙根：苦、辛，平。活血止痛，利湿消肿；用于跌扑肿痛，风湿骨痛，白带，水肿。透骨草：辛、苦，温；有小毒；归肝、肾经。祛风除湿，解毒止痛；用于风湿关节痛，外用治疮疡肿毒。急性子：微苦、辛，温；有小毒；归肺、肝经。破血软坚，消积；用于癥瘕痞块，经闭，噎膈。

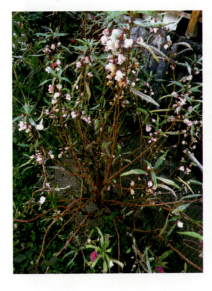
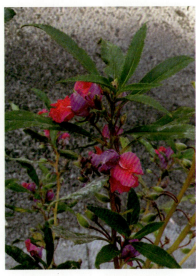
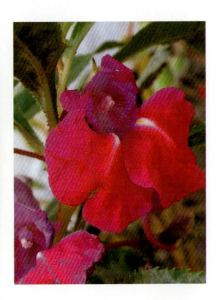

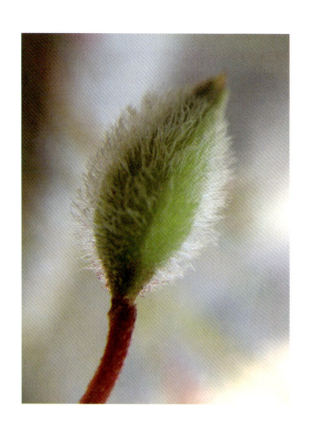

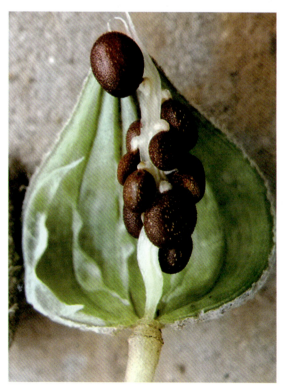

水金凤

【基　　原】凤仙花科凤仙花属植物水金凤 Impatiens noli-tangere Linn.

【别　　名】辉菜花。

【形态特征】1年生草本。**茎**：茎粗壮，直立，有分枝。**叶**：叶互生；叶卵形或椭圆形，先端钝或短渐尖，下部叶基部楔形，上部叶基部近圆形；近无柄。**花**：花2～3朵成聚伞花序状，花梗纤细，下垂，中部有披针形苞片；萼片2，宽卵形，先端急尖；花大，黄色，喉部常有红色斑点，旗瓣圆形，背须中肋有龙骨状突起，先端有小喙，翼瓣无柄，2裂，基部裂片长圆形，上部裂片大，宽斧形，带红色斑点，唇瓣宽漏斗状，具橙红色斑点，基部延长成内弯的长距；雄蕊5，花药尖。**果**：蒴果线状长圆形，两端尖。花期7—9月。

【生境分布】生于山坡林下、林缘、草地、水沟边。分布于我国东北、华北、华东、华中及陕西、江西等地。

【药用部位（药材名称）】花、根或全草（水金凤）、茎叶（水金凤茎叶）。

【采收加工】均在夏秋季采收，洗净，鲜用或晒干。

【临床应用】水金凤：甘，温。活血调经，祛风除湿；用于月经不调，痛经，经闭，跌打损伤，风湿痹痛，脚气肿痛，阴囊湿疹，癣疮，癞疮。水金凤茎叶：寒，辛，有毒。祛瘀消肿，止痛渗湿；用于风湿筋骨疼痛，跌打瘀肿，毒蛇咬伤，阴囊湿疹，疥癞疮癣。

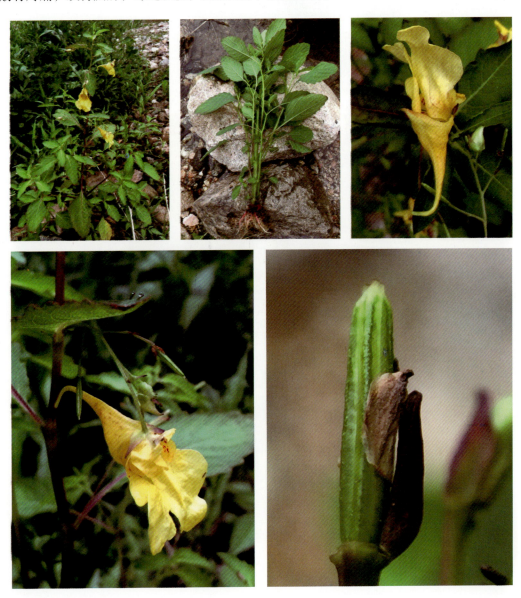

榆科

大果榆

【基　　原】榆科榆属植物大果榆 *Ulmus macrocarpa* Hance

【别　　名】黄（山、毛、柳、）榆、芜荑、（山）扁榆、翅枝（矮形、蒙古）黄榆等。

【形态特征】落叶小乔木或灌木。茎：枝常有具木栓质翅；当年生枝绿褐色或褐色，有粗毛；老枝褐色，无毛。叶：叶互生；叶柄有短柔毛，托叶早落；叶宽倒卵形或椭圆状倒卵形，中上部最宽，先端突尖，基部狭或浅心形，两边不对称，两面粗糙，有粗毛，边缘具钝单锯齿或重锯齿。花：花先叶开放，数朵簇生于去年枝的叶腋或散生于当年枝的基部；花大，两性，花被4～5裂，绿色，雄蕊与花被片同数，花药大，带黄玫瑰色，雌蕊1，柱头2裂。果：翅果大，被毛，种子位于翅果的中部。花果期4—6月。

【生境分布】生于山坡、台地、丘陵、沙丘、岩缝。分布于我国东北、华北、西北及江苏、安徽、河南等地。

【药用部位（药材名称）】果实（大果榆）、种子加工品（芜荑）、果实与面曲等加工制成的酱（芜荑酱）。

【采收加工】大果榆：夏季果实成熟时采收，鲜用或晒干。芜荑：夏季采收成熟果实，晒干，搓去膜翅取出种子；取种子浸入温水中，待发酵后，加入榆树皮面、红土、菊花末，加适量温开水混合均匀，如糊状，摊平，切方块，晒干，即为成品。另一用法是在5月间采果，阴干。芜荑酱：取芜荑仁水浸一伏时，袋盛，揉洗去涎，以蓼汁拌晒，如此七次，同发过面曲，如造酱法，下盐晒之。每一升，曲四斤，盐一斤，水五斤。

【临床应用】大果榆：辛、苦，温。祛痰，利尿，杀虫。芜荑：辛、苦，平；归脾、胃经。杀虫消积，除湿止痢；用于虫积腹痛，小儿疳积，久泻久痢，疮疡，疥癣。芜荑酱：辛，温。杀虫；用于虫积腹痛，疮癣。

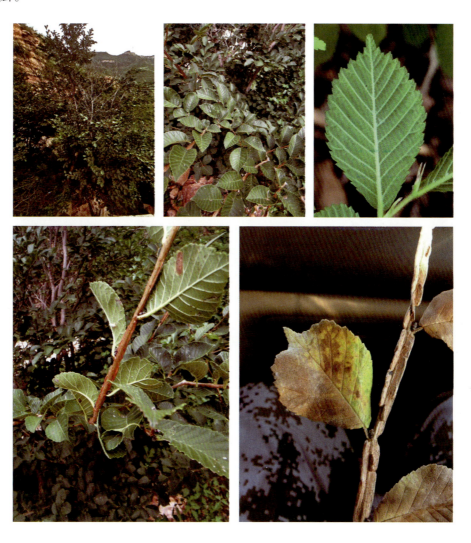

567

榆树

【基　　原】榆科榆属植物榆树 Ulmus pumila L.

【别　　名】（白、家、钱）榆、钻天榆、长叶（黄药）家榆。

【形态特征】落叶乔木，茎：树皮暗灰褐色，粗糙，有纵沟裂；小枝柔软，有毛，浅灰黄色。叶：叶互生，叶柄有毛，托叶早落；叶倒卵形、椭圆状卵形或椭圆状披针形，先端锐尖或渐尖，基部圆形或楔形，上面暗绿色，无毛，下面幼时有短毛，老时仅脉腋有毛，边缘具单锯齿。花：花先叶开放，生于去年枝的叶腋，簇生成聚伞花序；花被针形，4～5裂；雄蕊与花被同数，花药紫色；子房扁平，1室，花柱2。果：翅果近圆形或倒卵形，光滑，先端有缺口，种子位于翅果中央，与缺口相接。花果期3—6月。

【生境分布】生于田埂、路边、山麓等处。分布于我国大部分地区；亦有栽培。

【药用部位（药材名称）】树皮或根皮（榆皮、榆白皮、榆根白皮、榆树皮）、茎皮部的涎汁（榆皮涎）、叶（榆叶）、花（榆花）、果实（榆钱）、种子（榆荚仁）、枝（榆枝）。

【采收加工】树皮或根皮：春秋季采收根皮；春季或8—9月间割下老枝条，立即剥取内皮，晒干。榆皮涎：四季可采，割破茎皮，收集流出的涎汁。榆叶：夏秋季采叶，鲜用或晒干。榆花：3—4月采花，鲜用或晒干。榆钱：春季未出叶前，采摘未成熟的翅果，除去杂质，晒干。榆荚仁：4—6月果实成熟时采收，除去果翅，晒干。榆枝：夏秋季采收树枝，鲜用或晒干。

【临床应用】树皮或根皮：微寒；归肺、脾、膀胱经。利水通淋，祛痰，消肿解毒；用于小便不利，淋浊，带下，咳喘痰多，失眠，内外出血，难产胎死不下，痈疽，秃疮，疥癣。榆皮涎：杀虫。用于疥癣，外用适量，涂敷。榆叶：甘，平。清热利尿，安神，祛痰止咳；用于水肿，小便不利，石淋，尿浊，失眠，暑热困闷，痰多咳嗽，酒糟鼻。榆花：甘，平。清热定惊，利尿疗疮；用于小儿惊痫，小便不利，头疮。榆钱：微辛，平。安神健脾；用于神经衰弱，失眠，食欲不振，白带。榆荚仁：苦、微辛，平。健脾安神，清热利水，消肿杀虫；用于失眠，食欲不振，带下，小便不利，水肿，小儿疳热羸瘦，烫火伤，疮癣。榆枝：甘，平。利尿通淋；用于气淋。

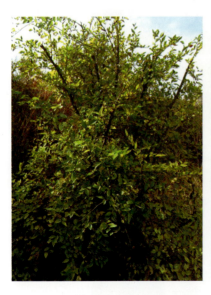
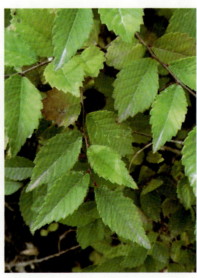
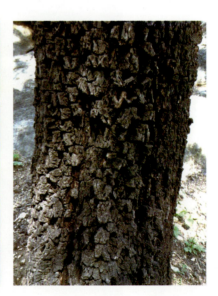

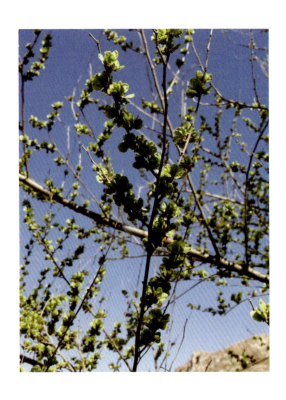

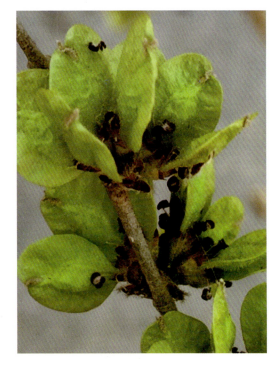

黑弹树

【基　　原】榆科朴属植物黑弹树 Celtis bungeana Blume

【别　　名】小叶朴、朴树、黑弹朴、黑弹树、棒棒树、棒子木、木黄瓜树、白麻子、白麻树，等。

【形态特征】落叶乔木。茎：树皮灰色，光滑；小枝褐色，有光泽。叶：叶互生；叶卵形或卵状长圆形，先端渐尖，基部斜楔形，边缘上部有锯齿，有时近全缘，上面绿色，光滑，下面灰绿色，脉腋常有柔毛。花：花杂性，绿色；雄花簇生于新枝基部叶腋，雌花或两性花单生或簇生于新枝上部的叶腋。果：核果近球形，熟时黑紫色，果柄较叶柄细长；果核球形，白色、光滑。花果期4—10月。

【生境分布】生于向阳山坡、山区平地。分布于我国东北、华东、西南、华北及陕西、甘肃等地。

【药用部位（药材名称）】树皮、树干或枝条（棒棒木）。

【采收加工】夏季砍割枝条，趁鲜剥皮，晒干；或取树干刨片，晒干；或取枝条切段，晒干。

【临床应用】止咳，祛痰；用于慢性支气管炎。

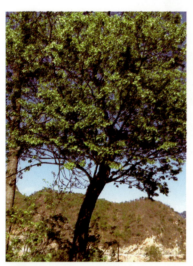
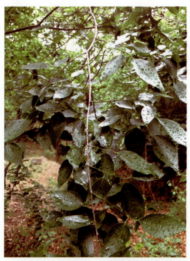
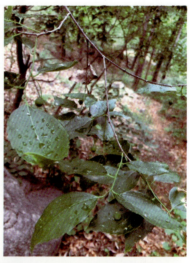
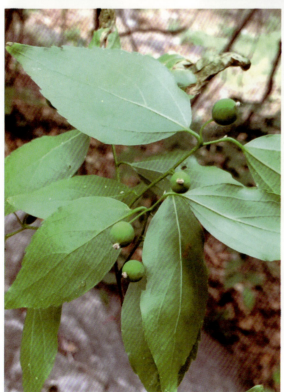
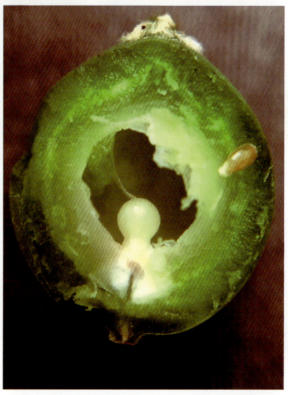

杨柳科

垂柳

【基　　原】杨柳科柳属植物垂柳 Salix babylonica L.

【别　　名】水（线）柳、垂丝柳、倒垂柳、清明柳、柳树、吊杨柳等。

【形态特征】多年生乔木。茎：树皮灰黑色，不规则开裂；枝细，小枝褐色，下垂，无毛。叶：叶狭披针形，先端长渐尖，基部楔形，边缘具细锯齿；叶柄有短柔毛；托叶仅生在萌发枝上。花：花序先叶或与叶同时开放；雄花序有短梗，轴有毛，雄蕊2，花药红黄色，苞片披针形，外面有毛，腺体2；雌花序有梗，基部有3～4小叶，轴有毛，子房椭圆形，无柄或近无柄，花柱短，柱头2～4深裂，苞片披针形，外面有毛，腺体有1。果：蒴果。花果期3—5月。

【生境分布】生于水边湿地、旱地。分布于长江及黄河流域；多有栽培。

【药用部位（药材名称）】枝条（柳枝）、带毛种子（柳絮）、枝干蛀孔中的蛀屑（柳屑）、根及根须（柳根）、树枝或根的韧皮部（柳白皮）、叶（垂柳叶）、花序（柳花）。

【采收加工】柳枝：春季摘取嫩树枝条，鲜用或晒干。柳絮：春季果实将成熟时采收，干燥。柳屑：夏秋季采收，除去杂质，晒干。柳根：春夏秋季采收，洗净，鲜用或晒干。柳白皮：多在冬春季采收，趁鲜剥取树皮或根皮，除去粗皮，鲜用或晒干。垂柳叶：夏季采叶，鲜用或晒干。柳花：春季花初开放时采收，鲜用或晒干。

【临床应用】柳枝：苦，寒；归胃、肝经。祛风利湿，解毒消肿；用于风湿痹痛，小便淋浊，黄疸，风疹瘙痒，疔疮，丹毒，龋齿，龈肿。柳絮：苦，凉。凉血止血，解毒消痈；用于吐血，创伤出血，痈疽，恶疮。柳屑：苦，寒。祛风，除湿，止痒；用于风疹，筋骨疼痛，湿气腿肿。柳根：苦，寒。利水通淋，祛风除痹，泻火解毒；用于淋证，白浊，水肿，黄疸，痢疾，白带，风湿疼痛，黄水疮，牙痛，烫伤，乳痈。柳白皮：苦，寒。祛风利湿，消肿止痛；用于风湿骨痛，风肿瘙痒，黄疸，淋浊，乳痈，疔疮，牙痛，汤火烫伤。垂柳叶：苦，寒。清热解毒，祛风利湿；用于慢性气管炎，尿道炎，膀胱炎，膀胱结石，高血压；外用治关节肿痛、痈疽肿毒、皮肤瘙痒，灭蛆，杀孑孓。柳花：苦，寒。祛风利湿，止血散瘀；用于风水，黄疸，咳血，吐血，便血，血淋，经闭，疮疥，齿痛。

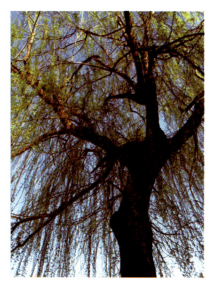
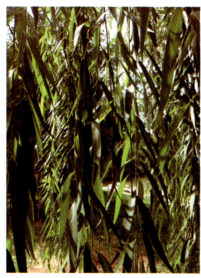
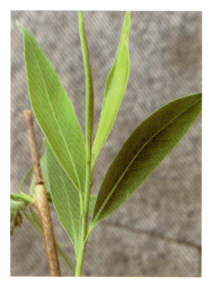

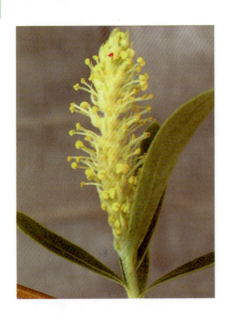
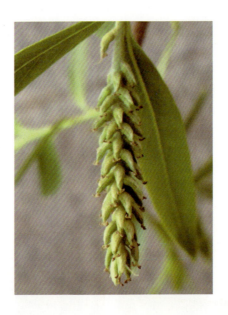
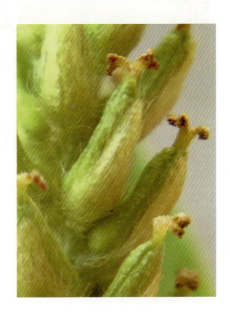

旱柳

【基　　原】杨柳科柳属植物旱柳 *Salix matsudana* Koidz.

【别　　名】柳树。

【形态特征】形态与植物"垂柳"相似。两者的区别：旱柳的小枝黄色，光滑或微被丝状毛；叶多为披针形或狭披针形，嫩叶或微被薄毛；雌花有 2 个腺体。垂柳的小枝褐色，嫩枝被丝状毛；叶为条状披针形或披针形，嫩叶或微被薄毛；雌花有 1 个腺体。

【生境分布】生于平原及高原。分布于全国各地，亦有栽培。

【药用部位（药材名称）】根或根须、皮、枝、种子均可入药，药材统称（旱柳），嫩叶或枝叶（旱柳叶）。

【采收加工】参见植物"垂柳"项下。

【临床应用】旱柳：苦，寒。清热除湿，消肿止痛；用于治急性膀胱炎，小便不利，关节炎，黄水疮，疮毒，牙痛。旱柳叶：微苦，寒。散风，祛湿，清湿热；用于黄疸型肝炎，风湿性关节炎，湿疹。

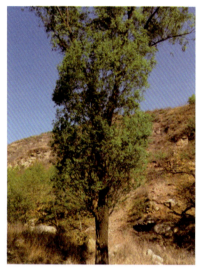
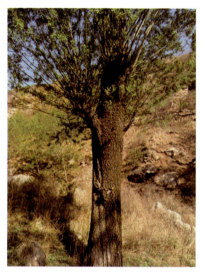
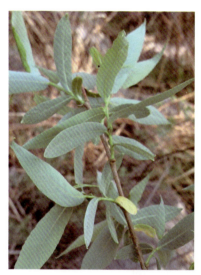
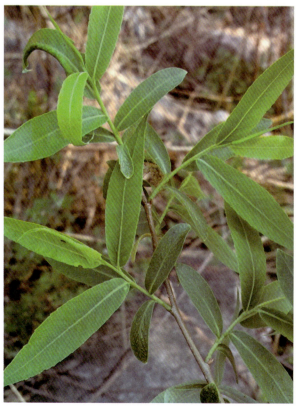
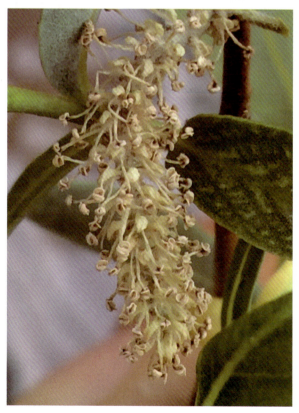

加杨

【基　　原】杨柳科杨属植物加杨 Populus canadensis Moench
【别　　名】欧美杨、加拿大（白）杨、美国大叶白杨。
【形态特征】落叶乔木。茎：树干直，树皮灰褐色，具沟裂，树冠卵形，小枝圆柱形，萌枝棱角明显；冬芽大，褐色，带黏质。叶：叶三角形或三角状卵形，先端渐尖，基部截形或宽楔形，边缘半透明，具圆锯齿；叶柄侧扁而长，常带红色。花：雄花序长 7～15 cm，花序轴光滑，每花有雄蕊 15～25；苞片先端丝状深裂，花盘全缘，花丝细长；雌花序有花 45～50 朵，柱头 4 裂。果：蒴果卵圆形，2～3 瓣裂。花果期 4—6 月。
【生境分布】全国各地均有栽培。
【药用部位（药材名称）】雄花序（杨树花）。
【采收加工】春季现蕾开花时，分批摘取雄花序，鲜用或晒干。
【临床应用】苦，寒；归大肠经，清热解毒，化湿止痢；用于细菌性痢疾，肠炎。

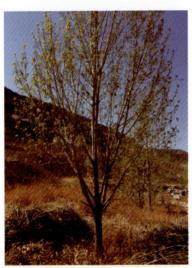
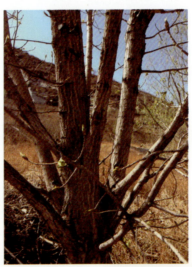
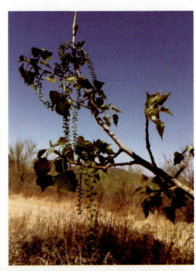
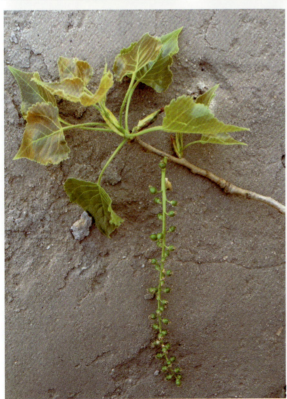
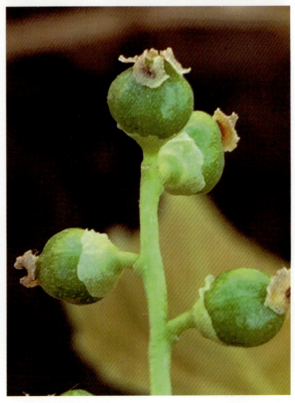

毛白杨

【基　　原】杨柳科杨属植物毛白杨 *Populus tomentosa* Carr.

【别　　名】(笨)白杨、大叶杨、响杨。

【形态特征】落叶乔木。茎：树皮幼时暗灰色、灰绿色或灰白色，老时基部黑灰色，纵裂，粗糙，树干直或微弯，皮孔菱形散生或2～4连生，侧枝开展，老枝下垂，嫩枝初被灰毡毛，后光滑。叶：长枝叶阔卵形或三角状卵形，先端短渐尖，基部心形或截形，边缘深齿或波状齿，上面暗绿色，光滑，下面密生毡毛，后渐脱落，叶柄上部侧扁，顶端通常有（2）3～4腺点；短枝叶通常较小。花：雄花序长，苞片约具10个尖头，密生长毛，雄蕊6～12，花药红色；雌花序短，苞片褐色，尖裂，沿边缘有长毛，柱头2裂，粉红色。果：蒴果圆锥形或长卵形，2瓣裂。花果期3—5月。

【生境分布】生于坡地、沟谷、平原。分布于辽宁和内蒙古以南、甘肃和宁夏以东等地；多有栽培。

【药用部位(药材名称)】树皮或嫩枝(毛白杨)、雄花序(杨树花)、根或皮或花(杨枸花)、叶(毛白杨树叶)。

【采收加工】毛白杨：秋冬季或伐木时采剥树皮，刮去粗皮，或留取嫩枝，鲜用或晒干。杨树花：春季现蕾开花时，分批摘取雄花序，鲜用或晒干。杨枸花：根或皮全年可采，春季采花。鲜用或晒干。毛白杨树叶：春夏秋季采收，鲜用。

【临床应用】毛白杨：苦、甘，寒。清热利湿，止咳化痰；用于肝炎，痢疾，淋浊，咳嗽痰喘。杨树花：苦，寒；归大肠经。清热解毒，化湿止痢；用于细菌性痢疾，肠炎。杨枸花：苦、甘，寒；清热利湿。毛白杨树叶：外用于控制陈旧性软组织感染及化脓性骨髓炎。

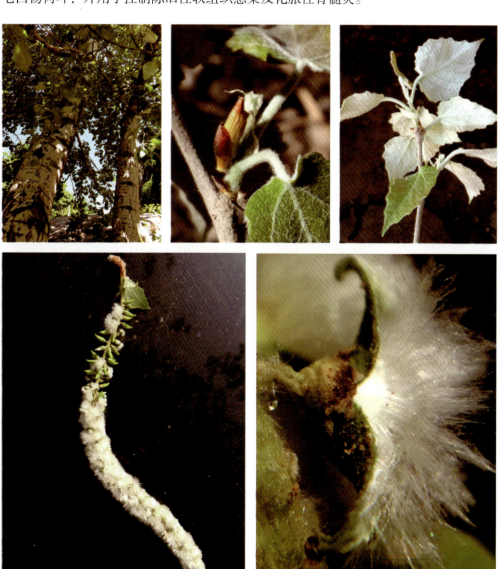

小叶杨

【基　　原】杨柳科杨属植物小叶杨 *Populus simonii* Carr.
【别　　名】南京白杨、河南杨、明（青）杨。
【形态特征】落叶乔木。**茎：** 树皮灰绿色，老时灰黑色，深纵裂，树冠近圆形；小枝及萌枝有明显棱脊，带红褐色，老枝圆柱形；芽细长，有黏质。**叶：** 叶菱状卵形、菱状椭圆形或菱状倒卵形，先端骤尖或渐尖，基部楔形或宽楔形，边缘具细锯齿，下面绿白色；叶柄圆筒形。**花：** 雄花序长2～7 cm，序轴无毛，苞片细条裂，雄蕊8～9（25）；雌花序长2.5～6 cm，苞片淡绿色，裂片褐色，柱头2裂。**果：** 蒴果小，2～3瓣裂。花果期3—6月。
【生境分布】生于溪沟边、坡地等处。分布于我国东北、华北、西北、华东、华中、西南各地。
【药用部位（药材名称）】树皮（小叶杨）。
【采收加工】全年可采剥，晒干。
【临床应用】苦，寒。祛风活血，清热利湿；用于风湿痹证，跌打伤痛，肺热咳嗽，小便淋沥，口疮，牙痛，痢疾，脚气，蛔虫病。

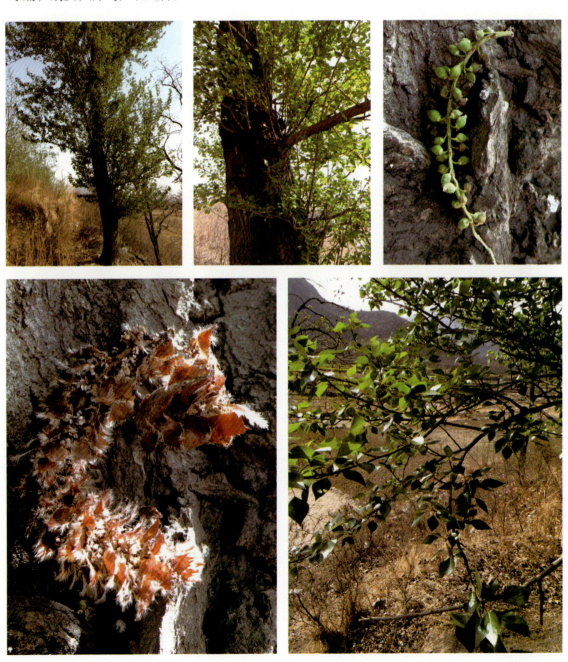

槭树科

青榨槭

【基　　原】槭树科槭属植物青榨槭 *Acer davidii* Franch.

【别　　名】青虾蟆、大卫槭。

【形态特征】落叶乔木。**茎**：树皮暗绿色或灰褐色，常纵裂；老枝灰褐色，小枝细瘦，圆柱形；当年生枝绿色，有稀疏皮孔。**叶**：叶对生，叶柄细瘦；叶卵形或长圆状卵形，先端渐尖或锐尖，常有尖尾，基部近心形或圆形，边缘具不整齐钝圆齿，上面深绿色，下面淡绿色，嫩时沿叶脉有褐色短柔毛，后渐无毛，羽状脉，中脉上面凹下，侧脉11～12对。**花**：花黄绿色，杂性，雄花与两性花同株，呈下垂的总状花序；雄花9～12朵，花身及花梗均较短，两性花15～30朵；萼片5，椭圆形；花瓣5，倒卵形，与萼片等长，雄蕊8。**果**：翅果嫩时淡绿色，老时黄褐色，翅裂开呈钝角或近水平。花果期4—9月。

【生境分布】生于疏林、山脚林中。分布于我国华东、华北、中南、西南等地。

【药用部位（药材名称）】根或树皮（青榨槭）。

【采收加工】夏秋季采收根和树皮，洗净，切片，晒干。

【临床应用】甘、苦，平；归脾、胃经。祛风除湿，散瘀止痛，消食健脾；用于风湿痹痛，肢体麻木，关节不利，跌打瘀痛，泄泻，痢疾，小儿消化不良。

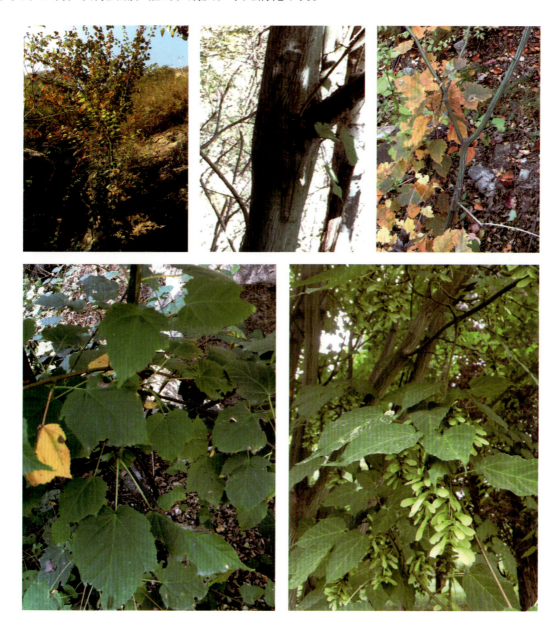

色木槭

【基　　原】槭树科槭属植物色木槭 *Acer mono* Maxim.
【别　　名】水色树、地锦槭、五角枫（槭）。
【形态特征】落叶乔木。茎：树皮粗糙，常纵裂，灰褐色；当年生嫩枝绿色或紫绿色；多年生枝灰色或淡灰色，具圆形皮孔。叶：叶对生；叶柄细瘦，无毛；叶近椭圆形，常5裂，有时3或7裂，裂片卵形或宽三角形，长渐尖，全缘，仅主脉腋间有簇毛；主脉5条，叶上面显著，侧脉两面均不显著，叶上面光绿色，下面淡绿色。花：花多数，杂性，雄花与两性花同株，常呈圆锥状伞房花序顶生，无毛；萼片5，长圆形，黄绿色；花瓣5，椭圆形，淡白色；雄蕊8，花药黄色；柱头2裂，反卷。果：翅果嫩时紫绿色，成熟时淡黄色，小坚果压扁状；翅长圆形，张开成锐角，稀呈钝角。花果期4—9月。
【生境分布】生于山坡、山谷疏林中。分布于我国东北、华北、华中、华东、西南等地。
【药用部位(药材名称)】枝叶（地锦槭、五龙皮）。
【采收加工】夏季采收，鲜用或晒干。
【临床应用】辛、苦，温。祛风除湿，活血止痛；用于偏头痛，风寒湿痹，跌打瘀痛，湿疹，疥癣。

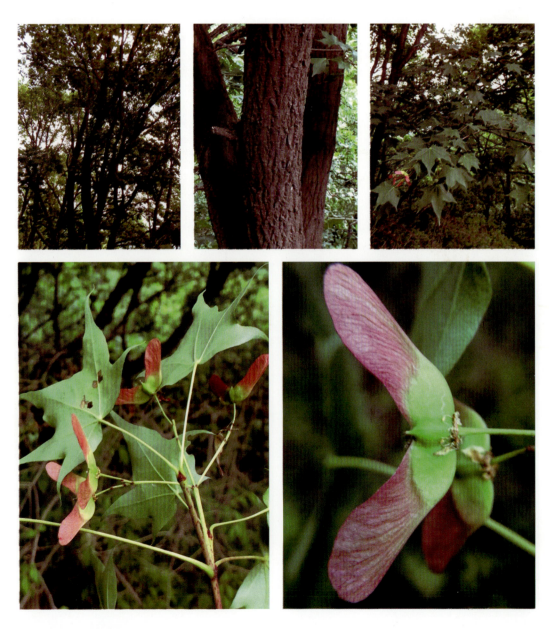

元宝槭

【基　　原】槭树科槭属植物元宝槭 *Acer truncatum* Bunge

【别　　名】槭、五角枫、元宝树。

【形态特征】形态与植物"色木槭"相似。两者的主要区别：元宝槭的叶基常截形；果嫩时淡绿色，果翅的长度与坚果近等长，果翅张开角度为直角或钝角。色木槭的叶基常心形；果嫩时紫绿色，果翅的长度是坚果长的近 2 倍，果翅张开角度为锐角，稀呈钝角。

【生境分布】生于疏林中。分布于我国华北及吉林、辽宁、陕西、甘肃、山东、江苏、河南等地。

【药用部位（药材名称）】根皮（元宝槭）。

【采收加工】夏季采挖，洗净，切片，晒干。

【临床应用】辛、微苦，微温。祛风除湿，舒筋活络；用于腰背疼痛。

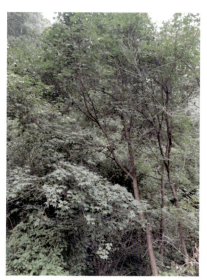
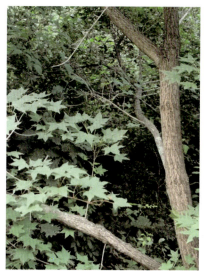
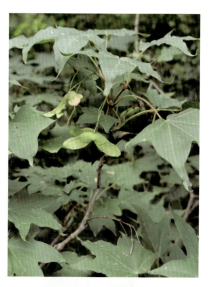
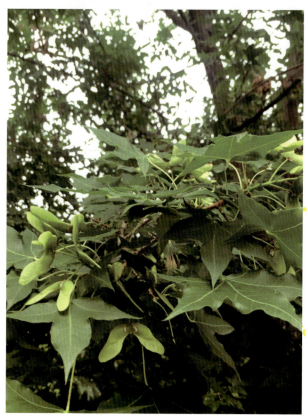
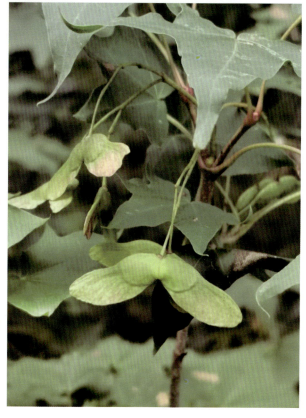

猕猴桃科

软枣猕猴桃

【基　　原】猕猴桃科猕猴桃属植物软枣猕猴桃 Actinidia arguta (Sieb. et Zucc) Planch. ex Miq.

【别　　名】软（圆）枣子、猕猴梨、藤梨、洋桃藤。

【形态特征】攀缘大型藤本。茎：老枝片状剥裂，浅灰褐色；髓呈褐色，片层状。叶：叶互生；叶卵圆形、椭圆状卵形或长圆形，先端突尖或短尾尖，基部圆形或心形，稀近楔形，边缘有锐锯齿，下面脉腋有淡棕色或灰白色柔毛；花：聚伞花序腋生，有花3～6朵；花单性，雌雄异株或单性花与两性花共存；花冠白色，花被5数；萼片仅边缘有毛；雄蕊多数，花药暗紫色，花柱丝状，多数。果：浆果球形至长圆形，光滑。花果期6—9月。

【生境分布】生于山地灌丛中、林内。分布于我国东北、华东、华北及陕西、江西、河南、湖北、云南等地。

【药用部位（药材名称）】根（猕猴梨根）、叶（猕猴梨叶）、果实（软枣子）。

【采收加工】猕猴梨根：秋冬季采挖，洗净切片，晒干。猕猴梨叶：夏秋季采叶，晒干。软枣子：秋季果实成熟时采摘，鲜用或晒干。

【临床应用】猕猴梨根：淡、微涩，平。清热利湿，祛风除痹，解毒消肿，止血；用于黄疸，消化不良，呕吐，风湿痹痛，消化道癌肿，痈疡疮疖，跌打损伤，外伤出血，乳汁不下。猕猴梨叶：淡，微涩。健胃，清热，利湿；用于消化不良，呕吐，腹泻，黄疸，风湿关节痛。软枣子：甘、微酸，微寒；归胃经。滋阴清热，除烦止渴，通淋；用于热病津伤或阴血不足，烦渴引饮，砂淋，石淋，维生素C缺乏症，牙龈出血，肝炎，可作滋补营养剂。

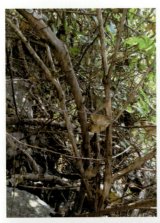
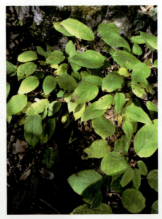
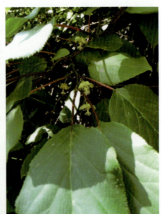
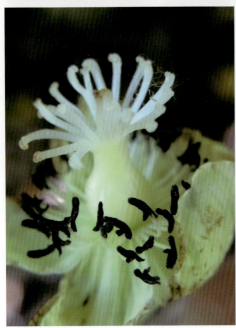
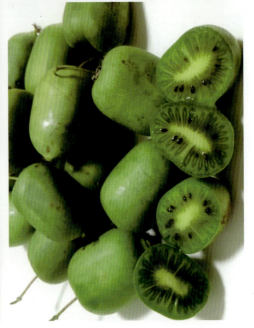

眼子菜科

穿叶眼子菜

【基　　原】眼子菜科眼子菜属植物穿叶眼子菜 *Potamogeton perfoliatus* L.
【别　　名】抱茎眼子菜、酸水草。
【形态特征】多年生沉水草本。茎：根茎发达，白色，节处生须根；茎圆柱形，上部多分枝。叶：叶卵形、卵状披针形或卵状圆形，无柄，先端钝圆，基部心形，呈耳状抱茎，边缘波状，常具极细微的齿；基出脉 3～5，弧形，顶端连接，次级脉细弱；托叶膜质，无色透明，早落。花：穗状花序顶生，具花 4～7 轮，密集或稍密集；花序梗与茎近等粗，长 2～4 cm；花小，被片 4，淡绿色或绿色；雌蕊 4 枚，离生。果：果倒卵形，顶端具短喙，背部 3 脊，中脊稍锐，侧脊不明显。花果期 5—10 月。
【生境分布】生于湖泊、池塘、灌渠、河流等处。分布于全国各地。
【药用部位（药材名称）】全草（酸水草）。
【采收加工】夏秋采收，鲜用或晒干。
【临床应用】淡，凉。渗湿解表；用于湿疹，皮肤瘙痒。

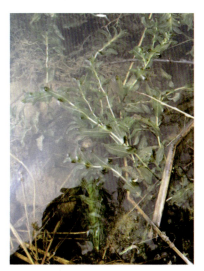
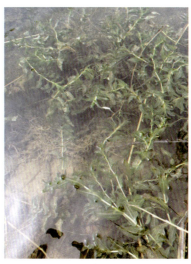
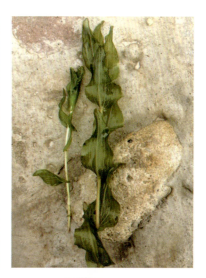
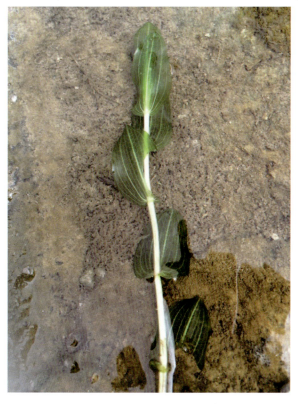
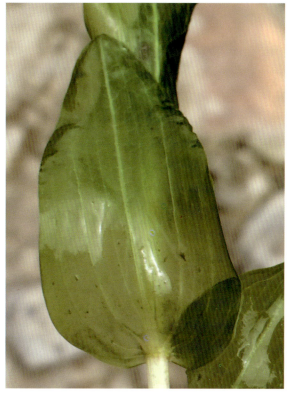

菹草

【基　　原】眼子菜科眼子菜属植物菹草 *Potamogeton crispus* L.

【别　　名】虾藻、虾草、麦黄草。

【形态特征】多年生沉水草本。**茎**：根茎近圆柱形；茎稍扁，多分枝，近基部常匍匐，节处生须根。**叶**：叶条形，无柄，先端钝圆，基部约 1 mm 与托叶合生，但不形成叶鞘，叶缘多少呈浅波状，具疏或稍密的细齿；平行叶脉 3～5 条，顶端连接；托叶薄膜质，早落。**花**：穗状花序顶生，具花 2～4 轮；花序梗棒状，较茎细；花小，被片 4，淡绿色，雌蕊 4，基部合生。**果**：果卵形，果喙向后稍弯曲，背脊约 1/2 以下具齿牙。花果期 4—7 月。

【生境分布】生于池塘、水沟、水稻田、灌渠、河中。分布于全国各地。

【药用部位（药材名称）】全草（菹草、水藻）。

【采收加工】全年可采，晒干。

【临床应用】微咸，微寒。富含蛋白质、矿物元素和多种维生素，可提高机体免疫力。

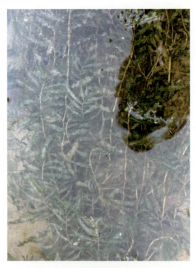
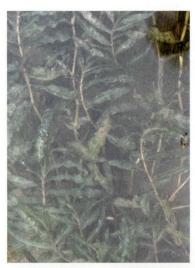
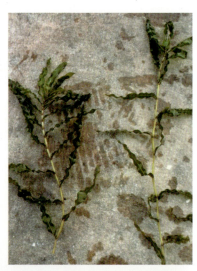
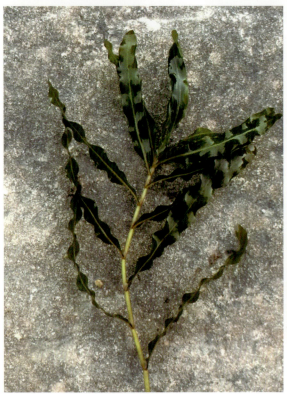
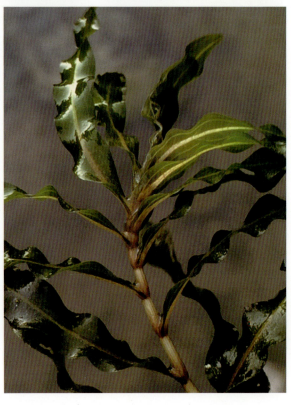

小二仙草科

穗状狐尾藻

【基　　原】小二仙草科狐尾藻属植物穗状狐尾藻 Myriophyllum spicatum L.
【别　　名】狐尾（金鱼）藻、泥茜、聚藻。
【形态特征】多年生沉水草本。**茎**：根状茎发达，节部生根；茎圆柱形，分枝多。**叶**：叶3～6片（常5片）轮生，丝状，全细裂，裂片约13对，细线形；叶柄极短或无。**花**：花两性、单性或杂性，雌雄同株，单生于苞片状叶腋内，常4朵轮生，多数花排成顶生或腋生的穗状花序，生于水面上；如为单性花，则上部为雄花，下部为雌花，中部有时为两性花；雄花萼筒广钟状，顶端4深裂，花瓣4，粉红色，雄蕊8，花药淡黄色；雌花萼筒管状，4深裂，花瓣缺或不明显，花柱4，柱头羽毛状。**果**：分果广卵形或卵状椭圆形，具4纵深沟。花果期3—9月。
【生境分布】生于池塘、河沟、沼泽、湖泊等处。分布于全国各地。
【药用部位（药材名称）】全草（聚藻）。
【采收加工】4—10月，隔2个月采收1次，每次采收水中1/2的聚藻，鲜用或晒干、烘干。
【临床应用】甘、淡、寒。清热，凉血，解毒；用于热病烦渴，赤白痢，丹毒，疮疖，烫伤。

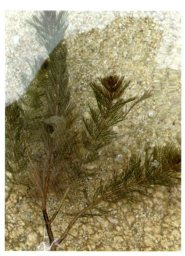
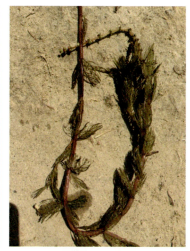
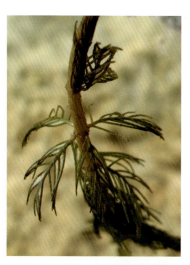
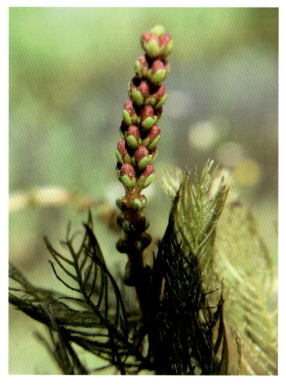
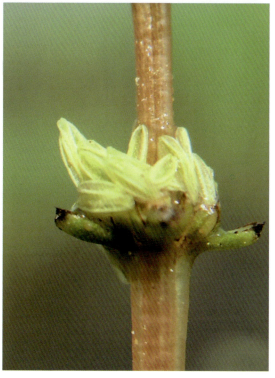

金鱼藻科

金鱼藻

【基　　原】金鱼藻科金鱼藻属植物金鱼藻 Ceratophyllum demersum L.
【别　　名】细草、软草、灯笼丝。
【形态特征】多年生沉水草本。**茎**：茎平滑，具分枝。**叶**：叶4～12枚轮生，1～2次2歧分枝，裂片丝状或丝状条形，先端带白色软骨质，边缘仅一侧有细齿。**花**：花直径约2 mm；苞片9～12，条形，浅绿色，透明，先端有3齿，带紫色毛；雄蕊10～16，微密集，花柱钻状。**果**：坚果宽椭圆形，黑色，平滑，有3刺，顶生刺先端具钩，基部2刺向下斜伸。花果期6—10月。
【生境分布】生于池塘、河沟等处。分布于全国各地。
【药用部位（药材名称）】全草（金鱼藻）。
【采收加工】四季可采，洗净，晒干。
【临床应用】甘、淡，凉。凉血止血，清热利水；用于血热吐血，咳血，热淋涩痛。

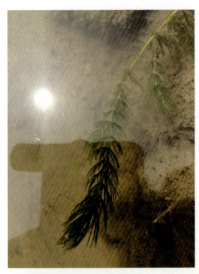
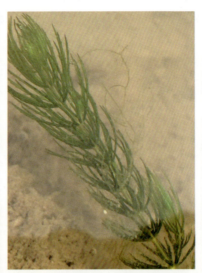
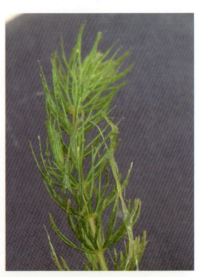
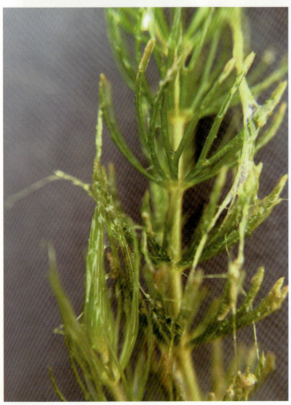
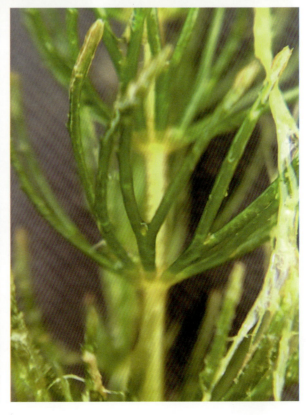

亚麻科

野亚麻

【基　　原】亚麻科亚麻属植物野亚麻 Linum stellarioides Planch.

【别　　名】（繁缕）亚麻、疔毒草、野（山）胡麻、丁竹草。

【形态特征】1—2年生草本。茎：茎直立，圆柱形，基部木质化，中部以上分枝，无毛。叶：叶互生；叶线形或线状披针形，顶部尖，基部渐狭，无叶柄，全缘，两面无毛。花：单花或多花组成聚伞花序；萼片卵状披针形，萼片5，绿色，宿存，顶部锐尖，边缘稍膜质，并有易脱落的黑色球形腺点，有不明显的1～3脉；花瓣5，倒卵形，淡紫色或蓝紫色；雄蕊5，与花柱等长，基部合生，通常有退化雄蕊5；子房卵球形；花柱5枚，中下部结合或分离，上部分离，柱头头状。果：蒴果球形或扁球形，有突尖，有纵沟5条，室间开裂。种子：种子长圆形。花果期6—10月。

【生境分布】生于沙地、山坡、草原。分布于我国东北、西北及河北、河南、江苏、广西等地。

【药用部位（药材名称）】地上部分（野亚麻）、种子（野亚麻子）。

【采收加工】秋季果实成熟时，割取地上部分，晒干，打下种子，分别处理。

【临床应用】野亚麻和野亚麻子：甘，平。养血润燥，祛风解毒；用于血虚便秘，皮肤瘙痒，荨麻疹，疮疡肿毒。

【编者之见】按2020年版《中国药典》，中药材"亚麻子"为亚麻科亚麻 Linum usitatissimum L. 的干燥成熟种子；因此野亚麻的种子不可作为"亚麻子"使用，仅可作为"野亚麻子"使用。

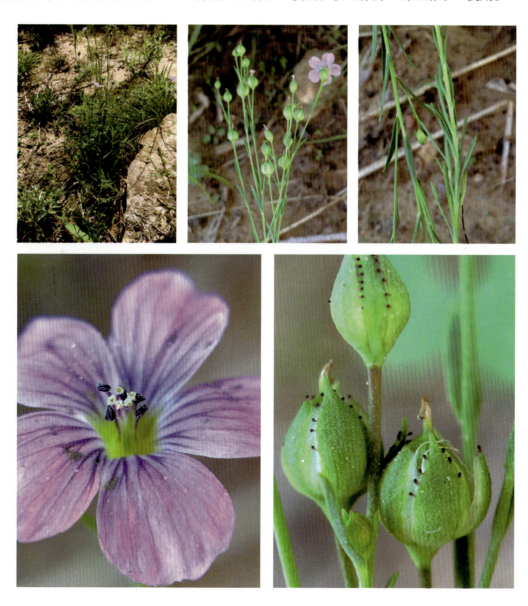

秋海棠科

中华秋海棠

【基　　原】秋海棠科秋海棠属植物中华秋海棠 Begonia grandis Dry subsp. sinensis (A. DC.) Irmsch.

【别　　名】秋海棠、八香、无名断肠草、无名相思草。

【形态特征】多年生草本。**根：**须根。**茎：**根状茎近球形；茎常无分枝或仅在上部有少数分枝。**叶：**叶斜卵形，先端渐尖，基部偏心形，叶缘具稀疏的细锯齿，两面无毛，叶柄细长；托叶膜质，卵状披针形。**花：**花序较短，呈伞房状至圆锥状2歧聚伞花序，顶生于叶腋内；雌雄同株，花粉红色；雄花花被片4，雄蕊多数；雌花花被片5，柱头呈螺旋状扭曲。**果：**蒴果具3不等大的翅。**种子：**种子小，光滑。花果期7—10月。

【生境分布】生于阴湿岩石上。分布于我国河北、山西、陕西、湖北、贵州等地。

【药用部位（药材名称）】块茎或全草（红白二丸）。

【采收加工】块茎：夏季开花前采挖根茎，除去须根，洗净，晒干或鲜用。全草：秋季采收。

【临床应用】苦、酸，微寒。活血调经，止血止痢，镇痛；用于崩漏，月经不调，赤白带下，外伤出血，痢疾，胃痛，腹痛，腰痛，痛经，跌打瘀痛。

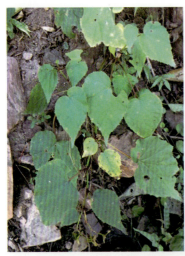
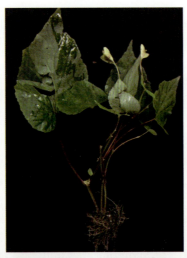
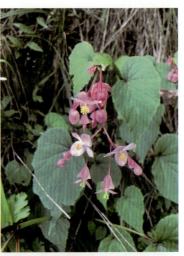
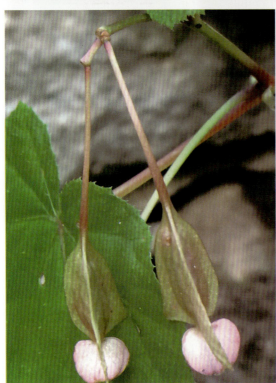
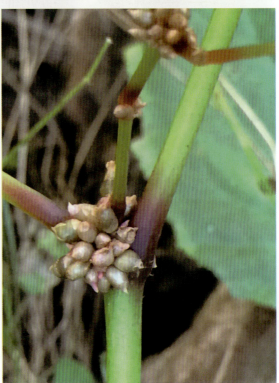

紫茉莉科

紫茉莉

【基　　原】紫茉莉科紫茉莉属植物紫茉莉 *Mirabilis jalapa* L.
【别　　名】胭脂花、粉豆花、夜饭花、状元花、丁香叶、苦（野）丁香。
【形态特征】多年生草本。根：根粗壮，倒圆锥形，黑色或黑褐色。茎：茎直立，圆柱形，多分枝，无毛或疏生细柔毛；节稍膨大。叶：叶卵形或卵状三角形，全缘，两面无毛，脉隆起。花：花常数朵簇生枝端，总苞钟形，裂片三角状卵形；花被紫红色、黄色、白色或杂色，高脚碟状，5浅裂；花于午后开放，有香气，次日午前凋萎。果：瘦果球形，黑色，表面具皱纹。花果期6—11月。
【生境分布】生于水沟边、房前屋后、墙脚下、庭园，全国各地有栽培；有时逸为野生。
【药用部位（药材名称）】果实或胚乳（紫茉莉子）、根及全草（紫茉莉）、叶（紫茉莉叶）、块根（紫茉莉根）。
【采收加工】紫茉莉子：9—10月果实成熟时采收，除去杂质，晒干。紫茉莉：秋后挖根，洗净，切片晒干，一般以开白花者供药用；茎叶多鲜用，随用随采。紫茉莉叶：叶生长茂盛且花未开时采摘，洗净，鲜用。紫茉莉根：秋冬挖取块根，洗净泥沙，晒干。
【临床应用】紫茉莉子：甘，微寒。清热化斑，利湿解毒；用于斑痣粉刺，脓疱疮。紫茉莉：甘、淡，凉；清热利湿，活血调经，解毒消肿；根用于扁桃体炎，月经不调，白带，前列腺炎，泌尿系感染，风湿关节酸痛；全草外用治乳腺炎，跌打损伤，痈疖疔疮，湿疹。紫茉莉叶：甘、淡，微寒。清热解毒，祛风渗湿，活血；用于痈肿疮毒，疥癣，跌打损伤。紫茉莉根：甘、苦，平。利尿，泻热，活血散瘀；用于淋浊，带下，肺痨吐血，痈疽发背，急性关节炎。

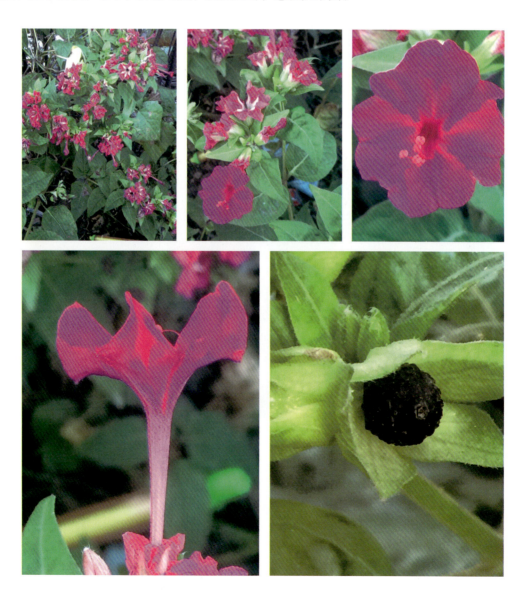

石榴科

石榴

【基　　原】石榴科石榴属植物石榴 Punica granatum L.

【别　　名】安石榴、山力叶、丹若、若榴木等。

【形态特征】落叶灌木或乔木。**茎：**枝顶常成尖锐长刺，幼枝具棱角，无毛，老枝近圆柱形。**叶：**叶常对生，矩圆状披针形，顶端短尖、钝尖或微凹，基部短尖至稍钝形，侧脉稍细密；叶柄短。**花：**花1～5朵簇生于枝顶；萼筒常红色或淡黄色，裂片略外展，卵状三角形，外面近顶端有1黄绿色腺体，边缘有小乳突；花瓣红色、黄色或白色，顶端圆形；花柱长超过雄蕊。**果：**浆果近球形，常为淡黄褐色或淡黄绿色，有时白色，稀暗紫色。**种子：**种子钝角形，红色至乳白色。花果期5—10月。

【生境分布】全国各地多有栽培。

【药用部位（药材名称）】味甜的果实（甜石榴）、味酸的果实（酸石榴）、果皮（石榴皮）、叶（石榴叶）、花（石榴花、白石榴花）、根皮或茎皮（石榴根皮、石榴根、白石榴根）。

【采收加工】甜石榴和酸石榴：9—10月果熟时采收，鲜用。石榴皮：秋季果实成熟后收集果皮，晒干。石榴叶：夏秋季采收，洗净，鲜用或晒干。花：花开时采收，鲜用或烘（晒）干。根皮或茎皮：全年或秋季采剥，晒干。

【临床应用】甜石榴：甘、酸、涩，温。生津止渴，杀虫；用于咽燥口渴，虫积，久痢。酸石榴：酸，温。止渴，涩肠，止血；用于津伤燥渴，滑泻，久痢，崩漏，带下。石榴皮：酸、涩，温；归大肠经。涩肠止泻，止血，驱虫；用于久泻，久痢，便血，脱肛，崩漏，白带，虫积腹痛。石榴叶：酸、涩，温。收敛止泻，解毒杀虫；用于泄泻，痘风疮，癞疮，跌打损伤。花：酸、甘、涩，平。凉血，止血；用于衄血，吐血，外伤出血，便血，久痢，月经不调，红崩白带，中耳炎。根皮或茎皮：酸、涩，温。收敛止泻，杀虫；用于虚寒久泻，肠炎，痢疾，便血，脱肛，血崩，绦虫病，蛔虫病；外用治稻田皮炎。

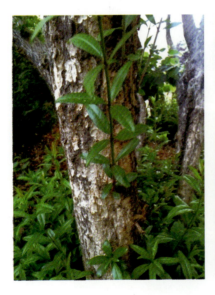
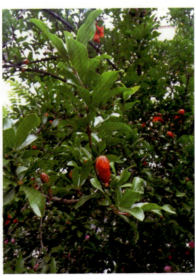
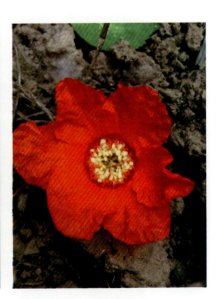

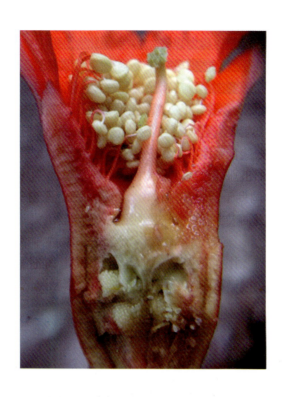
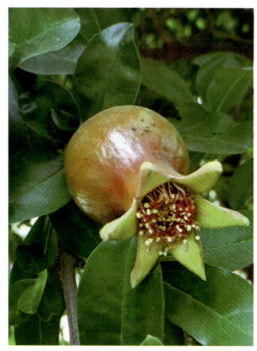

兰科

大花杓兰

【基　　原】兰科杓兰属植物大花杓兰 *Cypripedium macranthum* Swartz
【别　　名】鸡嗉子花、大口袋花、敦盛草等。
【形态特征】多年生草本。根：须根多数，褐色。茎：根茎横生，粗壮；地上茎直立，被短柔毛或无毛。叶：茎生叶3～5，互生，叶卵状椭圆形，先端尖，基部抱茎，全缘。花：花1～2朵着生在茎顶，大形，紫红色；花被片分内外两轮，外轮披针形，基部连合，先端尖或成2裂；内轮中央的唇瓣成扁球形囊状，口小而有细齿，表面有沟；雄蕊6枚，仅2枚发育；子房下位。果：蒴果椭圆形。花果期5—9月。
【生境分布】生于山坡林间草地、河谷、河滩草地。分布于我国东北、华北、西南及西藏等地。
【药用部位（药材名称）】根、根状茎和花（敦盛草、蜈蚣七）。
【采收加工】根及根茎：秋季采挖，洗净，晒干。花：花期采摘，阴干，研粉。
【临床应用】根及根茎：苦，微温，有小毒；归膀胱、肾经。利尿消肿，活血止痛；用于下肢水肿，淋证，白带，风湿痹痛，跌打损伤。花：用于止血。

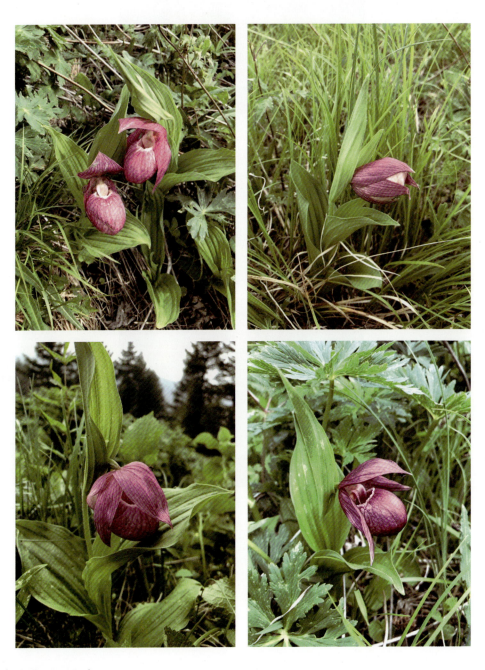

手参

【基　　原】兰科手参属植物手参 *Gymnadenia conopsea* (L.) R. Brown

【别　　名】阴阳草。

【形态特征】多年生草本。茎：块茎4～6裂，肥厚似手掌，通常2枚，初生时白色，后呈黄白色；地上茎直立，基部具淡褐色叶鞘。叶：叶4～7枚，长圆状披针形，基部抱茎，先端渐尖。花：穗状花序顶生；花多数，粉红色或淡红紫色，苞片椭圆状披针形，外花被片长圆状卵形，中央花被片内凹，侧花被片下弯，内花被片2，广卵形，偏斜；唇瓣长宽相等，菱形，三浅裂，裂片近于卵形而钝，中央裂片较长；距通常呈镰状弯曲，细长；子房扭曲。果：蒴果长圆形。种子：种子小。花果期6—8月。

【生境分布】生于林间草地、河谷、灌丛。分布于我国东北、华北、西北及四川等地。

【药用部位（药材名称）】块茎（手参、手掌参）。

【采收加工】春秋季采挖，洗净，用沸水烫后晒干。

【临床应用】甘，平；归肺、脾、胃经。止咳平喘，益肾健脾，理气和血，止痛；用于肺虚咳喘，虚劳消瘦，神经衰弱，肾虚腰腿酸软，阳痿，滑精，尿频，慢性肝炎，久泻，失血，带下，乳少，跌打损伤。

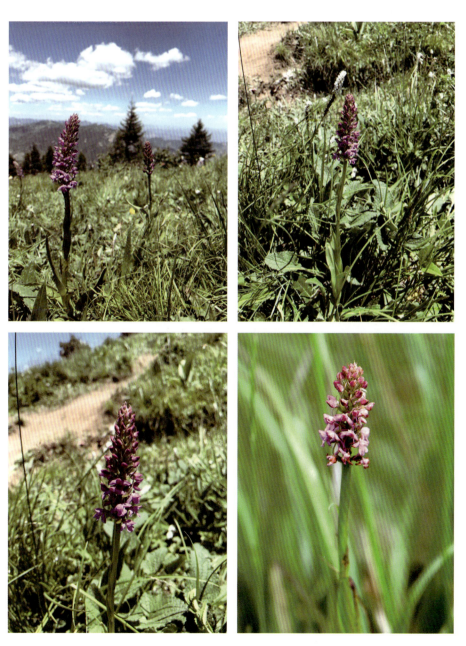

绶草

【基　　原】兰科绶草属植物绶草 Spiranthes sinensis (Pers.) Ames

【别　　名】龙抱柱、盘龙草、双瑚草。

【形态特征】多年生草本。根：根数条，指状，肉质，簇生。茎：根茎短；茎直立。叶：叶数枚生于茎基部，线形至线状披针形，先端钝尖，全缘，基部微抱茎，上部的叶退化而为鞘状苞片。花：穗状花序旋扭状，总轴秃净，花序密生腺毛；苞片卵状矩圆形，比子房略长，渐尖；花白而带粉红，生于总轴的一侧；花被线状披针形，唇瓣矩圆形，有皱纹；花柱短，下部拱形，斜着于子房之顶，有一卵形的柱头在前面和一直立的花药在背面；花粉粉状；子房下位，1室。果：蒴果椭圆形，有细毛。花果期7—9月。

【生境分布】生于山坡林下、灌丛、草地、河滩、沼泽、草甸。分布于全国各地。

【药用部位（药材名称）】根或全草（盘龙参）。

【采收加工】夏秋季采收，鲜用或晒干。

【临床应用】甘、苦，平；归心、肺经。益气养阴，清热解毒；用于病后虚弱，阴虚内热，咳嗽吐血，头晕，腰痛酸软，糖尿病，遗精，淋浊带下，咽喉肿痛，毒蛇咬伤，烫火伤，疮疡痈肿。

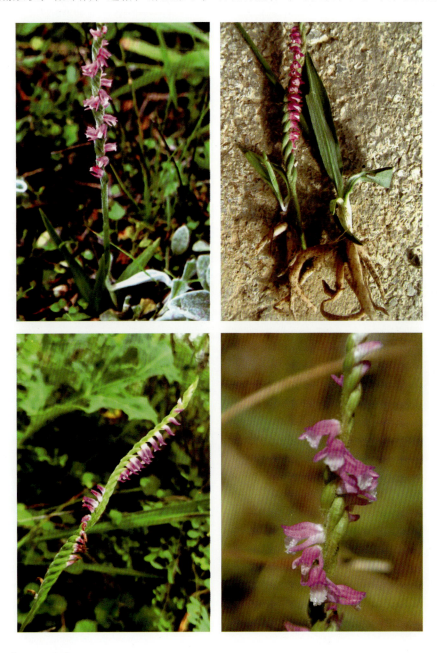

主要参考资料

1. 河北植物志编辑委员会. 河北植物志（第一卷）[M]. 石家庄：河北科学技术出版社，1986.
2. 河北植物志编辑委员会. 河北植物志（第二卷）[M]. 石家庄：河北科学技术出版社，1989.
3. 河北植物志编辑委员会. 河北植物志（第三卷）[M]. 石家庄：河北科学技术出版社，1991.
4. iplant 植物智（中国植物物种信息系统）. http://www.iplant.cn/
5. PPBC 中国植物图像库. http://ppbc.iplant.cn/
6. 国家药典委员会. 中华人民共和国药典（2020年版）：一部[M]. 北京：中国医药科技出版社，2020.
7. 国家药典委员会. 中华人民共和国药典（2015年版）：一部[M]. 北京：中国医药科技出版社，2015.
8. 南京中医药大学. 中药大辞典[M]. 2版. 上海：上海科学技术出版社，2014.
9. 王国强. 全国中草药汇编（一～四卷）[M]. 3版. 北京：人民卫生出版社. 2014.
10. 国家中医药管理局《中华本草》编委会. 中华本草[M]. 上海：上海科学技术出版社，1999.
11. 中医世家. http://www.zysj.com.cn/

笔画索引

三画

三花莸	315
三脉紫菀	429
三裂绣线菊	178
大丁草	421
大车前	366
大火草	105
大叶小檗	115
大叶铁线莲	102
大叶糙苏	325
大花杓兰	590
大丽花	422
大齿山芹	262
大果榆	567
大籽蒿	403
大狼杷草	431
大麻	48
大萼委陵菜	160
万寿菊	443
小叶杨	576
小灯心草	466
小赤麻	528
小花草玉梅	106
小花鬼针草	434
小花扁担杆	560
小药八旦子	126
小蛇苔	18
小蓬草	461
小酸浆	350
小藜	536
山牛蒡	450
山尖子	456
山芹	263
山杏	183
山里红	169
山冷水花	532
山刺玫	176
山荆子	179
山茱萸	281
山柳菊	457
山韭	498
山蚂蚱草	82
山萮菜	458
山桃	180
山野豌豆	214
山葡萄	120
千屈菜	552
卫矛	236
女贞	291
女娄菜	80
飞廉	423
叉分蓼	58
马齿苋	547
马唐	481

四画

天南星	278
元宝槭	579
木耳	9
木香薷	335
木槿	247
木蹄层孔菌	6
五味子	118
支柱蓼	65
车前	365

瓦松	155	凤仙花	564
少花米口袋	211	六道木	375
日本续断	549	孔雀草	442
日本蹄盖蕨	37	巴天酸模	66
中华金腰	158	双花堇菜	258
中华卷柏	35		
中华秋海棠	586		
中华蹄盖蕨	38		

五画

水芹	273	玉竹	502
水金凤	566	打碗花	305
水烛香蒲	464	甘肃山楂	168
水棘针	338	甘菊	425
水蔓菁	356	艾	399
水蓼	64	艾麻	526
贝加尔唐松草	97	节节草	29
手参	591	石地钱	16
牛尾蒿	406	石竹	85
牛扁	95	石防风	267
牛蒡	449	石沙参	394
牛叠肚	174	石榴	588
牛膝	76	布朗耳蕨	20
毛木耳	10	龙芽草	172
毛白杨	575	龙葵	344
毛连菜	447	平车前	367
毛建草	333	平盖灵芝	7
毛革盖菌	4	东方泽泻	467
毛茛	111	东方栓菌	5
毛黄栌	232	东北天南星	277
毛梾	280	东亚唐松草	98
毛曼陀罗	353	北马兜铃	56
毛榛	562	北水苦荬	355
毛蕊老鹳草	87	北乌头	91
毛鞘茅香	482	北鱼黄草	304
长蕊石头花	77	北京铁角蕨	23
反枝苋	73	北重楼	492
风毛菊	424	北柴胡	261
风花菜	139	田旋花	306
丹参	326	四叶葎	370
乌头叶蛇葡萄	121	白头翁	90
乌蔹莓	122	白芷	260
		白花草木樨	188

白花碎米荠	132	百里香	318
白苞筋骨草	316	灰梾子	171
白茅	468	列当	515
白屈菜	123	尖叶铁扫帚	197
白背铁线蕨	25	尖顶地星	11
白首乌	295	光洁水绵	1
白桦	561	曲枝天门冬	508
白囊耙齿菌	2	竹叶子	559
冬瓜	379	竹灵消	303
半枝莲	319	伏毛北乌头	92
半夏	275	华北大黄	70
头状穗莎草	488	华北乌头	94
尼泊尔蓼	62	华北石韦	26
辽东栎	541	华北白前	298
辽东楤木	254	华北鸦葱	436
辽藁本	270	华北落叶松	43
加杨	574	华北蓝盆花	548
丝瓜	384	华北鳞毛蕨	22

六画

		华蟹甲	438
老鹳草	86	全叶马兰	455
地丁草	127	多花胡枝子	195
地构叶	228	多层石蕊	14
地肤	537	多枝梅花草	156
地钱	15	多歧沙参	391
地笋	328	色木槭	578
地黄	357	决明	206
地梢瓜	296	问荆	30
地榆	165	并头黄芩	320
地锦	227	米口袋	210
耳叶金毛裸蕨	31	灯心草	465
芒	472	兴安升麻	113
芝麻	513	兴安胡枝子	200
过山蕨	24	祁州漏芦	454
西瓜	388	异叶败酱	378
西伯利亚远志	224	阳芋	346
西伯利亚杏	186	阴山胡枝子	201
西葫芦	387	阴行草	364
有柄石韦	27	防风	266
百日菊	409	红毛七	114
		红纹马先蒿	359

红直獐牙菜	293
红瑞木	279
红蓼	60

七画

远志	225
芜菁	147
芫荽	274
芸苔	148
花叶滇苦菜	439
花苜蓿	204
花椒	218
花楸树	170
花锚	292
苍术	416
苍耳	415
芦苇	480
杜梨	166
杠板归	59
杠柳	301
杏	185
豆瓣菜	137
两型豆	209
连翘	290
坚硬女娄菜	79
旱柳	573
返顾马先蒿	358
迎红杜鹃	282
疗齿草	360
沙棘	551
君迁子	523
阿尔泰狗娃花	397
阿拉伯婆婆纳	354
附地菜	313
鸡冠花	74
鸡桑	54
鸡腿堇菜	256

八画

青葙	75
青蒿	407
青榨槭	577
抱茎小苦荬	413
抱茎苦荬菜	410
苦瓜	381
苦苣菜	440
苦参	194
苦荞麦	71
苦菜	411
苘麻	250
茄	345
林荫千里光	445
松蒿	361
构树	49
杭子梢	202
刺儿菜	418
刺五加	253
刺槐	191
刺藜	534
枣	241
欧亚旋覆花	451
欧李	177
轮叶沙参	392
轮叶黄精	500
轮叶景天	153
软枣猕猴桃	580
齿果酸模	67
虎尾草	477
虎掌	276
具芒碎米莎草	487
咖啡黄葵	246
岩败酱	377
垂序商陆	553
垂果南芥	136
垂柳	571
垂盆草	150
和尚菜	435
委陵菜	164
侧柏	41
金色狗尾草	474

金灯藤	307	胡枝子	196
金花忍冬	373	胡桃	517
金鱼藻	584	胡萝卜	268
金盏银盘	433	荔枝草	327
金莲花	107	南瓜	385
金银忍冬	374	南蛇藤	235
金露梅	161	枸杞	351
乳浆大戟	230	柳兰	545
狗尾草	473	柿	524
狗娃花	398	歪头菜	215
卷丹	503	韭	496
单花荓	314	点地梅	284
河北木蓝	203	香丝草	462
油松	45	香青兰	334
泥胡菜	448	香椿	223
沼生蔊菜	141	香薷	337
细叶小檗	116	秋子梨	167
细叶百合	504	秋苦荬菜	412
细叶沙参	395	鬼针草	432
细叶益母草	339	狭长花沙参	396
细果角茴香	130	狭叶红景天	154
细野麻	527	狭叶珍珠菜	286

九画

		狭叶荨麻	529
		狭萼白透骨消	331
贯众	21	独行菜	138
珊瑚苣苔	556	弯曲碎米荠	133
垫状卷柏	32	美丽胡枝子	198
荆条	522	美蔷薇	175
茜草	369	类叶升麻	112
荚果蕨	36	迷果芹	271
草木樨	189	活血丹	330
草问荆	28	穿龙薯蓣	510
草麻黄	40	穿叶眼子菜	581
茵陈蒿	408	扁杆藨草	486
茴茴蒜	110	费菜	152
茴香	269	绒毛胡枝子	199
荞麦	72		
茖葱	495	## 十画	
荠	144	秦艽	294
荠苨	393	珠果黄堇	129

热河黄精	501	宽叶薹草	490
莓叶委陵菜	163	通泉草	363
荻	471	桑	52
桔梗	390		
栝楼	380	十一画	
桃	182		
桃叶鸦葱	437	接骨木	372
核桃楸	516	菥蓂	149
栗	539	黄花列当	514
夏至草	342	黄花蒿	404
党参	389	黄芩	321
鸭跖草	558	黄背草	478
峨参	265	黄香草木樨	190
圆叶牵牛	310	黄海棠	520
圆枝卷柏	34	黄堇	124
圆柏	42	黄精	499
钻叶紫菀	430	黄檗	220
铁苋菜	231	萝卜	142
铃兰	506	菌草	484
透茎冷水花	531	菟丝子	308
透骨草	555	菊芋	441
臭草	470	菹草	582
臭椿	221	菠菜	533
射干	512	雀儿舌头	229
徐长卿	302	雀梅藤	238
胭脂花	287	雀瓢	299
狼尾花	285	野大豆	217
狼尾草	479	野艾蒿	400
狼毒	252	野亚麻	585
皱叶留兰香	323	野西瓜苗	249
皱叶酸模	68	野核桃	519
栾树	546	野菊	426
高山紫菀	428	野葛	216
高山蓍	427	野葵	244
高乌头	93	野罂粟	131
唐松草	99	曼陀罗	352
益母草	341	蛇床	272
烟管头草	463	蛇苔	17
烟管蓟	420	蛇果黄堇	125
浮萍	47	蛇莓	187
		银粉背蕨	39

牻牛儿苗	89	裂褶菌	8
梨形马勃	13	紫丁香	289
斜茎黄耆	213	紫花地丁	259
彩绒革盖菌	3	紫花碎米荠	134
猪毛菜	538	紫花楼斗菜	109
猪殃殃	371	紫苏	343
麻花头	446	紫茉莉	587
鹿药	507	紫苜蓿	205
商陆	554	紫堇	128
旋蒴苣苔	557	紫筒草	312
旋覆花	452	黑弹树	570
旋鳞莎草	489	短毛独活	264
粗毛牛膝菊	419	短尾铁线莲	103
粗齿铁线莲	101	鹅肠菜	78
深山露珠草	544	鹅绒藤	297
密花香薷	336	筋骨草	317
弹刀子菜	362	番茄	347
绶草	592	普通小麦	483

十二画

斑叶堇菜	255
斑地锦	226
斑种草	311
葎叶蛇葡萄	119
葎草	51
葱	493
葶苈	145
蒌蒿	405
落叶松	44
落新妇	157
萹蓄	57
朝天委陵菜	159
棱角丝瓜	382
棉团铁线莲	104
粟	475
酢浆草	491
硬毛棘豆	208
硬皮地星	12
裂叶牵牛	309
裂叶堇菜	257

十三画

蒜	497
蓝花棘豆	207
蓝萼香茶菜	332
蓬子菜	368
蒺藜	521
蒲公英	453
蒙古栎	542
蒙桑	55
楝	222
槐	192
榆树	568
照山白	283
路边青	173
蜀葵	251
锦葵	243
稗	469
鼠掌老鹳草	88
鼠麴草	459
腺梗豨莶	460
滨蒿	401

十四画

蔓生白薇 …………………………………… 300
蔓出卷柏 …………………………………… 33
蔓茎蝇子草 ………………………………… 83
蓴菜 ………………………………………… 140
榛 …………………………………………… 563
酸枣 ………………………………………… 239
酸浆 ………………………………………… 349
酸模叶蓼 …………………………………… 63
舞鹤草 ……………………………………… 509
膜荚黄芪 …………………………………… 212
辣椒 ………………………………………… 348
漆 …………………………………………… 233
翠雀 ………………………………………… 100

十五画

耧斗菜 ……………………………………… 108
播娘蒿 ……………………………………… 135
蕨麻 ………………………………………… 162
暴马丁香 …………………………………… 288
蝎子草 ……………………………………… 530
蝙蝠葛 ……………………………………… 117
箭叶蓼 ……………………………………… 61
鹤草 ………………………………………… 81

十六画

薯蓣 ………………………………………… 511

十七画

薄叶鼠李 …………………………………… 237
薄荷 ………………………………………… 322
糙叶败酱 …………………………………… 376
糙苏 ………………………………………… 324
糖芥 ………………………………………… 146

十七画

穗状狐尾藻 ………………………………… 583
繁缕景天 …………………………………… 151
鞭叶耳蕨 …………………………………… 19

十八画

藜 …………………………………………… 535
藜芦 ………………………………………… 505
瞿麦 ………………………………………… 84

十九画

藿香 ………………………………………… 329
瓣蕊唐松草 ………………………………… 96

二十一画

露珠草 ……………………………………… 543
鳢肠 ………………………………………… 444

二十四画

蘸草 ………………………………………… 485